シェパード老年学

加齢・身体活動・健康

監訳──柴田博・新開省二・青柳幸利

大修館書店

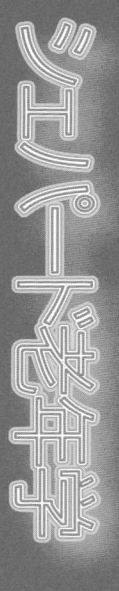

Aging, Physical Activity, and Health
Roy J. Shephard

AGING, PHYSICAL ACTIVITY, AND HEALTH

by Roy J. Shephard

Copyright © 1997 by Roy J. Shephard
Japanese translation rights arranged
with Human Kinetics Publishers, Inc.
through Japan UNI Agency, Inc., Tokyo.
TAISHUKAN Publishing Co., Ltd., Tokyo, Japan 2005

序　文
Preface

　「Physical Activity and Aging」という論文(monograph)が出版された1977年当時，これは，急速に高齢化がすすむ社会において国民の健康にとって，規則的な身体活動がもつ意義を探った，初めての体系的な試みだった。そこでは，高齢者人口における疾病の分布の紹介だけではなく，身体的，社会的および心理的なウェルビーイング(Well-being)にも着目し，また，一般的に加齢にともなって生じる活動能力の漸進的な低下や，自立性の喪失についても詳述した。さらに，これら加齢にともなう変化が，定期的な身体活動によって抑制されたり回復したりする可能性や，それは低レベルの身体活動(たとえば，家事労働や地域におけるフィットネスプログラム)で達成されるのか，あるいはもっと激しい身体活動(たとえば，マスターズ競技への参加)が必要なのかどうかについて論じた。

　その後，身体活動と老化の問題をめぐる関心の高まりにより，高齢人口を対象とした学術研究が急速に増加した。このため1987年に，内容を大幅に増やした第二版「Physical Activity and Aging」を著わす必要があった。1987年以降は，身体活動がどのようにして高齢者の活動能力やウェルビーイング，自立性を維持するのかについての理解が飛躍的に進んだ。そのため，これら新しい知見を，さらに統合し，整理することが早急に必要になった。

　1977年および1987年においてさえも遠い先のことで理論的可能性とみられていた問題が，今や厳しい現実となりつつある。費用のかかる施設介護に依存する高齢者が増え続けていることに対して，政府は新しい想像的な解決策を必要としている。就労中の労働力そのものが高齢化しており，高齢労働者は，活動能力が低下するにつれ，職場でより多くの困難に直面している。しかし，いくつかの司法裁判において人権活動家たちは，労働者の採用・昇進および退職の基準として暦年齢を使用することが妥当でないことを唱え，勝訴してきた。さらに，前期および後期高齢者の人数が急速に増えてきていることで，公的のみならず私的な年金基金は目減りしてきているという事実がある。退職年齢を数年遅らせることを考慮することが必要となってきた。

　政府および社会は，非常に広い意味において，身体的能力の老化に直面している。老化は出生と同時に始まるものだが，労働人生を送るうちに漸次加速していく過程ととらえる必要がある。多くの疑問が解決せずに残っている。人生のいろいろな時点における，活動能力の喪失の原因となっているものは何だろうか。そのような過程は，定期的な身体活動を含む望ましいライフスタ

イルをとることで，どの程度制御しうるのであろうか。高齢者の生物学的年齢に大きな個人差があるのはなぜなのか。そのような個人差をはかる適正な方法を確立することは可能なのだろうか。もしそうならば，これらの手法を所定の就労者の生産的能力を測ることに応用することは可能であろうか。

　これらは「Physical Activity and Aging」の2つの前版をまとめて以来，重要と考えてきた課題のいくつかである。そこで，新しいものと古いものとの不幸な混合物を作ろうとするのではなく，私は「Aging, Physical Activity, and Health」というタイトルで，本質的に新しい論文を著わすことにした。

　本書はまず，人口学に関する章から第1部をはじめた。ここでは高齢者を定義し，生物学的年齢と寿命の個体間における差をながめ，これら差異に性，遺伝，経済的影響および身体活動がどの程度寄与しているのかを考察した。また，高齢化社会の健康および社会経済上の結末を述べ，活動的なライフスタイルを維持することの潜在的な重要性を議論した。ついで第2章では，老化の分子，微細構造および細胞レベルでの変化とともに，老化プロセスのメタフォア（metaphor）を考慮しながら，老化に関する最新の理論を記述した。第3章では，特に運動に対する反応に影響される変数に着目しながら，主な生理システムの加齢にともなう変化を詳述した。第4章では，定期的な身体活動や運動競技の継続，トレーニングが，これらの変化を抑制する効果を調べた。また，過度な身体活動の潜在的な危険性や，もはやこれ以上は機能回復が望めないといった年齢的な上限があるのかを調べた。
　次の第2部では4つの章（第5〜8章）で，高齢者における定期的な身体活動と健康との相互作用を検討した。順に心呼吸器系疾患，筋骨格系疾患，代謝障害，活動能力およびQOLを含むウェルビーイングを網羅している。それぞれの章の各節では，各種の不健康な状態の出現頻度と罹患率をみたうえで，こうした状態の一次，二次，三次予防における身体活動の意義と，第四次予防における身体活動の可能性についてコメントした。
　そして，第3部の第9・10章では，高齢化社会の経済的および社会的な影響についてまとめた。そこでは，労働力の高齢化や医療サービスの需要の増大によって生じる課題を取り上げ，定期的な身体活動が20世紀後半のこれら重要な問題のいくつかを緩和する可能性を述べた。
　そして，さらに読み進めたい読者のために，広範囲な文献を巻末に紹介した。しかし，掲載スペースに限りがあるため，これまでの版に掲載された文献のうちもっとも重要なもの以外はすべて削除した。掲載された資料は，大学院生や上位レベルの学部学生，さらには運動科学，老年学および老年医学の実地専門家にとっては，主として参考資料としての役割を果たすであろう。それにもかかわらず，取り上げたトピックの多くは，加齢と人間の活動能力との相互作用に関心を有する，生理学者，体育教師，人間工学者および理学療法士といった他の専門家にとっても興味をひく内容であろう。このため，私は重要な問題の分析において正確さを犠牲にすることなく曖昧な専門性を避けながら，学際的アプローチをとった。

本書を執筆していた際に，私は幸運にも Canadian Tire Acceptance Limited から寛大な支援を受けて，Resident Scholar として Brock 大学で健康科学の研究に従事することができた。また，私はこれまで，Kenneth Sidney, Veli Niinimaa, Gaston Godin, Bill Montelpare といった多くの親しい同僚，共同研究者および元大学院生から吸収した知恵や経験を利用する特権が与えられてきた。

　生体機能が低下することに対する魔法の解決策は与えられていない。たとえ身体的に活発な個人であっても老化しつづけるであろう。それにもかかわらず，定期的な身体活動あるいは適度なトレーニングにより，生理的な作業能力の低下を 10 年から 20 年ほど遅らせることができる。そのような身体活動が高齢者の余命の延長にほんのわずかな効果しかないとしても，長い期間施設に入所せざるを得ない高齢者の割合を大きく低下させることが可能であろう。本書が高齢者や彼ら彼女らのアドバイザーに自信を与え，この可能性を生かすことにつながることを願っている。

カナダ・オンタリオ州のトロントおよびセントキャサリンにて
ロイ・シェパード

日本語版への序文
Preface to Japanese Language Edition

　最近，日本を訪れた際に驚いたことのひとつに，英語を話す人が増えた，ということがあります。また話す人の数だけでなく，じょうずに話す人も本当に多くなったと思います。しかし，ただ英語を話すことや英語の小説を読んだりすることと，専門分野の学術論文などをより細かな点まで理解し翻訳するということとは，まったくの別物だろうと私は考えます。だからこそ，拙著「Aging, Physical Activity, and Health」を日本語に翻訳するという，大変難しく，また骨の折れる仕事をやりたいと申し出て下さった柴田博博士，新開省二博士，青栁幸利博士には，感謝するとともに，非常に嬉しさを感じました。

　この仕事を指揮するには，彼らは，もっとも，また唯一と言っていいほど，適した人物であると言えます。彼らは世界保健機関（WHO）や米国国立老化研究所（NIA）の研究協力センターであり，高齢者の健康に関して日本を代表する研究機関である東京都老人総合研究所にて研究され，現在，柴田博士は桜美林大学大学院にて老年学の教授を務められ，新開博士は同研究所の社会参加とヘルスプロモーション研究チームにおけるリーダー（研究部長）として，また青柳博士は同研究所の健康長寿ゲノム探索研究チーム・サブリーダーとして活躍されており，身体活動や健康にかかわる老化の問題に関して幅広い知識を持っています。

　特に，老年学分野での日本人科学者として代表的存在であり，日本で初の学際的老年学を専攻とした大学院を設立された柴田博博士，そして東京都老人総合研究所の核となり老化研究をリードしているだけでなく，日本の老化研究の中心となる公衆衛生の分野で活躍され，またトロントで私と1年間密度の濃い共同研究を行った新開省二博士のご協力を得たこと，そして6年にもわたるトロント大学大学院博士課程を修了し，英語にも熟達しており，私との約15年もの親密な共同研究の結果として，私の独特な英語の言い回しにも精通している青栁博士，それぞれの力を結集できたことは，本書を翻訳するにあたって，とても大きなことだったでしょう。きっと，私の考えを申し分なく伝えて下さったことと確信しております。

　また，彼らの共同作業は，もっとも時宜を得たものと言えるのではないでしょうか。それは，日本人の人口における高齢者の割合が，ほとんどの先進国と同様に近年急激に増加しているから

です。本書で議論されている生理学的，医学的，また社会経済的問題のすべては，これからの日本にも非常にかかわり深いものになるでしょう。日本人の寿命が伸び，また平均年齢が上がるにつれて，北米で現在直面していることと同様の問題が，まもなく日本においても回避できない命題として現れることは間違いありません。私は，柴田博士，新開博士，青栁博士と彼らのすばらしい同僚との努力のおかげで，私の見解を今こうして日本のみなさまと共有できることを大変嬉しく思います。

　最後になりましたが，英語から日本語への翻訳という作業は，翻訳者だけでなく，出版社においても過酷な要求の多い困難なものであったと推測します。本書の出版に際し，多大なご貢献とご尽力をいただいた大修館書店の方々に感謝いたします。特に，本書の邦訳を企画・編集して下さった編集部の松井貴之氏に，心からお礼を申し上げます。

2005 年 7 月

Brackendale, British Columbia.

ロイ J. シェパード
Roy J. Shephard, MD, PhD, DPE
（Professor Emeritus of Applied Physiology in the University of Toronto）

訳者序文

　人類の歴史において20世紀は画期的な意味をもちました。それは，先進国中心であるとは言え，栄養状態の改善により平均寿命が飛躍的に延びたことです。いわば生命の量が格段に増大したことになります。

　そして21世紀は，この大きくなった生命の量をより質の高いものにしていくことが主たる目標となります。生活の質(Quality of Life, QOL)をめぐる議論が活発なのは，そのことが強く意識されているからです。

　生活の質を向上させていくためには，寿命を延ばすのに栄養が大切であったように，体育・スポーツを含めた身体活動がきわめて大切な意味をもっており，高齢社会の深まりの中で，生涯体育・生涯スポーツのあり方が問われています。これには，競技種目を中心とした国際スポーツや民族スポーツなどスポーツ全般が含まれますし，目下，要介護状態の予防のための1つの手段として話題になっている筋力トレーニングも入ります。

　しかし，様々な地域や施設で行われている生涯体育・生涯スポーツのプログラムやその実践は必ずしも適切なものではありません。これをより良くしていくためには，身体と精神の加齢変化と高齢者の意識や生活に対する十分な学習が必要となります。

　このような時代の要請に応えるために，私たちは，大変ハードな仕事ですが，シェパード博士の著書を翻訳することを決意いたしました。シェパード博士はトロント大学の教授ですが，これまでわが国に翻訳された著書をみても本書をみても，きわめて学際的に広い領域をカバーしていることがわかります。専門としている加齢学，老年医学はもとより，人口学，老年社会学，経済学にまで深い見識をもっていることが示されています。しかも，これらの分野のコンセプトのみでなく，これまでのあらゆる蓄積をレビューしているエネルギーには驚異すら感じます。

　幸い，監訳者の1人の新開省二博士は，シェパード教授の元に1年留学し薫陶を受けました。またもう1人の監訳者である青栁幸利博士はシェパード教授の元で6年間学び，そこで博士号を取得いたしました。このように，シェパード教授の教えはもちろんのこと，その息吹さえも余すことなく学び取る機会をもった2人と協力して監訳にあたれたことは大変心強いことでした。

　本書はそのタイトルにもあるように，高齢者の身体活動面にややウエイトがかかっています。しかし，体育，スポーツ，リハビリ関係の方々のみでなく，加齢研究や高齢者問題にかかわっているあらゆる分野の方々に広く読んでいただくことを願っております。老年学の方法論を学ぶうえでも，疾病論を学ぶうえにもまたとない良書と思います。大学院の学生だけではなく，学部の学生にも，さらには行政，企業，NPOなどで老年学を応用，実践している立場の方々にも是非，御一読いただきたいと思います。

監訳者を代表して　柴田　博

目　次

序文　1
日本語版への序文　4
訳者序文　6

第1部　老化　―人口学的および生物学的側面―　11

第1章　老化の人口学的側面　13

1　高齢者の定義　14
2　個体差について　16
3　寿命と年齢分布　18
4　性および遺伝の影響　21
5　社会経済的影響　23
6　身体活動様式　25
7　高齢化社会が健康，経済，社会に及ぼす影響　29
8　活動的なライフスタイルを維持することの重要性　33
9　結論　34

第2章　加齢の最新理論　35

1　加齢の概念　36
2　分子レベルの変化　43
3　微小形態および細胞性変化　48
4　結論　52

第3章　安静時と最大下および最大運動時における主要な生理システムにみられる加齢の影響　53

1　一般的な問題　54
2　加齢，体格，身体組成　56
3　心臓血管系の加齢変化　72
4　呼吸器系の加齢変化　83
5　運動時の全般的な代謝反応　91
6　内臓機能　92
7　神経系の加齢変化　93
8　恒常性の調節と内分泌系の加齢変化　100
9　免疫系の加齢変化　104
10　結論　106

■第4章　定期的な身体活動が生理システムの加齢変化に与える影響 ………107
　　　1　身体組成　108
　　　2　心呼吸器系　117
　　　3　筋力と柔軟性　127
　　　4　中枢神経系　129
　　　5　内分泌系と代謝　132
　　　6　免疫系　135
　　　7　高齢者における身体活動の増加の危険性　136
　　　8　高齢選手から学ぶこと　142
　　　9　機能的な回復の年齢限界　149
　　10　結論　150

第2部　高齢期の身体活動と健康　　151

■第5章　身体活動と循環器および呼吸器系疾患 ……………………………153
　　　1　虚血性心疾患　154
　　　2　脳卒中　163
　　　3　高血圧　165
　　　4　末梢血管疾患　168
　　　5　うっ血性心不全　172
　　　6　末期腎疾患　175
　　　7　慢性閉塞性肺疾患　176
　　　8　結論　181

■第6章　身体活動と筋骨格系疾患 ……………………………………………183
　　　1　サルコペニア（筋消耗症）　184
　　　2　筋ジストロフィー　186
　　　3　慢性関節リウマチ　187
　　　4　変形性関節症　189
　　　5　骨粗鬆症　191
　　　6　結論　197

■第7章　身体活動と代謝疾患との関連 ……………………………………………………199

　　　1　低栄養　200
　　　2　肥満　203
　　　3　糖尿病　209
　　　4　高コレステロール血症・脂質異常　212
　　　5　癌　216
　　　6　結論　224

■第8章　身体活動，活動能力，良好な状態 ………………………………………………225

　　　1　身体的能力障害　226
　　　2　生活の質（QOL）　230
　　　3　結論　241

第3部　高齢化社会の経済的・社会的影響　　　　　　　　　　　　　　　　243

■第9章　労働力の高齢化 ……………………………………………………………………245

　　　1　労働力人口　246
　　　2　加齢と雇用　248
　　　3　個人の生産性と加齢　251
　　　4　高齢就労者の生産性を高めること　258
　　　5　結論　261

■第10章　加齢の社会的意味 …………………………………………………………………263

　　　1　採用，昇進そして退職における公平　264
　　　2　仕事の負荷と就労者の職務遂行度の評価　271
　　　3　医療と施設ケアの需要　276
　　　4　身体活動を推進することの費用と便益　279
　　　5　結論　282

参考文献　284
索引　343
訳者紹介　350

第1部
老化―人口学的および生物学的側面―

　老化は成人期を通じて，進行的に心身機能に影響する連続した過程とみなされる。第1部第1章では，老化の人口学的側面を概観することから始める。高齢者をいくつかのカテゴリーに分類して，老化の速度における集団差や個人差について検討した。ついで，遺伝，性，社会経済状態や定期的な身体活動が生死や健康に及ぼす影響に注目しながら，人口集団の平均寿命や年齢構成の推移について検討した。最後に，高齢化社会が健康，経済および社会に及ぼす影響を簡潔にまとめた。

　第2章では，何が未だ十分に解明されずに残されているのかを記述するときに役立ついくつかの比喩に注目して，最近の老化学説を紹介した。老化により個体や細胞に生じる変化および生物学的年齢の個体差について，生理学的評価方法および身体的，精神的作業を行う能力の双方と関連づけて考察した。

　これらを基礎にして，第3章では主な生理システムに及ぼす老化の影響についてより詳しく検討した。

　第1部のまとめとして，高齢期を活動的に過ごすことには危険と便益の両面があることや，ある定期的な運動プログラムにどう反応するかはその個人の老化段階に依存しているということを念頭におきながら，定期的な身体活動がそれぞれの生理システムの加齢変化をどの程度和らげることができるのかを考察した。

第1章
老化の人口学的側面
Demographics of Aging

　本章では，高齢者をいくつかのカテゴリーに分ける平均的な年齢区分が，国や社会経済階層により異なることを考慮して，高齢者を定義した。年齢による分類は，また，医療の進歩などといった時代の変化の影響も受けている。老化の速度における個人差は非常に大きいということも，老年学者にとってこの分類作業を複雑なものとしている。
　そこで，このような個人差を定量化することができる生物学的年齢指標の開発の可能性について考察した。そして，様々な人口集団についてその寿命を検討し，また，寿命がそれぞれの人口集団の年齢構成に及ぼす影響を検討した。非常に長い平均寿命を誇るいくつかの地域については，ヒトの限界寿命，典型的なヒトの寿命，およびそれらの数値が20世紀の間にどう変化したのかをみるなかで検証した。さらに，性や遺伝，社会経済的状態や習慣的活動が，個々の人生の高齢期における余命や健康状態に及ぼす影響を明らかにした。最後に，高齢化社会がもたらす健康面，経済面，社会面への影響について要約した。とくに，人々が身体的に活動的なライフスタイルを維持することによって，老化にともなう潜在的な好ましくない変化の多くを改善することができるということを解説した。

1 │ 高齢者の定義
Definition of the Elderly

　どのような年齢分類法も，年齢区分はその分類提唱者の年齢にかなり影響されている．高齢者の運動に対する耐性に関する研究では，40〜60歳の対象について検討されているものが多い．このような年齢集団を対象に選べば研究を容易に，また，安全に進めることができるであろう．しかし，私の立場からすると，もはやこのような被験者を高齢者とみなすことはできない．多くの国では，人口統計学者や保険会社あるいは雇用主は，高齢の境界を65歳としている．一方，老年医学者たちは，その専門的な立場から，個人の生物学的年齢や生活環境，あるいは老人保健医療サービスの中で潜在的なケア提供者が利用できる資源を考慮して，75歳あたりから高齢期が始まるものとみることが少なくない(Hazzard 1985)．

A　高齢期の分類

　年齢を区分する客観的な基礎資料の1つである身体機能からみれば，次のカテゴリーに区分できるであろう．

＊中年期(Middle age)

　中年期とは，就労期後半である．おもな生体諸機能は，青年期にみられるピーク値と比較すると，10％〜30％ほど低下する．通常，この期間は40〜65歳の間である．

＊高齢期(Old age)

　高齢期とは，退職直後の時期である．中年期よりさらにいくらか身体諸機能は低下するが，ホメオスタシス(恒常性維持能力)には大きな障害はない．通常，この期間は65〜75歳にわたり，「前期高齢期(young old age)」とも呼ばれる．

＊真高齢期(Very old age)

　真高齢期では，多くの日常生活動作を行う際に身体機能の低下をかなり自覚する．しかし，まだ比較的自立した生活を送ることができる．通常，この期間は75〜85歳にわたり，「中期高齢期(middle old age)」とも呼ばれる．

＊超高齢期(Oldest old age)

　この段階では，通常，施設ケアまたは介護ケアあるいはその両方が必要となる．通常，85歳以上がその対象となる．

　平均するとヒトは全人生のおよそ15％の期間を不健康な状態で過ごすことになる．健康障害の多くは高齢期に被る障害や外傷，あるいは疾病によるものである(U.S. National Center for Health Statistics 1993)．典型的な例では，高齢者は真高齢期のおよそ10年間を身体諸能力の障害が徐々に進む中で過ごし，およそ1年の超高齢期を重度の身体能力障害，あるいはまったくの要介護状態で過ごす(Health and Welfare, Canada 1982)．女性は男性より長生きであるため，部分的または全体的な機能障害を持つ期間が一般的に長くなる(表1.1)．

B　国および地域による違い

　高齢期をいくつかの機能的なカテゴリーに分ける基準は，国によりかなり異なっている．

　もっとも顕著なのは高齢の基準であろう．北アメリカの大部分では65歳での退職が慣例となっているが，いくつかの旧東欧諸国では退職年齢は55歳くらいと低くなっている．どちらもとくに生物学的根拠があってのことではないようである．むしろ退職年齢は，経済的，政治的および管

表1.1 平均寿命(T), のおよび活動的余命(DF)　　　(平均年数，出生時を基準)

対象	男性		女性		資料
	T	DF	T	DF	
カナダ	73.0	61.3	79.8	64.9	Health and Welfare, Canada (1982)
ケベック州	70.3	59	78.2	60	Dillard (1983)
アメリカ（男女計）					
年実測 1980		73.7	62		U.S. Public Health Service (1991)
年推計 2000		75	65		

理上の都合により決められている。

これに対し，第三世界では，生涯にわたる栄養不足，過酷な肉体労働，たび重なる疾病への罹患，また女性では妊娠回数の多さが，いろいろな高齢カテゴリーが早期に始まる重要な生物学的要因となっている(Kalache, 1991)。

C　社会経済的格差

同じ国の中でも，高齢者の加齢変化には社会経済的状態により，かなりの違いがみられる。アメリカのスラム街や極地の孤立した地域のような状況下では，最新の医療を受けられないことがその要因であることもあるが，そのような社会経済的格差は，広範な医療提供が行われている国においてもみられる。

たとえば，イギリス国民はおよそ50年間，国営医療保障制度(National Health Service：NHS)の恩恵を受けている。しかし，イギリスのもっとも裕福な地域であるロンドン近郊では，スコットランドやイギリス北部と比較しておよそ8年間も平均寿命が長い(Black, 1980)。このような地域格差は，高齢期のある段階から次の段階までの加齢の進み方や健康状態においても認められている。

D　経年的変化

老化パターンの経年的変化は，法制度や雇用状況，医療状況や栄養状態，習慣的な身体活動状況の変化を反映している。

最近，アメリカやカナダの多くの州では，機会均等法と人権擁護法により，高齢者を継続して雇用することが公共の安全を危険にさらす場合を除いて義務づけられ，定年制度が禁止された(Shephard 1985 a, 1991 a)。しかし，伝統的な雇用形態の有用性がオートメーション化により減ってきていること，また，年金基金が，増加している退職者人口を支えるには不足しているという逆の動きがあるので，そのような法制度が平均的な就労期間にもたらす実効力ははっきりしていない。いくつかの専門職に就く者は，かなり高齢に達しても仕事に恵まれ退職を好まないが，一般的な労働者にとっては，就業を続けるおもな理由は経済的理由である。もし退職年齢の自由選択が法的に認められれば，労働者がそれをどう選ぶかは，現在の生活費と退職後の経済的な見通しによって大いに影響を受けるであろう。Statistics Canada (1991)によれば，カナダでは55〜64歳の男性の労働力率は，1966〜1991年の間に25％低下したと推計されている。さらに，「ベビーブーム」世代のほぼ半数は，65歳に達する前に退職することを予定している。最近の法律にもかかわらず，雇用主は否定的な固定観念を持っているために，高齢者を雇ったり，継続雇用したり，再教育することをいまだに躊躇している(International Labor Organization：ILO 1992)。労働者の退職の延期を奨励しているカナダの企業はわずか4％にすぎず，逆に33％の企業は早期の退職を奨励している。カナダでは農場で生活している高齢者のおよそ57％は労働力であり続けるが，他の高齢者では実に8％にすぎない(Statistics Canada 1984)。多くの人々にとって最終的に退職せざるをえなくなるおもな理由は，健康の悪化

である(Shephard 1995 b)。高齢化社会に関連する経済圧力，および慢性疾患の予防と治療の進歩の作用によって，平均退職年齢は今後さらに経年的に変化していくであろう。

以前，北アメリカでは高齢者のうち施設介護を受けている割合は8%とイギリスよりかなり高かった。イギリスは現在でもわずか4.7%である("Institutional Care" 1993)。しかし，現在ではアメリカ・カナダ政府は在宅や地域での生活支援，および介護を増やし，施設介護の代表的な対象年齢を比較的自立した真高齢期から全介助となる超高齢期へと引き上げようと試みている。

医療技術の進歩は，人が真高齢期さらには超高齢期まで生存する可能性をさらに高めている(この現象はFries〈1980 a〉が死亡率曲線の直角化と表現している)。Fries(1980 a, 1980 b, 1992)はまた，予防医学の進歩により障害が起こる平均年齢も上昇しているので，人々がより長く健康で生きられること(健康障害期間の圧縮)が期待できることを示した。しかし，この希望の実現は，死亡率の低下よりも早く健康障害率の低下が起きるかどうかに依存している。これが実際に起こっているのか，あるいは最近の技術が障害のない期間をさらに延ばしているのかどうかも明らかではない(Colvez, Blanchet 1983；Wilkins, Adams 1983)。そのうえ，新しい医療技術は世間でもっとも長生きしている人々の余命の延長にはほとんど影響してこなかったのである。

2 個体差について
Interindividual Differences

どのような時代においても，たとえ同じ国の同じ社会経済階層に属していても，人が老いる速さは異なっている。70歳でまったくの寝たきりの人がいる一方で，90歳でも非常に活動的であり続ける人もいる。1985年の統計(Statistics Canada)では，80〜98歳でも健康な状態にある群では日用品の買物に介助を要する割合は40%であり，55〜59歳の群の健康状態がよくないと回答した群の55%よりも，介助を要する割合が低いことを指摘している。生活機能における個人差は，年齢が上がるにつれて増すようである。そのため，もし個人の暦年齢によく相関する生物学的あるいは機能的年齢の客観的な指標が開発できれば非常に有用と思われる。そのような指標は，加齢現象をより理解することにつながるであろうし，定期的な身体活動や特別な食事を処方することなどにより，諸身体機能の低下の速度を操作できるかどうかを調べることがより容易になるであろう(Heikkinenら 1994; Skinner 1988)。

A 生物学的年齢の概念

生物学的年齢の理想的な指標は，身体のおもな生物系の機能を代表する項目のスコアを合計したものであろう。テストバッテリーに含まれるそれぞれの項目は，同じ個人について5〜10年の間隔で繰り返し測定された際には，一定の検出可能な年齢に関係した変化を示すであろう。

あいにく生活機能は，広範囲にわたる生理学的，心理学的および社会学的な変数に依存している。それゆえ，そのような生物学的年齢の指標に含まれる適切な項目の選択は，かなり主観的に決められているのが現状である。必然的に，研究者によって特定の身体機能を維持する要因の相対的な価値は異なる。そのうえ，生物学的なあるいは機能的な年齢の総合的な指標をつくるために，非常に異なる分野の情報をどう重みづけをし，組み合わすべきかということについて一致した見解は

まだない(Bourlière 1982；Comfort 1979；Heikkinen ら 1994；Ries 1994)。

B　可能性のある測定法

Comfort(1979)により提唱された古典的な生物学的年齢指標には，人体計測値(身長，座高，体幹長，指極，体重，白髪化指数など)，生理学的検査値(肺活量，1回換気量，努力性肺活量，血圧，心臓容積，握力など)，骨と結合組織の総合的な測定値(骨粗鬆症指数，皮膚の弾性，爪のカルシウム含量など)，知覚検査(視力，暗順応，振動覚，聴力検査)，生化学検査(血清コレステロール，アルブミン，銅，エラスターゼ，RNAaseなど)，細胞特性(リンパ球のRNA/DNA，血清中の成長促進因子，培養細胞の生存率，自己抗体価など)，知能検査(数唱，符号問題，語彙などを含むWechslerの知能検査)，精神運動検査(反応時間，瞳孔反射など)である。

Borkan(Costa，McCrae 1985による引用)は，年齢別の基準値に対して，身体機能の個々の測定値を評価することを提唱した。個々の項目ごとに標準化されたスコアを求め，総合的スコアは，それぞれの基準値からの偏位を合計することにより算出されることになる。

他の研究者らは慢性疾患を持つ人々の生物学的年齢は，同じ一般集団の健康な人々に比べ，より高いことを報告している(Furukawa 1994)。同様に，生活機能年齢がより高い人では，心血管疾患有病率が高いことが知られている(Borkan，Norris 1980)。このような，健康リスク(Hutchins 1994)あるいは累積された病理という見地から，老化を点数化するという提案がなされた。Linn(1975)は，13の身体系のそれぞれにこの方法を適用して，累積"病理得点"がその後の死亡率をよく予測することを見出している。

C　生物学的年齢に対する批評

縦断的データが少ないために生物学的年齢は，一般的に横断的な測定値にみられるような身体機能の低下に基づいて算出される。そのような情報は，世代の違いによる食生活や身体活動の習慣の変化などのようなコホート効果の影響を受けやすい。

生物学的年齢のあいまいでなく先験的な指標があれば，重回帰分析によって検査項目を適切に選び，重みづけを行うことが可能かもしれない(Comfort，1979)。しかし現実には，残念ながらそのような絶対的な基準はない。そのため研究者たちは，暦年齢に対してそれらの指標を評価せざるを得ないのである。したがって，開発された推定式は，人の暦年齢を予測するうえで複雑でかなり不正確な方法となる傾向があった。Fozard(1972)は，予測値の誤差はおよそ7.2年くらいであるとしている。生物学的年齢はある人口全体あるいはかなりのグループの対象に適用するには有益な概念かもしれないが，ある個人に生じる事象を解釈する際には，そのような大きい誤差がある指標はほとんど価値がない。

そのうえ，たとえば髪の色や肺活量などについて年齢調整したスコアの組み合わせに基づいて算出された生物学的年齢の意味を理解するのは難しい。身体機能の指標を因子分析にかけた際には，一般的にデータは，生物学的年齢の概念としての"総合的老化"の主因子の周りに集まる傾向はほとんどない。むしろ多くの，重みづけの軽い独立要因が現れるのである。

個々の検査の数値が期待値から大きく離れているとしても，それは老化が急速に進行しているというよりはむしろ，その異常な値は若いときからすでに見られていたり，疾病あるいは測定誤差の影響によることが多いことを示している。暦年齢よりも若い生物学的年齢である人が，全体としての老化の速度が遅いのか，あるいは寿命またはQOLを調整した寿命が長いのかどうかを明らかにしようとする試みはこれまでほとんどなかった

(Shockら 1984)。残念ながら，ある特定の機能の低下と人の総合的な生物学的年齢指標との相関は，暦年齢との相関に比べより弱いことがある。逆説的ではあるが，Borkan(Costa, McCrae 1985 の引用による)は，彼が提唱した生物学的年齢指標に基づいて，当初もっとも若い群に分類された対象者の生物学的年齢が，追跡期間中にもっとも早く変化したことを報告している。

早老症やウェルナー症候群のような医学的な老化の類似現象は，遺伝的な影響が特定の個人の老化の速度を急激に早めることがあるという仮説をある程度支持している。しかし，そのような疾病と正常な老化過程との関連は非常に小さい。また，個人の身体を構成する様々なシステムにおいて，それぞれの老化過程が一様な速度で進むことはほとんどありえないと思われる(Ludwig 1994)。したがって，ある人にある生物学的年齢をつけるという概念自体がかなり疑問視されるようになった(Costa, McCrae 1985)。

3 寿命と年齢分布
Life Span and Overall Age Distribution

近年，真高齢者および超高齢者の人口は，ほとんどの先進国で非常に急速に増加している(ILO 1992)。たとえば，現在アメリカにはおよそ 3,600 万人の高齢者がいるが，これは 2030 年までに約 2 倍の 7,000 万人までになる(Geographic Profile 1993)。1900 年には 65 歳まで生存するアメリカ市民はわずか 40％であったが，1990 年までには 80％は 65 歳まで生存し，50％は 79 歳まで生存する(U.S. National Center for Health Statistics 1992)。同様に，イングランド/ウェールズでは，75～84 歳の人口は 1981～1989 年の間に 16％増加し，同期間に 85 歳以上の人口は 39％増加した(Evans 1991)。高齢者および真高齢者層の増加の原因としては，① 20 世紀前半に出生率が低下し，幼少期の死亡率が低下し，感染症が克服されてきたこと，②虚血性心疾患や癌の予防と治療が向上したことなどから高齢に達せずに死亡する早世が減ったこと，③高齢者の平均余命が全体的により伸長したこと(これは，おそらくは生活状態の向上と医療技術の進歩によるなど)，が挙げられる。老化の過程やそれにともなう人口学的特徴に影響する他の要因には，性，遺伝，社会経済的状態および習慣的な身体活動などが含まれる。

過去 200 年の間にヒトの最大寿命はほとんど変わらなかったが，平均寿命は一般的に伸びてきた。人口統計学者は，前項で議論した様々な年齢区分の人口割合に基づいて国々を分類している。

A 長寿を主張する地域

何年か前に，いくつかの隔絶された地域が非常に長寿であるという報告があり，多くの関心を集めた。これは，遺伝的な偏りか，あるいは珍しい生活習慣をしているかどちらかのためとされた(Leaf 1985)。引き続いて，長寿を主張する，コーカサス地方のジョージア人，西パキスタン山脈のフンザ，ビルカバンバのアンディーン村に住んでいるエクアドル人について詳しい調査が行われた。しかし，そのような研究は，百寿者と思われている人々の真の年齢についての記載が不十分であったり，または故意に誤り伝えられたものであることが明らかになった。

様々な社会文化的な理由(兵役を避けたり，地域の高齢者に対する尊敬，さらには旅行者や人類学者などを呼び寄せるためなど)により，70 歳以上の村民が年齢を 10～30 年誇張して言うように

なった。ビルカバンバでは，少数の高齢者が入ってきたり，収入のある職を求めて多くの若者が外部へ移住したりすることによって，60歳以上の人口割合がエクアドルの平均的なものと比較して増大したのであった。しかし，1人ひとりの年齢を教会の記録に照らし合わした結果，ビルカバンバの住民の平均寿命は，多くの先進西欧諸国よりも実際には短いことが明らかになった(Mazess, Mathiesen 1982)。

最近にいたるまで，出生時記録が不十分なため，多くの超長寿であるとの主張を検証することが困難であった。アメリカでさえ，1970年の国勢調査では，聞き取りを受けた人，あるいは親族の主張のいずれかにより，百寿者の人数を推計することに甘んじており，この方法では実際の割合が20倍程度過大評価されていると思われる(Leaf 1985)。ほとんどの社会では，現在，明確な出生記録制度を導入している。そのようなデータがまだないところでは，歯や目の水晶体に含まれる安定したたんぱく質のL-アミノ酸のラセミ化の程度のようなマーカーを使用した生物学的な算定に頼らざるを得ない(Helfman, Bada 1976)。

B 限界寿命

ヒトの限界寿命は，少なくともこの2世紀の間ほとんど変わっていない(Cutler 1985)。最長生存記録は長い間 Pierre Joubert というフランス系カナダ人の靴屋を営む男性が保持していた。彼は1701年7月15日にケベック州のチャールスブルグに生まれ，1814年にケベック市で113歳124日という年齢で死亡した。

それよりも長寿である報告例が，最近いくつかあった。Nieman(1995)はオークランドの住民が100回目の誕生日に自転車に乗っており，124歳まで生きたと主張している。また，彼は121歳に達したと主張する日本人もいる。同様に，1993年2月の国際テレビ局TV-5では，118回目の誕生日を祝賀されている老婆のいるフランスのアルルにある高齢者ホームから番組を放送した。しかし，きわめて長寿であることが証拠書類で確認されたところでさえ，そのような人は例外中の例外である。平均寿命は最近の寿命の記録保持者のものよりもいまだかなり短いのである。

C 平均的なヒトの寿命

1910年のアメリカの男性の0歳時平均余命，すなわち平均寿命は46.3年であり，女性の平均寿命は48.3年であった。この平均寿命は，1930年には男性58.1年，女性61.6年，1950年には男性65.6年，女性71.7年，1970年には男性67.1年，女性74.6年となった。今日のアメリカの平均寿命は，男性がおよそ72.1歳，女性が79歳である(Kinsella 1992；Spirduso 1988；U.S. National Center for Health Statistics 1994)。1900年から1960年の間には65歳平均余命はわずか2.4年しか増加しなかったが，1960年から1990年にかけては，さらに2.9年伸びた(U.S. National Center for Health Statistics 1994)。

平均寿命の同様な伸びは，表1.2に示すように他の先進諸国でも観測されている。カナダでは平均寿命は，1930年には男性60.0年，女性62.1年であったが，1990年までには男性74.0歳，女性80.7歳にまで増加した(Kinsella 1992)。20世紀前半の寿命の伸長にもっとも寄与したのは，乳児死亡率の低下であった。高齢期における余命の延長ははるかに小さく，一貫したものではなかった。1921年に65歳のカナダ人男性は，平均78.0歳まで生存できる期待値を持っていたが，1986年までにその期待値は79.9年にまで延びただけであった(Statistics Canada 1986, 1990)。

寿命が延びたその他の要因としては，主要な感染症の制圧，新しい医学と外科学の進歩，包括的な健康管理がより広く利用できるようになったこと，公衆衛生と衛生工学のプログラムの改善，労働条件の改善，栄養状態の改善，生活水準の向上，基本的な衛生知識の普及などが挙げられる。

表 1.2　国別にみた平均寿命の推移

国名	1900 年		1950 年		1990 年	
	男性	女性	男性	女性	男性	女性
アメリカ	48.3	51.1	66.0	71.7	72.1	79.0
カナダ	—	—	66.4	70.9	74.0	80.7
イギリス	46.4	50.1	66.2	71.1	73.3	79.2
フランス	45.3	48.7	63.7	69.4	73.4	81.9
スウェーデン	52.8	55.3	69.9	72.6	74.7	80.7
スイス	45.7	48.5	66.4	70.8	75.2	82.6
ハンガリー	36.6	38.2	59.3	63.4	67.2	75.4
スペイン	33.9	35.7	59.8	64.3	74.8	81.6
オーストラリア	53.3	56.8	66.7	71.8	73.5	79.8
日本	42.8	44.3	59.6	63.1	76.4	82.1

Kinsella ら (1992) の資料より作成

　しかし残念なことに，このような進歩により期待された成人の寿命の伸長の可能性は，動脈硬化や慢性閉塞性肺疾患，肺癌などの疾病の有病率の増加により帳消しになってしまった．このような疾患の増加は，栄養過剰や自動車の普及による運動不足，喫煙嗜好など豊かさの問題に起因するようにみえる．このような健康障害の新しい要因のためか，アメリカ，オーストラリアおよびいくつかの西欧諸国の統計をみると，1950 年代から，健康運動プログラムの普及，禁煙外来，低脂肪食，その他の予防的な健康度測定などが始まり，平均余命が伸長し始める 1970 年代前半までの間は，男性成人の平均余命はほとんど伸びていない．

　経済状態の悪化は，いまだに慢性疾患の有病率の増加や老化の促進および寿命の短縮などをもたらすことがある．ロシアでは国の経済が崩壊した後の経済状態の悪化にともなって，1986 年には男性で 65 歳，1989 年には女性で 73.8 歳とピークを迎えた平均寿命が，最近の値では男性 59 歳，女性 73.2 歳と低下している("News Item" 1994；Ryan 1988)．

D　人口分布の分類

　国連は 1981 年，65 歳以上人口が 7％以上を高齢化社会，65 歳以上人口が 4～7％を成熟社会，65 歳以上人口が 4％未満を若年社会と定義した．

人口学者は，現在の分類の如何にかかわらず，表 1.3 のように予測可能な将来には，ほとんどの国々で高齢化が一層進むと推計している．

　現在の傾向が続けば，2025 年までに，北アメリカとヨーロッパの多くの地域の人口のおよそ 20％が 65 歳以上の人口となる．インドや中国およびアフリカ諸国などの発展途上国でさえ，表 1.3 に示すように，高齢者人口は急激に増加していく．おそらくさらに劇的なのは，そのほとんどが全要介護状態になるであろう超高齢期に達する人口の増加であろう．アメリカの 85 歳以上人口は，1940 年には 100 万人あまりであった．1980 年までには，この数は 220 万人まで増加し，2050 年までには，この年齢層の人口は 1,600 万人 (国家人口の 5％) に達すると推計されている (Spirduso 1988)．

　それにもかかわらず，多くの予測できない要因により，人口推計はくつがえされる可能性がある．出生率はより下がるかもしれない (たとえば，1960 年代ケベック州では，その州のほとんどの女性が，産児制限を認めないローマカトリックの教義を拒否したにもかかわらず，家族世帯人数が劇的に減少した)．移民 (合法，非合法にかかわらず) は，若年層，とくに未婚の男性人口の選択的な増加をもたらすであろう．大きな戦争があれば，第二次世界大戦の間のロシアのように，結婚適齢期の青年のかなりの数が失われるかもしれない．さらには，免疫も有効な治療法もないような対象人口が微生物の流行にあうことにより，地域

表 1.3 国別にみた 65 歳以上人口割合の推計

国名	1990 年 男性(%)	1990 年 女性(%)	2000 年 男性(%)	2000 年 女性(%)	2010 年 男性(%)	2010 年 女性(%)	2025 年 男性(%)	2025 年 女性(%)
カナダ	9.6	13.0	10.4	14.0	11.5	15.4	16.2	21.3
アメリカ	10.1	14.2	9.8	14.1	10.2	14.4	14.7	19.6
ポーランド	7.7	12.2	9.5	14.4	9.5	14.3	14.4	19.7
イギリス	12.6	18.4	12.6	18.0	13.0	18.2	15.8	21.5
コスタリカ	3.7	4.5	4.4	5.5	5.2	6.5	8.5	10.3
ブラジル	4.4	4.9	5.1	5.8	5.8	6.8	8.4	10.2
中国	5.3	6.6	6.6	7.8	7.6	8.9	11.7	14.0
インド	4.5	4.8	5.3	5.9	6.2	7.1	9.1	10.3
日本	9.4	13.3	13.1	17.0	15.9	20.1	17.8	22.8
アルジェリア	3.0	3.8	3.1	4.0	3.1	4.4	5.2	6.3
ナイジェリア	2.2	2.7	2.2	2.7	2.3	2.7	2.7	3.2

ILO(1992)の資料より作成

社会のかなりの部分が死んでしまうかもしれない（たとえば，20 世紀初頭，極地の地域では麻疹と結核の大流行により多くの人々が死亡した。また今日では，中央アフリカで AIDS が広がりつつある）。

4 性および遺伝の影響
Influences of Gender and Inheritance

性と遺伝の問題は密接に関連しているが，男女間の老化の速度の違いに影響するライフスタイルの違いは，社会的にも規定される。

A 性差

すべての国々で，女性は男性より長生きである（表 1.2 と 1.3）。近年，寿命の性差はおよそ 5 年から 9 年の間に広がっている（Seely 1990；国連報告 1988）。したがって，高齢期，とくに真高齢期および超高齢期の過半数は女性であるといえよう。1975 年には，アメリカの 65 歳以上の女性 100 に対して男性は 64 の割合でしかなかった（Siegel 1981）。1992 年でもこの男女比はいまだ 68：100 未満である（U.S. Department of Commerce 1994）。

従来より人以外の動物種でも平均寿命には性差が認められているので，女性が生存のうえで有利であるのは，おそらく遺伝的要因によるものであろう（Comfort 1979）。ヒトの女性は，幼少時から男性よりも低い死亡率を示し，これは，ほとんどすべての死因について当てはまることである（Kinsella 1992）。心血管疾患と肺癌の性差はとくに著しい（World Health Organization 1984）。近年まで，女性よりも男性のほうがより多く戦争により死亡した。また，最近まで，喫煙のような不健康な習慣は男性の特権だった。さらに，女性でエストロゲンの分泌が多い（Shephard 1995 b）ことは，男性の早世の主要な死因の 1 つである虚血性心疾患に対して，明らかに予防的に作用する。

女性はより長生きであるが，身体機能の多くの

項目（とくに有酸素能力と筋力）は，少なくとも男性と同じくらいの速さで低下していくので，女性では一部介助あるいは要介護状態にある平均期間が男性よりかなり長くなる（Colvez, Blanchet 1983）．すでに55〜64歳の年齢でカナダの女性は身体活動に何らかの制限のある人の割合が31％で，男性の25％に比べ高い．65歳以上になると，この割合は女性で37％，男性で31％となる（National Health and Welfare 1989）．

　寿命における女性の優位は，今後徐々に減ってくると考えられるかもしれない．医学のますますの進歩が，男女ともその平均的な人を，生物学的に規定された寿命の"上限"にまで届かせるかもしれない（Kinsella 1992）．さらに，女性には，喫煙や乱暴な運転などの非健康的な習慣をとる者が増加してきている．しかしながら，女性の平均寿命にとって好ましくないこれらの変化の影響は，平均妊娠回数の減少と，その結果生じる妊娠合併症の減少によって打ち消される可能性がある．

B　遺伝的要因

　Goodrickら（1983）は，近交系マウスの寿命の変動の半分は，遺伝的要因の寄与によるとみている．しかし，同系交配は人工的につくられた状態であり，2つの異なる近交系の種がかけ合わされた際には，その子は両親のどちらかよりも長い間生存する．

　生命保険の統計では，長い間，両親の寿命とその息子の寿命は強い相関関係にあることを示してきた（Dublin, Lotka, Spiegelman 1949）．同様に，Vaillant（1991）は，両親および祖父母の寿命が，60歳時の慢性疾患の罹患の有無および68歳までの死亡率の強い予知因子であることを示した．しかし，そのような知見は，寿命を規定する特定の遺伝情報の伝達，あるいは，親との密接な生活による喫煙や肥満などの行動パターンの獲得のいずれかを反映したものだろう．さらに，女性が高年になって妊娠するようになると，寿命を縮めるような後天的な遺伝的異常が，その後の数世代に伝達されうるということが，さらに事態を複雑にするかもしれない．

　一卵性および二卵性の双生児を比較した研究（Carmelli 1982）は，寿命への遺伝的影響の，より説得力ある証拠を提供する．KallmanとSander（1948）の古典的な研究は，60〜75歳の間に死亡した一卵性双生児では，双子間の死亡年齢の平均間隔は，男性の双子で47.6ヶ月，女性の双子では24.0ヶ月であることを示した．しかし，二卵性双生児の場合は，男性の双子間で107.9ヶ月，女性の双子間で88.7ヶ月であった．不思議なことに，Jarvikら（1960）は，双子がより老いた場合には，一卵性双生児と二卵性双生児のそれぞれの双子間の寿命差は実際には減少することを発見した．一卵性双生児と二卵性双生児で双子間の寿命の一致度に違いがあることは，遺伝的要因が，おそらく心臓突然死への罹患を高めることによって，寿命に影響を及ぼしているとする強い証拠となっているようである（Wright 1988）．しかし，他の双子研究においては，一卵性双生児は，その一生の大部分が非常に似通った環境の下におかれること，あるいは一卵性双生児が死別する際には二卵性双生児よりもより深い悲しみを受けることを示している．

　さらに，最近の研究では，老化や虚血性心疾患のような若年死の原因となるような危険因子には，遺伝的要因がかなり寄与していることが示されている．たとえば，BouchardとDesprés（1988）は，年齢や性，肥満度を調整した後でも，皮下脂肪の中心性分布の変動のおよそ58％が両親から伝達されたものであり，個体間変動の32％が社会文化的相続によるもので，遺伝的相続は25％であると推計している．

5 社会経済的影響
Socioeconomic Influences

　社会経済的要因は，豊かな国と貧しい国の間にみられる，人口高齢化の差の主要な要因である。また，貧困，および社会文化的な収奪は，それぞれの国家内でみられる，寿命の人種差や地域差の重要な規定要因である。

A　発展途上国

　発展途上国では，高齢者に対する社会保障への政府の支給がほとんどないことが少なくない。出生率は依然として高く，終末期の数年間の支援の保障は部分的であり，年少人口の総人口に占める割合は非常に高い(ILO 1992)。低栄養，疾病および重労働などにより老化の進行が早く，平均死亡年齢も低い(Kalache 1991)。したがって，人口ピラミッドの傾斜は急で険しい。

B　人種差

　先進国の中でも，ある人種集団の高齢化に関する統計が他の人種と異なる場合がある。しかし，このような差異は，遺伝的な背景よりはむしろ社会文化的背景によるようである。北東の極地のイヌイットには，このような背景から発展途上国のように急で険しい傾きをもった人口ピラミッドがみられる(図1.1；Rode, Shephard 1996)。この特定の人口集団では，いまだに出生率が非常に高く，また，このような地域では最近まで多くの人々は60歳に達するまでに死亡していた(多くの自然災害と受療の制限をともなう過酷な環境の結果による)。
　同様に，アメリカでは，白人人口の11％が65歳以上であるが，スペイン系アメリカ人では3.6％，アフリカ系アメリカ人では2.4％でしかない。

C　地域差

　都市化の進行にともない，北アメリカの高齢者は，大都市の中心部および2,500人未満の地方の共同体に集中している。カナダでは現在，小さい町や村において，高齢者人口が25％程度を占めている(Hodge 1987)。
　健康状態や平均寿命における他の地域差は，対応する社会経済的格差を反映している。これはイギリスのデータでうまく例示できる。イギリスでは，1970～1972年の間の死亡統計により，ロンドン近郊の裕福な郡部と国の北半分の平均寿命には8年の差があることが明らかにされた(Black 1980)。慢性的な失業状態，低栄養状態，身体活動の不足，そして高い喫煙率とアルコール依存症が，スコットランドやイギリス北部に住む人々の余命が短い要因と考えられている。このことが最初に記述されたのはおよそ16年前であるが，イギリスの北と南の間の平均寿命のギャップはその後数年でさらに広がった(Smith, Bartley, Blane 1990)。
　社会経済的状態にともない健康状態と平均寿命に差がみられることは，関連資料を収集したすべての国において見出された(Smith, Bartley, Blane, 1990)。65歳以上のカナダ国民の中で，身体活動において何らかの制限があるとしている

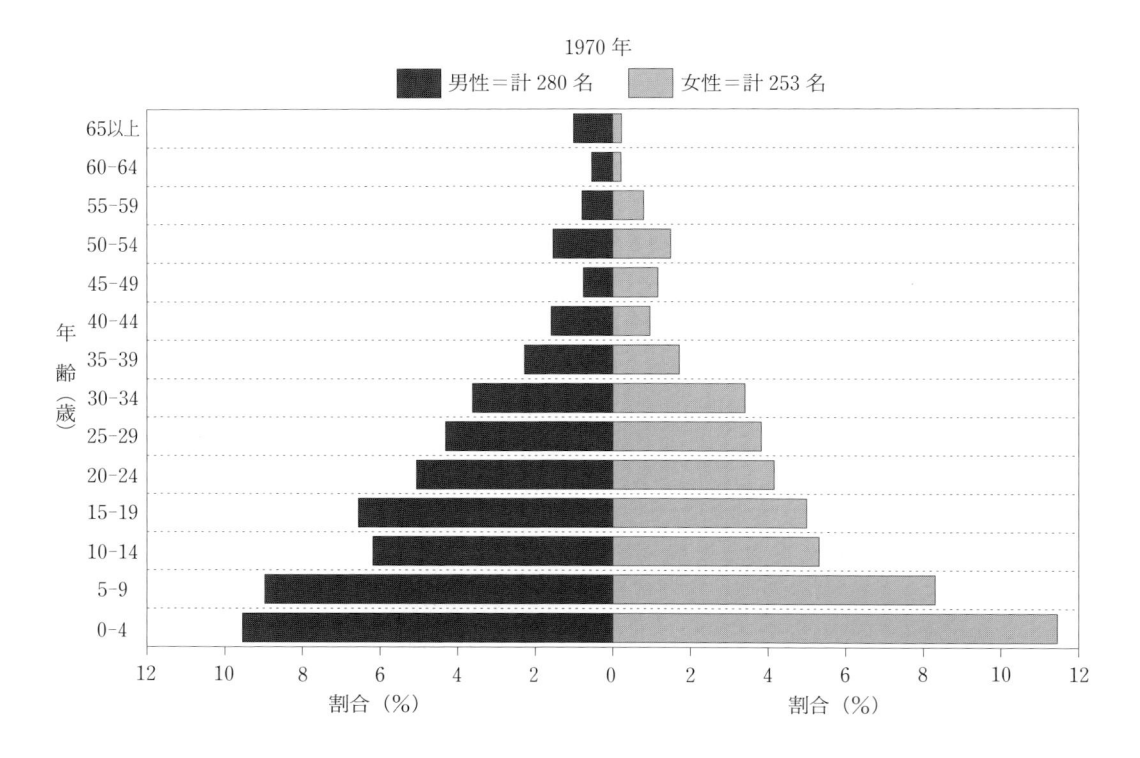

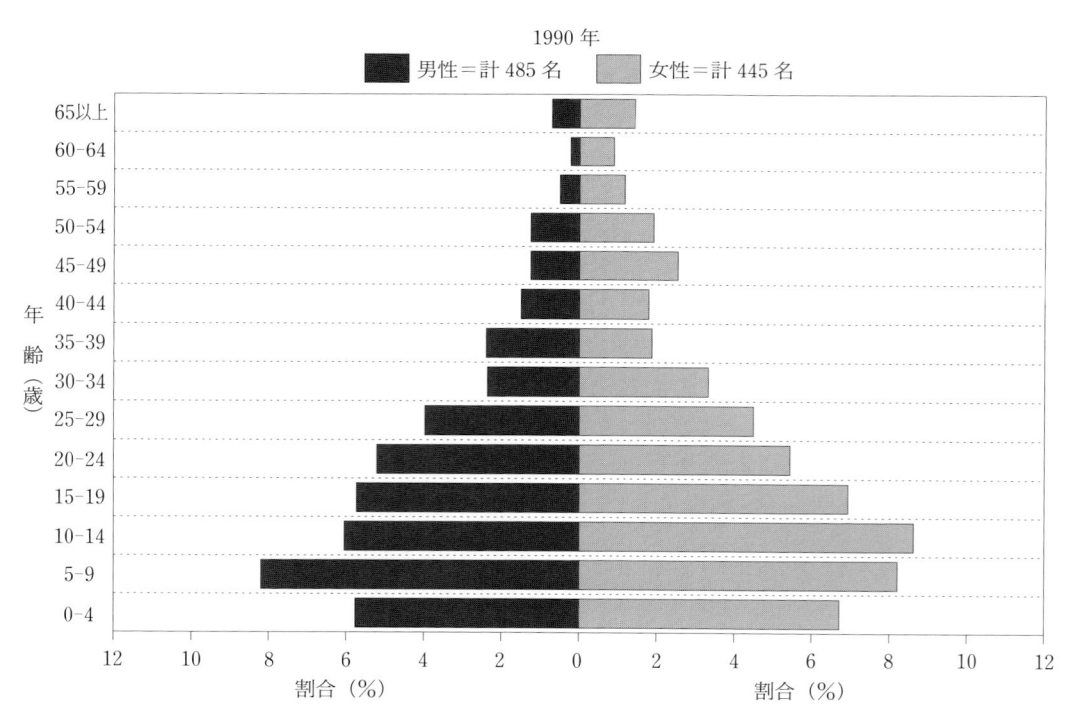

図1.1 カナダ，Northwest Territories，Igloolik のイヌイットの人口ピラミッドの推移（1969/1970年→1989/1990年）
R.J. Shephard, and A. Rode, 1996, *Effects of modernization on the health of circumpolar populations*. (London：Cambridge University Press). より許可を得て転載

のは高所得層，中所得層ではたった11％しかいないのに比較して，もっとも低所得の集団においては40％もいる(Health and Welfare, Canada 1989)。アメリカ，カナダとヨーロッパから報告された研究をすべて検討した総説(Robine, Ritchie 1991)によると，もっとも裕福な四分位ともっとも貧しい四分位の間の65歳平均余命の差は男性で6.3年，女性で2.8年である。さらに，活動的余命の差は男性で14.3年，女性で7.6年であった。失業はとくに健康および余命に悪影響を及ぼす。それより下位の社会階層への移動，持ち家の喪失，結婚の破綻，慢性的な健康障害および死亡率を上げるような体験などと関連づけられる(Moserら 1987)。様々なデータの分析により，社会のより貧困層に，より高率の，事故，心血管疾患，癌，呼吸器疾患および脳血管疾患がみられ，これらの問題のすべてが，老化を早めるものである。

婚姻状態は，もう1つの重要な要因である(Connidis 1989；McPherson 1990)。結婚しているカナダ人の男性は，未婚者より約8年，男やもめ(妻に死別，生別して再婚しないでいる男性)または離婚者より12年ほど長く生存する。同様に，結婚している女性は，未婚者より3年，未亡人または離婚者より6年長く生存する。カナダとアメリカの男性高齢者の少なくとも75％は結婚しているが，高齢女性では約40％にしかすぎない。

6 身体活動様式
Physical Activity Patterns

習慣的な身体活動の減少が，加齢過程の正常な一側面であるかどうかは明らかでない。たしかに，多くの動物は年をとるに従って，活動的でなくなる。しかし，人間はまた，身体活動が加齢とともに減少するべきであるという考えに対する文化的な補強を提供する。先進国では，高齢者が，ゆっくりすることおよび，"当然の報いとしての休息を取ること"を期待される。同様に，原始的社会では，若い成人は，共同体のより高齢な者のために狩りを行い，収穫する責任を負うことを当然とする(Shephard, Rode 1996)。

A 身体活動状況

これまで，身体活動状況を推定する方法は，概して対象の年齢を考慮しておらず，若年者にとって適切なアンケートが，必ずしも真高齢期あるいは超高齢期に行われるより活発な身体活動の詳細をとらえるわけではない。人口集団の身体活動様式についてのデータの収集は，1970年代半ばから収集され始めた。好まれる身体活動はその後いくらか変化したが，活動的な個人の割合の変化は小さかった(Powellら 1991)。近年，アメリカの55歳以上の成人でもっとも普及している自発的な運動は，ウォーキング，庭の手入れ，サイクリングのほか，男性ではゴルフ，女性ではエアロビクスである(DiPietroら 1993)。65歳以上のカナダ国民男女それぞれの状況(Stephens, Craig 1990)をみると，1年間に少なくとも1回以上行った運動では，ウォーキングが男性77％，女性81％，水泳が男性20％未満，女性57％，サイクリングが男性20％未満，女性15％未満，ダンスが男性22％，女性15％である。入手可能なデータのすべてが横断研究のタイプのため，加齢による真の影響とコホート効果を区別することはできない。それにもかかわらず，自発

表1.4 20～24歳の成人と65歳以上高齢者の身体活動の比較

身体活動レベル	20～24歳		65歳以上	
	男性	女性	男性	女性
座りがちな作業	16.0 %	14.3 %	29.1 %	28.7 %
やや非活動的な作業	13.9	24.2	14.1	21.5
中程度の作業	15.4	18.7	11.4	11.3
(小計)	(45.3)	(57.2)	(54.6)	(61.5)
やや活動的な作業	18.3	18.6	11.6	9.8
非常に活動的な作業	27.3	15.7	10.6	5.2
(小計)	(45.6)	(34.3)	(22.2)	(15.0)
不明	9.2	8.4	23.2	23.6

Canada Health Survey (Health and Welfare, Canada 1982). の資料より作成

的な身体活動は，若く，教育水準が高く，より裕福な，社会の構成員の間でもっとも一般的であるようにみえる。身体活動参加率が加齢にともない低下することは，スポーツにおいて特徴的であり，庭の手入れや男性でウォーキングを行う人の割合は，実は男女とも年齢とともに増加しているのである(Stephens, Craig 1990)。

身体活動状況の推計値は適用される評価基準の厳しさによって変わってくる。多くの初期の報告では，高齢者のかなりの割合が活動的であることを示唆している(たとえば，60歳以上の40％が現在ウォーキングの習慣がある〈U.S. President's Council on Physical Fitness and Sports 1973〉)。また，65歳以上の男性の47％，女性の39％が6つの身体活動のうち1つ以上を定期的に行っている (U.S. National Center for Health Statistics 1975)。General Mills(1979)は，65歳以上の39％が，1週間に少なくとも数回の何らかの定期的な身体運動を行っており，1984年のNational Health Interview Surveyは，定期的な身体活動を行う人の割合は，65～74歳では男性の30％，女性の28％いるのに対し，85歳以上では男性の23％，女性の15％に低下することを推計している(National Center for Health Statistics 1987)。

身体活動についてもっと厳密な基準を適用した他の報告では，身体活動状況はかなり低率になる (Blair, Brill, Kohl 1988)。たとえば，1週間に6 MJ以上のスポーツや運動を行っている者の割合は，65歳以上のわずか3％にすぎず(Perrier, 1979)，また，"適度な"量の身体活動を行っている者の割合は，65歳以上の7.5％しかいない(U.S. National Health Interview Survey 1985, [Caspersen, Christenson, Pollard 1986])。アメリカ疾病管理センター(CDC 1986)は，最大酸素摂取量の60％以上の運動を，週3回以上，1回20分以上している人は10％にすぎず，55歳以上ではレジャーによるエネルギー消費が1日12.5 kJ/kgに達している人は15％しかいないと推計している。しかし，カナダでは65歳以上の男性の42％，女性の23％がこの同じ基準を満たしている(Stephens, Craig 1990)。

おそらく，アメリカの西海岸地域は他の地域より気候が温暖なためと思われるが，カリフォルニアの5つの都市から無作為抽出された65～74歳の男性82名，女性111名に関する調査(Sallisら 1985)では，年齢別平均エネルギー消費量に加えて，男性では8 MJ/週，女性では4 MJ/週，中程度以上のレジャー活動が付加されていることが明らかになった。5 METsを超える強さの活動は，男性で週2時間を占めたが，女性では週わずか0.4時間であった。

習慣的な身体活動の加齢にともなう減少は，他の先進諸国でも報告されている。ノルウェーのスポーツ協会(1984)は，スポーツへの参加率は，15～24歳の69.2％から60歳以上では32.9％に低下することを推計している。同対象でジョギングを行う人の割合は，55.9％から11.6％に低下し，ウエイトトレーニングを行う人は26.1％か

ら 3.3％に，フットボールを行う人は 32.6％から 0％に低下する。対照的に，ノルディックスキーを行う人は，39.8％から 29.3％に，水泳は 33.1％から 22.9％へと，加齢にともなう参加率の変化は小さく，ハイキングをする人は，33.6％から 59.0％へと高齢者集団で参加率が逆に高くなっている。

カナダ健康調査（Health and Welfare, Canada 1982）は，個人の申告による，習慣的な身体活動の，頻度，持続時間および強度に基づく任意の身体活動指数を開発した。研究対象者は，座業から非常に活動的なレベルまで 5 段階に分類された。20～24 歳の対象と比較すると，65 歳以上の対象では，中等度あるいは非常に活動的と分類される者は，約半分の割合であった（表 1.4）。さらに，高齢者では（おそらくおもには活動的でない人たちと思われるが），身体活動状況を報告しない者の割合が高かった。1988 年の調査では，年齢および性による差はより小さく，活動的および中等度に活動的な者（レジャーによるエネルギー消費量が 1 日 6.3 kJ/kg を超える者）の割合は，男性では 20～24 歳の対象で 68％，65 歳以上で 59％，女性では 20～24 歳の対象で 54％，65 歳以上の対象で 46％であった（Stephens, Craig 1990）。

B　1 日エネルギー消費量

高齢者では体重が増加し機械的な効率が低下するので，一定の強度の身体活動においてはエネルギー消費量を増加させる傾向がある。

関節炎や片麻痺，四肢の奇形あるいは切断によって正常な動作パターンが歪む場合は，動作によるエネルギー消費の付加が起りやすい（Lorentz 1985；Shephard ら 1994, 1995）。しかし同時に，一般にはこれらの同じハンディキャップは人々をより不活発にするので，あるタイプの身体障害を持つ人の 1 日エネルギー消費量の全体的な傾向は，少なくなる傾向にある（McGandy ら 1966）。

成人男性の 1 日エネルギー消費量は，45～75 歳にかけて，約 0.8 MJ/日減少し，75 歳以上になるとさらに 1.2 MJ/日低下する。そこで，アメリカ国立研究評議会（U.S. National Research Council 1980）は，エネルギー所要量を，20～39 歳では男性 12.6 MJ/日，女性 9.2 MJ/日としているが，60～69 歳では男性 10.0 MJ/日，女性 7.4 MJ/日と減らしている。最新のエネルギー所要量（U.S. Food and Nutrition Board 1989）では，51 歳以上の全年齢で，男性で 9.6 MJ/日，女性で 8.0 MJ/日としている。エネルギーの必要度は地域の環境によっても異なるかもしれない。高齢フランス女性の以前のエネルギー所要量は，地方では都市部よりも 0.9～1.2 MJ/日ほど高く推計されていた（Debry, Bleyer, Martin 1977）。

ミシガン州のティカムシ（Tecumseh）市における古典的な研究で，Cunningham ら（1969）は，労作の基礎代謝率に対する割合が 16～29 歳の 3.1 から 50～69 歳では 2.9 とわずかに低下することを見出した。しかし，最近，若い成人において静的で自動化された仕事が多くなってきているので，この傾向は逆転したかもしれない。

退職後の最初の数ヶ月は，1 日 8 時間働くことが習慣になっている人が，余った時間を埋めようとするために，1 日のエネルギー消費量は増加するかもしれない。カナダ体力調査では，男性の余暇のエネルギー消費量が 20～29 歳の 6.3 kJ/kg/日から，50～59 歳では 2.5 kJ/kg/日に低下するが，60～69 歳では 4.2 kJ/kg/日に増加することが推計された。一方女性では 20～29 歳で 4.2 kJ/kg/日，50～59 歳で 2.9 kJ/kg/日，60～69 歳で 2.9 kJ/kg/日であった（Stephens, Craig 1986）。

C　身体的障害の影響

身体活動の低下の大部分は個人的選択によるものであるが，真高齢者にとっては身体的障害の有病率の増加が大きな要因になっているといえる。

表1.5　55歳以上の労働者のうち，0.4 kmの歩行および11 kgの物の運搬に困難を感じる者(D)，およびできない者(U)の割合

年齢(歳)	男性(%)				女性(%)			
	0.4 km 歩行		11 kg 運搬		0.4 km 歩行		11 kg 運搬	
	D	U	D	U	D	U	D	U
55〜59歳	12.3	5.0	12.6	5.8	11.6	3.5	22.9	9.1
60〜64歳	17.0	7.9	15.8	8.0	15.4	3.8	31.0	8.7
65〜69歳	20.1	9.4	19.9	7.9	16.8	5.6	33.8	9.3
70〜74歳	23.3	8.7	25.6	10.2	23.1	7.5	40.8	10.7

U.S. National Center for Health Statistics (1987), 1980年代の高齢化：作業遂行能力。the National Health Interview Survey (U.S. 1984)のデータより作成。付加資料：Vital and Health Statistics, No. 136, DHS Publication PHS 87-1250 (Hyattsville, MD：U.S. Public Health Service).

　アメリカ保健統計センター(1993)は，地域在宅高齢者のうち，なんらかの障害を持つ人は15％いることを推計している。他のデータでは，40〜50％が実行可能な身体活動の量，あるいは種類のどちらかに制限があり，18％が移動に制限があり，5％が自宅に閉じこもっていることを示している(U.S. Department of Health and Human Services 1981)。

　アメリカ健康インタビュー調査(National Health Interview Survey)では，65〜74歳の高齢者のうち，1.6 kmを休まずに歩けない人は，男性の41％，女性の53％もいることが明らかにされた(Guralnikら 1989；U.S. National Center for Health Statistics 1987)。85歳以上ではこの割合は，男性で49％，女性で59％となる。また，55歳以上の人で0.4 kmの歩行あるいは11 kgの物を運ぶのに何らかの困難を有する人もかなりの割合にのぼる(Kovar, LaCroix, 1987，表1.5)。80〜84歳では，男性の31〜57％，女性の54〜70％がきつい家事ができなくなり，男性の12〜15％，女性の17〜31％が階段を昇れなくなり，男性の8〜12％，女性の9％〜23％が部屋での移動ができなくなり，男性の1〜8％，女性の8〜14％が椅子またはベッドから立ち上がれなくなる(Coroni-Huntleyら 1986；Manton, Corder, Stallard 1993)。

　このような身体活動の制限は，障害を有する個人の生活の質を明らかに低下させる。しかし，実際に受ける影響は，対応する対処機序に大きく左右される。驚くべきことに，身体活動の制限を自覚するカナダの高齢者の85％は，自分たちは，「非常に幸せ」または「かなり幸せ」としているのである(Health and Welfare, Canada 1989)。

7 | 高齢化社会が健康，経済，社会に及ぼす影響
Health, Economic, and Social Consequences of an Aging Society

今後50年間のうちにほとんどの国々で高齢者人口割合が増加することを考えると，高齢化が健康政策，経済面，社会の変化にどのような影響を及ぼすのかを考慮する必要がある。

A 健康政策

前節で述べたような，障害や要介護状態の進行，習慣的な身体活動の減少の大部分は，何か特定の病的状態の進行によるというよりは，むしろ，加齢にともなって進む生物学的機能の低下による。それにもかかわらず，習慣的な身体活動と生活の質の両面への付加的な制限は，病理学的な変化，疾病および不健康によってもたらされる。さらに，このような問題は高齢者集団で，より頻繁にみられる。

身体機能の制限が，病理学的な過程による疾病によるものなのか，あるいは病理学的な過程への個人の反応によるものなのかを区別するのは困難であることが多い。たとえば，収縮期血圧は加齢とともに進行性に上昇するが，これは，動脈壁の構造の生物学的な変化が大きな要因である。しかし，収縮期血圧または拡張期血圧がある閾値を超えた場合，臨床的に高血圧症と診断され，この状態になると，激しい頭痛のような様々な自覚症状を起こしやすい。同様に，多くの成人では，加齢にともない進行性の骨量の減少がみられるが，骨量の減少がある程度進むと，臨床的に骨粗鬆症と診断され，エストロゲン療法などの治療が開始されることになる。さらに，骨構造の脆弱化は，"自然発生的な"骨折のような明らかに臨床的な事象を起こすかもしれない。場合によっては，疾病の程度についての客観的な評価と，臨床的な自覚症状の間に乖離が生じることもある。たとえば，X線写真上，変形性関節症の所見は最小限であっても強い主観的障害を認める人がいる。その逆もある。

カナダの高齢者がおもに自覚している健康問題(Statistics Canada 1990)としては，関節炎およびリウマチ(男性の46％，女性の63％)，高血圧症(男性の33％，女性の43％)，心臓の問題(男性の28％，女性の24％)，呼吸器の問題(男性の26％，女性の23％)および糖尿病(両性とも9％)が挙げられる。アメリカの状況もいくらか似ており，高齢者の50％が関節炎を訴え，高血圧症が39％，聴力障害が30％，関節変形または整形外科的障害が20％，痔瘻が15％，視力の問題が10％，糖尿病が9％であった(U.S. National Center for Health Statistics 1993)。

多くの状態が共存しているため，高齢者の障害の病理学的な原因を決めるのは困難である。前期高齢期および真高齢期では，慢性疾患や移動能力の制限が中心であるが，超高齢期では，知的能力や特定の知覚の低下により身体活動が制限される者がかなり多くなる(Pope, Tarlov 1991)。Hunt(1978)による初期の研究では，身体活動障害の原因として，関節炎またはリウマチ(36％)，呼吸器疾患(17％)，脳卒中または麻痺(15％)，失明または視力障害(13％)，循環器の問題(14

%),心疾患または血圧異常(13%),事故(10%),神経学的問題(5%)を挙げている。結果として生じる主観的な問題としては,筋力低下,関節拘縮,息切れ,振戦や痙直などによる動作コントロールの困難,バランス機能低下などがある。

片足立ちで不安定な人の割合は,年齢とともに増加し,65～74歳では22%であるが,75歳以上では49%である(Lucy, Hayes 1985)。同様に,視力の低下は32%から42%へ,動作後の息切れは29%から35%へ,めまいが23%から31%へ,疲労感が25%から29%へ,関節炎またはリウマチが50%から58%へと増加する(Abrams 1977)。

人口の高齢化は,確実に将来の医療費の増加を招くであろう(Fries 1980 b)。たとえば,オランダの75歳の高齢男性は,15～44歳の男性の6.5倍ほど医療費を費やしている(ILO 1992)。また,必要となる治療の内容も,慢性疾患のための予防やリハビリテーションの必要性が増すにつれて変化するであろう。肺炎双球菌による肺炎に対して抗生物質が使われるようになったように,20世紀の間に,高齢者の死因になるような様々な疾病や傷害などに対する効果的な治療方法が開発された。このことは,健康政策上重要な問題を提起する。終末期の疾病構造は変貌した。かつて肺炎が比較的急性の死亡を引き起こしていたのに対して,末期状態の疾病に対する今日の治療では,腎透析や輸血などにより,瀕死状態で生存を続ける期間がかなり長くなっている。そして難しい倫理的な問題が,延命医療のコスト(Fries 1980 b)や,終末期の生活の質(Evans 1991),また,それ以上は大げさな処置により延命をはかることは望ましくないような年齢限界(Spiegelhalterら1992)などに関して生じた。様々な治療を行った後の患者の,質調整生存年数(QALY;生存年数と生活の質の積で表される)を算出するのは有用である。Donaldson, Mooney(1991)は,自宅での足の治療(うおのめ・まめ)は,400ドルの費用で高齢者の質調整生存年数を1年延ばせることを指摘している。一方,腎臓移植は質調整生存年数当たり年間12,000ドルの費用がかかるが,自宅での血液灌流は質調整生存年数当たり年間26,000ドルかかる。

B 高齢化社会が経済に及ぼす影響

労働力の生産性および活動的な労働者人口に対する扶養者の比は,その社会の経済の健全性を決定する2つの重要な要因である。

扶養者には,労働力から引退した人々だけではなく,子供,介護者そして失業者も含まれることに留意しなければならない。ほとんどの先進諸国では,要介護高齢者人口は急速に増加している。しかし,このことは,年少人口が減少し,ベビーブーム世代および高齢世代の女性が労働力人口に加わったために介護者数が劇的に減少したことによって一部相殺されている。

それにもかかわらず,就職するまでの教育期間が伸びたことや,平均退職年齢が早まったこと,失業率の上昇,真高齢期あるいは超高齢期まで長生きする人が多くなったことなどにより,20世紀後半を通じて労働者人口に対する扶養者人口の比は増加し続けた。

1人の子供または退職者を扶養するために必要な平均経費は,活動的な労働力人口1人のおよそ70%かかる。しかし,扶養費の算出は複雑である。なぜならば,若年扶養者が短大あるいは大学に入る場合,および要介護高齢者で人生の終末期の数ヶ月間全施設ケアが必要となる場合には,この経費は非常に高くなるからである(Fries 1980 b)。真高齢者にかかる経費はとくに深刻である。なぜならば,延命システムの発達により,たとえ身体機能が非常に障害されていても多くの人々がより高年齢まで生存することが可能となったからである。アメリカからの悲観的な報告では,2012年までに,メディケイド(低所得者医療扶助制度)のナーシングホームに対する支出が280%増加し,年間63億ドルの負担が見込まれている(Rayら1987)。

最善の経済的解決方法は,労働力の生産性を増加させることによって,増加しつつある扶養者割

合を打ち消すことのようである。また，自動化への投資を増やしたり，労働者に対するより効果的な訓練プログラムを増やしたり，失業者や潜在的失業者を減らしたり，女性労働者の能力を十分活用したり，熟練した若い労働者の入国を支援する移民政策をとるなどの選択の余地もある。多くの西欧諸国では，労働者の消費需要の増加と増加する扶養者数の需要の両方を理論上満たすべき富の余裕があったことを考えると，過去20年の間に生産性が実際飛躍的に向上したのである。しかし，生産活動が労働力のより安い世界の他の国々へ流出したり，生産コストが更新できない資源の枯渇によって上昇するため，生産性が今後も増大し続けるのかどうかはあまり確かではない。

何を選択すればよいのであろうか。個人への課税は，現在，一般労働者が支払うことに我慢ができる最大限度に近くなっていると思われる。2番目の選択として現在多くの政府によって追求されているのは，すべての支出について批判的に見直しを行うことである。老年医学者および老年学者は，そのような見直しが，増えつづける要介護者のニーズを踏まえ，削減対象とならないか，あるいは「あまり価値のない」プログラムの削減にとどまることを望んでいるが，多くの納税者は(高齢者のサポートを含む)すべての社会的支出の減少を望むであろう。最終的な可能性としては，現在の赤字予算を永続させることである。これはインフレーションにより，年金と貯蓄の実際の価値を減少させることになる。

そのような"処方箋"は，これまで以上に適用されにくくなってきている。なぜならば，高齢者はいまや貯蓄の主要な所有者であり，また，選挙民として大きな勢力をなしており，全米退職者協会のような組織を通してよく組織化され，とくに高齢者の参政権運動を進める傾向があるからである(Shephard, LaBarre 1978)。

C 高齢化社会が社会に及ぼす影響

加齢過程は多くの社会的な影響を引き起こすが，そのいくつかは，運動プログラムや健康プログラムにとくに関連性を持っている。

● 社会的交流

多くの高齢者は，非常に孤独な人生を送るに至る。集団的な運動プログラムは，より頻回な社会的交流が必要であることを示す重要な手段を提供している。

イギリスでの以前の調査(Shanasら 1968)では，子供がいる場合，高齢両親の70％は調査前48時間以内に少なくとも子供の1人に会っており，86％は1週間以内に接触を持っていることが報告されている。子供が同居している場合を除いても，この割合はそれぞれ50％および87％とまだ高い。しかし，社会的孤立が問題となっているのは，高齢者の16％を占める配偶者や子供がいない者であり，また，高齢者の7％を占める結婚しているが子供がいない者である。これら高齢者の23％のうち，ほぼ5分の1は近親者もいなかった。Shanasら(1968)は，高齢者の7％は，しばしば孤独で，さらに21％は，時々孤独であると推計した。社会的孤立は，最近配偶者と死別した未亡人や，健康状態のよくない高齢者でとくに多くなる。高齢者のおよそ2〜3％は1週間に誰からの訪問もなく，前日に誰とも交流を持っていない。より最近の報告では，1987年に行われたHealth and Lifestyle Surveyにおいて，男性の10％，女性の14％が孤独感を感じていることが明らかとなった(Sidell 1995)。Blaxter(1990)は，訪問，手紙および電話に基づく社会的交流に関する独自の指標を開発した。30点満点中6点未満の者は，18〜29歳では，男性の13％，女性の9％であるのに，70歳以上では，男女とも33％と多くなっていた。

社会的孤立の程度の差は，都市の規模や移動の距離によって影響を受ける。ロンドンにおける社会的孤立は，イギリスのより小さい都市よりも多い(Blaxter 1990)。カリフォルニアでは，交流頻度が明らかにイギリスより少ない。Burch, Collot(1972)は，高齢者の36％は毎日親族に会っており，29％は1週間に一度は会っており，

11％は月に1回未満であることを報告した。また，高齢者のうち毎日友人に会うのは4％であり，週1回会う者が48％であった。

パリ郊外では，同じ自治体内に住む43〜55％の家族は毎日年老いた両親を訪れているが，隣の自治体に住む子供ではこの割合は19〜35％に下がり，より遠方に住む場合には10〜19％に低下する。ほとんどの女性が常勤で働くようになったこと，子供の数が少なくなったこと，サポートを提供するかもしれない子供たち自身の高齢化(Shanas 1980)，核家族の分散，グローバル経済への移行などにより次第に家族間の交流は少なくなってきている。北アメリカでは，現在，高齢者の子供が数千km離れたところに住むことはありふれていることなので，親への訪問は年に一度あるかないかである。それにもかかわらず，何らかのケアを要する600万人の北アメリカの高齢者の5分の4は，施設ではなく自宅で生活している(U.S. Senate Special Committee on Aging 1987)。

孤独感の感じ方は社会的孤立の度合いに直接には関連しない。Burch, Collot(1972)は，パリに住む75〜81％，カリフォルニアに住む83％が，それぞれの共同体の構成員であると感じていることを報告している。生存している子供がいない場合には，高齢者はしばしばより遠くに住む親類あるいは隣人との交流を進める。しかし，通常，そのような個人の努力は，交流やサポートの持続性や頻度のいずれにおいても仲のよい家族のものとは比べものにならない(Brody 1985)。

● 社会構造

概して高齢者は，若年者よりも保守的になる傾向があり，また，高齢者が活発な選挙民の多くを占めるようになってきているので，社会的要求への解決策は，左翼よりは右翼寄りになるように思われる。

高齢者が，小さく，省力化が進んだ住居を探し，かなり広い庭のある家は一般的でなくなってきているため，都市の物理的構造はかなり変容していくであろう。裕福な退職者共同体はリゾート地域に広がり，より貧しい高齢者はできあがった大都市の中心部で人口の多くを占めるようになるであろう。増加し続ける障害を持つ高齢者や虚弱高齢者は，病院，ケア付施設，移送システム，医者，看護婦，訪問ケアなどの様々な施設やサービスを大きく圧迫するであろう。

高齢者が生活できるように，公共のビルを改装する必要性が増していくだろう。「ベビーブーム」世代のために建設された，ホッケー場や屋内競技場，プールなどの利用は減ってくるであろう。しかし，芝生ボウリング用の緑地，水中運動のクラス，図書館，高齢者のデイケア施設のようなレクリエーションの要素を持つ資源の必要性は逆に増していくであろう。このような余暇行動の変化は，自治体の政策立案者にとってのみではなく，民間のリゾート開発会社やレクリエーション設備を製造する人々にとっても意味をもってくることになる。

8 | 活動的なライフスタイルを維持することの重要性
Potential Importance of Maintaining an Active Lifestyle

　高齢期に至っても活動的なライフスタイルを維持することを奨励する多くの議論の中で，定期的な運動による，社会的な交流の増加，身体的および情緒的な健康の維持向上，慢性疾患のリスクの低減，身体機能の維持などが期待されている．これらの利点は，単に高齢者個人の健康状態を上げるだけでなく，医療と施設ケアの需要を減らすことにより，高齢化社会の社会的コストの削減にも大きく寄与する．

A 社会的交流の増加

　まったくの社会的に孤立した状態にあっても，エルゴメーターや椅子を用いた運動プログラムなどによって運動を実行することは可能である．しかし，運動への参加は通常，他人との交流をともなう集団的な過程である．そうでなければ，これまで議論してきたように，高齢者の生活の中で社会的交流がなくなってしまうことが多い．

B 身体的および精神的健康を高めること

　運動にはすぐに現れる覚醒作用があるので，通常運動参加者の主観的健康感は高まり，運動する人は「より健康になった」と感じる．このことは，多くの高齢者にみられる，不安や不眠，軽症のうつを減らす作用がある(Morgan, Goldstone 1987)．食欲は高まり，主要なミネラルやビタミンの摂取が増加し，腸管機能は亢進する(Shephard 1986 d)．おそらく，人生における新たな関心が増えることが理由の1つと思われるが，認知機能が多くの局面において改善する(Chodzo-Zajko, Moore 1994；Tomporowski, Ellis 1986)．
　総合的な健康状態の改善は，免疫機能の亢進をともない，急性感染症への抵抗力が増す(Brenner, Shek, Shephard 1994)，また，活動的な高齢者は，外科手術を要するような場合，予後を改善する予備力を有している(Young 1988)．

C 慢性疾患の予防

　定期的な身体活動は，多くの慢性疾患を予防し，症状が現れた後でも機能を回復する作用を持つ(Bouchard, Shephard, Stephens 1994)．これは，虚血性心疾患，末梢血管障害，高血圧症，うっ血性心不全，慢性閉塞性肺疾患，中程度の肥満，成人発症型糖尿病，骨粗鬆症，大腸癌，乳癌，子宮癌などの特定の癌などについていえるようである．

D 身体機能の維持

　おそらくもっとも重要なことといえるが，定期的な身体活動はどの年齢でも，運動を行わない人よりも20％ほど身体機能を引き上げる．したがって，本来備わっている生物学的な老化の速度はほとんど変わらないが，活動的な人は不活発な人に比べて，10年から20年生物学的年齢を若返らせた程度の身体機能を有している(Shephard 1991 c)．

身体予備能力があると，活動的な高齢者が大きな疲労なしに普通の坂を登り，大荷物の入ったバッグを持ち上げ，瓶のふたを開け，椅子やトイレの便座から立ち上がり，助けなしに着脱衣するために十分な関節可動域を持ち，主要な関節を動かすようなことができ続ける。このような多くの能力は，また，高齢者が質の高い，自立した生活をすることを可能とする (Shephard 1991 c)。科学者はまだ不死を可能とする「賢者の石」を発見していない。しかし，定期的な運動が生物学的年齢を10年から20年ほど引き下げることはもはや奇跡ではない。実際，これに相当する結果をもたらすような治療法をわたしたちは知らない。

9 結論
Conclusions

高齢者集団は均質とはほど遠い。前期高齢者，中期高齢者，後期高齢者という3つの広い年代区分のどれに移行するかは，単に暦年齢だけでなく，性，ライフスタイル，健康状態，社会経済学的要因，および体質的な影響にもよる。したがって，生物学的年齢の有効な測定法を開発する必要性が急務である。医学の進歩は，先進諸国において，大きな経済的および社会的影響を及ぼしながら，超高齢期まで生きる人々を増加させている。余命の延長を生活の質の向上をともなうものとすることを確実にすることが重要であり，生涯を通じた定期的な中等度の身体活動を維持することが，この目的を達成する対費用効果の高い方法であると思われる。

第2章
加齢の最新理論
Current Theories of Aging

本章では，わたしたちの加齢に対する理解を深めるような概念について考え，同時に分子レベル，細胞レベルでの現象を紹介する。

1 加齢の概念
Metaphors of Aging

　幅広い加齢の概念が，科学および人文の分野で提唱されている(Kenyon, Birren, Schroots 1991)。これらの概念を研究することにより，加齢研究がさらに進展し，加齢プロセスの理論的理解が明確になり，健康寿命の延長といった実践的結果に結びつけることができる(Schroots, Birren, Kenyon 1991)。

A　ヒューマニストの理解

　ヒューマニストはしばしば，人生は個人的性格を有する，不透明な，そして終わりはあるがどの程度続くのかわからない旅あるいは循環とみている(Cole, Meyer 1991；Kenyon 1991)。時間は「神々の使者」とみなされる(Achenbaum 1991)。ライフサイクルにおける経験は，集合的な観点からは，保護というよりはむしろ競争である(Dannefer 1991)。加齢の肯定的側面として，達成感，充足感，自己的意義づけ，英知，連続性などが挙げられる(Manning 1991)。しかし一方で，定年後の失業により，自己陶酔や生きがいのない人生が生じている(Mader 1991)。

B　科学者の理解

　ヒューマニストとは対照的に，医師や運動科学の研究者は加齢を，病気，機能低下，そして変性という視点でとらえている(Davidson 1991)。科学者はもっとも肯定的なアプローチをとるが，応用可能な技術を使ってしばしば問題を解決している。Blockが1979年に提唱した概念によれば，加齢とは最大酸素摂取量，筋力，柔軟性，そしてバランスなどの測定可能で定量化しやすい変数の減少として定義できる。
　加齢の医学的概念の中にとくに機械にみられる「疲労とほころび」や，コンピュータシステムにみられる「時代遅れ」が含まれる(Shephard 1991b)。人体もまた有害物質の攻撃対象であるとみなされ，プログラム老化説，ホメオスタシスの破綻，死亡率の上昇などの理論がこれまでの科学者によって示されている。

C　加齢機械断片としての人間

　医師および運動科学の研究者は，しばしば人体を複雑な機械とみている(Schroots 1991)。ほとんどの時計のように，身体はいずれ止まってしまうか疲労してしまう。また，家の時計のように，身体のすべてのメカニズムが同じスピードで生きているわけではない。あるシステムは他のシステムより早く成熟し老化する。そして，それぞれの時を刻むスピードは，特殊な治療や処置により補正されうる。
　人がデザインした多くの機械と同様，身体は長持ちするようにデザインされている。それにもかかわらず，身体は「疲労し，ほころびる」ことからは免れられず，究極的には不可逆的破壊に至る(ドイツ人老年学者による消耗理論)。Bellamy (1991)は，そのシステムを機械で作動している組立ての流れ作業にたとえている。彼の理論では，「疲労とほころび」は身体のたんぱく質の合成を制御する道具のエラーに相当する。この場

合，エラーは小さいので，道具の作動停止には至らずに産物(酵素や他のたんぱく質)は合成されるが，効率よく機能できずに質が劣った状態になる。

機械の概念とその派生概念に対する社会学的批判は，次のような異議を唱えている。つまり，労働者が社会の中で大きな機械として有用であった時代が終わると，機械概念のおかげで，労働者はロボットのように搾取され，拒否されるということである(Shephard 1991 b)。生物学的立場から機械概念の重要な弱点を考えると，使用過多による副作用，突然のシステム不全，正常修復システムおよび異常修復システムの機能不全が挙げられる。

● 代謝率の変化

もし，代謝回転数または心拍数が活性の低下により減少すると，身体における「疲労とほころび」が少なくなり，その結果，ヒトの生存が延長するという論理的結論が機械概念から導き出される。しかし，ショウジョウバエでは，代謝率は寿命にそれほど関連していない(Arking ら 1988)。一方，小哺乳動物実験ではその仮説を支持するデータが出ている(Weindruch, Walford 1988；Yu, Masoro, McMahan 1985)。もし，外界温度が上昇または下降して代謝率が上昇すれば，動物の寿命は短くなり，逆に冬眠や食事制限をすれば，寿命は長くなる(Weindruch, Walford 1988)。しかしながら，これらの実験操作により代謝が変化するだけでなく，細胞(Weindruch, Walford 1988)や生殖(Merry, Holehan 1981)に必要なエネルギーも減少する。食事制限は成熟を遅らせ，身体を小さくし，肥満傾向を減らす。これらの変化がおそらく，食事制限による寿命の延長に一役買っていると考えられる。もし，食事制限が成長してから開始されると，死亡率はむしろ増加すること(Holloszy 1993)から，食事制限による寿命延長は動物が成熟する以前の死亡率の低下を反映していると考えられる。

定期的な運動は，ラットの平均寿命を伸ばすが，最大寿命は伸ばさない(Holloszy, Schectman 1991)。若年雄ラットは，走ることにより食事量を増やすことはないので，運動は食事制限同様にラットの成熟を遅らせる。運動したラットは運動しない対照群ラットほど大きくならないし，肥満傾向もない。しかし，雌ラットは運動に必要なエネルギーを補うために食事摂取量を増やすが，対照群ラットよりも寿命は延長する(Holloszy 1993)。これらの事実は，定期的な身体活動の増加がエネルギー利用の増大とは別の機序で，生存にとって有利に働くことを示すものである。

ヒトの研究においても，食事の量と質が死亡率に重大な影響を及ぼすことが示唆されている。もし食料摂取が通常より多い場合には肥満になり，動脈硬化や有力な死因となりうる癌の素因となる。さらに，動物性脂肪が豊富な食事は動脈硬化の素因となりうるが，不飽和脂肪(魚油やオリーブ油)は予防的な効果がある(Kesteloot 1991)。消耗理論によれば，運動は寿命を短くすることになるが，実際に適度な持久性運動は平均寿命を延長させる。もし週あたり 8 MJ の余暇活動を中年初期(およそ 35 歳)から実施した場合，対照群に比べて 2 年間も生存率が延長したとの報告がある(Paffenbarger ら 1994)。活動的な個人と非活動的な個人の生存曲線の差は，成人になると次第に収束し(Pekkanen ら 1987)，もっとも年長では，活動的な個人の延長度合いはたった 0.3～0.4 年にすぎない(Paffenbarger ら 1994)。

● 消耗と修復

古典的な消耗理論は，身体の突然で重大な機械的破綻を予測している。ヒトはしばしば，大動脈の破裂や脳梗塞などの終末的事故におそわれるが，多くの場合には組織の機能低下が徐々に起こる。

消耗理論は，試験管内におけるコロイドの機械化学的増悪の観察から導かれている。もし骨や関節，血管でさえ粗雑に使用されれば，ある程度の物理的機能低下が予想される。しかし，疲労が適切な活動から生じるとの考えは，正常の組織修復に対するわたしたちの理解とは相入れないもので

ある。身体のほとんどの組織は，機能するためにリモデリングを続けている。たとえば，肝臓のたんぱく質は半減期がわずか10日である。しかも，運動は身体のたんぱくの分解をただちに亢進させるが，長期的には組織の合成と再構築を促進している（Blumberg, Meydani 1995）。

しかしながら，消耗理論は「疲労とほころび」の正当な概念を提唱している。ほとんどの機械は粗雑に扱えば寿命は短くなる。同様に，適度な運動は身体の種々な機能を高める一方で，過度の身体活動は機能と寿命の両方に関してマイナスの結果をもたらす。

● 修正機械概念

弱点はあるものの，機械概念は第二世代の機械にも応用しうる。第二世代の機械では，定期的に維持を行い，重要な部分を置換することにより，使用可能期間は大きく延長する。

ヒトがデザインした第二世代の機械のように，置換が困難もしくは不可能な身体の部分もある。たとえば，正常に機能する細胞の割合は年とともに減少する。中枢神経では傷ついた細胞は新たな細胞に置換されない。しかし，残された細胞の神経可塑性が変化することにより，脳機能の代償は続いている（Will, Schmitt, Dalrymple-Alford 1985）。

組織に存在する酵素は限られた反応の後に疲労してしまうが，分裂できる細胞では酵素は分裂により置換される。しかし，神経細胞や筋細胞のように，分裂終了細胞では，酵素を置換するために分裂以外の修復機序を有するか，損傷に対して強い酵素を発現することにより対応している。

D　年をとるコンピュータとしてのヒト

コンピュータは，基本的には20世紀後期の機械である。機械概念を取り巻く議論の多くは，年をとるコンピュータとしてヒトに応用できる。

ヒトをある入力シグナルに一様に反応するようにプログラムされたブラックボックスとして哲学的に意味づけをすることが可能である。現代企業は，従業員に対しても組織によってあらかじめ設定されたプログラムに従って方針や手順を実行するコンピュータのように行動することを期待している。思考に個性が入り込む余地はない。コンピュータは無造作に並べられたデータをただ速く処理することに重点が置かれている。このような概念は，とくに高齢者にダメージを与えることになる。コンピュータは，高齢者の計り知れない革新的な能力を否定している。高齢者は豊富な個人経験を有していて，雇われているという重圧感からすでに解放されているために，この知識を自由に社会に提供できる人たちなのだ。

コンピュータはやがて老朽し時代遅れになるが，そのスピードはこれまでの機械を破壊する「疲労とほころび」よりさらに速い。そして不幸なことに，高齢労働者もまた時代遅れになる。彼らの技術は，自動化された職場ではもはや通用しない。

情報を失うことにより，コンピュータの機能は低下する。老化も同様に，様々な情報損失の徴候により著しくなる。たとえば，コラーゲンなどの不活性型物質における機械的特性の損失，メッセンジャー物質の転送を制御している細胞膜の構造変化，たんぱく質合成に関する混同，神経インパルスに重要な細胞の死，ホルモン分泌，サイトカイン分泌等の例が挙げられる。

コンピュータ概念のもう1つの特徴は，機械としての運動作用がないことである。つまり，まさしく近代社会における生命概念である。しかし，人類学的な観点からは，ヒトの身体は一定の適度な身体活動をするように進化上デザインされたと強く考えられている。したがって，コンピュータ概念による老化の理論は，この基本的な人間の特性を欠くことから，不適切なものとみなすべきである。

E　傷だらけの標的としての老化個体

この概念では，ヒトの身体を紫外線および放射

線，身体内部で発生する反応性化学物質，侵入するウイルス等により傷ついた標的とみている(Harman 1981)。個々の細胞は致命的な打撃（ヒット）を受けると，もはやたんぱく質を正確に合成できなくなる。全体として結果的にこのような打撃の蓄積のために臓器は死んでいく。この概念の悲観的側面は，プロセスがランダムで確率的で，予防的処置を講じることが難しい点である。実際，多くの打撃は人間の活動によって引き起こされている。たとえば，大気汚染はオゾン層を枯渇させ，紫外線を増強させた。

初期の研究は経験的に傷だらけの標的という概念を支持してきた。しかし，最近の研究により，DNAの修復酵素は若年者の細胞でも老年者の細胞でも同様に機能することが示唆されている(Rothstein 1987)。

F　プログラム老化

プログラム老化説(Grigliatti 1987)では，人口過剰を予防するための進化上の適応として老化と死を意義づけている(Rose, Graves 1989)。いかなる生物も十分な数の子孫を産生した後は余計な存在にすぎない。したがって，飢餓により，通常より長い寿命を有する変異種は減亡する傾向にある。変異種の減少は，遺伝子組換えの数を減らし，長寿変異が種々の環境変化に適応できる可能性を制限している。それぞれの種の適切な寿命は，生殖系が成熟するまでに要する期間，子孫の数，子孫が生殖可能な年齢まで生存する可能性によって規定されている。

種の保存を確保するために，ほとんどの哺乳動物は長期にわたり多くの子孫を残す。環境による悪影響を重視すれば，老化が早く始まることに進化上の利点を見出せない。進化上の利点はむしろ，生殖活動を完了するまで健康と活力を維持できるような変異に見出される(Sacher 1982)。実際，もし遺伝子が早期の生殖能力や適応能力を増強させるのなら，たとえ人生の後半で不都合なことがあっても，それが選択される。本質的に，自然淘汰は細胞体を維持するために，身体が無限の生存を確保するのに要するよりも，より少ない資源を投資する戦略を好むのである(Kirkwood 1992)。

● 実験上の証拠

胚は不死である一方で，化学的癌誘発物質やウイルスによって変異が誘導されなければ，老化と死は体細胞にとって必然の結末である(Hayflick 1985；Montiら 1992；Smith, Ning, Pereira-Smith 1992)。胎児の発生過程でさえ，整然とした体細胞死と他の細胞の活性化に基づいて，組織の成長とリモデリングが繰り返される。

試験管内の条件では，培養神経芽細胞は次第に細胞周期が延長しかつ不規則になり，約50回の分裂を終了すると死に至る。細胞死において，核の老化は重要な要因である。老化した核を若い細胞に移植すると細胞死が加速され，逆に，若い核を老化細胞に移植すると細胞死プロセスは減速する。生体においては，多くの現象が環境に依存しているようである。もし組織が適合する若いホストに移植されれば，ドナーである組織をより長く生存させることができる。

体細胞は生体内では分裂能力が異なっている。神経細胞や心筋細胞は生まれたときにはすでに分裂を終了している。最初はかなりの余分な数の細胞が存在し，生涯にわたり適切な数の細胞が通常生き延びる。再生はもはや起きないが，神経は可塑性を示し細胞死を補っている(Strong, Garruto 1994；Strong, Wood, Samorajski 1991)。神経細胞が分裂終了状態にある大きな利点は緻密な記憶を保持できることであり，これにより複雑な環境に適応できる。次に，肝細胞のような細胞もまた通常は分裂終了状態であるが，必要が生じると分裂状態に切り替わることができる。その他，赤血球や白血球の幹細胞等の細胞は，抗原刺激で急激に分裂できる能力を備えている(Muraskoら 1991)。

老年者の細胞は一般的に，若年者の細胞に比べ分裂できる回数が少ない(Cristofalo, Phillips, Brooks 1985)。細胞分裂回数が少ないの

は若年型早老症(Brown, Zebrower, Kieras 1985)または成人型早老症(ウェルナー症候群：Werner's syndrome；Salk, Fujiwara, Martin 1985)の患者に特徴的な所見でもある。

●遺伝的制御機構

生体は単一の接合子から個体を形成する過程で，分化決定，パターン化プロセスによって特徴づけられている(Yates 1991)。このプロセスは，それぞれの種あるいは個人に特徴的に進行するが，プロセスの本質は自然界の中で普遍的である(Birren, Lanum 1991；Kirkwood 1992)。

すでに決定された成熟パターンと老化パターンは，多くの場合ゲノム情報を反映する(Gelmanら 1988)。生物には1つまたはそれ以上の重要な細胞の機能不全を引き起こす種々の生物時計が存在する。細胞増殖を刺激する遺伝子を抑制する生物時計，修復プロセスが欠損して代謝エラーが発生する生物時計，活性酸素種を処理する酵素を制御する生物時計である(Goldstein 1990；Rothstein 1990；Turner, Weiss 1994)。少なくともショウジョウバエでは，ある遺伝子変異は老化を促進する(Grigliatti 1987)。また，人為淘汰(生物時計操作)は寿命を50％も伸ばす(Arking 1987)。

生物時計は環境変化に対する適応の低下をもたらし，老化の最終段階である死亡率を指数関数的に増加させている。

G　ホメオスタシスの破綻

人体は緻密に制御された内部環境で機能するようにデザインされている。内部環境を調節する機能(ホメオスタシス)は個体の生存と深く関わり合っている。したがって，老化は外部環境に対する生理学的適応能力の低下ととらえることができる。

高齢者は，制御機構と効果機構の機能低下のために，環境の変化に対してゆっくりとしかも非効率的にしか反応できない。効率の観点から，機能的余力は徐々に低下する。たとえば，安静時代謝は最大酸素摂取量に対して大きな割合を占める。また，安静心拍数と最大心拍数の較差は次第に小さくなる。そして安静時の呼吸は，かつてないほどに最大換気努力を必要とするようになる。

したがってヒトは，極端な高温や低温，血糖の変動，環境そして運動または血流量の減少にともなう循環障害のような環境の脅威にますますさらされることになる。

●低体温

初期の体温調節に関する研究によると，イギリスの病院に冬季に入院する高齢者の3.6％が疑いもない低体温の症状を示した(Kenney 1995)。同様にアメリカでも死亡診断書によれば，350人ないし900人が毎年低体温で死亡している。その中でも，とくに75歳以上の高齢者の割合が高い(Exton-Smith, Collins 1991；Macey, Schneider 1993)。しばしば暖房用燃料を買えないため，または転倒により動けないために問題が発生しているが，低体温の要因にはその他，体温調節を害する薬剤の使用や，熱産生が損なわれる病気，熱損失が増大する病気，熱調節が傷害される病気が含まれる。さらに，感覚受容器の機能低下と中枢での情報処理障害のために高齢者は自分が低体温になっていることを自覚しないことがある。若者が体温の0.8℃の違いを感知できるのに対して，高齢者は体温が2.5℃変化して初めてそれに気づくのである(Collins 1987)。

肥満は高齢者にとって防護的に作用する場合もあるが，一般的にはこの寒冷環境への適応も安静時代謝率，代謝増進機能および熱損失抑制機能の低下により相殺される(Wagner, Horvath 1985)。また，食事摂取量が減少するために，食後の安静時代謝の上昇が制限され，身体運動による熱産生能力は年とともに低下する。震え反応も低下し，まずは末梢での血流が減り，そして末梢血管収縮能力が低下する。

●高体温

夏季には，高齢者は高体温にもなりやすい。ア

メリカのニューヨーク市，セントルイス市，ピッツバーグ市，そして最近ではシカゴ市における熱波で高齢者の死亡率がかなり上昇した(Ramlow, Kuller 1990)。それらの直接的な病理は，おもに虚血性心疾患と脳血管系疾患である。イギリスでは，外気温はそれほど極端ではない。それでも，高齢者の死亡率は1日の平均気温が17〜18℃であれば低くとどまっているが，もし外気温が20℃を超えると死亡率は上昇する(1976年度人口国勢調査局資料より)。

● 環境抑制

低体温や高体温による偶発的な事故から高齢者がホメオスタシスを維持できにくいことは明らかであるが，今では冷暖房完備の車両，閉鎖空間としてのショッピングモール，セントラルヒーティングの家庭等の環境変化により，高齢者が体温調節を余儀なくされる機会が減少した。

ホメオスタシスに対する脅威は今や感染や激しい身体活動に対する生体反応として体内に発生している。激しい運動負荷により身体には通常の10倍以上のエネルギー需要が生じ，内部環境の維持のためにはより複雑なフィードバック機構が作動しなければならない。残念ながら，これらの自動制御システムのスピードと効率は年とともに低下する。

H 死亡の危険率の上昇

わたしたちは老化プロセスにより機能不全に陥る以前に，事故，飢餓，病気，あるいはその他のストレスで死亡するといったきわめて有害な環境に直面することがある。そのような状況では，残されたヒトは一定の時間内に一定の割合で死亡する(図2.1を参照)。このタイプの生存曲線は新石器時代の社会に特徴的であったと考えられている。現在でも，多くの動物ではこの傾向が観察され(Cutler 1985)，ごく最近まで孤立したイヌイ族に特徴的であった。

近代社会に特徴的なもう1つの型は，良好に保

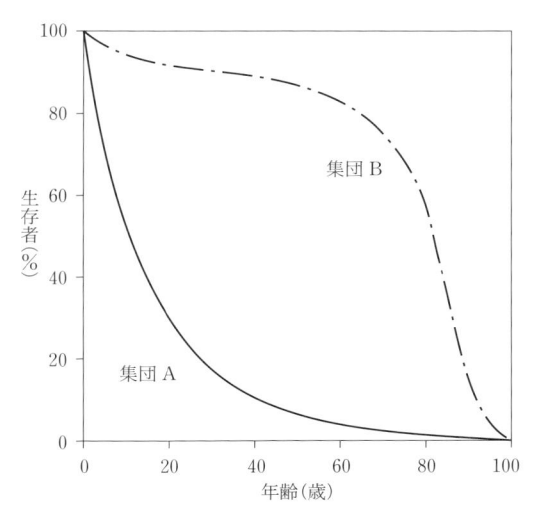

図2.1 2つの型の生存曲線
集団Aは自然な原因による一定でランダムな死亡率を示す。集団Bは老化の開始にともなう突然の死亡率の上昇を示している。

護された環境下での生存曲線である。早期死亡は回避され，ほとんどの死亡は老化の結果である。ある一定の年齢を超えると，生存曲線の形は生存数が激減(したがって死亡率が急増)するために直角(長方形)になる(Fries 1980 a, 1992)。

● ゴンペルツの関係

ゴンペルツ(1825)を草分けに，数学者たちは生存率または死亡率曲線に方程式を当てはめた。ゴンペルツは，各年齢(t)での死亡率(Rm)は出生児の推定死亡率(Ro)と勾配係数(a)によって規定される指数関数で次のように表現されると提唱した。

$$Rm = Ro\ e^{at}$$

この方程式の意味するところは，年齢に対して，死亡率を対数でプロットすると直線的関係が導き出せる点である(図2.2参照)。言い換えれば，老化は死亡確率の対数的増加を示し，勾配関数(a)はある集団のコホートにおける平均老化率を示すものである。

それ以降，このゴンペルツ公式に年齢に非依存的な死亡率の第二要因(Rb)が加わり，次のように修正される。

$$Rm = Ro\ e^{at} + Rb$$

または，老化が現れる以前の成熟期(c)を考慮に入れた公式が考案された。

$$Rm = Ro\ e^{a(t-c)}$$

しかしながら，単一の公式で表現されるほど，生存曲線は単純ではなく，多くの年齢依存的要因が死亡率に影響を与えている。たとえば，幼児死亡率のコントロール，小児期におけるワクチン療法，自動車運行の安全性を向上させる交通規則の適用，成人病の予防につながる食事療法や運動療法などの要因がそれに相当する。早期の死亡原因を次第に取り除いていくと，ゴンペルツのカーブは傾きの変化なしに右方移動する(図2.2参照)。ある研究者は，曲線の右方移動を生物学的年齢が暦年齢に対して減少したものと解釈した。しかし，これは，ホメオスタシスに影響を与えている外的脅威がコントロールされた結果であり，老化の内的プロセスが変化したのではないことは明白である。

分析的観点および意味論的観点から，老化を死亡確率の増加と解釈することには限界がある。まず，分析的観点では，コホートの中で得られる死亡率は横断的データに由来するために，生存に対する外的脅威は生存者が年を取れば減少する。したがって，ゴンペルツ関係の傾きは横断的集団における老化要因と減少する環境危険因子の両者を反映している。

意味論的観点からは，いくつかの生物学的システムは死の危険率を上昇させずに老化することが知られている。たとえば，多くの男性は毛髪をかなり若いころに失う。女性は50歳前後で生殖機能が停止する。この両者ともに老化の指標と考えられるが，これらは死亡確率とほとんど関係がない。この言葉の問題を解決するために，ある研究者は一般的事象を表現する「加齢」と死亡確率に関与する変化を表現する「老化」を使い分けている。しかし，加齢と老化の区別は必ずしも明らかでない。たとえば，骨粗鬆症はしばしば死に結びつくが，女性では，生殖機能の減退は骨粗鬆症の発症を促進しているのである。

● 概念に対する批判

死亡確率の増大は，多くの生物学者に受け入れられた概念である。生物学者は老化が身体全体だけでなく，臓器や細胞レベルにおいても死の危険率をももたらすことを指摘している。しかし，この考えは同時に，老化は正常な生物学的プロセスではなく病気であるという考え方を生んだ。この考えはまた，Paracelsusの寿命に対する不適切な期待を再燃させた。活性物質の破壊性を相殺できる抗老化薬の開発，またはDNA鋳型の中に発生するエラーを修復するスピードを上昇させるある種の遺伝子操作がそのよい例である。

現実には，最近の医学の進歩は，健康な状態を保持している人の寿命は伸ばしていないとの報告もある(Fries 1992)。85歳に達すると死の危険が急に増加することに変わりない。そのうえ，死の恐怖が差し迫ってくると，すべての犠牲を支払ってでも人は生き延びようとし，残された人生における質という重要な問題は無視される傾向にある。

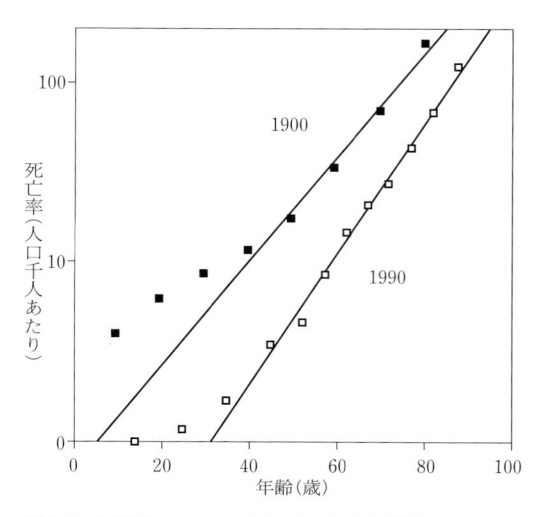

図2.2 年齢別，1,000人当たりの死亡率(対数スケール)に関するゴンペルツの相関図
アメリカのデータ(1900年，1990年)をもとに作成。

2 分子レベルの変化
Molecular Changes

　前節で述べてきたいくつかの概念は，老化における分子発現を予告するものである。「疲労とほころび」は，修復しがたい分子のダメージを引き起こし，細胞内に好ましくない廃棄物を蓄積させる。有害物質による「標的化」は，DNAに不可逆的な化学変化をもたらす。プログラム老化は，重要な分子の欠損や正常細胞物質に対する過剰免疫反応を引き起こす。

A　分子レベルの「疲労とほころび」

　分子老化は細胞の重要な構成物に対する進行性の損傷と細胞内の分解産物の蓄積を引き起こす。

● 修復不全

　この仮説では，加水分解とフリーラジカルの作用がDNAの加齢性変化を引き起こし，遺伝情報にエラーを引き起こす(Gensler, Bernstain 1981)。しかし，放射線障害なしに遺伝子変異が重大な結果を及ぼし得るかについてはいまだに不明である。

　DNAは細胞の中では，ヒストンたんぱくやその他のあまり解析が進んでいないたんぱく質とともに，ヌクレオソムを形成している。DNAのアセチル化はDNA配列をほどき，細胞が分裂できるように遺伝子を活性化する。効果分子がDNA配列の調節領域に結合し，隣接する遺伝子のメッセンジャーRNAを転写するようになる。メッセンジャーRNAは活性たんぱくをコードしていて，この活性たんぱくがさらにDNAに結合する。

　老化にともない複製エラーや機能不全を導く部位は複数存在する。ヒストンあるいは非ヒストンたんぱくの型，量，そして構造のバランスが年とともに崩れる。これらのたんぱく質がアセチル化，メチル化，またはリン酸化されることによりDNAの一本鎖化が傷害され，変異，架橋，切断やその他のエラーが誘発される。活性化分子の産生低下も生じて，DNA鎖は感受性を失い，情報の伝達が悪くなり，最終的にはメッセンジャーRNAの量が減り，構造にも誤りが生じる(Bellamy 1991)。

　これまでの試みでは，DNA鎖の上での「打撃」部位を同定することには成功していない。現在，応用可能な解決方法では粗雑すぎるのかもしれない。障害を受けた細胞があまりにも早く排除されてしまうためかもしれない。コラーゲン，プロコラーゲンやフィブロネクチン等の非ヒストンたんぱく(Goldsteinら 1990；Timiras 1988)，染色体の短縮化(Osiewacz 1995)，DNAの反復配列の欠失(Goldsteinら 1985)，アルツハイマー病におけるメッセンジャーRNAの欠失(Finchら 1987)などの老化性変化がこれまでに同定されている。しかし，たんぱく合成の正確性に関しては，加齢性の変化は認めないようだ(Goldsteinら 1985)。当初の寿命とDNA損傷の検出や修復との間で示唆された関係は，いまだに確認されていない(Hanawalt, Gee, Ho 1990)。

　遺伝子の複製と重複がたんぱく合成のうえで，問題を少なくしている。DNAの上で，エラーが発生しても即座に修復される。おそらく，修復過程は年とともに遅く，非効率的になるようだ(Hanawalt, Gee, Ho 1990)。その結果，コード領域の重複性は意味をなさなくなり，代謝エラ

ーの蓄積はついには細胞が生存できないまでになる。

わたしたちの計算では，複製過程において30ヶ所のエラーが蓄積することにより細胞死が導かれる。エラーの蓄積は修復率に依存している。修復率を2倍にすると，寿命は40％延長し，3倍にすると不死がもたらされる。したがって，修復率を上げ，十分に長い生存中に生殖過程そのものに利用されるエネルギーを確保できるように進化している（Kirkwood 1992）。この仮説の論理的結論は，種の寿命はその種の修復率に反映され，多産は長寿と逆相関するというものである。

● 分解産物の蓄積

分子が変化して正常に分解されないと，代謝上の巨大分子の分解産物が細胞に蓄積する。ある物質が沈殿物として出現することもある。

実際には，加齢にともなうカルシウムイオンやリポフスチン等の色素の細胞内蓄積は，老化の原因ではなくむしろ結果である。加齢とともに細胞膜にみられるリン脂質の含有量が減少するとカルシウムが不可逆的に膜に蓄積する。筋と脳におけるカルシウムイオンの流出率も年とともに減少する（Gwathmeyら 1990；Landfield, Pitler, Applegate 1986）。

リポフスチンの蓄積は，とくに脳と心臓で特徴的である（Timiras 1988）。リポフスチンは細胞膜の湾曲に関与し，代謝の副産物をキレート化し，酵素の動員のためのマトリックスとしての役割を果たすと考えられている（Strong, Wood, Samorajski 1991）。それ自身は過酸化脂質の不活性最終産物にすぎない（del Rosoら 1990；Sohal, Wolfe 1986；Tsuchida, Miura, Aibara 1987）。この色素を蓄えた心臓は正常に機能でき，肥大することもできる（Timiras 1988）。しかし，膜脂質の過酸化は，セロイドリポフスチン症にみられるように，脳の機能に悪影響を及ぼす（Armstrong 1991）。

リポフスチンの蓄積は，セントロフェノキシンのような抗酸化剤投与により減らすことができる。しかし，不思議なことに，ビタミンEの大量投与はこの色素の沈着には効果がない（Hayflick 1985）。

● 標的化と分子障害

細胞における分子構造は，次のような機序で障害を受ける。(1)分子の加水分解，(2)紫外線や放射線への暴露，(3)正常代謝過程における細胞質内活性酸素産生，(4)発癌物質，オゾン，金属イオンへの暴露，(5)細胞の重要構成分子における異常架橋の発生などが挙げられる。

標的化により，つまり，上で議論されたように，細胞内で分子に関する情報の歪みが発生する。たんぱく質の核酸の転写エラーはDNAの化学変化やその他，染色体，mRNAまたはたんぱく合成の変化によって生じる。

● フリーラジカルの役割

外部からの放射線照射と高い代謝率が，フリーラジカルの産生に関与している（Mehlhorn, Cole 1985；Sohal, Allen 1985；Swartz, Mäder 1995）。どちらの場合でも電子対が一時的に不対になり，大きな自由エネルギーをともない，近くの分子を攻撃する。

活性分子種はチオール基を破壊し，酵素を不活性化する。脂質の過酸化が生じ，ミトコンドリア酵素，リソゾーム，形質膜が障害を受ける。マロンアルデヒドが発生し，コラーゲン，エラスチン，DNA鎖等の基質内に架橋を形成する（図2.3参照）。

放射線誘発性障害は当初，細胞が正常な機能を果たすのに必要な3,000ほどの遺伝子に変異をもたらすものと考えられた。その中で，「ヒット」はより主要な現象で，1つの染色体の多くの遺伝子を不活性化する。19ラドの放射線照射は染色体断列を引き起こし，86ラドはヒトの細胞の致死量である。

架橋は，DNAの2つのヌクレオチド鎖を結合させるだけでなく，DNAとたんぱく質をも強固に結合させ，酵素が誘導できなくする（Magnaniら 1990）。架橋はまた，他のタイプの分子をも結合させ，ヒアリンやアミロイドといった酵素で

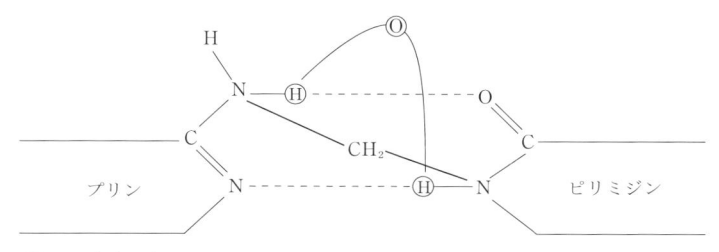

図2.3 架橋の例
2つのヌクレオチド鎖は最初は弱い水素結合で結合（破線で表示）。プリン環の窒素原子とピリミジン環の水素原子が結合し，ピリミジン環の酸素原子とプリン環の水素原子が結合している。攻撃分子（ここではフォルムアルデヒドだがフリーラジカルでも同様）により，水素原子の結合がフォルムアルデヒドの酸素分子と結合し，水分子を産生し，強固なメチレン結合が形成される。

消化できない無定型物質の蓄積をもたらす。合成されたばかりのコラーゲン分子は3本のらせん状の鎖から構成され，それぞれの鎖がよじれて超らせん構造を形成し，カルボニル基，イミノ基，アミノ基による水素結合で結合している（Shephard 1983 a）。しかし，架橋は老化により，2本あるいは3本のコラーゲン鎖の強固な化学結合が生じ，弾性が次第に失われていく（Eyre, Paz, Gall 1984；Vlassara 1990）。

もし，架橋の発生で過酸化のメカニズムが重要であるとすれば，ビタミンEなどの抗酸化剤であまり予防的効果が認められない点は矛盾する。

● **分子障害の実験的証拠**

DNAの障害は多くの場合，劣性形質を示す。転写のエラーは，染色体がすでに「ヒット」を受け，対立遺伝子に何らかの異常が起こりつつあるときに初めて明らかとなる。しかし，年をとるとDNAの分子における異常が蓄積してくる。とくに相補性が認められない遺伝子コード領域では，このエラーは重大な問題を引き起こす。酵素の特異性の障害によりカスケードに異常が生じ，異常細胞が臓器の中に増えることにより臓器の機能が損なわれる。

このような理論背景にもかかわらず，異常を示す酵素を発見するのは容易ではない。実際，抗酸化酵素に変異が起きたりすればカタラーゼやパーオキシダーゼの量が減少するが，これだけでは老化プロセスは進行しない（Mehlhorn, Cole 1985）。これらの状況を考慮すると，ホモ接合体は多くのエラーをマスクすることができ，重要なたんぱく質を複写し続ける（Hayflick 1985）。しかし，実際には，ヘテロ接合体のほうがホモ接合体よりも長生きである。このパラドックスの説明として，致命的な変異は多くの場合，劣勢よりはむしろ優性であり，また酵素をコードする遺伝子よりはむしろ調節する遺伝子にみられるということが議論されている。

● **予防と修復過程**

フリーラジカルの産生は，ビタミンEまたはビタミンCなどの抗酸化剤の投与または活性酸素を分解する酵素の増加により減少する。動物実験では大量のビタミンE投与により個体の生存が延長しているが，抗酸化効果がどの程度，寿命延長効果に貢献しているかは不明である。ビタミンE投与により食欲は減退し，食餌制限のように，成長・発育障害が観察される（Comfort 1979；Goodrickら 1983）。抗酸化剤の投与は，多くの死亡の原因となる癌の発生をも阻害する。以前にも述べたように，抗酸化剤はフリーラジカルを処理する機能を持ちながら，架橋形成を減少させる作用はない。

定期的な運動は明らかにフリーラジカル産生を増加させるが（Jenkins 1988；Ohnoら 1988），増加したフリーラジカルはグルタチオン・リダクターゼなどのオキシダント処理酵素の活性が増加することにより代償される（Ohnoら 1988）。

身体は，加水分解であれDNAの架橋であれ標準的修復機構（修復酵素やリガーゼ，図2.4参

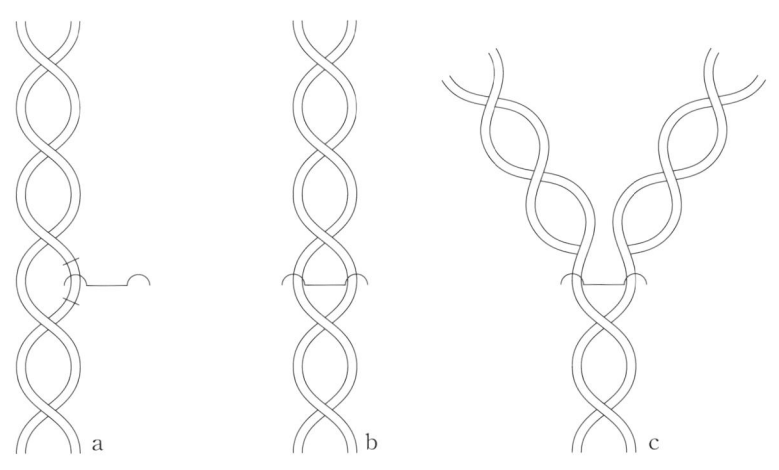

図2.4　3種類のDNAの架橋
　（a）一本鎖DNAにおける架橋。変異領域の除去により修復される。このとき他の一本鎖が除去部位の再生の鋳型に使用される。
　（b）二本鎖DNAにおける架橋。除去された後，変異領域は不可逆的変化が残る。
　（c）架橋を除去できなかったケース。分裂の際にDNA鎖の分離が不完全となり，Y字構造のDNAが形成される。
"Cross-linkage and the aging process," In M. Rockstein (Ed.), *Theoretical aspects of aging.* (New York：Academic Press). 1974年より引用

照）により，DNA構造の簡単な間違いを修正することができる。高齢者における臓器機能と細胞機能を維持する観点からとくに重要な問題は，ダメージの程度と修復の程度の関係である。

●生存の意義

　生物の生存の観点から，寿命のメカニズムはいくつかのシナリオが考えられる（Comfort 1979）。放射線は環境的危険因子であり，その個人の年齢に関係なく生存するための能力を低下させる。これはすべての成人の死亡率を増加させ，ゴンペルツプロット（図2.2参照）の直線部分を傾きを変えずに左に移動させる。放射線照射は同時に老化速度を増加させる。その結果，照射を受けた人は受けない人よりもゴンペルツプロットの直線部分は同じ開始点から始まるが，死亡率はきつい傾斜で増加する。最終的には，放射線照射は確率的にすべてか無かのダメージを及ぼすので，放射線にさらされた者の中には，早期に死亡する者もいれば，本来の寿命を全うする者もいる。

　放射線障害が加齢と生存に及ぼす影響に関して参考になる科学的証拠として，広島および長崎の原爆データが挙げられる。この集団では，白血病と癌の発生率が高かったが，そのほかの老化の兆候には大きな影響が見出せなかったようである（Hollingsworthら 1969）。

B　プログラム老化説

　多くの研究者がプログラム老化を分裂終了細胞における酵素の枯渇現象，内分泌機能における加齢変化に結びつけている。

●酵素系

　酵素活性の低下は，活性型たんぱく質の枯渇に併せて，ホメオスタシスの破綻をも反映し，細胞のpH，イオン濃度，活性因子や抑制因子の濃度，温度等が酵素の反応環境として適性を失うことを意味する。

　代謝全体の速度は，加齢とともにわずかに低下する（Masoro 1985）。しかし，加齢にともない脂肪組織の割合が増加すると，70〜80歳における単位細胞量当たりの代謝率は若年者に比べてわずか10％程度低下するにすぎない。この減少は，おそらく甲状腺の退縮によって説明されるか

もしれない(Legros, Brunier 1982)。しかし，低下の程度を考慮すると，差は若年者と高齢者の食事摂取量の差にすぎないかもしれない(Rode, Shephard 1995)。

それぞれの組織における酵素活性の加齢による減少に関しては，一定の傾向を見出すことはできない(Bellamy 1991)。線維芽細胞を培養すると，寿命に達する直前まで，酵素活性が低下することはない。肝臓では50％の酵素が変化を示さないが，25％の酵素が増加傾向，25％の酵素が減少傾向を示す(Timiras 1988)。分裂後細胞から構成される筋では酸化能力はあまり変化しないが，好気性酵素活性の低下はタイプⅡ線維の選択的減少によってマスクされてしまうことが考えられる(Aoyagi, Shephard 1992)。同様に，乳酸脱水素酵素の変化は一貫性がないが，これは好気性酵素(LDH-H)活性が変化しないことではなく，タイプⅡ線維でおもに発現が確認できる嫌気性酵素(LDH-M)活性が減少することを反映するようだ(Cressら 1984)。骨格筋におけるATP合成酵素(ATPase)は加齢とともに減少するが，このケースでも，この減少をタイプⅡ線維の選択的減少と区別することは容易ではない(Grimbyら 1982)。心筋においてはATPase活性は新生児期から成熟期にかけて減少するが，その後の変化はほとんどない(Lakatta 1987)。脳ではカテコールアミンの合成酵素活性あるいはアセチルコリンの合成分解を制御する酵素活性が加齢とともに減少するが(Poirier, Finch 1994)，このケースでも脳のそれぞれの構成要素の変化と区別することは容易ではない。

したがって，現在のところ酵素が加齢にともなって枯渇することを支持する確かな証拠はない。

● 内分泌系の変化

閉経期におけるホルモンバランスの変動を考慮すると，加齢でも内分泌系が変化すると推測される。男性ホルモン剤や女性ホルモン剤を服用することにより，皮膚の弾性消失，骨粗鬆，腟壁の萎縮などの老化にともなう細胞性変化，分子性変化を元に戻すことができる。このような薬剤は，たんぱく合成を増進させ細胞内窒素量をも増加させる。しかし，老化現象は去勢を受けた人でも正常と同じ速度で進み，内分泌臓器を除去した実験動物でも同様に進行する。

ある研究者は，食事制限が老化プロセスを遅らせるメカニズムは，食事性の脳下垂体除去のためであることを示唆している。しかしながら，神経内分泌理論では脳下垂体を持っていない動物における老化現象を説明できないのである(Hayflick 1985)。

● 免疫系の破綻

かつて，放射線による「ヒット」が身体の構成物を自己でなくなるまで変化させ，これにより免疫反応が惹起されるとした時代があった(Comfort 1979)。しかし，変化を受けるたんぱく質の量は重大な免疫反応を引き起こすには不十分であることが示された。また，ウイルス感染により細胞の抗原性が変化するとの説はあまり受け入れられなくなっている。

それでもなお，老化にともない免疫機能はいろいろな意味で機能低下をきたす(Shephard, Shek 1995a)。高齢者はリウマチ性関節炎のような自己免疫疾患にかかりやすくなっている(Calkins, Reinhard, Vladutiu 1994)。Galenが示すように，胸腺の萎縮は小児後期には始まっている。この変化により，T細胞の発達が障害を受け，CD4陽性T細胞とCD8陽性T細胞のバランスが崩れ，感染あるいは癌細胞に対する防御能が低下し，B細胞による自己抗体の産生が引き起こされる。

Russell(1978)，Walford(1980)は6番染色体の特定の部位が免疫機能と老化に関与することを示唆した。しかし，もし免疫機能の低下と自己免疫の発症が真に加齢依存的現象であるならば，自己免疫疾患が女性で男性の2倍の頻度で発症することをどのように説明するのであろうか。さらに，免疫系が存在しない動物における老化現象もこの理論では説明できない。したがって，ヒトで老化にともない免疫機能の低下が観察されるが，これは原因というよりはむしろ結果であると考え

られる(Adler, Nagel 1994)。免疫系と内分泌系が密接な関係にあるとすれば，多くの免疫系の変化は内分泌機能の低下を反映したものにすぎないかもしれない。

3 微小形態および細胞性変化
Microstructural and Cellular Changes

老化の微小形態変化として，細胞内水分含有量の変化，糖蓄積量の変化，脂肪蓄積の変化，脂肪変性，結合組織の質的変化，そして細胞の形態変化および細胞の回転率の変化が挙げられる。

A 水分含有量

アイソトープを利用した実験から，体内の交換可能なナトリウムの30%が20〜90歳の間に失われ，体水分量が減少することが示唆されている。カリウムに関しても同様の量が細胞内から損失される。この変化は30歳頃に始まり，同じ速度で90歳まで続く。このタイミングを考えると，細胞死がかなり起きやすくなると考えられている老年期に至るだいぶ以前からすでに，多くの細胞が細胞死を起こしていることになる(Cox, Shalaby 1981)。

細胞が老化するとカリウムを細胞内にとどめ，ナトリウムを細胞外に排出する機能が低下する。この変化は膜の透過性の変化によるものなのか，ナトリウムポンプが機能低下することにともなう細胞呼吸の減少によるものなのか，あるいは腎臓のナトリウム調節機能の低下によるものなのかははっきりしていない(Rowe 1985)。

古くはYoshikawaら(1985)の調査によると，進行性の細胞内水分の減少は25歳時に体重の42%であるのに対して，75歳時には33%であった。この変化の一部は，除脂肪組織が脂肪に置き換わることで説明できる。また，細胞内から細胞外への水分移動もこれに寄与している。脳では，萎縮率はCT画像における頭蓋骨容積に対する細胞外水分の比率から計算されている(Ta-keda, Matsuzawa 1985)。さらに，組織が線維芽細胞によって置き換わったときにも水分含有量の変化がもたらされる。

これらの現象が剖検の材料で観察されている場合は，老化の真の影響と心不全や低ナトリウム血症，腎臓病，内分泌機能低下などの死の直接的原因を区別するのは困難である。ある剖検材料を使用した研究は，老化により細胞内に水分が蓄積すると報告している。これは，とくにミトコンドリアや小胞体にみられるもので，病理学者が組織の「混濁腫脹」と報告する病変と同じである。

B グリコーゲンの蓄積

肝臓におけるグリコーゲンの蓄積は老化とともにしばしば増加するが，この増加は糖尿病になり血糖が高くなる傾向があるためである(Timiras 1988)。肝臓と腎臓でグリコーゲン顆粒が観察されるが，線維芽細胞が老化してもグリコーゲンの蓄積が認められる(Kenney 1982)。しかし，ミトコンドリア(Bourlière 1982)や筋細胞(Kenney 1982)におけるグリコーゲン含量は逆に若年者よりも低い。

C 脂肪浸潤

　細胞内脂肪含量に関する研究は，おもに死後の病理材料また試験管での細胞培養に限られている。心臓，肝臓，そして腎臓は異常に脂肪を蓄積する傾向がある。培養線維芽細胞も加齢にともない同様の現象が観察される（Kenney 1982；Timiras 1988）。多くの場合，脂肪沈着は可逆性のプロセスだが，時に細胞死をともなう。

　試験管内で観察される脂肪の沈着現象には，説明できないものがある。たとえば，末梢からの脂肪輸送の増加，血中キロミクロンによる脂肪捕獲の増加，肝臓による脂肪産生の増加である。その他の可能性として，死が差し迫ったときの脂肪利用の低下や，ミセル型脂肪から球状脂肪への蓄積脂肪の型の変化が挙げられる。

D 結合組織

　結合組織はコラーゲン，エラスチン，網状線維，ゲル化したポリサッカライド，偽エラスチン，そしてセルロースから構成される（Shephard 1983 a）。成熟や老化にともない，これらの構成要素に変化が生じる。これらの要素を分泌している線維芽細胞の機能低下，および回転率の低い分子の変化によるところが大きい（Courtois 1982；Robert 1982）。

●コラーゲン

　腱や靱帯などにおけるコラーゲン量は年とともに減少する（Haut, Lancaster, DeCamp 1992）。しかし，他の組織ではコラーゲン線維は数とサイズが上昇する傾向にある（Kenney 1982）。また，コラーゲンは年とともに密度と安定性が増加する（Bloomfield 1995）。これは，一部には線維の架橋が増加するためであるが，おそらくコラゲナーゼ（コラーゲン分解酵素）の活性が減少することも関与している。最初は，老化にともない腱の堅さが増し，伸展した後に元の状態に戻るのに時間がかかるようになり，十分に回復できる長さが制限される（Viidik 1986）。架橋された分子はまた，コラーゲン分解酵素に抵抗性を示す。しかし，老年後期においてはコラーゲン分解酵素の活性が上昇して腱が弱くなる現象が観察される（Bloomfield 1995）。

　ある組織では，コラーゲンはフィブロネクチンやラミニンなどの大きな構造の糖たんぱく分子と結合している（Pearlstein, Gold, Garcia-Pardo 1980；Timpleら 1979）。これらの結合膜分子の加齢性変化は高齢者が腫瘍を発症しやすくなることに関与している（Robert 1982）。

●エラスチン

　エラスチンは，コラーゲンに比べて15倍ほど伸展しやすい。エラスチンにより組織は伸展性を獲得するが，コラーゲンは逆に組織が過度に伸展するのを防いでいる。電子顕微鏡およびX線解析では，弾性組織に特徴的な構造は観察できないので，線維はランダムな構造を取っていると考えられる。

　年とともにエラスチンは増加すると報告されているが（Orentreich, Orentreich 1985），これはおそらくエラスチンと偽エラスチンを混同していると考えられる。ヒトが年をとると弾性線維は水分を失い断片化し，次第に消えていくので，分散する顆粒状の構造物以外にはほとんど残らない（Maurelら 1980）。また，蛍光を発するようになり，より黄色味を帯びるようになる。生化学的に解析すると架橋が増え，時にカルシウムの沈着が認められる。架橋はデスモシン，イソデスモシン，リシノールロイシンの3つのアミノ酸の間に形成される。ある架橋は弾性組織の安定化のために必要である。しかし，過度の架橋形成はコラーゲンに観察される架橋に比べて機械的特性に重大な影響を及ぼす（Spina, Volpin, Giro 1980）。

　血漿エラスターゼは成人期を通じて減少する。エラスチンの分解が高齢者で亢進するのは血漿エラスターゼ阻害因子が減少するためである。とくに脳卒中の後で，血中のエラスターゼが高いことは予後が悪いこと，つまり早期死亡を意味する

(Hall ら 1980)。

● 偽エラスチン

　老化した組織からのエラスチン標本には，偽エラスチンと呼ばれるたんぱく成分が含まれる。このたんぱく質をアミノ酸分析すると，コラーゲンとエラスチンの中間値を示す。真皮から調整したサンプルがもっともコラーゲンとの違いを示し，正常の 64 nm の縞構造が不均一な構造によって置き換わっている。偽エラスチンがコラーゲンの分解産物なのか，間違って合成されたものなのかは明らかでない。

● セルロース

　老化した試料もしくは病変部の試料から結合組織を調整すると，偽エラスチンと同様のコアたんぱく質を含有する異方性線維が検出される。これらの線維は，セルロースと類似のポリサッカライドの二本鎖によって囲まれ，コラゲナーゼやエスターゼに抵抗性を示す。この種類の線維は 20 歳代で認められるようになり，年をとるとともにその数が次第に増加する。

● 多糖類

　たんぱく質と多糖類の複合体（プロテオグリカン）は，軟骨，関節の滑液や皮膚で重要な役割を演じている（Robert 1982）。プロテオグリカンは強い負の電荷を示し，大きな物質を排除し，親水性を示すために組織に弾力性を与えている。コラーゲン鎖の隙間を埋めるように多糖類は存在する。

　基質を構成する主要物質は，ヒアルロン酸とプロテオグリカンである。ヒアルロン酸は粘性の高い物質で，二糖類，n-アセチルグルコサミン，グルクロン酸で構成されている。ヒアルロン酸により弾性組織，コラーゲン，あるいは筋線維が最小限の摩擦でスライドできる。プロテオグリカンは，セメントの役割を果たすコンドロイチン硫酸を含むペプチド鎖である。加齢により基質から水分が失われ，ゲルの密度が上昇し，ゲルの容積が減少する（Kenney 1982）。

　加齢により組織のコラーゲン量が増加するが，プロテオグリカン基質のポリマー化の程度と総量は減少するので，軟骨など組織の安定性が減少する（Robert 1982）。多糖類の減少は，結合組織細胞による合成の減少，基質の回転率の上昇，あるいは両者と関係している。基質が可塑性を失うことにより組織が堅くなり，栄養素を透過しにくくなる。

● 機能的結末

　結合組織は，多くの組織で機能性を決めている。それぞれの構成要素の量や機械的特性が変化することにより，皮膚の弾性が失われたり，肺，心臓，血管のコンプライアンスが変化したり，腱が断裂したり，軟骨が固縮化することにともなう関節や腰骨の問題が発生したりする。

　加齢の結果は，血管壁の変化に反映される。すり減った弾性線維や変性した平滑筋は次第にコラーゲンに置き換えられていく。コラーゲン線維は，最初はエラスチン線維と平行に存在するが，伸長・短縮のサイクルを繰り返すと，よほど強い力が加わらなければ伸展を阻害するものではない。そのうえ，牽引力から解放されると元の長さに戻るエラスチンと違って，コラーゲン線維は履歴現象を示し，かなりの間 3 分の 2 程度の伸展を保持する。このために末梢血管の容積は増大するので，年をとると激しい運動をしたときに中心血液（静脈環流）量と心拍出量の増加を保つことが困難である。

E　細胞の構造

　加齢にともない，ほとんどの臓器の重量および体全体の除脂肪量が減少することから明らかなように，正常機能を有する細胞の数が次第に減少する。細胞間の情報伝達効率も落ちて，臓器機能が次第に損なわれていく（Bellamy 1991）。

　加齢変化は多くの細胞内小器官にも重大な影響を与えるが，これらの機能的意義はよくわかっていない。核は大きくなり，核膜は陥入像や封入体

が認められるようになる。核小体はサイズも数も増える。クロマチン構造は退縮，断片化，分解を示し，染色体の異常を検出しやすくなる。細胞質には色素が沈着し，時には脂肪も沈着する。その他にも，空砲形成，ヒアリン滴の出現，そしてミトコンドリアのサイズ，形，結晶パターン，および基質密度の変化が挙げられる。

運動生理学者は，筋細胞の変化にもっとも興味を抱いている。筋の構造変化には，全体的な萎縮による単位面積当たりの筋線維数の増加とタイプIIa線維の選択的消失が挙げられる(Aoyagi, Shephard 1992)。これらの変化は，運動神経終末の発芽の減少と関係がある(Aoyagi, Shephard 1992)。Lexell, Henrikksonn-LarssonとSjöstrom(1983)は，70～73歳の高齢者は若年成人に比べて，外側広筋の線維が110,000本少ないと報告している。しかし，多くの研究者は筋線維当たりの毛細血管数の変化はほんのわずかであることを指摘している(Aoyagi, Shephard 1992)。同様に，運動ニューロンの減少は筋線維の減少より少ないため，運動ニューロン当たりの筋線維数は加齢とともに減少する。運動終板の支配領域も減少し，小型の終板電位周波数の減少は神経伝達物質の放出減少を示唆する。他の組織と同様，筋組織も脱褐素(リポフスチン)および脂質の蓄積が認められる。その他の兆候として，筋細胞膜，および筋小胞体の肥大，Z線の流出，筋原線維の解体，T系の増殖，クリスタの短小化をともなうミトコンドリアの空胞化が挙げられる(Cress, Shultz 1985)。筋の加齢にともなうとくに重要な特徴は，衛生細胞の数の減少と成長能力の低下である。若齢動物では，これらの細胞は3ないし4倍の筋再生能力を有しているが，年をとると再生能力は通常の30～70％に低下する(Gibson, Shultze 1983)。

F 細胞の代謝回転

組織培養では，3つの異なる細胞代謝回転の時期が存在する。初期の増殖期，細胞分裂の減退期，そして最後の死期である。細胞が老化すると，分裂を繰り返し増殖を続ける細胞では核や染色体の異常が見出される。培養細胞は時に他の種類の細胞の存在により寿命が伸びるが，これは主要な細胞が合成できない栄養分を他の細胞が提供するためである。しかし一方で，皮膚の線維芽細胞であろうが，筋の衛星細胞であろうが，供与体の年と培養細胞の寿命の間には相関がある(Schultz, Lipton 1982)。

生体では，筋や神経細胞は，生まれたときにすでに増殖能力を失っている。そしていくばくかの神経可逆性にもかかわらず(Strong, Garruto 1994)，新たなシナプスを形成することによる代償機能も年とともに減退する(Black, Polinsky, Greenough 1989)。その他の細胞は，個体が死ぬまで増殖を続ける。しかし，細胞分裂の間隔は次第に延長していく。たとえば，高齢者でも骨髄は血液が失われると反応し，赤血球を産生する。しかし，骨髄に脂肪が沈着するので，赤血球が補われる速度は年とともに減退する(Oberling, Sengler 1982)。老化細胞は5′-ヌクレオチダーゼ活性が増強して，細胞増殖を抑制すると報告されている(Kenney 1982)。

脳においては加齢にともない細胞数が選択的に減少する(Timiras 1991)。細胞消失はとくに大脳皮質上側頭回，黒質，線条体，セルレウス斑，迷走神経背側核および歯状核で顕著に認められる。これらの部位では，多くの場合，グリア細胞の増殖をともなっているが，これは代償のためであると考えられている(Diamondら1985)。20～50歳の時期は，細胞の消失が顕著であるが，50歳以降は軸索の変性もともない，ミエリンの消失や線維の腫脹が観察される。線維の消失は細胞の消失を上回るようになるので，灰白質と白質の比は再び増加する。

部位によって異なるが，年をとると神経細胞は様々な代謝異常の兆候を示す。リポフスチンの沈着，たんぱくの線維化，ヒアリンの出現，そして空胞の出現である。しかし，神経細胞の損失がどの程度これらの代謝異常の蓄積に起因するのか，またどの程度の脳血管の動脈硬化やグルココルチ

コイドの作用などの外因によるかは今後の解析にゆだねられている(Landfield 1987)。

脳の特定領域の障害は，神経伝達物質の失調をまねく。たとえば，中脳のドーパミン産生障害はアセチルコリンを優位にし，パーキンソン病の症状をもたらす(Moore, Demarest, Lookingland 1987；Timiras 1991)。幸いなことに，脳には相補性があるので，広範に神経変性をもたらすアルツハイマー病のような病態や，脳腫瘍や脳卒中による広範な脳障害を除けば，細胞死による機能低下は，通常は症状として現れにくい。

4 結論
Conclusions

様々な仮説が老化プロセスを説明するために唱えられている。なかでも有力なのは，細胞死と組織死の確率がともに増加するというものである。細胞死は一部は遺伝的に制御され，プログラムされたイベントで，人口過剰を防ぐために「デザインされた」ものである。遊離基(フリーラジカル)の損傷もまた，代謝によるものにせよ，外部の放射線によるものにせよ，老化プロセスの一部である。その他にも，ホルモンや酵素の枯渇，免疫機能の低下が挙げられる。細胞微細構造の変化としては，細胞内水分含有量の変化，グリコーゲン貯蔵量の変化，脂肪浸潤などが挙げられる。結合組織，細胞構造，細胞代謝回転の変化も報告されている。

第3章
安静時と最大下および最大運動時における主要な生理システムにみられる加齢の影響

Impact of Aging on Major Physiological Systems at Rest and During Submaximal and Maximal Exercise

　老化の最新理論が吟味され，また分子・細胞レベルでの老化プロセスが検討された。本章では，身体の主要な生理システムに及ぼすこれらの加齢変化の影響について紹介する。特に注目するのは，これらの生理システムが，激しい身体活動で生じる急性の外乱に反応する機能を維持していることに対してである。

1 一般的な問題
General Considerations

　生物学的機能の加齢にともなう変化は横断的，あるいは縦断的データを用いて調べられる。ただし，どちらの方法でも解釈上の問題が生じうる。結果には，標本抽出が不完全であること，習慣的な身体活動や体格が加齢にともない変化すること，生活様式が長期的に変化すること，慢性疾患の有病率が加齢にともない増加することが生物学的機能に影響を与えるからである。

A　標本抽出に関する問題

　体力や身体活動に関する横断的調査に参加を希望する人の割合は，一般的に年齢が高くなるとともに減少する(Kannel, Brand 1985；Shephard 1993 a)。したがって，無作為あるいは代表的な標本の横断的データを得ることは難しい。一見，最適な条件のカナダ健康調査(任意に抽出した家庭を訪問してのデータ取得)でさえ，約50％の高齢対象者は自発的志願者ではなかったか，もしくは安全性を考慮して調査員によって参加を拒否された(Shephard 1986 c)。調査の測定項目に激しい運動が含まれる場合，ある母集団から抽出された標本を年齢によって二分すると，年齢が高いほうでは，体力が(真の)平均値を上回る人数が多い傾向にある。調査への参加を自発的に希望する人もまた，ほどよく食べる，たばこを控えるといった健康的な習慣を身につけている傾向がある。さらに，大部分の参加者が社会経済的にみて上流階級に属する。すなわち，仕事場あるいは家庭で，環境汚染物質への暴露が平均より少なかった人々なのである。これらすべての理由から，横断的データは母集団の加齢にともなう機能低下の平均値を過小評価する傾向がある。

　地域社会への転入あるいは転出も，明らかに住民の平均的な体格や体力の加齢変化に影響する。たとえば，古くは Miall ら(1967)によると，Welsh 鉱山では背の高い若者が選択的に転出し，身長の加齢変化が強められたという。また，仕事が豊富にある地域では健康な人が移住し，一方で隠居生活に都合のよい場所は，やや健康でない人や慢性疾患の徴候がある人にとって魅力的である。

　いくつかの縦断的研究，たとえば Framingham Study(Kannel, Brand 1985)や Igloolik Inuit(Shephard, Rode 1996)は，20年間以上にわたり一定の限られた地域の住民を調査している。しかしながら一般的には，縦断的研究は比較的短期間しか継続されてきていない。残念ながら，加齢変化の標準誤差は研究期間に反比例し，また調査対象者数の平方根の逆数に比例する。調査期間や対象者数を適切に選択することは，期間が延長するにともない中途脱落者や疾病による除外者が増える可能性があることを考えると複雑な問題である。それにもかかわらず，一般的に小規模で長期間の調査のほうが，大規模で短期間のものよりすぐれている。長期間の縦断的研究に参加する人は，健康や体力に対して関心を平均以上に持っていることが多く，場合によっては調査への参加そのものが刺激となって，生活様式の改善がみられる。参加者が喫煙を止め，体脂肪を減少させ，習慣的な身体活動を増した場合，とくに研究期間が短いと加齢変化が過小評価される可能性がある(Shephard 1988)。一方，研究開始時に参加者が非常に活動的ならば，年齢が増すと座りがちな生活様式へといっそう大きく変化しやすく，この活動の変化によって生物学的機能への真の加齢の影響は過大視されるであろう。長期間の縦断

的研究では，繰り返し行われる評価に興味がなくなったり，疾病が発症したりして参加者が脱落し，結果として健康や体力が平均以上の人が残ることになる。

B 習慣的な身体活動および体格の加齢変化の影響

習慣的な身体活動は，一般的に加齢とともに減少する。たとえ高齢者がある種のスポーツに参加し続けても，若いときと比較すれば，トレーニング時間や強度は減少する傾向がある。したがって，筋力や有酸素性作業能力の加齢にともなう低下の一部は，通常，加齢そのものの変化ではなく，むしろ習慣的な身体活動の減少によるものである。また，ほとんどの人は成人期で体脂肪が5〜10 kg増加する。そのため，体重当たりにすると，筋力および有酸素性作業能力の加齢にともなう低下はさらに大きくなる。Jacksonら（1995）は，身体活動の減少と体脂肪の増加は，体重当たりの有酸素性作業能力の加齢変化の約半分を説明できるとしている。

数多くの基本的変量，たとえば肺容量は，通常，身長で正規化される。成人後期には，脊椎弯曲の増大（脊椎後弯症），椎間板の圧縮，（非常に高齢の場合）1つないし2つ以上の椎骨の崩壊などによって身長が30〜50 mm減少する。身長の減少は，容積を評価する場合，とくに考慮すべき点である（容積は身長の3乗で正規化されるため）。

C 長期的変化

先進社会では，車の普及，テレビの浸透，工場の大規模な自動化といった経年的な変化と関連して，最近の50年間に，すべての年代で1日のエネルギー消費量が実質的に減少した。加齢にともなう変化率を横断的に推定する場合，高齢者世代はより若い世代と比較して活動的な生活様式を送った期間が長いことは注意すべき点である。このことから，加齢にともなう低下率は，現在の若者を対象とした縦断的研究が開始された場合に観察される結果と比較して修正されるかもしれない。

縦断的研究では，多くの参加者の生活様式が時間経過とともに変わる。このような人々の加齢にともなう機能低下の程度は，成人期を通じて活動的な生活様式を維持する人でみられるものより大きい傾向がある。

D 疾病の影響

老年学的データを解釈するうえで，おそらく最大の問題は，真の加齢変化と疾病にともなう変化とを区別することであろう。多くの変数について，正常な加齢変化と病的なものとの区別はたいへん微妙で，実にまったく恣意的である。

たとえば，拡張期血圧が若いときに76 mm Hgであったのが年をとって88 mm Hgに増加した場合，これは動脈壁の弾性の一般的な変化のためと考えられる。しかし，90 mm Hgの閾値（95 mm Hgとする研究者もいる）を超えると高血圧とみなされ，正常標本から除外される。同様に，ほとんどの高齢者で主要な動脈の内皮下層にコレステロールが多少沈着するのが認められるが，このうちわずかな割合では，狭心症や心筋梗塞といった明確な病変が引き起こされている。さらに，ほとんどの人で加齢とともに骨密度が多少減少するが，臨床的に疾病（骨粗鬆症）とみなされる閾値を下回るのはほんのわずかな割合である。肺活量については，Andersonら（1968）によると，身長1.70 mの65歳男性の推定値は，健康を維持し呼吸器系の状態がよい場合には，4.23 l BTPSであるが，呼吸器系に既往症があり病的な老化が進行している場合には，2.96 l に低下するという。

残念なことに，ほとんどの横断的研究は，北米に住む極端に座りがちでかつ過食の人々を対象としている。このことから，いかなる機能低下も加齢による必然的なものなのか，それとも悪い生活様式とそれによって生じる慢性疾患の結果なのかを確定するのは難しい。

初期の考え方では，疾病による変化はいちおう

適切な治療によって修正される可能性があるとの理由で,固有の加齢変化とは区別されるべきとされた(Korenchevsky 1961)。例外はあるものの,加齢変化に影響するいくつかの疾病の治療法に関しては今のところみつかっていないという条件つきで,そのような区別はいずれ支持されるであろう。第二の選択は,健康的な人(詳細な予備調査によって判別)と一般的な人の加齢変化を別々に調べることである(Andres 1985)。第三の可能性は,全時間勤務の仕事に従事できるほど十分に健康な人や,(もし退職している場合は)無理なく日常生活の活動を行うことができる人すべてを「平均」と定義することである。

年齢が増すとともに,いくつかの慢性疾患にかかる人の割合が増え続ける。そのため,臨床的に健康状態がよい人は非常に少なくなる。このような少数の結果をもとに加齢変化を評価することは現実的であろうか。もしそうであるならば,一般的な人とその結果とにはどのような関連性があるだろうか。

2 加齢,体格,身体組成
Aging, Body Build, and Body Composition

加齢とともに身長が縮まる。また,たいていの人は体脂肪量が増加し,除脂肪体重が減少する。骨格筋が萎縮し,骨塩量が減少し,そして関節可動域がしばしば制限される。

A 身 長

身長およびその加齢変化は,いくつかの要因に左右される。身長は覚醒時に10〜20mmも縮まることがあり,とくに立位の時間が長い場合には顕著である。したがって,測定前の立位の時間を統制し,ある決まった時刻で繰り返し測定することが重要である。過去1世紀では,たいていの集団の長期変化として平均1mm/年の割合で身長が伸びてきた(Shephard 1986c)。この場合,25歳の成人は65歳の高齢者と比較して40mm身長が高いこととなる。身長はまた,社会経済状況,仕事の選択(たとえばプロのバスケットボール選手は非常に身長が高く,一方,地下鉱夫は一般に身長が低い),人種とも関連する。したがって,横断的研究での加齢変化は地域社会への恣意的な転入あるいは転出によって影響されうる(Miallら1967)。

そのような影響を十分に考慮しても,たいていの集団で身長が加齢とともに縮まる。都市部では,短縮は40歳頃に始まり,初めは男性よりも女性で顕著である。アメリカ国民健康栄養調査の横断的データによると,65〜74歳では18〜24歳の対照群と比較して,男性は平均で61mm,女性は50mm身長が低かった(U.S. National Center for Health Statistics 1981)。カナダでのいくつかの横断的調査でも基本的に同様の結果が得られている(Shephard 1986c)。しかしながら,それらの結果にも長期変化としての身長増加の影響が含まれている。従来,10年間に約1cm増加する傾向であったが,先進国では今やこの傾向はなくなりつつある(Shephard 1986c)。したがって,縦断的研究の評価では横断的研究でのそれと比較して低下がずっと少なく,Rossman(1977)の初期の研究によると,生涯を通じての低下は男性で平均29mm,女性で49mmであり,この変化の約半分は座高の短縮に起因した。ある研究では,身長は加齢とともに直線的に短縮すると仮定された

が，Svänborg, Eden, Mellstrom(1991)によると，70歳を超えると急激に短縮し，70〜82歳では男女とも身長が年間平均2 mm縮まった。

身長の真の加齢変化の背後にあるおもな要因は，椎間板の構造の変化である。若年成人では，線維組織と線維軟骨を包む外殻には，弾性組織の柔らかい黄色の核(髄核)が含まれる。加齢とともにその弾性組織が乾燥し，椎間板が圧縮あるいは押しつぶされる。このことによって，脊柱が短縮し，後弯が悪化する。高齢者で後弯を促すその他の要因には，背筋の衰弱，脊椎の生理学的あるいは病理学的変性(老年性骨粗鬆症)，脊柱関節の変形性関節症がある。後弯がひどくなると，頭を支えることでさえ非常に疲れてしまう。また，腰痛や呼吸障害も引き起こされる。

その他の身体の大きさにみられる加齢変化としては通常，座高，肩幅，胸厚が減少する。しかしながら，慢性胸部疾患を持つ人はいわゆる"樽型"胸部奇形となり，胸厚が増加する傾向がある。この場合，肺から空気を呼出するのが困難である。

ラップランド人やイヌイットなどの北部で隔離されている地域社会では，加齢にともなう身長の短縮は都市部の白人社会よりも早く生じるようである。極付近地域での横断的調査の結果に影響を及ぼす因子には，近年の子供の身長が急激な増加傾向にあること(Rode, Shephard 1994 b)，食物に含まれるカルシウムやビタミンDが少なく，また皮膚で日光を浴びることが制限されるために，内生的なビタミンDの合成が遅いこと(Harper, Laughlin, Mazess 1984；Jeppesen, Harvald 1985)，そして(とくに男性では)凹凸のあるところでスノーモービルを高速で運転する時間が長いために，脊柱に外傷が生じることが挙げられている(Hassiら 1985；Rode, Shephard 1994 b；Shephardら 1984)。

B 体重と体脂肪

体重は一般的に，25〜45歳あるいは50歳にかけて増加し，その後はゆっくりと次第に減少する(Bray 1979；Metropolitan Life 1983；Shephard 1986 c)。中年期での体重の増加は，一般的に脂肪の蓄積によるもので，たいていの人では成人以後の体重の増加量から，どのくらい脂肪が蓄積しているかをおおよそ見積もることができる。しかしながら，同時に筋が萎縮するために，体脂肪の実際の増加量は通常，過小評価される。体脂肪量をより正確に推定するには，皮脂厚法，水中体重法，その他の実験室的方法がある。

一流ランナーを対象として調べた古典的な縦断的研究(Dill, Robinson, Ross 1967)によると，体重が最後の大会からわずかに5 kgしか増加しなかった人の体脂肪率はたった15 %，6〜12 kg増加した人では20 %，15〜22 kg増加した人では30 %であった。

生存するのに理想的な体重は若年成人と比較して高齢者のほうが多少重いものの，脂肪の蓄積は通常，健康面に悪影響を及ぼす(Andres 1994)。Drenickら(1980)が，平均体重143 kgの病的に肥満した男性200名を調べたところ，対象者の過剰死亡率は25〜34歳で1,200 %，35〜44歳で550 %，45〜54歳で300 %，55歳以上で200 %と年齢の増加とともに低下した。

● 体重の見方

体重は肥満の簡単な指標として広く用いられ，その値は保険統計の立場での理想値と比較して評価することができる。骨が重い人は体重も重い傾向にあるため，肘顆間幅(Frisancho, Flegel 1983；Metropolitan Life 1983)，あるいはX線像から推測される胸骨の幅(Garn, Leonard, Hawthorne 1986)を用いて骨格の大きさの個人差を考慮すれば，数値の解釈はしやすい。

あるいは，BMI(体重〈kg〉÷身長^2〈m〉)を用いたり，(NHANESでの女性のデータのように)体重を$kg/m^{1.5}$として示すこともできる(Kohrs, Czajka-Narins 1986)。体重が身長の関数で表されるならば，ある集団の平均値は一般的に，その集団の肥満度を反映する。しかし，BMIは個人の肥満度を評価することにはそれほ

ど役に立たない。これは，値が筋の萎縮や骨塩量の減少によって低下し，一方，筋組織の発達や身長の減少および体脂肪量の増加によって増加するからである。

高齢者の体重を解釈するうえで生じる主要な落とし穴をいくつか挙げておく。

①公表されている体重の標準値の多くは，保険を目的として収集されたデータに基づいている。したがって，その標本は社会経済的に上位に属する若年成人に偏り，健康的でない人は除外され，数値は医者への報告によるもので実測値ではないだろう。思い出しにより報告された数値には誤差がつきもので(Boutier, Payette 1994)，そのような誤差は高齢になるほど大きくなる傾向がある。

②加齢にともなう脂肪の蓄積は，同時に骨量の減少や骨格筋の萎縮がある場合には不明瞭となる。したがって，表3.1に示されるように，より若い人と比較して皮脂厚が同じかあるいは多いとしても，体重の理想値を超える重量が60〜70歳の人では小さくなる。

③肥満者は理想的な体重の人と比較して死亡率が高い。その理由の1つとして，肥満が高血圧あるいは糖尿病といった慢性疾患と関連することがある(Andres 1994)。必然的に，肥満者が早死して高齢者の母集団ではより体重が軽い人の割合が多くなる。

④調査に参加する志願者では健康を意識している人の割合が極度に高い。高齢になると，このような人は他の人と比較して体脂肪の増加量が少ない。

⑤体重を身長に応じて解釈することは，加齢にと

もない後弯が生じて身長が短縮することや，高齢者は身長測定の最中にしっかりと立てないことがあれば，適切ではない。その代用の1つに，指極(水平に腕を伸ばしたときの左右の中指先端間の距離)で標準化する方法があるが，その場合でも，胸部の奇形あるいは腕を伸ばすのが困難といった問題があるだろう。他に，腕の長さや膝の高さで標準化する方法もある(Chumlea, Roche, Mukherjee 1984)。

⑥保険統計によって報告されている理想体重は，一般的に，生命保険が取得できる若年成人ではあてはまる。ただし，この理想値を維持すれば余命が最大になるという保証はない。

⑦加齢にともなう体重の増加がすべて脂肪の蓄積に起因するとしても，体重/身長比から脂肪の分布に関する情報は得られない。女性の蓄積パターン(臀部と大腿に蓄積する)では，腹部や内臓での脂肪蓄積と比較して，心臓血管系疾患およびあらゆる要因による死亡の危険性が低いようである(Björntorp, Smith, Lönnroth 1988；Schwartzら 1991)。

● 「理想」体重の加齢変化

死亡率の観点から，理想的な体重は成人期では加齢とともに実質的に増加するようである。Andres(1994)は，死亡率がもっとも低いBMIは20〜29歳では21.4 kg/m²で，60〜69歳では26.6 kg/m²へと増加することを報告した。

高齢者の理想値が高いという結論に達するにあたり，ほとんどの研究者はBMIと現在の喫煙習慣との関連を考慮して分析した(喫煙によって，一般的に，体重が数キログラム減少し，一方で，

表3.1 過体重(保険統計上の基準値に対する値)および皮下脂肪厚(8部位の平均)に及ぼす年齢の影響

年齢(歳)	男性		女性	
	過体重(kg)	皮下脂肪厚(mm)	過体重(kg)	皮下脂肪厚(mm)
20〜30	1.7±8.7	11.2± 5.9	8.3±5.3	15.2±3.8
30〜40	6.4±8.5	16.1±10.6	1.4±5.3	13.5±5.2
40〜50	9.3±9.5	14.0± 5.8	6.8±8.4	17.3±5.4
50〜60	8.8±7.7	15.2± 6.7	4.9±7.2	18.2±5.1
60〜70	5.1±7.3	15.4± 2.7	4.5±9.5	22.5±7.9

R. J. Shephard 1977, *Endurance fitness*, 2d ed. (Toronto, ON: University of Toronto Press). より許可を得て転載。

最長で8年間，寿命が短縮するからである）。しかしながら，喫煙に関連する疾病により体重が低下したり，最近に禁煙したりするという潜在的な問題もあり，その結果，そのような人が非喫煙者として数えられてきた（Roche 1994）。また，ほとんどの寿命に関する研究では，まず参加者の疾病が把握されるが，確認できない潜在的な疾病のために体重が軽い可能性もある。しかしながら主要な解釈としては，たいていの高齢者は不活発と低栄養のために体重が軽いということのようである。したがって，たとえ体重が多少増加しても，除脂肪体重を維持している人のほうがより長生きであるかもしれない。

体重が軽いことのより直接的に不利な点には，免疫系への悪影響などがあるだろう（Roche 1994）。しかしながら，死亡原因の調査では，このような見解を大いに支持する結果は得られていない。高齢男性におけるBMI曲線のおおよその最低値は，中枢神経系の血管障害による死亡が25，糖尿病が20，癌が27，自殺が31，腎炎が24，肺炎とインフルエンザが30，循環器系疾患が20，冠状動脈疾患が18，高血圧・心疾患が23である（Andres 1994）。

● 皮下脂肪の測定

胸と腹の周径囲あるいは皮脂厚から体脂肪量を求めるのは，体重から推定するよりも直接的な方法である。皮脂厚よりも周径囲の計測のほうが容易だと考える人もいる（Larssonら 1984）。しかしながら，経験豊富な測定者の場合（Murray, Shephard 1988），同一被検者で水中体重法による値との関係をみると，4ヶ所での皮脂厚の合計値（$r^2=0.626$）のほうがウェストの周径囲による数値（$r^2=0.478$）よりもより密接であった。

ウェスト/ヒップ比は，一時期，腹部の脂肪の蓄積を把握するのに使用された。この値が男性では1.0，女性では0.9を超えると心血管系疾患の危険性が高いと考えられていたが，最近の結果によると（Garn, Sullivan, Hawthorne 1988），ウェストの周径囲そのものがウェスト/ヒップ比よりも精確に腹部の脂肪の蓄積を反映するという。

皮脂厚はそれだけで正しく解釈されるが，残念なことにいまだ，75歳以上の人の基準値はない（Kohrs, Czajka-Narins 1986）。もう1つの方法として，たとえばDurninとWomersley（1974）の推定式のような広く認められている数式を用いて，その数値から身体密度を推定し，体脂肪率が算出される。ただし，非常に高齢な人に対して使用できる適切な算出式はない（Blumberg, Meydani 1995；Durenbergら 1988）。高齢者は身体内部の脂肪の割合が高く（Shephard 1991a），除脂肪組織の密度も骨粗鬆症および筋萎縮により変わる。そのため，推定式は年齢ごとに使い分ける必要がある。結合組織が老化して，高齢者の皮膚は皮下脂肪と離れて動く傾向がある。したがって，皮膚とその下部組織を含めた厚さを測らなければならない。また高齢者では，皮下脂肪の分布（Eveleth 1994）および皮膚の厚さと圧縮率も不明である（Eveleth 1994；Mernaghら 1986）。

● 皮下脂肪の分布の加齢変化

高齢になると，女性の場合は脂肪が臀部と大腿に蓄積しやすいが，男性では腹部に蓄積しやすい（Bembenら 1995）。また，男性は女性と比較して加齢にともなう脂肪の蓄積量が多く，体脂肪率の男女差が減少するという指摘もある。Heitmann（1991）は，男性の平均脂肪率はおおよそ55歳まで増加するが，女性では通常，55歳を超えると脂肪が蓄積し始める。男性の場合，加齢にともなう脂肪の蓄積は体幹および腹部でより大きい。しかしながら，7〜10ヶ所での25〜65歳にかけての変化を平均すると，男性では約43％，女性では約75％の増加である（表3.2参照）。

細胞レベルでは，加齢とともに，細胞内の脂肪が肥大するというよりも，脂肪細胞が過剰となる（Shephard 1991a）。

高齢になるとより多く食べる，と仮定する強い理由はない。高齢者で脂肪が蓄積する理由には，日常的な身体活動の減少，安静時代謝の低下，食物の熱効果の低下があるだろう。これらを合わせ

表3.2　8部位での皮下脂肪厚

皮下脂肪厚	男性		女性	
	理想(mm)	高齢者(%)	理想(mm)	高齢者(%)
あご先	5.8	+39	7.1	+67
肩甲骨の下	11.9	+31	11.3	+77
腕の裏側(上腕三頭筋)	7.8	+12	15.6	+26
ももの付け根(鼠径部)	12.7	+8	14.6	+59
腰部	14.3	+62	15.3	+109
恥骨部	11.0	+111	20.5	+68
胸部	12.0	+49	8.6	+106
膝部	8.6	+37	11.8	+90
8部位での平均		+43		+75

R. J. Shephard 1982, *Physiology and biochemistry of exercise*, (New York: Praeger). An imprint of Greenwood Publishing Group, Inc., Westport, CT. より許可を得て転載。

て考えると，1日のエネルギー需要がかなり減少することとなる。高齢者の脂肪過多症は，エネルギー消費量が0～6 kJ/日という自己報告による身体活動とは関連しないと報告されている(Reedら 1991)。しかし，この結果は単に身体活動を正確に測定できなかったためかもしれない。安静時代謝は加齢とともに低下するが，その低下は体脂肪量や除脂肪体重で補正しても変わらない(Poehlman, Melby, Badylak 1991)。食事の熱効果は，1日当たりのエネルギー消費量のわずか10％にすぎないが，身体のエネルギー収支においては非常に重要であろう。加齢そのものによってエネルギー消費の構成要素は変わらないが，日常の身体活動が少ない高齢者の場合，食事の熱効果も少ない可能性がある(Poehlman, Melby, Badylak 1991)。

脂肪の蓄積は，通常，40歳を超えると止まるとの意見がある(Silverら 1993)。実際に皮下脂肪量は65歳を超えると減少する。しかし，そのような結果が標本特性，皮脂厚の減少，体表面と深部での脂肪分布の違い，あるいは真の体脂肪量の減少を反映するのかについては明らかではない。真の体脂肪量の減少を反映する場合，死別によって料理に対する興味が消失すること，歯の消失や入れ歯が適さないこと，胃腸の食物吸収が悪いことなどが原因として考えられる。

● 水中体重法による体脂肪量の推定

水中体重法はしばしば，他の脂肪量推定法を評価するゴールドスタンダードとみなされる。しかし，高齢者では残気量が不確定であることから，肺活量の一定の割合として推定するのではなく，水中での残気量の実測値が必要である。測定はしばしば，肺胞と標識ガスとの釣り合いが緩慢であることから困難となり，また，加齢とともに顎の構造が変化するために，肺活量計のマウスピースから空気漏れがないよう適切に維持するのが難しい。さらに身体密度が正確に推測できたとしても，骨密度の低下と筋の萎縮のために，一般的な平均除脂肪組織密度の推定値とはかなり異なることから，この値を利用して体脂肪量を算出することはできない(Mernaghら 1986；Shephardら 1985)。

● 体脂肪量を推定するための別の方法

体脂肪を推定するには他にいくつか手段はあるが，高齢者に適する方法はない。インピーダンス法は，近年広く利用されている手法である(Chumlea, Baumgartner 1990)。推定には，高周波の電気信号を与えたときの電気抵抗が，電極間にある平均横断除脂肪組織に依存するという原理を利用している。この手法による値は，なみはずれた体型，筋萎縮，体水分の変化，筋膜による電気信号のゆがみによって左右されやすい。そのため，信頼性は若年者でさえ疑問視されており，高齢者では誤差がさらに大きくなる(Blumberg, Meydani 1995)。

身体組成を測定する他の手段には，特別なものを含むと，超音波，磁気共鳴像，軟組織X線像，断層写真，二重光子吸光度分析法，赤外線作用法

などがある(Shephard 1991 a)。これらのほとんどの方法はコストが高く，水中体重法や皮脂厚法より信頼性が高いとの結果もない。

体脂肪率は，最終的には除脂肪体重と体重の差から推定される。しかしながら，この方法はすすめられない。身体に含まれる脂肪はわずか15〜30％であるので，除脂肪体重の小さな誤差が体脂肪量の推定値には大きな誤差となって現れるからである。

C 除脂肪体重

除脂肪体重は，体重から脂肪量を差し引いて推定される。しかし，こうして得られる値には，脂肪量を決定する際に，高齢者で問題とされる誤差がすべて含まれている。高齢者の人体計測では脂肪や結合組織の蓄積がしばしば筋量の過大評価につながる(Rice ら 1989)ものの，除脂肪体重は手足の外寸からも算出できる(Overend ら 1993；Shephard ら 1988)。他に次のような方法で，より直接的に除脂肪量を測定できる。

●除脂肪体重の直接的測定

除脂肪体重を直接的に測定するほとんどの手法(Shephard 1991 a)には，高齢者に適用する場合，問題点がある(Going ら 1994)。

体内のクレアチン貯蓄の約98％が筋に存在することから，ときどき安静時のクレアチン排泄量と除脂肪体重との間には直線関係があるとみなされる(Shephard 1991 a)。しかしながら，高齢者ではクレアチンの再合成が難しく，したがって測定前に中等度ではあっても運動を行っていた場合には，クレアチン排泄量が非常に多いであろう(Manfredi ら 1991)。除脂肪体重とクレアチン排泄量の関係は，加齢によって腎臓の機能が低下した場合でも歪められる。全体量の90％が筋に存在する3-メチルLヒスチジン(3-methyl-L-histidine)の排泄量を用いた推定にも，同様の問題があてはまる(Mendez, Lukaski, Buskirk 1984)。

筋量の指標となりうる3つ目の測定法に，自然界に存在する同位体のカリウム40(^{40}K)がある。若年成人では，体内のカリウムの約60％が筋に存在する。一方，高齢者では他の臓器で，体内総^{40}Kの割合が高い。さらに，カリウムの含有量は組織によって異なる(Morgan, Burkinshaw 1983)。筋は87 mE/kg，他の除脂肪組織は49 mE/kg，そして脂肪組織は15 mE/kgである。放射線放出とカリウム量との平均的な関係(22 counts/gカリウム)は，身体の大きさの違いや放射線を遮断する傾向がある脂肪組織の沈着によって影響される。そして，第2章で述べたように，ほとんどの細胞でのカリウムの含有量が加齢とともに低下する。したがって，^{40}K法は，しばしば，設備が整った身体組成研究室では除脂肪体重を推定するすぐれた方法とみなされるが，高齢者ではまったく信頼できない方法である。

設備が整った研究室では，窒素の中性子活性が除脂肪体重を決定する手法となる(Ellis ら 1982；Shephard ら 1985)。これにもまた，除脂肪体重に対する総窒素数の割合が筋肉の量，体水分量，骨格のたんぱく質含有量などによって左右されるという問題点がある。

二重光子吸光度分析法は，近年になって広まってきた手法である(Gotfredsen ら 1986)。おもな限界は，身体組成のデータを身体の一部からしか得られない点である。このことは，断層撮影を用いた方法にもあてはまる(Overend ら 1993)。しかしながら，どの部位においても，横断面の除脂肪組織の変化をとらえるには有用である(Fiatarone ら 1990；Häkkinenn, Häkkinen 1991)。

核磁気共鳴法(Lewis ら 1986)は，クレアチンのような組織成分を同定できるが，高齢者の筋量推定では，クレアチン排出量による推定と同様の誤差が生じるであろう。

除脂肪体重は，身体水分量によっても推定できる(たとえば，重水素もしくは三重水素での希釈法がある)。しかしながら，除脂肪組織は一定の身体水分量を含むと仮定することが必要であるが，高齢者でこの仮定を保証するのは難しい。

● 年齢と除脂肪体重

　高齢になるほど除脂肪体重は軽くなると予測されるが，これは，高齢者が若年者と比較して平均的に小さく，また加齢が筋の萎縮と関連するためである。これまでに議論してきたような方法論的な問題点はあるものの，^{40}K（Noppa ら 1979；Shephard ら 1985），クレアチン排出量（Rowe ら 1976），四肢周径囲（Kallman, Plato, Tobin 1990），超音波（Vandervoort, Mc-Comas 1986），断層映像（Fiatarone ら 1990）に基づく除脂肪体重が加齢にともない変化することには同意が十分に得られている。

　除脂肪組織が消失するおもな部位は筋，肝臓，腎臓，副腎であるが，非常に高齢な場合は脳の重量も減少する。マスターズの競技者では，70～80歳代まで除脂肪組織の減少はほとんどもしくはまったくない（Pollock ら 1987；Shephard 1991c）。一般的な人では，おおよそ 40 歳までは除脂肪組織の変化はほとんどなく，その後，減少率が増加する。Aniansson ら（1983）は，男性よりも女性のほうがより早期から減少すると報告し，また Bemben ら（1995）は，男性では 70 歳以前には有意な変化が認められないと報告した。対照的に，Flynn ら（1989）は，男性では 40～60 歳で大きく減少し，一方，女性ではおもに 60 歳を超えると減少があることを見出した。80 歳までの累積消失は，若年者の値の割合にすると男性では 40％以上，女性では約 20％である（Rogers, Evans 1993）。

　超音波法を用いて測定された局所的な除脂肪組織の減少は，筋では全身で計測された値と一般的に同様である。たとえば，高齢者の大腿四頭筋では，一般的に毎年 0.5～0.7％の組織が減少する（Young, Hughes ら 1980）。その値は筋力の減少率（Aniansson, Gustafsson 1981）や死体から推測された全身の筋の消失量（Haggmark, Jansson, Svane 1978）と一致する。

● 酵素およびホルモン活性の変化

　除脂肪組織の消失には，筋線維のたんぱく合成およびミトコンドリアのたんぱく濃度の減少がともなう（Welle ら 1993）。その結果，筋では，解糖の主要な酵素であるホスホフルクトキナーゼ（Keh-Evans ら 1992）のみならず，有酸素系酵素の活性が低下する（Aoyagi, Shephard 1992；Farrar, Martin, Ardies 1981；Keh-Evans ら 1992）。

　除脂肪体重の減少と，成長ホルモンの同化作用を促すペプチドである IGF-1 の血漿中レベルの減少との間には関連性がある（Copeland ら 1990；Kelly ら 1990）。血漿 IGF-1 の減少が加齢にともなうものなのか，あるいは日常の身体活動の減少といった生活形態の変化にもよるのかは定かでない。空腹時の血漿中 IGF-1 レベルはトレーニングによって増加する（Poehlman ら 1994）。高齢者では通常，所定の IGF-1 濃度に対する感受性が減少するが，若年者では適切なトレーニングプログラムによって回復しうる（Dardevet ら 1994；Willis, Parkhouse 1994）。これらの所見にもかかわらず，組換えヒト成長ホルモンを投与しても，定期的な運動プログラムのみで認められるほどには筋力は増加しない（Taaffe ら 1994）。さらに，少なくとも 1 つの研究では，血漿成長ホルモン分泌の指標の 1 つ（血漿ソマトメジン C 濃度）と筋のパフォーマンスとの間には関連性が認められていない（Capuano-Pucci, Rheault, Rudman 1987）。これらの否定的な結果とは対照的に，高齢男性においては握力の低下をテストステロンの投与によって遅らせることが可能である（Morley ら 1993）。

D　筋力，持久力そして協調性

　除脂肪体重の加齢にともなう減少量と関連する筋の萎縮は，線維の平均的大きさの減少および筋線維数の減少を反映する（Aoyagi, Shephard 1992）。しかしながら，筋組織の減少のどの程度の割合が加齢そのものと関連するのか，日常生活での身体活動の加齢にともなう減少をどの程度反映しているのかは明らかではない（Lexell

1993)。後者の解釈を支持するものとして,非常に活動的な者では長期間で筋組織の減少がほとんどなかったという事例が報告されている(Bembenら 1995；Forbes 1987)。

筋持久力は,一般的に最大筋力と比較して加齢にともなう変化が小さい(LaForestら 1990)が,持久力の加齢変化についての報告もある(たとえば, Clarke, Hunt, Dotson 1992)。ほとんどの筋群の筋力は,以前に述べた除脂肪体重の場合と同様の低下傾向を示す。しかしながら,測定誤差,除脂肪組織の組成の変化などによって,それらの間の関連性はそれほど高くはない(Shephardら 1991)。多くの筋萎縮およびそれにともなう筋力の低下は,選択的な筋線維の神経除去によるものらしく,神経支配されている隣接する運動単位から軸索が発芽し,その筋線維は再び神経支配される(Brooks, Faulkner 1994；Aoyagi, Shephard 1992)。もっとも大きい機能低下は,最大かつ最速の運動単位で生じる(Doherty, Vandervoort, Brown 1993；表3.3参照)。したがって,力の減少は筋収縮が最速のときでもっとも大きい(LaForestら 1990)。しかしながら, Harrries, Bassey(1990)は,等速性筋力が0～5.24 rad/秒のすべての角速度で加齢にともない同様に低下すると報告している。

● 性および職業の影響

等速性筋力の加齢にともなう低下は,男性より女性でより早期に生じ(Freedsonら 1993),低下が最大となるのは閉経期のあたりである(Sandlerら 1991)。等尺性筋力および等速性筋力の低下率の性差は,その一部は,加齢にともなう日常生活様式の変化が男性と女性で異なることを反映するのかもしれない。

おそらく,手作業をする者は若いときに力があったためでもあろうが, Eraら(1992)は,事務系職員よりも彼らのほうが加齢にともなう筋力の低下が大きいことを見出した。しかしながら,高齢女性の筋力は,重労働の履歴と関連しないことが報告されている(Rautanen, Sipilä, Suominen 1993)。

● 単位横断面積当たりの筋力

筋の単位体積,あるいは単位横断面積当たりの筋力は加齢とともに低下する(Fronteraら 1991；Kallman, Plato, Tobin 1990；Reedら 1991)。しかしながら,筋の大きさの変化が高齢者の最大筋力の低下をすべて説明するものではない(Ferrettiら 1994)。単位横断面積当たりの筋力の加齢変化と関連するものには,次のようなことが挙げられる。

①脂肪や結合組織の筋への浸潤(Davies, Thomas, White 1986；Riceら 1989)。

②おそらくは疲労の残存(Davies, Thomas, White 1986)のために,安静時の筋がより硬いこと(Kovanen 1989)。

③筋小胞体によるカルシウムイオンの輸送が遅くなり(Gafni, Yu 1989；Klitgaard, Ausoni, Damiani 1989；McCarter 1990),ある動きでの拮抗筋の弛緩が遅延すること。

④運動単位の動員パターンが最適でなくなること,および神経発火の同期性がより悪化すること(Fiataroneら 1990)。

⑤速筋線維の数と大きさが選択的に減少するとともに(Aoyagi, Shephard 1992；Lexell, Taylor, Sjöstrom 1988),遅筋線維のミオシンアイソフォームが増加し,ミオシンATPase活性が減少する(Klitgaardら 1990)。

⑥細胞内外部で弾性組織が減少しコラーゲン構造が変化するとともに(Alnaqeeb, Zaid, Goldspink 1984；Purslow 1989；Wangら 1991),収縮時での内部抵抗が増加すること。

加齢とともに速筋線維が選択的に消失することは多くの研究者が認める事実である(図3.1参照)。しかしながら,速筋と遅筋線維の大きさおよび収縮特性が変化し,それらの相対的な割合が変化することなく筋力および収縮速度が低下することも考えられる。速筋線維が減少するのは単に,高齢者が大きな力を発揮することがめったにないためかもしれない。速筋線維の減少が全体の機能に及ぼす重要な影響として,張力がピーク

表3.3 筋の収縮特性にみられる加齢変化

研究者	筋部位	性別	年齢(歳)	MVC(N)	P_t(N)	CT(m秒)	1/2 RT(m秒)	CV(m/秒)	Mwave(mV)	PAP(/control)
Campbell ら(1973)	EDB	男女	3～58		?	64	53	48.1	5.7	
			60～96		?	93	109	44.2	2.7	
Davies, White(1983)	TS	男性	21	1759	102	113	78			
			67～71	1152	89	146	99			
Davies ら(1983)	TS	男性	22	2109	137	121	76			
			69	1210	92	151	98			
Davies ら(1986)	TS	男性	22	1932	120	118	82			
			70	1199	96	147	100			
		女性	22	1441	152	132	98			
			69	1043	118	143	126			
Klein ら(1984)[a]	TS	男性	19～32	1579	87	105	91			
			64～69	1085	64	128	92			
McDonagh ら(1984)	TS	男性	26	1895	133	119				
			71	1141	86	146				
	EF	男性	26	330	39.1	71				
			71	263	27.2	76				
Vandervoort, McComas(1986)[b]	ADF	男性	20～32	43.5	4.2	101	84		9.4	1.71
			40～52	37.2	4.5	111	100		9.7	1.45
			60～69	36.2	3.3	104	102		7.0	1.42
			70～79	31.6	3.3	115	122		7.8	1.31
			80～100	24.2	2.6	125	125		5.4	1.31
		女性	20～32	26.6	2.7	96	84		9.1	1.75
			40～52	25.8	3.7	113	110		10.5	1.46
			60～69	23.8	2.8	115	120		7.9	1.35
			70～79	21.5	1.8	110	119		6.3	1.35
			80～100	16.7	1.7	128	131		5.2	1.28
	APF	男性	20～32	171	15.5	144	109		20.7	1.52
			40～52	171	16.3	169	122		18.6	1.56
			60～69	136	13.4	170	117		13.3	1.29
			70～79	121	13.4	178	133		12.2	1.22
			80～100	94	11.9	186	144		9.5	1.15
		女性	20～32	113	13.6	146	123		18.9	1.35
			40～52	127	14.5	179	139		15.0	1.20
			60～69	96	11.9	182	133		10.5	1.12
			70～79	94	13.0	183	143		8.8	1.12
			80～100	54	8.6	195	169		6.4	1.17

[a]：身体的に活動的な被検者
[b]：MVC および P_t の単位は N・m

ADF：足背屈筋　　APF：足底屈筋　　CT：収縮時間　　CV：最大インパルス伝達速度　　EDB：短指伸筋
EF：肘屈筋　　MVC：最大随意収縮　　PAP：活性化後増強作用　　P_t：最大単縮張力　　1/2 RT：1/2 弛緩時間
TS：下腿三頭筋

Y. Aoyagi and R. J. Shephard 1992, "Aging and Muscle function," *Sports Medicine* 14: 376-396. (Note: See original article for details of references.) より許可を得て転載。

達するまでの時間の延長，ピーク張力の減少，弛緩の半減時間の延長，疲労抵抗の増加が示唆されている(Doherty, Vandervoort, Brown 1993；Keh-Evans ら 1992)。予備エネルギーの加齢にともなう減少も自明とされているが，核磁気共鳴を用いた研究では，20～45歳の成人と70～80歳の高齢者で筋内部の ATP およびクレアチンリン酸の蓄積量が同じであったことが示唆されている(Taylor ら 1984)。

● **実験的なデータ**

筋機能の加齢にともなう低下は，競技成績，フィールドでの簡単なテスト，実験室でのより精巧な測定によって把握できる。

* **競技成績と簡便なフィールドテスト**

重量挙げ選手についての横断的研究と縦断的研究の両方で，30～60歳で挙上できる重量は年間約1.5％減少し，70歳を超えるとパフォーマンスは急激に低下することが報告されている

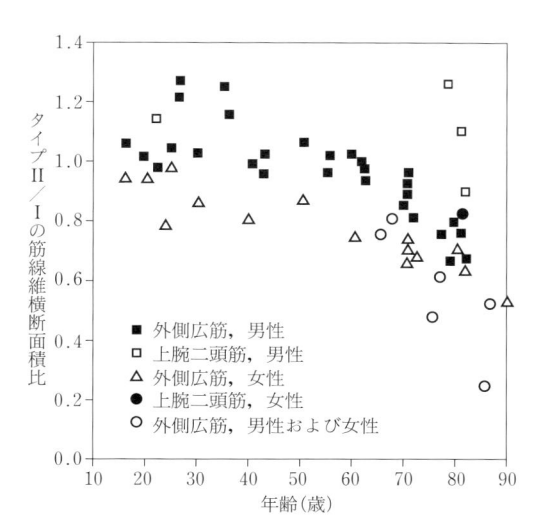

図3.1　筋線維横断面積比(タイプⅡ/タイプⅠ)の加齢変化
男性および女性の外側広筋および上腕二頭筋について示した
Y. Aoyagi and R. J. Shephard 1992, "Aging and muscle function," *Sports Medicine* 14: 376-396.より許可を得て転載

(Meltzer 1993)。しかしながら，どの程度これらの変化が，加齢にともなうトレーニング量の減少と関与するのかは明らかでない。

腕立て伏せや一定時間での脚挙げといったフィールドテストの成績においても，加齢にともなう低下が認められている(Israel 1992)。垂直跳びのパワーは50歳の人では若年成人よりも65％低い(Ferrettiら 1994)。自転車エルゴメーターでの発揮仕事量は10年当たり6％減少し，無酸素性パワー(階段の全力昇り；Dummerら 1985；Makridesら 1985)は65歳までに45％減少するが，この減少の一部には協調性の悪化も反映されている。

＊実験室でのテスト

筋機能の加齢変化に関する実験室研究の大部分は，ある筋群で発揮される最大等尺性筋力の様々な年代での横断的変化に基づくものである。Kallman, Plato, Tobin(1990)は，横断的研究と縦断的研究の両方で減少量は類似すると主張しているが，Clement(1974)による初期の研究では，縦断的研究のほうが筋力の低下がより早かった。

主要な筋群の最大等尺性筋力の再現性のあるテストは，少なくとも80歳までは可能であるらしい(Bembenら 1992)。しかしながら，握力計や等尺性筋力を測る実験機器に対して最大の力を発揮するには，少なくとも2回の試行が必要である(Fronteraら 1993)。最大筋力の加齢にともなう低下は，単にモチベーションの減少のためではない。電気刺激による収縮でも，同様の低下が認められるからである(Davies, Thomas, White 1986；Doherty, Vandervoort, Brown 1993；Kleinら 1988)。

若年成人では，握力は前腕の局所的な筋の発達によって増大するが，60歳を超えると，より精細な測定では他の部位での筋力と高い相関($r=0.72 \sim 0.85$)がある(Reedら 1991)。ある筋群での最大力発揮率，および総力積も加齢とともに低下する(Bembenら 1991)。

一般的に，30歳前後での最大等尺性筋力は約50歳までかなり維持され，その後，急激に低下する(Aniansonら 1983；Danneskold-Samsoeら 1984；Kallman, Plato, Tobin 1990)。Quetelet(1835)による古典的な研究結果では，男性は65歳までに握力，背筋力ともに40％減少する(1年に1.6％の低下)。近年の数多くの研究では，機能低下はこれよりも若干緩やかで，65歳までに18～23％減少(1年に0.7～0.9％の低下)，80～90歳までに平均37％減少(1年に0.8％の低下)することが示されている(Aniansson ら 1988)。これらの結果を支持し，Shephardら(1991)は45～70歳にかけての横断的比較で10年に6～8％の減少を認めた。その他に，たとえばVandervoort(1992)は，60歳以前では有意な変化を認めていない(図3.2参照)。Bassey, Harries(1993)は，4年間に測定を何度も行い，握力が男性も女性も平均して年間2％程度減少したが，これはおそらく対象者が測定初期ですでに非常に高齢であったためであろう(65～74歳，あるいは75歳以上)。

握力が加齢とともに低下するにもかかわらず，ある物体を持ち上げるのに発揮される握力は，若年者よりも高齢者のほうがはるかに大きいかもしれない(Cole 1991；Cole, Beck 1994)。これ

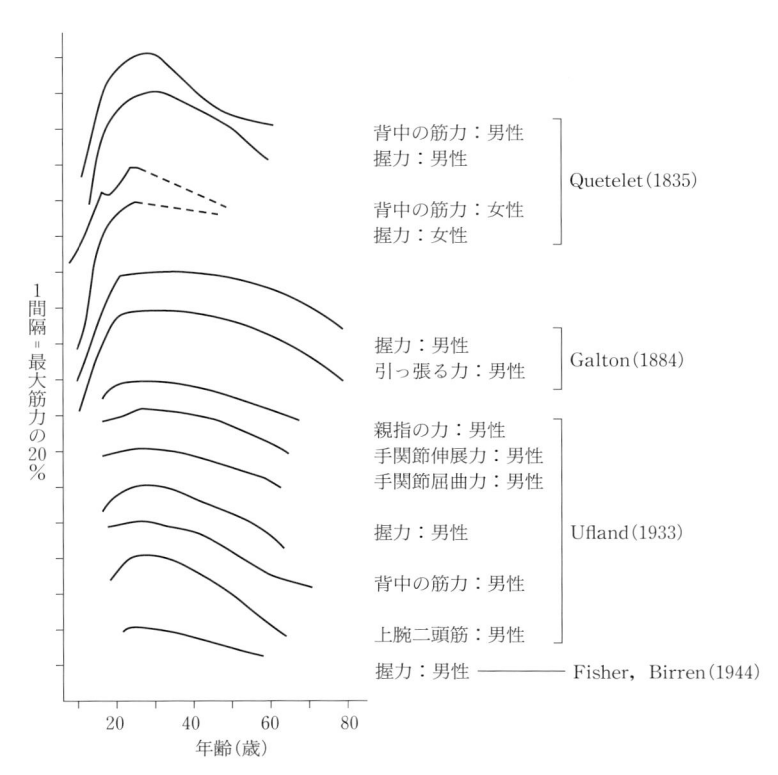

図3.2　最大等尺性収縮力の加齢変化

は，触覚の感受性の低下，器用さの減少，安定して握り続けることが困難であることを反映する。

● 筋機能の低下における差

筋力は下肢より上肢のほうで維持されるかもしれない。この差は，活動パターンの加齢にともなう変化の違いを反映する(Aniansson ら 1986)。したがって，Grimby ら(1982)は，30〜80 歳にかけて，握力(23％，1 年当たり 0.6％の低下)よりも背中と膝の筋力がより大きく低下する(40％，1 年当たり 1％の低下，40 歳までは変化なしと仮定)ことを見出した。

しかしながら，手以外の筋群では，最大等尺性筋力の加齢変化は類似するとの報告もある。Vandervoort，McComas(1986)は，80〜100 歳までに，背屈の最大トルクが男性で 44％，女性で 37％減少し(それぞれ 1 年当たり 0.9％，0.7％の低下，40 歳までは変化なしと仮定)，同様に底屈の最大トルクが男性で 45％，女性で 52％減少することを見出した。Young, Stokes, Crowe(1985)は，70〜79 歳では，大腿四頭筋の力が 21〜28 歳と比較して 39％小さいこと(1 年当たり 1.1％の低下)を報告している。Viitsala ら(1985)は，33〜73 歳にかけて，膝伸展力は 47％(1 年当たり 1.4％の低下)，握力と体幹の伸展力は 42％(1 年当たり 1.3％の低下)，体幹と肘の屈曲力は 35％(1 年当たり 1.1％)低下することを報告している。

様々な研究の結果が一致しないのは，測定時の最初の関節角度(すなわち筋の長さ)や，日常の身体活動量のみならず社会経済的状態の影響でさえも測定値に反映されるためである。等尺性筋力は，筋が最初に伸展している場合，低下がより大きいようである(Fisher, Pendergast, Calkins 1990)。

● 等尺性テストと等速性テストの違い

Shock, Norris(1970)は，静的な力よりも動的な力のほうが低下が大きいことを示した。80 歳では，クランクテストでの最大発揮パワーは若年者と比較して 45％小さかった(1 年当たり 1.1％の低下)が，等尺性筋力は中年者との違いがわ

ずか28％であった（1年当たり0.7％の低下）。同様に，Young, Skelton (1994)は，65〜84歳にかけて，筋力が1年当たりで1.5％低下し，パワーが1年当たりで3.5％低下することを示唆した。

さらにStanley, Taylor (1993)は，閉経後の女性で，等速性筋力の低下は伸展よりも屈曲のほうが大きいことを見出した。一方，Shephardら(1991)は，45〜75歳にかけて，等速性筋力（膝伸展と膝屈曲）および握力（10年で6〜8％の低下）が同様に低下することを報告している。

● 短縮性収縮と伸張性収縮との対比

Poulinら(1992)は，60〜75歳の人では23〜32歳の人と比較して肘のピークトルクが31％，膝伸展のそれが32％低下していたと報告している。それらのデータによると，短縮時よりも伸張時の発揮力のほうが維持されているようであった。

Clarke, Hunt, Dotson (1992)は，20歳，35歳，50歳の人を対象に，6分間の肘屈伸をリズミカルに行わせたところ，活動的な生活様式を維持していた人でも，50歳までには開始時の力だけでなく持続能力にも低下が認められるとした。

● 機能との関係

Basseyら(1992)は，自立した日常生活を送ることが維持できる予備力の実際的な値を示した。養護施設で生活する90歳代の人では，1秒間に発揮できる最大脚伸展パワーは，椅子から立ち上がる速さ，階段を昇る速さ，そして歩行速度と相関があった。筋力はまた，骨量，歩行，バランス，そして転倒危険率とも密接に関連する（第8章参照）。

さらに，Booth, Weeden, Tseng (1994)は，有酸素性パワーの加齢にともなう低下の約半分は，筋量の減少によるものと示唆している。

E 骨

高齢になると，骨からミネラルと基質が次第に減少すると一般的に考えられている。しかし，加齢に関する多くの他の問題と同様，どの程度が避けられないプロセスなのか，またどの程度が日常的な身体活動の減少あるいは何らかの疾患にともなう変化を反映するのかについては明らかでない。

骨粗鬆症では，骨量が減少したり骨組織の微細構造が壊れる(Kiebzak 1991)。閉経期前後では，その変化はおもに小柱（海綿質）に現れ，頸骨の圧迫骨折および転倒時に手首の骨折が生じやすい。一方，高齢者では，海綿質と緻密質の両方が次第に消失し，股関節が骨折しやすい。

骨軟化症（石灰化が病的に欠乏するが，骨基質は正常である）と骨粗鬆症（骨量が減少するが，その特性は変わらない）を区別することもある。骨軟化症の一般的な原因には，マグネシウム，ホウ素，ビタミンCとDの欠乏（食物からの欠乏，日光浴が欠乏しビタミンDの生成が減少，カルシウムとリンの腸での吸収が減少），肝臓疾患（これはビタミンDの25-水酸化を損なう），腎臓疾患，あるいはたんぱく質やナトリウムの摂取過多（これらはすべてカルシウム，ビタミンD，もしくは両者の排出を促進する）がある。

また，オステオペニア（骨量の減少；たとえば，若年成人の標準値の2.5 SD以下）と骨粗鬆症（オステオペニアと骨格の構造的破損の組み合わせ）を区別することもある。さらには，第一次の骨粗鬆症（加齢による）と第二次の骨粗鬆症（身体の不活動，栄養欠乏，内分泌障害，悪性腫瘍，遺伝子疾患，あるいはコルチコステロイドのような薬物の長期服用といった副次的要因を含む）を区別することもある。

遺伝的要因は骨量のピーク値に重大な影響を及ぼし，おそらくは個人差の60〜80％をも説明できるであろう(Slemenda, Johnson 1994；Slemenda, Miller, Huiら1991；Slemenda, Miller, Reisterら1991)。一方で，骨量の減少

率の個人差は環境的要因によるところが大きいといわれている。アメリカの多くの研究者によると，アフリカ系アメリカ人は白人あるいはアジア人と比較して骨密度のピーク値が高いことは明らかであるが，どの程度が社会経済的状況および生活様式の人種による違いで説明できるのかを解明することは難しい。

骨の減少はベッドレスト(Krølner, Toft 1983)や四肢の固定(Chiら 1983)に併発する症状であることがよく知られている。多くの横断的研究により，座業者よりも活動的な人のほうが骨量がよく維持されると報告されている(Drinkwater 1994)。筋の発達(日常的な活動度の指標)もまた，骨の減少とは反対の関係である(Cottreauら 1995；Sandler 1989)。

● 測定法

中性子の活性化を利用した身体総カルシウムの測定，断層撮影，あるいは超音波により，骨のカルシウムの加齢変化をとらえることができる(Shephard 1991a)。腸骨稜からの生検標本によって実験的に石灰化の割合を決定できる。ある部位での局所的な骨密度は，軟組織のX線撮影および単あるいは二重光子分光法でも測定できる。骨吸収の生化学的な評価では，コラーゲン分解(尿中ヒドロキシプロリン排出)の非特異的測定を用いて，または，より特異的には尿中ピリノリンとデオキシピリノリン濃度(Uebelhartら 1991)を用いて行われる。血清オステオカルシン濃度は，逆に，骨形成率の指標となる(Brownら 1984)。

● 加齢の影響

骨塩量の減少は，男性(10年当たり30gの減少)よりも女性(10年当たり36gの減少)で早期に生じ，また女性はより低いピークカルシウム濃度から低下し始めるためにより脆弱でもある。さらに，女性は閉経前後の5年間にカルシウム消失が加速する(Riggs, Melton 1992)。カルシウムの消失は，四肢よりも脊椎で顕著であり(Genant, Cann, Faul 1982)，また高齢初期には皮質よりも海綿質で顕著である(Riggs, Melton 1992)。しかしながら，海綿質あるいはウォード三角のようなストレスが小さい部位から骨が選択的に消失するのかは明らかでない(kawashima, Uhthoff 1991)。

Smith, Sempos, Purvis(1981)によると，女性では，その消失は典型的には1年当たり0.75〜1.0％で，30〜35歳に始まる。Seto, Brewster(1991)は，男性では50〜55歳になって減少が始まり，初期の減少率は1年当たりわずか0.4％以下であることを示唆している。一方，Jahngら(1991)によると，1年当たりの平均減少率は男性で0.9％，女性で1.1％である。これらの相違の理由の1つには，骨減少率が閉経前後に上昇し，高齢期で再び上昇することがある。したがって，減少率は測定する部位とそのときの年齢に依存する。80歳までに，骨塩量は若年者と比較して男性で約55％，女性で約40％にまで低下する。

適切に牛乳を摂取し(Murphyら 1994)，若年期に激しい運動を行い(Välimäkiら 1994)，その後も重いウエイトや負荷で運動を継続すること(Slemenda, Miller, Huiら 1991；Suominen, Rahkila 1991)によって骨塩量が増した人では，骨粗鬆症はそれほど顕著ではない。しかしながら，有酸素性運動は，レジスタンス運動と比較して予防効果は小さいようであり(Chilibeck, Sale, Webber 1995)，ランニングや水泳によって閉経後の脊椎の骨減少を防ぐことはできない(Drinkwater 1994)。減少は肥満者ではより小さい(おもに日常生活でより重い体重を支えるため，また体脂肪がエストロゲン形成の主要な場所であるためである；Cottreauら 1995；Dequekerら 1991；Stini, Chen, Stein 1994)。骨密度によい影響を及ぼすその他の要因には，女性では，エストロゲン(Riggs, Melton 1992；U.S. Department of Health and Human Services 1991b)，プロゲステロゲン(Lee 1991；Nordinら 1985)，アナボリックステロイド(Needら 1989)の外因性投与がある。骨粗鬆症は座りがちな生活様式，アンドロゲン不足

(Slemendaら 1987), 現時点および若年成人期での低カルシウム摂取量(Nordin, Heaney 1990 ; Slemenda, Miller, Reisterら 1991), カルシウム排出の増加(おそらく原因ではなくて結果；Horowitzら 1993), 全体的な栄養不足, そしておそらくはアルコールおよびカフェインの摂取, 喫煙(Chappardら 1991 ; Haslingら 1992 ; Hernandez-Avilaら 1992 ; Hollenbachら 1993 ; U.S. Department of Health and Human Services 1991 b)によって悪化する。

● 細胞レベルの変化

骨粗鬆症の1つの説明として, 加齢にともない, 骨代謝回転の通常の過程(破骨細胞による吸収と, それに続く骨芽細胞による新たな骨の形成)が分離するようになる(Kiebzak 1991)ことがある。この仮説によると, 骨形成率は変化しないが, 骨芽細胞が破骨細胞の活動を調節する機能が低下する(Armbrecht, Perry, Martin 1993)。したがって, 骨の吸収が増加する(Seto, Brewster 1991)。過度なたんぱく質の喪失, 食物からのカルシウム不足, 腸でのカルシウム吸収不足(Horowitzら 1993), そしてカルシウム/リン比の逆転はすべて, そのような現象に貢献する。

機械的ストレスは破骨細胞を活性化するようである(Carterら 1984)。しかし, 骨芽細胞の活動とうまく連携する限りは, ストレスがかかった部位に沿って骨が強化される(Lanyon 1984)。加齢にともなう腎臓の重量の減少と腎機能の低下によって血中ビタミンD濃度が低下するが, 血清副甲状腺ホルモンの濃度は増加する(Armbrecht, Perry, Martin 1993)。さらに, 1:25-ジヒドロキシビタミンDの生成を促す副甲状腺ホルモンの働きが加齢によって低下する(Armbrecht, Perry, Martin 1993)。女性では, エストロゲンの減少によって閉経後のミネラル消失がより促される(Drinkwater 1994 ; Notelovitzら 1991)。総合すると, エストロゲンの欠乏と低血中ビタミンDがカルシウムの吸収を減少させ, したがって, 副甲状腺ホルモンの分泌と破骨細胞の活性が促される。一方, 骨粗鬆症の危険性は, 適切なカルシウム摂取によって低下する。エストロゲンは副甲状腺ホルモンに対する破骨細胞の反応を低下させる(Chestnut 1994)。

骨粗鬆症に関連するその他の要因には, カルシトニン(MacIntyreら 1988), プロラクチン(Chestnut 1994), テストステロン(Baylink, Jennings 1994 ; Kasperkら 1989 ; Slemendaら 1987)の循環レベルが低いことが挙げられている。

● 骨折の危険性

骨のカルシウムが消失するとともに, 骨折の危険性が高まる(Chestnut 1994 ; Cummingsら 1989 ; Erickson, Isberg, Lindgren 1989 ; Gardsell, Johnell, Nilsson 1991 ; Heaney 1989 ; Hui, Slemenda, Johnston 1989 ; Martin, Silverthornら 1991 ; Perloffら 1991)。Garn(1975)の古典的研究によれば, 手首の骨折の累積危険率は, 中手骨の皮質骨の厚さが減少するとともに増加するという。ただし, 骨が減少し始めるときと骨折の危険性が増加するときとの間には約10年の差がある。大腿では, Hoisethら(1991)によると, X線を用いて測定された骨密度よりも石灰化骨の量のほうが骨折に対する抵抗性を決定する重要な要因であるという。

骨量と骨質が低下すると, 骨折を生じない負荷の範囲が狭まる(Biewener 1993 ; Bloomfield 1995)。したがって, 骨粗鬆症が進行してしまった場合, 咳のようなささいな衝撃, 勢いよく筋を収縮させること, あるいは転倒によって骨折が生じうる。傷害が発生するおもな部位は, 後上部腰椎, 手首, 股関節, 近位上肢である(Biggemannら 1991 ; U.S. National Institute of Health 1984)。

股関節の骨折は, とくに予後が重要であり, 1年間で少なくとも15〜20％の死亡率である(Keene, Parker, Prtor 1993 ; Star, Hockberg 1993)。90歳以上のアメリカ人では, 女性の3分の1, 男性の2分の1が股関節の骨折を経験している(Star, Hockberg 1993)。このよう

な事故のために，少なくとも15％の人の余命が短縮し，半分もの人が，その後，日常生活動作で介助を必要とする。

骨粗鬆症が老年性脊椎後弯症と脊椎の圧縮に及ぼす影響はすでに述べた。定量的断層撮影を用いれば，このような骨折の危険性を推測できる。日常生活では3～4kNの負荷が脊椎にかかる。したがって，脊椎が耐えられる力が3kN未満の場合，骨折の危険性が高く，一方5kN以上であれば，その危険性はほとんどない(Biggemannら1991)。また，骨折を避けうる骨密度の閾値(110 mg/cm^3)も提示されている(Richardsonら1985)。北米の3分の1もの高齢女性が脊椎の骨折を1回以上経験しており，骨折が発生したことに気づかない場合もしばしばある。

F 関節および腱

1ヶ所ないし2ヶ所以上の関節に問題があるのは，おそらく，高齢者のもっとも一般的な病訴であろう(Calkins, Challa 1985)。

●関節炎の発生率

80％もの高齢者は，リウマチと関連する何らかの病訴があり(Pullar, Wright 1991)，約4分の1の高齢者では，これによって日常生活が中～高程度に制限される。Moss, Parsons(1986)は，65歳以上の47％で関節炎の病訴があり，17％以上で変形あるいは整形外科的損傷があると報告している。

加齢とともに，変形性関節症が認められるようになる(Kallmanら 1989)が，最高齢の群では，有病率の増加は減少するようである。すなわち，Baggeら(1991)は，79歳と85歳での変形性関節症の有病率に違いを認めなかった。また，再検査時に症状が消失する者が驚くほどいる(Bagge, Bjelle, Svänborg 1992)。このことは，身体活動の代償性の減少，記憶の問題，他のより深刻な状況による関節炎のマスキング効果，あるいは変形性関節症の病状の実質的な軽減のためなのかは明らかでない。

●変形性関節症の発症要因

遺伝，先の急性関節障害，代謝障害はいずれも，関節の変性の進行を早めると考えられている。重度な負荷が繰り返し関節に及ぼされると損傷が生じる(Radin, Rose 1986)。使いすぎや外傷は，しばしば，変形性関節症が生じる重要な要因とされている。たとえば，空気圧式ドリルを使用する人は肘と肩，ボクサーは手，プロダンサーはくるぶしと足に集中して発症する(Panush 1994)。

変形性関節症の発症には，他に2つの要因が考えられている。肥満によって膝の変形性関節症が生ずる危険性が増大するが，これは過度な体重というよりも，関節の配列が変化したためかもしれない(Leach, Baumgard, Broom 1985)。またこれは，損傷した軟骨が食菌される際のリソソーム酵素の放出に対する自己免疫応答，あるいは反応のためかもしれない(Abbas, Lichtman, Pober 1995)。

●病理学上の変化

関節の機能障害は，線維方向の規則性の消失(Seto, Brewster 1991)や，より硬く弾力性が小さい骨の形成など，コラーゲン構造の変化を反映する(第2章参照)。また，関節軟骨が変形しやすくなり，これは体重が増加すれば悪化する。最初は代償作用としてプロテオグリカンの合成が増大するが，後にその合成は軟骨細胞の欠損により抑制される。関節軟骨は白色から黄色へと変わり，弾性が減少し，より細くなり，負荷がかかる部位には顕著な異常が生じる。

関節の変性は，最初は10～20歳で認められる。病変の程度によって，加齢変化と病的な関節症は区別される。

関節の滑膜内壁では，繊毛数の増加，内在する間質の血管分布の減少，ときには滑膜組織での軟骨性領域の発生といった変化がある。

● 機能への影響

 関節炎のもっとも一般的な機能障害は，不活動期間の後に硬くなる（ゲル化する）ことや最大伸展位で関節を固定できないために（膝の）安定性が低下することである．X線像の所見では，55～64歳までに約85％の者が変形性関節症と診断されるが，症状が現れるのはこの約4分の1である．

 主要な関節の可動域が非常に制限される人の割合は，発表されている関節炎の罹患率から推測される値よりも非常に小さい．Bergstromら（1986）によると，79歳の人で股関節の動きが制限されているのは，男性が11％，女性が5％であった．さらに8％の人は，右膝を最大に伸ばすことができなかった．

 しかしながら，多数の大関節の可動域は次第に減少し，それは成人初期に始まるのである．このことは，簡便な長座体前屈テストの結果から明らかである．カナダ健康調査（Fitness Canada 1983）によると，20～29歳で女性は0.33 m，男性は0.30 mに達したが，60～69歳では女性が0.28 m，男性が0.22 mに減少した．Shephard, Berridge, Montelpare（1990）によると，45～75歳にかけて，他の関節の可動域が減少するという（表3.4参照）．残念ながら，長座体前屈テストは簡易に実施できるが，こうして得られた高齢者の成績は，他の関節の機能低下との限定された関係しかない（Shephard, Berridge, Monteplare 1990）．

● 腱および靭帯の損傷

 コラーゲンと骨の回復力が低下するために，過度なもしくは不慣れな活動時に高齢者でしばしば認められる症状が，過労，捻挫，そして腱の断裂である．しかしながら，そのような問題は，ウォーミングアップを長い時間行ったり，運動プログラムを次第に改善したり，腱の緊張が最低となる滑らかな床面でのウォーキング等の活動に重点を置いたりして，減少させることができる．

 腱に対する毛細血管の供給が加齢とともに減少するので，局所的な虚血が腱断裂の要因であるとする研究者もいる．さらに重要なことは，どの傷害も治癒に時間がかかることである．加齢によって，腱の骨への付着が変化する．骨の皮質がより薄くなり，骨髄が小さな裂け目を通って腱の内部へと拡大する．そして，腱の近位部で骨形成が促される．正常な腱の変化と同様，そのような損傷が加齢による避けられないものかどうか，あるいは活動の減少や介入性の疾患によるものなのかを判断するのは難しい．

表3.4 関節の可動域に及ぼす年齢（A：歳）および性（G：男性＝1，女性＝2）の影響

関節運動	回帰方程式
▶頭部回転	
右	$75.2° - 0.18(A)°$
左	$87.5° - 0.31(A)°$
▶肩関節	
伸展	$27.6° - 0.29(A)°$
内旋	有意ではない
外旋	$252.2° - 5.54(A)° + 0.045(A^2)°$
▶足関節	
足底屈	$14.1° - 0.20(A)°$
足背屈	有意ではない
▶腰部	
屈曲	有意ではない
▶長座体前屈	$32.4° - 0.31(A)° + 0.12(A \times G)°$

直線回帰は45～75歳の横断的データを用いて算出
Research Quarterly for Exercise and Sport, 61, 326-330, Copyright 1990 by the American Alliance for Health, Physical Education, Recreation and Dance 1990 Assoociation Drive, Reston, Virginia 20191. より許可を得て転載

3 | 心臓血管系の加齢変化
Aging of the Cardiovascular System

　心臓血管系についても他の組織と同様に，加齢変化そのものと，加齢にともなう身体活動の減少による影響と，加齢によって進行する疾病とを区別するのは非常に難しい．死体を解剖すると，高齢者の60〜70％において冠血管障害の徴候がいくらかみられる(Elveback, Lie 1984)．さらに，このような高齢者の運動に対する反応は，疾患のないわずかな高齢者のそれとは大きく異なる(Flegら1993；Rozanskiら1984)．

A 解剖学的変化

　1つには収縮期血圧の増加のために，1つには拡張終期容量の増加のために，若年者と比較して高齢者では左心室の壁が厚く(図3.3参照)，その容量も大きい(DiBelloら1993)．心筋細胞の総数は減少するが，残存組織が反作用的に肥大する(Olivetiら1991)．さらに，心臓壁の線維要素(ヒドロキシプロリン濃度から判断されるもの)が高齢期で倍増する(Lakatta 1987)．

　大動脈の弾性が次第に減少することによって，収縮期血圧の増加，動脈波の変形，心室収縮に対する抵抗(心臓後負荷)の増加がもたらされる．静脈系の容量も，静脈圧が次第に減少し多数の静脈瘤が発達するために，増加する．

B 機能的変化

　次に，心拍数，1回拍出量，心拍出量，動静脈酸素較差，血圧について，安静時と最大下および最大運動時にみられる反応を順に述べる．心臓血管系機能の変化の多くは，β-アドレナリン受容体の調節低下と関連するようであり，若年成人でみられる運動に対する周期変動性および筋変力性の反応が低下する．最大動静脈酸素較差が減少すると，所定の心拍出量での最大酸素運搬量がさらに減少するかもしれない．

C 心拍数

　加齢によって安静時心拍数が多少変化するが，最大下および最大運動時での反応のほうが，年齢による違いは大きい．

● 安静時

　安静時の平均心拍数は加齢によってほとんど変化しない(Fagard, Thijs, Amery 1993；Ger-

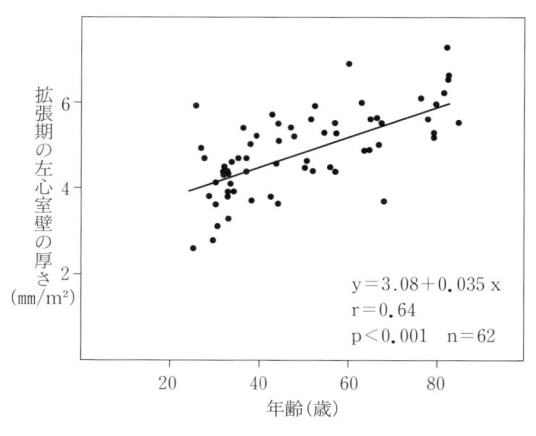

図3.3　左心室後壁の厚さの加齢にともなう増加
Baltimore 縦断的老化研究(Gerstenblithら1977)における男性対象者の心エコー検査の横断的データ
Circulation 56: 273-278. Copyright 1977 American Heart Association.より許可を得て転載

$y=3.08+0.035x$
$r=0.64$
$p<0.001$　$n=62$

stenblith, Weisfeldt, Lakatta 1985；Lakatta 1993 a）．一方，心拍変動のスペクトルのパワーは減少する（Fouillot ら 1992）．とくに，副交感神経活動と関連する呼吸性不整脈の変動，24 時間にわたる心拍数の自発的変動（Kostis ら 1986），交感神経と副交感神経を薬理遮断したときの固有洞調律がいずれも減少する．

● 最大下運動時

最大下運動時では，心拍数と酸素摂取量の関係は若年成人と類似することが多い（Dempsey, Seals 1995；Lakatta 1993 a）．高齢者ではピーク酸素摂取量が低下するため，いかなる所定の相対的な有酸素性パワーでも，心拍数は高いと考えられるかもしれない．しかしながら，最大下での動的運動（Kohrt ら 1993；Sachs, Hamberger, Kaijser 1985），静的運動（Sachs, Hamberger, Kaijser 1985；Taylor ら 1991）のどちらにおいても，高齢者の心拍数は若年成人と比較して高いのではなく低いことが報告されている．このことは，安静時の迷走神経活動がより減退していることを反映している（安静時心拍数が高くなり，迷走神経が減退する範囲と運動時の心拍数の増加分が縮小する）．これに関連して，高齢者では迷走神経活動と関連する心拍の呼吸にともなう変動が減少する（Lakatta 1993 a；Shannon, Carley, Benson 1987）．また高齢者では，β-アドレナリン受容体の調節低下によって，カテコラミンの周期変動に対する反応性もより小さくなる．あるいは，最大値に対する所定の相対的酸素摂取量での心拍数が低い要因は人為的なものであり，高齢者では真の最大値が得られていないという可能性がある．

運動開始直後における心拍数と酸素摂取量の増加は，加齢とともに緩徐となる（Babcock ら 1994；Paterson, Cunningham, Babcock 1989）．若年成人では，運動が数分以上持続すると心拍数が次第に増加するが，そのような傾向は高齢者ではより小さい（Chick ら 1991）．このことは，カテコラミンによるグリコーゲン分解が減少し，橋の循環中枢へのフィードバック情報を変調する，グリコーゲンが豊富に存在するタイプⅡ筋線維の稼動が選択的に減少するとともに，心臓ペースメーカーに対する循環カテコラミンの周期性活動がより少ないことを反映するのかもしれない．

● 最大努力時

最大心拍数は加齢とともにかなり低下する．もっとも簡単な数式では，「＝220－年齢」として最大心拍数が推定される．典型的な若年成人の場合，最大心拍数は 195～200 拍/分であるが，65 歳の人では数式から推定される 155 拍/分より平均 20 拍/分も高い値が得られたと報告されており（Dempsey, Seals 1995），このことは，最大努力に十分到達したことを示唆する．初期のいくつかの研究では，ピーク心拍数がより低く報告されているが，それが心臓血管系に対するストレス不足，あるいは対象者の体力レベルの高さをどの程度反映しているのかは明らかではない．たしかに，すべての年代で有酸素性体力と最大心拍数との間には負の関係が存在する傾向がある．

最大心拍数の加齢にともなう低下の理由はいまだその全貌が明らかにされていないが，おそらくは，カテコラミン放出量および反応の変化，心臓壁の剛性の増加が関連するだろう．

＊交感神経活動およびカテコラミン放出

交感神経活動は，運動中の動脈血圧および肝要な器官の還流を維持するために，加齢とともに増加する（Hajduczok, Chapleau, Abboud 1991）．動的あるいは静的運動の所定の相対的負荷において，ノルエピネフリンの血中への流出は減少する（Hagberg ら 1988；Jensen ら 1992；Taylor ら 1992），変化しない（Kastello, Sothman, Murthy 1993），あるいは増加する（Fleg, Tzankoff, Lakatta 1985；Lehman, Keul 1986；Meredith ら 1991）と報告されている．

このように反応が様々であることの要因には，ノルエピネフリン放出の節前抑制，ノルエピネフリン神経再吸収の減少，血漿からのノルエピネフリン除去率が変わりやすいこと（Seals, Taylor

ら 1994)，最大努力に到達しないために算出される相対負荷には誤差が含まれる可能性があること，交感神経活動が潜在的に依存するのは相対的負荷ではなく絶対的負荷であることなどがある。ノルエピネフリンの流出は増加すると報告した研究者らは，受容器の反応性の減少を補償しようとするものなのか，それとも先にノルエピネフリンの流出が増加し，ついでβ-アドレナリン受容器の調節低下が生じるのかについて議論している(Bristowら 1990)。

* カテコラミンに対する周期変動性反応

高齢者ではたしかに，カテコラミンに対する周期変動性の反応性が低下する。ほとんどの研究者は，β-アドレナリン受容体密度が高齢者で変わらないと報告している(Lakata 1993a；1993b；Scarpace 1986)が，Böhn, Erdmann (1989)は，減少すると報告した。一方，β-アドレナリン高感受性アデニレートシクラーゼ系のシナプス後の調節低下を示唆する結果がある(Böhmら 1993；Lakatta 1993a, 1993b；Seals, Taylorら 1994；Strattonら 1992)。

* 心室の伸展性

心臓壁の剛性がより増加する(伸展性が減少する)と，(心筋肥大とコラーゲン線維の架橋の増加による)最高心拍数が低下するようである。その結果として，初期の拡張期弛緩が緩徐化し，心室が充満する時間が延長し(Schulmanら 1992)，心臓前負荷に関する情報の心臓調節系へのフィードバックが変調される。

* その他の要因

心拍数に影響するその他の要因には，固有心拍リズムの低下(Jose, Collison 1970)，副交感神経活動の潜在的後退力の低下(Seals, Taylorら 1994)，あるいは交感神経のペースメーカー駆動力の低下(Lakatta 1993a)，(病的な場合には)心臓ペースメーカーへの酸素供給量の減少(Wei 1994)がある。

D　1回拍出量

非常に高齢でなければ，心容積はよく維持されている。心エコー検査によって，左心室壁の厚さが多少増加すると示唆されている(図3.3参照；Lakatta 1993a)。このことは，安静時収縮期血圧の増加，大動脈の膨張性の減少，(ある場合には)最大心拍数の低下を補償するための1回拍出量の増加を反映する。

● 安静時

初期の多くの研究では，加齢とともに安静時の1回拍出量が多少減少すると報告されている(Fagard, Thijs, Amery 1993)が，高齢対象者が正常で健康な心臓だったのかは不明である。一方，Weisfeldt, Gerstenblith, Lakatta(1985)は，心電図でもシンチグラフでも心筋虚血の形跡を認めなかった人で，安静時の心拍出量が加齢とともに多少増加すると報告している。

● 最大下運動時

直立して行う典型的な運動時には，若年成人の場合，負荷の増加とともに1回拍出量が次第に増加する。中等度の運動では，高齢者は通常，1回拍出量が110〜120 ml/拍まで増加するが，これは若年成人の値に等しい。しかし，最大努力に近いほど，とくに高齢にともない健康状態が悪化するほど，駆出率は維持されない(Ogawaら 1992)。健常者は拡張終期容量の増加によって1回拍出量が増加する傾向にあるものの(図3.4，図3.5参照)，不健康あるいは肥満の人は，収縮終期容量の減少というあまり効果的でない機序によって，1回拍出量が維持あるいは増加するようである(O'Connorら 1994)。Portら(1980)は，最大心拍数の85％で運動するとき，駆出率は60歳を超える人の45％で0.60を下回ると報告している。なお，若年成人ではたった2％であった。重篤な心臓疾患や鬱血性の疾患がある場合，駆出率は0.20以下にまで低下する。また，50歳以上の人では心室壁の異常な動きも多くみられる。

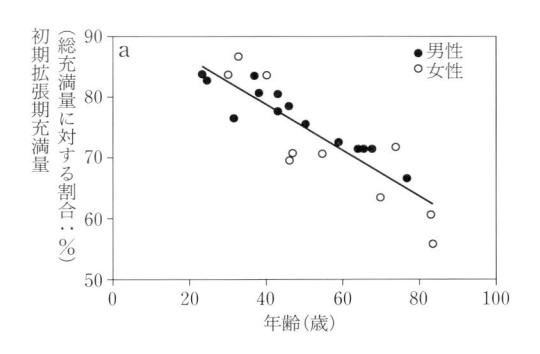

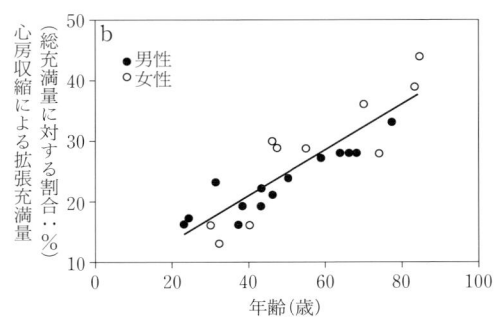

図3.4 心室充満機構の加齢変化
　上図：初期拡張期充満量の総充満量に対する割合
　下図：心房収縮による拡張期充満量の総充満量に対する
　　　　割合　Swinneら(1992)のデータに基づく
J. L. Fleg 1994, "Normative aging on the cardiovascular system," *American Journal of Geriaatric Cardiology* 3: 27.より許可を得て転載

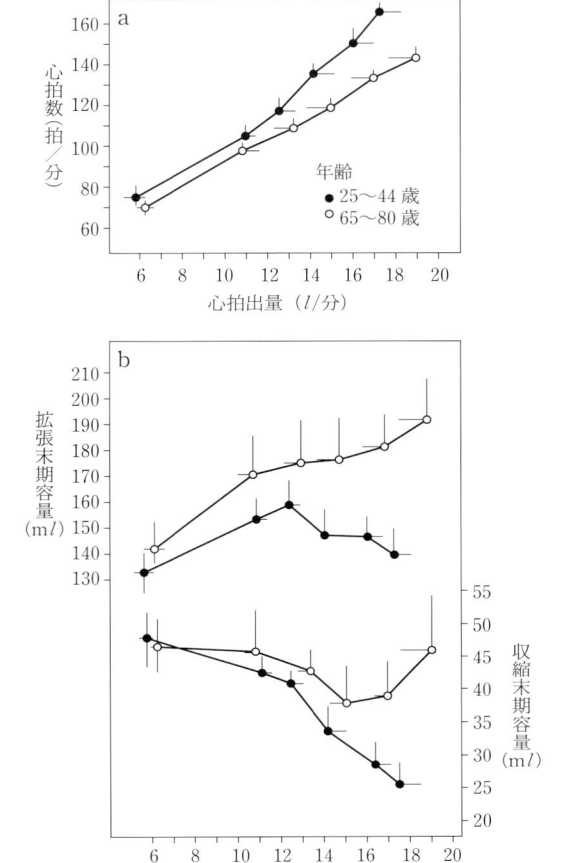

図3.5 さまざまな心拍出量での心拍数(上図)および1回拍出量(下図)の加齢変化
　Baltimore 縦断的老化研究(Rodehefferら 1984)からの横断的データ
Circulation 69: 203-213. Copyright 1984 American Heart Association.より許可を得て転載

● 最大努力時

　最大努力に近づくにしたがい，高齢者の1回拍出量は実質的に減少することがある(Ogawaら 1992；Tate, Hyek, Taffet 1994)。Flegら(1993)は，74歳の対象者で自転車エルゴメーター最大駆動時の駆出率を調べ，心筋虚血がない人は0.76，無症候性の虚血の人は0.66，若年成人は0.85であったと報告している。さらに，高齢者の駆出率は，心筋虚血がない人でも，最大出力の50％での値と比較して増加しなかった。また，臨床上は健康であるが，心電図検査で無症候性の虚血が認められる場合，左心室の駆出率が負荷の増加とともに実質的に減少した。

　運動強度が高いときに心室の駆出を維持するのが高齢者で難しいのは，心筋の灌流が劣ること，カテコラミンに対する心筋収縮性の反応が減少すること(Schulmanら 1992)，心室壁の伸展性が減少し拡張期の充填が損なわれること，心筋の収縮特性が変化すること，心筋が次第に線維組織に変わること，(血管抵抗が高いことによって)後負荷が増加することなどを反映している。

＊心筋灌流の障害

　Weisfeldt, Gerstenblith, Lakatta(1985)は，高仕事率での1回拍出量の低下はいずれも，冠状動脈流の障害とそれにともなう心筋虚血のた

めであることを強く主張している。彼らの厳選された対象者(すべての人で，運動時の心電図とシンチグラフで冠状動脈循環に異常が認められなかった)では，1回拍出量が若年者より高齢者で実質的に多かった。しかしながら，彼らの心拍数の結果をみると，最大有酸素努力よりもかなり低い負荷で測定されたことが示唆され，もし高齢者をもっと努力させられたならば，他の研究における真の最大努力時の結果と同様に，1回拍出量の低下が認められたと考えられる。観察された1回拍出量の増加はいずれも，心臓予備力の低下の代わりに認められた。さらに，Flegら(1993)が示したように，高齢者では心筋があまり効果的に機能していなかったが，これは，そのような人ではたとえ運動誘発性の心筋虚血が認められなくとも，拡張終期容量の所定の増加に対する1回拍出量の増加が少なかったためである。

心筋虚血と心筋線維症は，高齢者でしばしば認められる。これらの変性によって最大拍出量が確かに低下するが，それは通常の加齢変化ではなくどちらかといえば疾患である。

*心筋特性の変化

加齢によって，アルファミオシンのmRNAが減少し，一方でベータミオシンのmRNAは変化しない。したがって，心臓壁の収縮性タンパクは，速い分子種(アルファミオシン)から遅い分子種(ベータミオシン)へと変わる。またそれと関連して，アクトミオシンのATPase活性も減少する。これらの変化は，より遅いミオシン分子種によって心室壁がより低いエネルギー消費で収縮することから，高齢者の心臓循環における適応の1つと考えられる(Holubarschら 1985)。また加齢にともない，筋原線維のカルシウム活性化の時間が延長し，心筋の活動電位が長引く(Lakatta 1987)。

動物実験では，摘出心筋は，加齢にともない最大張力に到達するまでの時間が15～20％延長し，同時にその後の弛緩が遅れることが示されている。心筋の弛緩の遅れは，収縮後のカルシウムイオンの回収が遅れることを反映する(Lakatta 1987；Tate, Hyek, Taffet 1994)。Tate, Hyek, Taffet(1994)によると，この遅れはカルシウム依存性のATPase活性の減少によるという。しかし，Narayanan(1981)は，そのおもな理由はATPaseによるエネルギー放出がカルシウムイオンのポンプ過程とは分離するようになることであると示唆している。

このように心室筋の基本的な収縮特性が変性しても，心エコー検査によると，健康な人では安静時あるいはフェニレフリン投与によって収縮期血圧が増加したときでも，周辺の線維の収縮速度は年齢によってほとんど影響されないことが示されている(Lakatta 1987)。

*カテコラミンに対する反応の変化

若年成人では，運動時にカテコラミンによる心筋の収縮性が非常に増加する。高齢者では，プロプラノロール投与による機能変化は，若年者のものより小さい(Flegら 1994)。つまり，カテコラミンに対する心室の収縮性が低下する。この反応は，すでに述べたように，心筋固有の収縮特性の変化によってさらに制限されるであろう(Lakatta 1993 a；Portら 1980)。

動物実験によると，β-アドレナリン受容器の密度は加齢によって変化しない。実際には，心室が肥大するために，β受容器の総数は増加するのかもしれない(Scarpace, Lowenthal, Tümer 1992)。しかしながら，筋収縮性の反応は心筋の受容器の調節低下によって弱められ，これは，β-アドレナリン作動性の神経活動が増加しても，すべては相殺されない(Portら 1980；Seals, Taylorら 1994)。

運動中に心室の収縮速度がそれほど増大しないために，ピーク1回拍出量が制限されるだけでなく，冠状動脈灌流が心壁の緊張によって制限されるとき，心サイクルでの収縮期も長くなる。

*静脈充満

高齢者では，心室の前負荷が減少する傾向にある。この要因は，静脈圧の低下や，血液量の減少をともなう一般的な身体状況の悪化，静脈瘤での血液の貯留，心室の拡張期弛緩が遅いことである。静脈充満が減少するときにみられる重要な日常的徴候の1つとして，多くの高齢者では仰臥位

から急に立ち上がると，全身血圧が非常に低下する(Fagard, Thijs, Armery 1993)ということがある。

　安静時で心室壁の弛緩が遅くなるのは，すでに論じたカルシウムイオンの吸収の遅れのみによるのではなく，肥大やコラーゲン架橋の影響もある(Guenard, Emeriau 1992；Tate, Hyek, Taffet 1994；Thomasら 1992)。運動時でのカテコラミンによる心室充満率の増加は，若年者と高齢者で絶対値が同じようであるが，高齢者のほうが安静時の値がより小さいので，リズミカルな運動時(Stratton, Levyら 1994)および静的運動時(Swinneら 1992)では充満がより遅い。

　静脈の充満の遅れは，高齢者における心機能の潜在的な問題を示唆するが，たいていの環境下では，拡張期で心房の寄与が増えるために適切に補償される(図3.4参照；Downesら 1989；Green, Crouse 1993；Kitzman, Higginbotham, Sullivan 1993；Millerら 1986；Miyatakeら 1984；Takemotoら 1992)。心エコー検査では，安静時および最大に近い運動時のどちらにおいても，高齢者の拡張終期容量が低下することは示されていない(Lakatta 1993b)。

＊後負荷

　安静時では，総末梢血管抵抗は高齢者と若年者でほぼ同じであるが，激しい運動時では，全身血圧が高齢者でより増加する(Martin, Ogawaら 1991；White, Carrington 1993)。そのため，高齢者における心室の血液駆出抵抗は，若年者と比較して非常に大きい。これにはいくつかの要因が貢献する。高齢者では，大動脈および主要な動脈の伸展性が低い。また，加齢により不活動筋への血管の収縮が大きくなる(Seals, Taylorら 1994；Taylorら 1992)。そして筋力の低下とともに，いかなる作業においても相対的負荷が増大するので，活動中の四肢の灌流はとくに妨げられる(Sun, Eiken, Mekjavic 1993)。

E　心拍出量

　安静時および最大下運動時の心拍出量には加齢の影響はほとんどないが，ピーク心拍出量は加齢とともに次第に低下する。

● 安静時

　初期の報告によると，安静時代謝の低下と関連して，加齢によって安静時の心拍出量が多少低下する。しかしながら，Weisfeldt, Gerstenblith, Lakatta(1985)は，潜在的な虚血性心疾患を持つ人を対象者から省いたうえで，安静時の心拍出量は加齢と関連しないと報告した。したがって，初期の研究では，通院する不健康な回復期の患者を対象者としたことによって結果が左右されたのかもしれない。

● 最大下運動時

　低強度の最大下運動時では，心拍数と1回拍出量に対する加齢の影響は小さく，ほとんどの研究者によって，所定の酸素摂取量での心拍出量にはほとんど変化がないと報告されている。ただし，McElvaneyら(1989)は，65歳の人の心拍出量は，若年者のそれよりいくぶん少ないと主張した。

● 最大運動時

　若年者と比較して高齢者では，より低い仕事率およびより低いピーク心拍数でピーク心拍出量に到達する。したがって，65歳の最大心拍出量は，一般的には，17〜20 l/分(100〜120 ml×170拍/分)で，若年者より約20〜30％少ない(Fagard, Thijs, Amery 1993；Fuchiら 1989；Higginbothamら 1986；Kitzman, Higginbotham, Sullivan 1993；Ogawaら 1992；Seals, Taylorら 1994)。Paterson(1992)が指摘したように，最大心拍出量の低下は一般的に除脂肪組織の減少と同程度であり，そのため，活動筋の単位量当たりのピーク血流量は高齢者でも適切に維持される傾向にある。

Weisfeldt, Gerstenblith, Lakatta (1985) によると，たいへん興味深いことに，心電図検査とシンチグラフで異常がない平均年齢71歳の人は，ピーク心拍数の低下をFrank-Starlingの法則によって補償できたという．そうすることで，1回拍出量が増加し，最大心拍出量が若年成人のレベルに十分に維持され(図3.5参照)，一方で，拡張終期容量が増加し，心臓予備力が減少する．しかしながら，強調すべき重要な点は，彼らが観察した反応(1回拍出量が125 ml，心拍数が143拍/分で，ピーク心拍出量が17.3 l/分)は，高齢者の最大心拍出量に関するそれまでの見解には反しないということである．対象者が真の最大心拍数(160〜170拍/分)にまで到達していたなら，他の報告と同じく，1回拍出量が低下していただろう．彼らのデータでさえ，駆出率は35歳で平均0.835であったのが，71歳では0.761と非常に低下していた．

F　動静脈酸素較差

所定の心拍出量で組織に運ばれる酸素量は，平均動静脈酸素較差の大きさに依存する．

● 安静時および最大下運動時

安静時および最大下負荷時に，動静脈酸素較差は活動的な男性では変わらないようであるが，高齢な女性では20〜25 ml/l大きい傾向にある(Dempsey, Seals 1995; Spinaら 1993)．これは，加齢にともない運動の機械的効率が多少低下することと，したがって所定の仕事での酸素消費量が増加することを反映する．同時に，1回拍出量および心拍出量は，若年者が同一強度で運動するときにみられるものよりもわずかに少ない．

● 最大運動時

65歳の健常高齢者の多くは，最大動静脈酸素較差は若年成人の予測値である140〜150 ml/lに到達可能であるが，高齢になると低下する傾向にある(Weisfeldt, Gerstenblith, Lakatta 1985)．最大動静脈酸素較差の低下と関連する潜在的な要因には，動脈血酸素含有量の減少，有効心拍出量の末梢分布の低下，そして組織酵素系の活性低下がある．

＊**動脈血酸素含有量の減少**

ある高齢者では慢性的な胸部疾患のために肺の拡散量が低下し，したがって，動脈血の酸素飽和が減少する．また，その要因が貧血の場合もある．体液で運ばれる酸素の量は少ないものの，酸化した血液の酸素運搬能は，ヘモグロビン濃度にほぼ比例する．

Elwood (1971) による初期の研究では，65歳以上の健康な地域住民のヘモグロビンは，比較的標準の値(男性は14.5〜14.9 g/dl; 女性は12.9〜13.3 g/dl)であった．同じく，Garry (1994) によると，ニューメキシコの裕福な地域での値も標準であった．しかしながら，いくつかの疫学調査は，貧血の有病率が高齢者で高いことを示している (Lipschitz 1994)．

高齢者はとくに，次のような貧血の様々な要因に影響されやすい．(1)貧しい食事あるいは胃腸の縮小のために，鉄あるいはビタミンB_{12}の吸収が制限される，(2)未発見の潰瘍あるいは腫瘍からの内部出血によってヘモグロビンが減少する，(3)造血性の赤色骨髄が次第に脂肪組織に代わる (Lipschitz 1994)．したがって，貧血が加齢にともない増加する (Lipschitz 1994)．しかしながら，ほとんどの高齢者は，赤血球を活発に生成して，出血を補償する機能が保たれている．

＊**血流の分布**

活動筋(酸素抽出が多い)に供給される心拍出量の割合が大きく，一方，内臓と皮膚(酸素抽出がより少ない)に供給される割合が小さければ，動静脈酸素較差は大きくなる．加齢と低体力によって，筋と内臓および皮膚の血流量の割合が変わり，したがって動静脈酸素較差が低下する傾向にある．

比較的少量の筋の運動(自転車エルゴメーター駆動，あるいはより明らかなのはクランクアームエルゴメーター)で最大酸素摂取量に達するような場合，心臓は強く収縮した筋へくまなく血液を

送ることが多少困難になる。高齢者ではとくに，このように末梢循環が制限される危険性がある。骨格筋はより弱くなることから，所定の力を出すには，最大随意筋力に対する高い割合で収縮する必要がある。したがって，心拍数が低い（143対174拍/分）にもかかわらず，Weisfeldt, Gerstenblith, Lakatta（1985）は，71歳の全身血管抵抗は平均35歳の値と比較して30％大きいことを示した。筋の灌流が困難であることを補償しようとして，収縮期および拡張期血圧はともに高齢者で約10 mm Hg高かった。このような補償によって，最大下運動時では動静脈酸素較差はしばしば十分に維持されるが，最大努力に近づくと筋血流量および酸素抽出量は減少するかもしれない。

高齢者で全身血圧がより増加する要因の1つには，運動に参加しない身体部位，とくに不活動筋への血流が次第に制限されることが挙げられる。したがって，脚運動時には，ピーク酸素摂取量に対する割合が同じ場合，腕の末梢血管抵抗は若年成人より高齢者のほうが大きい（Taylorら1992）。

高齢者で酸素抽出が少ない他の要因には，若年者よりも皮膚血流の需要が大きいことがある。このことは，（1）皮膚表面へ熱を直接に伝導するのを妨げる皮下脂肪が厚いこと，（2）発汗率が小さく，蒸発性熱放散がより小さいことによる（Cable, Green 1990）。しかしながら，皮膚血流は容易に増加できない（Havenithら 1995）。実際は，日常の活動パターンが同じである若年者と高齢者を比較すると，高齢者では運動時の皮膚の血管拡張がより小さく，熱耐性も低い（Tankersleyら 1991）。

安静時の腎血流量は若年成人より高齢者のほうが低い（Kenney, Zappe 1994）。しかしながら，暑熱下での運動時には，腎血流量の低下は最大酸素摂取量が同じ若年者（37〜50％）より高齢者のほうがはるかに少なく（13〜15％），そしてこのことはまた最大動静脈酸素較差を小さくする傾向がある。

● 組織での酸素抽出

高齢者の中には，激しい身体活動時に筋の酸素が急激に欠乏する人がいる。たとえば，下肢の筋群への血液供給が不足する人では，歩行中にふくらはぎの痛みが急性に生じる（間欠性跛行）。しかしながら，そのような急性な筋の虚血は，組織で酸素が抽出されにくいためというよりも，主要な動脈での閉塞性疾患によることが主である（Thiele, Strandness 1994）。

おそらくは，組織の毛細血管数が加齢にともない減少するが（Aoyagi, Shephard 1992；Celli 1986；表3.5 a, b参照），筋線維が多少萎縮することから，毛細血管からミトコンドリア内の代謝部位への拡散経路は比較的維持される（Aoyagi, Shephard 1992；Celli 1986）。また，高齢者では多くの酵素の活性が低下するが（表3.6参照），加齢の影響はどの程度なのか，加齢にともなう身体状況の悪化をどの程度反映しているのかは明らかではない。

若年成人と同様に，高齢者において酸素抽出が末梢で大きく制限されることに対する反論はおもに，活動骨格筋を離れる血液の酸素含有量が非常に少ないことである（Shephard 1993 a）。健常高齢者の全身動静脈酸素較差は140〜150 ml/lであることから，活動筋での動静脈酸素較差は少なくとも160〜170 ml/lであろう。そして活動筋から流出する静脈血の酸素分圧は，10〜12 mm Hg（1.3〜1.6 kPa）以下であろう。明らかに，主要な分圧勾配つまり酸素運搬の主要な抵抗は，収縮筋内部というよりも，心臓呼吸器系にある（Shephard 1993 a）。

G 血圧

高齢になると，低血圧（起立性低血圧）を起こす機会が増え，また安静時および運動時に収縮期血圧が次第に増加する（高血圧）。

表3.5a 筋の毛細血管分布に及ぼす年齢の影響

群		毛細血管 (mm^{-2})	毛細血管 (fiber^{-1})	CC		
				タイプI	タイプIIA	タイプIIB
男性	若年[a]	270～369	0.81～1.80	3.90～4.76	4.20～4.84	2.94～3.00
	高齢[b]	247～347	0.59～1.61	3.70～4.56	3.08～3.92	2.64～3.20
女性	若年[c]	301～348	1.11～1.39	4.00～4.11	3.40～3.70	2.33～2.90
	高齢[d]	296～358	1.10～1.40	3.40～4.38	2.60～3.80	2.75～2.90

表3.5b 筋の単位断面積当たりの毛細血管分布に及ぼす年齢の影響

群		毛細血管 (mm^{-2})	毛細血管 (fiber^{-1})	CC relative to fiber area (μm$^{-2}\times 10^{-3}$)		
				タイプI	タイプIIA	タイプIIB
男性	若年[a]	270～369	0.81～1.80	1.03～1.25	0.86～0.95	0.78～0.84
	高齢[b]	247～347	0.59～1.61	0.90～1.54	1.03～1.72	1.07～1.38
女性	若年[c]	301～348	1.11～1.39	1.07	0.99	0.84
	高齢[d]	296～358	1.10～1.40	1.11～1.31	1.05～1.30	0.80～1.26

a：18～34歳　　b：67～81歳　　c：18～40歳
CC：各筋線維タイプに接触する毛細血管
Y. Aoyagi and R. J. Shephard 1992, "Aging and muscle function," Sports Medicine 14: 376-396. より許可を得て転載

表3.6 外側広筋での酵素活性の加齢変化

研究者	年齢	件数	酸化系				解糖系							Mg^{++}ATP
			SDH	HAD	CYTOX	CS	PFK	PHOSP	LDH	MK	HK	TPDH	CPK	
Aniansson ら(1980)	16～78	113					↔	↔						
Aniansson ら(1981)[a]	66～76	47							↔	↔				↔
Aniansson ら(1986)	73～83	22							↔	↔				
Borges, Essen-Gustavsson(1989)	20～70	14	↔ (↔)		↔ (↔)				↔ (↔)	↓↓			↔	
Essen-Gustavsson, Borges(1986)	20～70	34	↔ (↔)		↓ (↓)				↔ (↔)	↔ (↔)	↓ (↓)			
Grimby ら(1982)[a]	78～81	34	↔		↔				↔	↔				
Larsson(1978)	22～65	55	↑↑	↑	↑	↔			↓					↔
Örlander, Aniasson(1980)[a]	70～75	5	↑	↔	↔	↔			↓					

データはおもに男性のもので，括弧で示したものは女性のデータである。
[a]：他の研究者により報告されたデータとの横断的比較に基づく。
CPK：クレアチンホスホキナーゼ　　CS：クエン酸合成酵素　　CYTOX：シトクロム酸化酵素　　HAD：3-ヒドロキシアシル-CoA デヒドロゲナーゼ　　HK：ヘキソキナーゼ　　LDH：乳酸脱水素酵素　　MG^{++}ATP：マグネシウム刺激性アデノシントリホスファターゼ　　MK：ミオキナーゼ　　PFK：ホスホフルクトキナーゼ　　PHOSP：ホスホリラーゼ　　SDH：コハク脱水素酵素　　TPDH：三炭糖リン酸脱水素酵素
↔：活性不変
↑，↓：活性増減傾向
↑↑，↓↓：活性増減有意（$p<0.05$）
Y. Aoyagi and R. J. Shephard 1992, "Aging and Muscle function," Sports Medicine 14: 376-396. より許可を得て転載

●低血圧

　高齢になると，変化に対する循環器系の耐性が低下する。仰臥位から急に立ち上がるとき，暑熱環境で座位から立ち上がるとき，あるいはプールから出た後，全身血圧が著しく低下する（体位性低血圧）。このとき，めまい，錯乱，脱力，失神などの症状が起こる（Fagard, Thijs, Amery 1993；Halter 1985）。地域在住高齢者の10～30％が姿勢変換によって20 mm Hgあるいはそれ以上の血圧低下を示す（Lipsitz 1989；Mader 1989）。体位性低血圧は，高齢者における転倒要

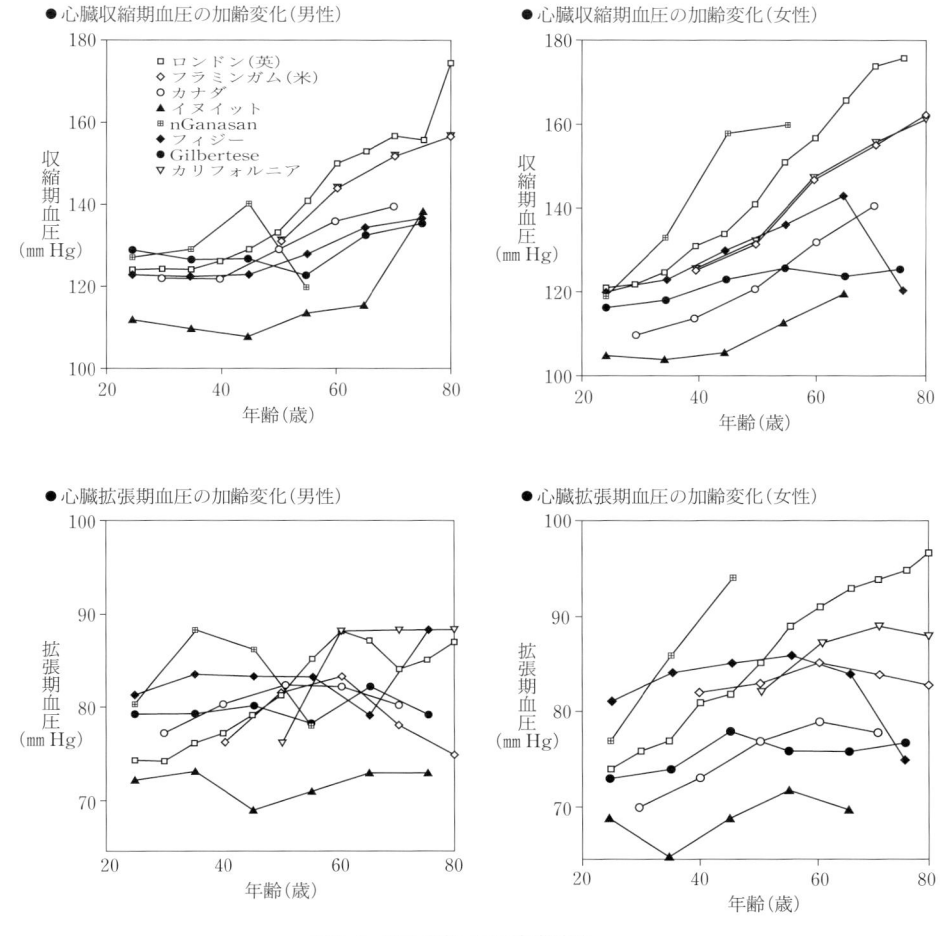

図3.6 様々な集団での加齢変化

因の1つである。運動直後で急激に血圧が低下すると，心筋梗塞になったり，心停止することもある。

低血圧は，反射性の機能不全とともに，静脈瘤や静脈圧が弱いことによって静脈血貯留が増加すること，また姿勢が変化するときに時おりノルエピネフリンの分泌増加が正常値よりも少ないこと（Polinskyら 1981）を反映する。Tonkinら（1991）は，重要な問題の1つとして，圧受容器反射の求心路の機能障害を挙げている。おそらくは，さもなければ血圧低下を感知する受容器が伸展性のない動脈壁で固定されているのだろう。降圧剤の処方が関連しているのかもしれないが，その問題は安静時血圧が高い人でもしばしば生じる（Lipsitz 1989）。

Barrett-Connor, Palinkas(1994)は，低拡張期血圧と高齢者でたいへん特徴的な鬱との関連を示唆している。

● 高血圧

高齢になると平均収縮期血圧が増加し，臨床上の高血圧症の罹患率が高くなる。

＊安静時

先進国では，安静時収縮期血圧が成人期にわたり平均で約35 mm Hgも増加する(Kannel 1980)。ナバホ族(DeStephano, Coulehan, Wiant 1979)や太平洋沿岸諸島の原住民(Page, Damon, Moelleriag 1974；図3.6参照)のような特有の地域を調べた初期の研究によると，収縮期血圧は加齢とともにほとんど増加せず，このことは孤立したイヌイ族(Rode, Shephard 1995 b)でもあてはまるらしい。原住民を明らかに保

護してきた生活様式の違いには，習慣的な身体活動レベルが高いこと，体重が軽いこと，塩分摂取が少ないこと，（ある場合には）魚や海に生息する哺乳類のような食材からオメガ3脂肪酸の摂取量が多いことが含まれる（Rodeら 1995）。

都市部の住民で血圧が増加しているのは，主要な血管壁の弾性が次第に減少していることによる。コラーゲン容量の散在性および巣状増加とともに，弾性層板が萎縮する。また，大動脈も次第に肥大し，X線写真では斑点性石灰化を示す。より硬くて柔軟性に欠ける動脈は1回拍出量をすぐに受容するほどには拡張しない。

高齢者における血圧の解釈は，選択的な大量死，高血圧者の過小評価，高血圧の過診断につながる血圧の個人内変動の増大によって困難になる（Forette, Henry, Hervy 1982）。安静時脈圧および収縮期血圧はともに若年成人よりも高い傾向にある。Weisfeldt, Gerstenblith, Lakatta（1985）は，35歳と71歳の差はそれぞれ11 mm Hgおよび18 mm Hgであることを示した。ある横断的研究では，収縮期血圧は一生涯増加し続けることが示唆された（Applegate 1994）が，他の研究では65歳前後で増加しなくなることが示唆されている（Miall, Brennan 1981；Whelton 1985）。

安静時収縮期血圧の全般的な増加に加えて，加齢とともに脈波の形状が変化する。したがって，頚動脈での記録によると，高齢者では収縮期血圧の増加が遅い。このことは，動脈が硬くなるとともに，反射された圧波の大きさが増すためだと考えられている（Vaitkeviciusら 1993）。

＊最大下および最大運動時

激しいリズミカルな，等尺性の，そして等速性の運動を行うと，どの年代の人でも血圧が高くなるが，その増加は安静時の値が高いほど大きい傾向にある（Zerzawy 1987）。したがって，高齢者は1回拍出量と心拍出量の最大値が小さいものの，運動中には，多くの人は若年者と比較して血圧のピーク値がより高い。若年成人では有酸素性運動時の最大収縮期血圧は約180 mm Hg（24 kPa）と予測されるが，Sidney, Shephard（未発表資料）によると，高齢男性では217±38 mm Hg（28.9±5.1 kPa），高齢女性では206±32 mm Hg（27.5±4.3 kPa）であった。ちなみにこれらの値は，Weisfeldt, Gerstenblith, Lakatta（1985）によってほぼ最大負荷時に得られた195 mm Hgのピーク収縮期血圧よりかなり高い。

心臓血管系にかかる負担は，伸張性筋収縮時よりも短縮性筋収縮時のほうが大きく（Horstmannら 1994），心拍数，血圧，ノルアドレナリン分泌量の増加が短縮性活動時により大きい。実質的に血圧の高い高齢者はたいてい，血圧が標準値の高齢者よりも心室肥大の度合いが大きい。高血圧の人で心室の収縮がより速く小さいことはたいてい，安静時の収縮期の機能が増加していることを示唆するが，心室弛緩の時間は延長する。さらに運動時には，収縮期の機能は血圧が標準である人と比較して低下する（Suzukiら 1991）。

4 | 呼吸器系の加齢変化
Aging of the Respiratory System

　一流競技者においては呼吸機能が最大酸素摂取量を制限する因子となることがしばしば報告されている(Dempsey, Powers, Gledhill 1990)．しかし，一般的には若年成人において呼吸機能が有酸素性運動能力を制限することはない(Shephard 1993b)．一方，高齢者では呼吸機能は運動時の需要を十分に満たさないのだろうか．ここでは，胸壁，気管支，肺の微細構造，そして肺の血管の解剖学的変化の点から，伸展性，静的肺容量，肺の動態，ガス交換，そして呼吸の酸素消費に関連する変化とともに，この問いについて述べる．一般的に，換気需要がいくらか増すにもかかわらず，高齢者において呼吸機能は運動時の需要に十分対応できる．しかしながら，より一般的には呼吸困難が生じ，この要因については後で述べる．

A　解剖学的変化

　骨格筋は全体として加齢とともに広範囲に消耗するが，安静時呼吸で機械的仕事を担う筋は呼吸運動で常に使用されていることから，それにはあてはまらない(Gosselin, Bohlmann, Thomas 1988)．しかしながら，激しい運動時に動員される補助的な筋についても，加齢にともない消耗しないのかどうかは明らかにされていない．さらに，加齢によって胸壁，気管支，肺の血管は解剖学的に変化し，呼吸機能に悪影響を及ぼす．

●胸壁

　胸壁は加齢とともにしばしば「樽型」に奇形する．胸郭の奥行きが増し，このことは肺の弾性線維の特性が消失あるいは変化したことを表している(D'Errico ら 1989)．胸郭の容量を修正するのに必要な作業は，脊柱後弯(骨粗鬆症の高齢女性での猫背)，肋骨の伸展性の消失，そして肋骨が回転する関節の硬直あるいは強直によってさえ増大する(Crapo 1993)．胸郭の加齢にともなう変形(女性では腹壁が弱くなることによる横隔膜の下降)は，多くの呼吸筋の長さ—張力関係に悪影響を及ぼす(Road ら 1986；Zadai 1985)．したがって，呼吸は横隔膜の働きに次第に依存する(Teramoto ら 1995)．

●気管支

　加齢にともない，気管支粘膜の粘液腺の数および[あるいは]大きさが多少増す．ただし，それが通常の変化なのか，それとも慢性気管支炎による影響なのかを区別するのは難しい．また，食物を吸引する危険性が増す(嚥下反射の変化および咳をして吐き出す力が弱くなるため；Tockman 1994)とともに，毛様体の機能も次第に低下し(非喫煙者でさえも)，場合によっては，免疫反応も低下する(Abbas, Lichtman, Pober 1995)．これらのことから，高齢者では細菌およびウイルスに次第に感染しやすくなる(Goodwin, Searles, Tung 1982；Roghmann 1987)．加齢によって，どの肺胞容量においても大きい気道の本質的な容積は必ずしも増加しないが，一般的に解剖学的な死腔が多少増加する．軟骨による支持が次第に減少することによっても，大きい気道が強く呼息するときにより虚脱しやすくなる．

●肺の組織

　死体標本によって，所定の膨張圧での肺の容積/重量比が次第に増加することが示唆されている(Andreotti ら 1983)．肺の総体的な分析から

83

は，コラーゲン，弾性組織，線維性タンパクの含有量にはほとんど変化がないことが明らかにされている(Andreottiら 1983)が，肺の伸展性の変化は，支持組織の位置あるいは特性が非常に変化していることを示唆するものである(Davies 1991)。とくに，より小さい気道と肺胞容積の開存性を維持している放射状の肺胞弾性線維の数と厚さが減少する(D'Erricoら 1989)。したがって，より小さい気道は次第に狭まり，一方，終末肺胞管の直径は増す。

高齢者の肺の微細構造をみると，支持組織の急激な崩壊が示唆される。タイプⅣコラーゲンとラミニンの蓄積のために，基底膜が多少肥厚する(D'Erricoら 1989)。一方，肺胞膜の全体的な厚さは減少する。同時に，肺胞の大きさが増し，隣接する肺胞を連続する窓のような開口部(コーン孔)の数と大きさが次第に増加する(Reiser, Hennesy, Last 1987)。肺胞および肺の毛細血管の破壊により，肺の有効機能面積が20歳での約70 m^2のピーク値から80歳の50〜60 m^2にまで減少する(Thurlbeck 1991)。

弾力性は加齢とともに低下する(Reiser, Hennesy, Last 1987；Thurlbeck 1991)。タイプⅡ肺胞細胞では層板の数が多少減少する(Shimura, Boatman, Martin 1986)が，$^3[H]$－パルミチン酸からレシチンへの混合率には変化がなく，このことは，肺胞の界面活性物質の産出がほとんど変化していないことを示唆する(Dempsey, Seals 1995)。肺でのエラスチンとコラーゲンの総含有量の総和も，弾性線維の数や大きさと同様，変化がない(Thurlbeck 1991)。消去法によって，弾性の減少はコラーゲン分子の架橋の増加といった分子レベルの変化に起因するようだ(Reiser, Hennesy, Last 1987)。

● 肺の血管

肺動脈の老化は，体循環とほぼ同様，血管壁の構造の変性によって顕著である。しかしながら，肺動脈圧は若年成人で低く，そのため，加齢にともなう圧の増加は，一般的に，体循環のものよりも小さい(Davidson, Fee 1990)。

B 伸展(コンプライアンス)

加齢によって，胸壁の堅さが著しく増し，肺組織の弾性が失われる。

● 胸壁コンプライアンス

60歳までには，胸の弾性抵抗が若年成人期の2倍になる。おそらく，胸壁の粘性抵抗も加齢によって増すが，この点については明確な統計解析が必要である。そのため，高齢者は横隔膜を使うことが多くなり，とくに肺を機能的残気量よりも縮小させる場合にはそうである(Teramotoら 1995)。80歳までに，胸囲の変化では安静時1回換気量の約4分の1しか，また運動時の換気量に関してはさらに小さな割合しか説明できない。

● 肺コンプライアンス

弾性組織は，加齢とともに肺組織から次第に消失していく。その結果，肺の伸展性が増加する(Cotes 1993；Murray 1981)。肺の伸展性がより大きくなると，残気量が多くなり，予備呼気量(機能的残気量と残気量の差)が低下する。

正常から慢性胸部疾患へは徐々に変化するため，肺の弾性組織の消失が加齢そのものの影響とみなせるのかは明らかでない。機能消失の大部分は一般的に，喫煙(Adair 1994)，肺の既往症(Rode, Shephard 1994 a, 1996)，大気汚染への暴露(これはShephard, Lavalleé [印刷中] Rokawら [1980] によって報告されているが，Buistら [1979] は認めていない)による。ある地域住民では，世代(コホート)効果もある(たとえば，Rode, Shephard [1994 a] は孤立したイヌイ族の共同体を調査し，横断的データは，年代とともに共同体内での呼吸器疾患が拡大することに影響されると指摘している)。

したがって，加齢にともなう変化率を同年代で比較したとしても，横断的研究と縦断的研究との間には明らかに差が認められるであろう(McClaranら 1995；Vollmerら 1988；Wareら 1990)。しかしながら，健康で，身体をよく動か

し，喫煙をせず，しかも仕事時および余暇時に低レベルの大気汚染(周囲での喫煙も含む)にしか暴露されていない人は，同じ地域社会であまり望ましくない生活を送っている人と比較して，肺機能の低下はずっと少ないことは明らかである．

C 静的な肺容量

加齢にともない肺活量が減少するが，それは肺の残気量の増加におおむね等しい．そのため，総肺容量はほとんど変化しない(Burrowsら 1986；Cotes 1993)．また，機能的残気量もほとんど変化しない(Cotes 1993；Culver, Butler 1985；Murray 1981)．

● 肺活量

肺容量の推測に一般的に使用されている多くの数式は，20歳から60歳，65歳あるいは70歳にかけて機能が直線的に低下することを基に考案されている(Cotes 1993)．しかしながら，Andersonら(1968)の初期の研究によると，肺活量およびそれに関連する容量は24歳まで増加し続けるという．そして，中年まで比較的直線的に機能が低下し，晩年には肺容量の低下が加速する(McClaranら 1995)．したがって，成人期を通じて直線的に機能が低下すると仮定する回帰式には実測データはうまくあてはまらない．

Andersonら(1968)は，肺活量の加齢にともなう減少率に喫煙が有意に影響を及ぼすが，慢性呼吸器疾患の病歴を持つ人を分析から除いた場合，その影響が消失することを示した．このことは，喫煙は肺の弾性組織に蓄積性の悪影響を及ぼすものの，その影響のほとんどはアルファ1-抗トリプシンが欠如している人の遺伝的に脆弱な部分に集中し，そのためとくに慢性胸部疾患にかかりやすいという見解と合致する．Andersonら(1968)は，胸部疾患の者を除くと，肺活量の低下は男性では17.4 ml/年，女性では10.5 ml/年であると報告した．この性差の少なくとも半分は女性の身長が低いことによって説明できる．残りは，胸部疾患のない人の喫煙による影響に起因するかもしれない．つい最近まで，喫煙は女性より男性で多く認められたからである．

肺活量の加齢変化に関するほとんどの研究は横断的であり，その結果，コホート効果や他の影響が考えられる(McClaranら 1995；Rode, Shephard 1994a；Vollmerら 1988；Wareら 1990)．典型的な横断的標本では，高齢者と若年成人では喫煙歴(喫煙者の割合，喫煙を始めたあるいはやめた年齢，タバコの種類)が異なる．また，60～80年前に生まれた人は，近代的な抗生物質が出回る前にほとんどの人生を過ごしている．そのため，急性呼吸器疾患による肺への損傷を受ける機会はより多かったであろう．そして，肺活量は身長の3乗に比例する傾向にある(Shephard 1982c)ため，年齢と身長に基づく直線回帰を，成人の身長が10年で10 mm増加した時代を含む横断的データの解析に用いることは適切でないだろう．

横断的研究の結果は気をつける必要があるが，6つの研究で，都市部に住むほとんどが20歳から65歳までの男性の肺活量の加齢変化は，平均で1年に24.4 mlの減少であった．人里離れたところに住み，大気汚染への暴露もほとんどない13の雑多な民族の集まりでも，減少率が驚くほど類似していた(平均25.4 ml/年，Shephard 1978a)．この換気機能の低下や呼吸困難に関しては本節の後半で議論する．

● 残気量

残気量の加齢にともなう増加のほとんどは，肺胞腔の拡張を反映する．安静時の肺胞ガス容量が多くなることにともなう不利な点は，1つには換気の増加にともないガス成分の変化が緩徐となることがある．したがって，高齢者では肺胞酸素分圧が運動開始時にはよりゆるやかに増加し，酸素摂取量の経時変化に対して，一時的に悪影響を及ぼす可能性がある(Babcockら 1994)．より実際的で重要なことは，胸部容量の増加による間接的な機能変化であり，それには，胸筋の機械的効率の減少，肺活量の減少，結果として生じる運動

時の呼吸困難の傾向がある。

　前期高齢者(65〜75歳)において残気量の増加が定常状態のガス交換に直接的に及ぼす影響はごくわずかで，これは運動時でさえもあてはまる。厳密な意味での肺胞というよりもむしろ末端の肺胞管で残気量の増加が生じる程度にまで，死腔は増大し，これは吸気ガスと肺胞ガスの間の拡散混合を遅らせる。

D　肺の動力学

　運動時に換気量を増大する能力は，胸筋の強さ，その収縮の随意的抑制，伸展性・気道抵抗・気道の虚脱と関連するインピーダンスなどの要因に依存する。

● 呼吸筋の能力

　補助的な筋の消耗によってピーク呼吸力が減少し，そして努力性ピーク換気量が制限されるかもしれない。さらに，換気需要が継続する長時間の運動時に，衰弱した筋では疲労がより早期に生じるかもしれない。

　実験データによると，一般的に，到達できるピーク換気圧は加齢とともに低下するが，個人差が大きい。McElvaneyら(1989)による報告では，若年成人と70歳の人の平均的な差は，統計的に有意ではないという。他の研究では，非常に体力のある69歳の人(最大酸素摂取量は年齢による推測値の204％)で，3分間の最大運動時でのピーク吸気圧には低下が認められなかった(Johnson, Reddan, Pegelowら 1991；Johnson, Reddan, Scowら 1991)。

　より典型的な高齢者において，ピーク換気圧を発揮するための能力について長期間にわたり調べる必要がある。

● 収縮の随意的抑制

　呼吸筋が収縮するときの感覚は，筋の長さの変化とそれにともなう筋の張力の変化との間の適切なバランスに依存する。呼吸筋力の加齢にともなう低下と換気抵抗の増大によって張力が増加するようであり，そのため所定の換気のための努力感が増す。

● 気道抵抗と虚脱

　より小さい気道における粘膜の肥厚や，胸郭のコンプライアンスの低下によって，高齢者では小さい気道が狭められる。このことから，吸息時と呼息時での気流抵抗が増大する(Johnson, Reddan, Scowら 1991)。また，どの流速においても，肺から胸郭外部の気道にかけての圧勾配が増大する。肺胞からより大きい気管支にかけての圧勾配が肺組織の弾力性反動による反力を大きく超えると気道が虚脱する。

　加齢とともに，激しい運動時に，呼気の流速/流量曲線の努力非依存性の領域に到達する人が次第に増加し，そこでは，さらに呼気を強めると，流速が増加せずに気道が虚脱する(Johnson, Dempsey 1991)。呼息終期肺容量の増大は気道を拡張し，部分的には気道の虚脱傾向を相殺するが，これは吸気筋の機械的効率が非常に減少するという代価をともなう。また，全体的な動的コンプライアンスも低下し，高齢者では周期的呼吸時には圧/量曲線のコンプライアンスが小さい部分(ほぼ最大吸気)で行われる傾向にある。

● 動的な肺容量

　気道が狭くなり呼息時に虚脱することにより，たとえば，最大随意換気量，ピーク呼息率，1秒強制呼息量といった様々な動的機能の指標が加齢にともない減少する(Andersonら 1968；Cotes 1993；Dempsey, Seals 1995)。加齢によって，一般的に，肺活量よりも1秒強制呼息量のほうが大きく低下する(Burr, Phillips, Hurst 1985；Coeら 1989)。したがって，1秒で呼出できる量の肺活量に対する割合が，若年成人で82〜86％であるのが65歳では75〜79％に低下する(Shephard 1978 a)。強制肺活量と同様に，1秒強制呼息量の加齢変化は，喫煙や他の大気汚染への暴露によって悪化する。しかし，喫煙せずに大気汚染が軽度な場所に住んでいる人でも，1秒強

制呼息量は一定の割合で低下する（男性は約32 ml／年，女性は約25 ml／年で低下；Burrowsら 1986；Knudsonら 1983；Tagerら 1988）。

65歳での動的肺容量を若年成人の値の割合にすると，その低下は最大酸素摂取量の加齢変化と同様である。したがって，肺の動的機能は，若年成人と同様に，健康な前期高齢者においても酸素運搬を制限する因子ではないらしい。しかしながら，予備換気量は少ない。Johnson, Dempsey (1991) は，体力が高い70歳の人は，肺活量の40～90％で呼息率の限界に到達し，そのうち多くの人は，最大運動時に吸気中の二酸化炭素濃度を増加させても，換気量が増大しなかったと報告した。

E　ガス交換

加齢とともに，吸気ガスの分布の悪化によりガス交換が妨げられ，肺胞換気と肺拡散が悪化し，肺胞動脈圧勾配が増加する。

● **ガス分布**

65歳までに，肺活量の少なくとも4分の1の気道が閉鎖する (Cotes 1993；Tockman 1994)。流体静力学的な理由から，気道閉鎖によって主として肺の従属部位で換気が制限される。残念なことに，同じく流体静力学的理由から，大部分の総肺血流は肺の下3分の1に分布する。したがって，気道虚脱によって，肺での換気と灌流との釣り合いが次第に悪化し，肺胞死腔が増大する (Dempsey, Seals 1995)。

1つには気道の閉鎖によって，1つには肺のコンプライアンスと気流抵抗の変化によって，吸気ガスの酸素，キセノン，そしてクリプトンの分布は加齢とともに次第に均一性が失われる。しかしながら，ガス分布は一般的には安静時に観測されており，その結果は激しい運動時のものと一致するとは限らない。

運動によって1回換気量が増加するに従い，より多くの空気が肺の下部に導かれ，それに応じて換気の鉛直方向の不均一性が減少する (Shephard 1982c)。しかしながら，運動では呼吸数も増し，そうすると，ガスが終末肺胞管から肺胞腔へ適切に拡散する時間がなくなる。そのような問題はとくに高齢者で生じやすく，これは加齢にともない終末肺胞管が拡張し，個々の肺胞腔での換気の時定数が不均質となることによってガスの混合が妨げられるためである。したがって，激しい運動時では通常，気道閉鎖によって換気の鉛直方向の不均一性が減少するが，水平方向については不均一性の程度が増すかもしれない (Shephard 1982c)。

● **肺胞換気**

加齢にともない，通常，誘導気道の解剖学的死腔が多少増加する。Cotes (1993) は，気管支の容量が10年で10 ml 増加すると推測している。しかしながらこの変化は，気道閉鎖，終末肺胞管の拡張，気道と肺胞腔の間のガス平衡の遅延，血流に対する換気の不均衡にともなう生理学的死腔の増加と比較して小さい。

加齢にともなう肺毛細血管の減少により，大部分の肺胞腔では換気されても血流は少ない。このことで必然的に生理学的死腔が増加する。肺動脈圧がわずかに増すと，肺の先端部位の灌流が改善されるかもしれないが，肺高血圧が著しくなると（これは気腫の患者でしばしば認められる），ピーク肺血流が制限され，肺胞換気と灌流の釣り合いがさらに悪化する。

これら様々な問題点を考慮すると，高齢者において，換気と灌流の一般的な関係がかなり悪化すると予期される (Davies 1991)。実際には，健常高齢者の安静時の換気／灌流比は驚くほど正常である。Johnson, Dempsey (1991) は，安静時の総合的な死腔／1回換気量比は，高齢者では15～20％大きいものの，この不利な条件でさえ運動中は次第に消失すると示唆している。Derks (1980) は，激しい運動時に，肺胞換気は若年成人で外部換気の75～80％であるのに対し，高齢者では約70％であると報告した。

● 肺拡散

肺拡散($\dot{D}_L$)は，肺膜の拡散量($\dot{D}m$)および肺毛細血管血量(Vc)とヘモグロビン反応定数(Θ)の積に依存する。

$$1/\dot{D}_L = 1/\dot{D}m + 1/(\Theta)Vc$$

40歳を超えると安静時の肺膜の拡散量($\dot{D}m$)は減少し，また肺毛細血管が破壊されるために肺毛細血管血量(Vc)も減少する。肺拡散($\dot{D}_L$)を習慣的な単位で表すと，拡散量の1年当たりの低下は1mm Hgにつき0.15 ml/分となる(Horvath, Borgia 1984)。他の多くの身体機能と同様に，生涯にわたり約25％の減少である。

その変化は，おおよそガス交換の機能的面積の減少に相当する(Thurlbeck 1991)。ただし，ガス交換の低下の一部は，おそらくは肺胞面の減少ではなく，吸気ガスの分布の悪化のためであろう。運動によって換気と灌流の均一性が増すために，健康で比較的体力の高い65歳の人において，最大拡散量はほとんど低下せず，最大運動時では，動脈酸素飽和度が一般的によく維持される。

● 肺胞-動脈圧勾配

ほとんどの若年成人では，肺胞腔と動脈血との間の酸素分圧勾配はほとんどない。逆説的にいえば，一流持久性競技者では平衡性が劣っている。そのような人は，激しい運動時にしばしば，肺胞—動脈圧勾配が著しいレベルに達する。これは，血液がいくつかの毛細血管内を非常に速く流れるので，肺胞ガスと分圧が等しくなるための時間がないからである(Dempsey, Powers, Gledhill 1990)。

肺の毛細血管床が加齢にともない減少し，拡散がより不十分になるが，実際にこれは，高齢者では一般的にピーク心拍出量がより少ないことによって相殺される。したがって，拡散に必要な時間が加齢にともない非常に減少することはない。Johnson, Dempsey(1991)は，体力の高い70歳の人で，安静時の肺胞—動脈酸素分圧勾配が若年成人時の値と比較してわずかに2〜5mm Hgしか大きくなかったと報告した。最大運動時でさえ，19名の高齢者のうちたった4名が，動脈酸素分圧が75mm Hg以下，あるいは動脈酸素飽和度が92％以下であった。

高齢で競技を継続している人は，若年成人と同様に，激しい運動時の酸素飽和度が減少する危険性が多少ある(Préfautら 1994)。

F 呼吸の仕事量

呼吸の仕事量は，換気需要と肺の機械的効率に依存する。

● 換気需要

加齢によって二酸化炭素や酸素欠乏といった刺激に対する呼吸中枢の感受性は，若年成人の約50％に低下するかもしれない(Dill, Hillyard, Miller 1980)が，安静時の1分間の換気量はほとんど変わらない。

一方，最大下の運動時では，単位外的仕事当たりの換気量は毎年3〜5％増加するようである(McConnell, Davies 1992)。多くの要因によって，高齢者の換気需要が増す。このことは次節で指摘するが，所定の活動における酸素消費が増加する。最大下の仕事で乳酸がより多く蓄積するが，それは運動開始時に酸素消費の増加が遅くなるためである(Babcockら 1994)。また，心筋の収縮性が低下すること，骨格筋が弱まること，末梢循環が悪化することにもよる。さらに，肺の機械的効率が減少する。

一方，最大有酸素性運動での1分間の換気量は，若年者と比較して高齢者のほうが少ない。これはおそらく呼気流率が限界に達するためであろう(Dempsey, Seals 1995)。

● 外的仕事の酸素消費

たいていの外的仕事における骨格筋の酸素消費は，関節が硬いこと，運動協調性が劣ること，身体の揺れが大きいこと，あるいは，当該活動に最

近慣れ親しんでないことによって増加する。これは機械的効率を低下させる。たとえば，自転車エルゴメーター駆動での正味の機械的効率は若年成人で23％であるのが，65歳では21.5％に減少することはすでに述べた。身体活動の総酸素消費量は，高齢者では呼吸性仕事の増加によってさらに増す。このことは次節でも述べる。また，加齢にともなう収縮期血圧の上昇によって，心臓での酸素消費が，若年成人より多少増加する。

● 肺の機械的効率

高齢者で換気効率が低下する要因には，脊柱後弯や樽型奇形による胸郭の歪み，呼吸数が多く1回換気量が少ないこと，気流抵抗と組織抵抗がともに増加すること，圧/容量曲線において機械的に望ましくない高い容量のほうへ換気が移行すること，そして呼気時の気道虚脱がある(Johnson, Dempsey 1991)。また，換気は解剖学的および生理学的死腔の増加に対する補償として（いくらか直接的に）増加する。

● 呼吸性仕事の酸素消費

加齢にともなう胸郭の硬直化は，肺組織がより柔軟になることでほぼ相殺され，よって，呼吸サイクルでの弾性仕事にはほとんど変化がない。しかしながら，換気の仕事が高齢者では増加する。これは大きな気道が狭くなる，あるいは虚脱するためである。Johnson, Dempsey(1991)は，若年成人では最大酸素摂取量のわずか6％が胸筋で消費されるが，体力のある70歳男性では最大酸素摂取量の13％が呼吸の酸素消費に相当すると見積もっている。ほとんどの高齢者は体力が高いとはいえず，多くの人は気腫が多少進行している。このため呼吸で使用される酸素は同年代の健康な人の10〜20倍にまですぐに到達する。

G 呼吸困難の罹患率

呼吸困難の症状は，高齢者では激しい運動時に頻繁に認められ，呼吸感覚がしばしばピーク酸素運搬の主要な決定因子となる。しかしながら，報告されている息切れの増加は，どの程度が解剖学的，あるいは生理学的要因によるのか，またどの程度が激しい運動に最近慣れていないことを反映するのかは明らかでない。そこでこの問題を，激しい運動時の高齢者における呼吸困難の閾値とそれに起因する換気の快適さの観点から調べることにする。

● 呼吸困難が生じる閾値

対象者の動機と経験に依存するが，不快な呼吸困難は，肺活量の33〜75％の1回換気量で生じる(Killian 1987；Killian, Jones 1988；Shephard 1987 b)。

呼吸困難の閾値は，体力が高い70歳男性では若年成人とほぼ同様であるようだ(肺活量の43〜86％；Johnson, Reddan, Pegelowら 1991；Johnson, Redden, Scowら 1991)。筋が弱く機能的残気量が多いために，多くの高齢者は肺活量の低い割合で呼吸困難が生じるようである(Jones 1984)。しかし，平均的な高齢者が4.4 l の肺活量の50％を使用できるとすれば，ピーク1回換気量は，依然として2.2 l である。さらに，ピーク呼吸数が若年成人と同様に40回/分に維持されたとすれば，1分換気量が88 l/分で呼吸困難が生じるであろう。

● 酸素運搬への影響

最大努力時の換気等量を仮に30 l/l とすると，1分換気量が88 l/分では酸素摂取量が2.93 l/分で，77 kgの男性では約38 ml/[kg・分]となる。この値は65歳で一般的とされるピーク酸素摂取量を多少上回る(図3.7参照)。したがって，肺活量とそれに関連する呼吸困難の閾値は，この年代の人の酸素運搬を制限する主要因ではない。

ある状況では，換気等量は30 l/l を上回るかもしれず，高齢者では呼吸困難の閾値に近づく。換気等量の増加は，骨格筋の衰弱，水素イオンの早期蓄積，吸気ガスの拡散の低下，そして解剖学的および生理学的死腔の増加による。トレッドミル運動時では，わたしたちの研究室の研究者らに

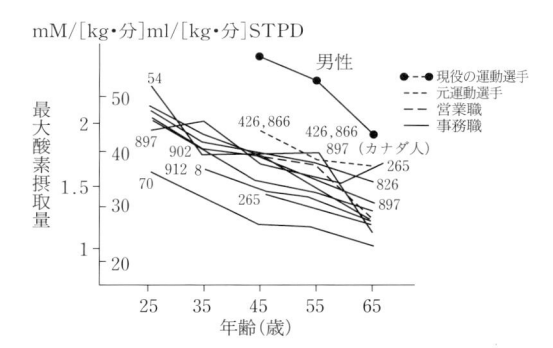

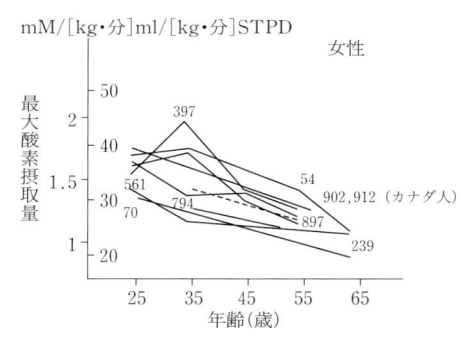

図3.7 最大酸素摂取量の加齢変化
R. J. Shephard 1987, *Physical activity and aging*, 2d ed. (London: Croom Helm). See original Publication for sources of individual data sets.より許可を得て転載

よると，65歳の男性で $25.2\ l/l$，女性で $27.4\ l/l$ であった。しかしながら，同じ対象者が自転車エルゴメーター駆動を行ったときでは，男性で $34.0\ l/l$，女性で $33.9\ l/l$ に増加した。Johnson, Dempsey(1991)も $38\ l/l$ と大きな値を報告した。

85歳の人の場合を考えてみよう。ピーク換気等量は，おそらく $35\ l/l$ まで増えている。また肺活量は，65〜85歳でおそらく $70\ ml/年$ の割合で低下している。したがって，平均肺活量は健康な85歳の人でさえわずか $3.0\ l$ である。そのような人が呼吸時に肺活量の50％を使用できるのであれば，ピーク1分間換気量は $60\ l/分$ を超えず，呼吸困難の感覚によっておそらく，酸素運搬のピークが $1.71\ l/分$，または $22\ ml/[kg\cdot分]$ に制限されるであろう。したがって，比較的健康な人であっても，この年代では呼吸困難が運動耐性を制限する重要な因子となる。

● 呼吸困難を悪化させる要因

実際に，85歳以下の人で，呼吸の短縮によって運動能力が制限されるかもしれない。とくに運動テストで最大吸気圧の大部分を使用するような場合はそうである(Johnson, Dempsey 1991)。

呼吸困難の傾向を悪化させる要因には，酸素の換気等量の増加だけでなく，呼吸感覚の変化もある。息切れの感覚は，激しい運動(換気)を最近行わないこと，胸筋の衰弱，樽型胸と関連して機械的利点が小さいこと，激しい呼気努力時の気道虚脱，そして胸郭の硬化と全体的な呼吸抵抗の増加に関連する感覚入力あるいは中枢神経処理の変化と関連する。

5 | 運動時の全般的な代謝反応
Overall Metabolic Response to Exercise

　これまでおもに，有酸素性運動での定常状態における心臓と呼吸の反応に関して議論してきた。しかしながら，加齢とともに，心拍，血圧，そして換気がある所定の出力で平衡に達するまでにはより長い時間がかかる(Babcockら 1994；Paterson, Cunningham, Babcock 1989)。このことが示唆することの1つには制御機構の悪化がある。β 受容体では作動薬および拮抗薬の両者に対する反応性が低下し，バルサルバ操作，顔面浸水，傾斜に対する反応性が減少する(Lakatta 1993a)。

　最大出力が加齢とともに減少し，そのため所定の仕事率では，高齢者は若年者と比較して無酸素性閾値により近い活動となる。そして，体力が低いことから，運動後の回復時間が遅延する。所定の仕事でのエネルギー需要量の増加分は無酸素性代謝によって満たされ，代謝熱の放散も若年者と比較して遅い。

　公表されている大多数のデータ(図3.7参照)によると，最大酸素摂取量は，絶対値(l/分)でも体重当たりでも(ml/[kg・分])，加齢とともに次第に低下する。しかしながら，体脂肪が加齢によってしばしば増加することから，その変化は相対値でより大きくなる。また，有酸素性パワーの明らかな低下の一部は，高齢者が高強度で努力することを望まないことか，あるいは習慣的な身体活動の加齢にともなう減少，したがって身体状態の低下のどちらかを反映するというところも議論の余地がある。Jacksonら(1995)は，重回帰法によって，有酸素性パワーの加齢にともなう低下の半分が，脂肪の蓄積や日常の身体活動の減少に起因すると見積もっている。

　若年成人における最大努力の判定基準は，酸素消費量が頭打ち(発揮出力の増加にともなう酸素消費量の増加が $0.15\,l$/分以下)となることである。最大酸素摂取量の低下とともに，この基準では個人の最大パフォーマンスに対する割合が必然的に大きくなる。そして，高齢者ではそのような基準に達するのは困難となる。とくに自転車エルゴメーター駆動では，酸素運搬が頭打ちに到達する前に，筋疲労によってテストが中止される。しかしながら，わたしたちの経験では，健康な65歳の人の4分の3は，1回目のトレッドミルテストで酸素消費量が頭打ちに達し，残りの半数の人は，2回目のテストでそうなることができる。最大努力が可能な男性では，最後の心拍数が平均172拍/分，血中乳酸が回復初期で平均 $11.1\,\text{mmol}/l$ であった。しかしながら，いくつかの研究では，ピーク心拍数が低いこと，呼吸ガス交換比が低いこと，ピーク血中乳酸値が低いことが認められ，これらは最大努力を示唆するものではない。

　これらの問題や最大酸素運搬の平均レベルがサンプル間で非常に異なることがあるが，横断的研究の結果は一致して，65歳までに有酸素性パワーは男性でも女性でも若年成人の値より30〜40％少ないことを示している(図3.7参照)。相対値では，男性の低下は1年に平均420〜520μl/[kg・分]で，20歳頃始まる。女性では，500〜700μl/[kg・分]であるが，機能低下は35歳になるまで始まらない。おそらくは，小さな子どもの世話をすることに関わる身体活動によって，若年成人女性は身体状況の低下を防ぐことができるのだろう。

　縦断的研究に基づく低下の見積もりはより様々である。横断的変化を大きく上回る結果もあれば，ほとんど変化しないとの結果もある。縦断的研究の問題点には，一般的に，標本サイズが小さい，観察期間が比較的短い，最初の測定後の日常的な身体活動の変化によって影響されやすいということがある。

　なお，最大酸素摂取量とそのトレーニングによる変化については，第4章で示す。

6 内臓機能
Visceral Functions

胃腸管，肝臓，腎臓の機能の加齢にともなう変化は，すべて，エネルギー蓄積，除脂肪組織の合成，運動中の水分および栄養バランスの維持と密接に関係する。

A 胃腸管

味覚の消失(Chauhanら 1987)，歯の消失(Carlos, Wolfe 1989)，口腔顔面筋の衰弱，料理するのを妨げる身体的問題，貧困と孤独(Chernoff, Silver 1993)はすべて，非常に高齢な人において，食事の用意および摂取を制限する可能性がある因子である。しかしながら，食物摂取の減少が身体的能力を低下させるという明確な証拠はほとんどない。

食道の運動は，高齢者では協調性に欠け，急激に身体を動かすと，胃の内容物が逆流することもある(Minaker, Rowe 1982；Young, Urban 1986)。胃が空の状態になる時間も高齢者では延長し(Horowitzら 1984；Mooreら 1983)，暑熱環境で運動するときには，有効に摂取される水分が減少してしまう。結腸の動きは緩慢になる傾向があり，とくに移動が限られる高齢者ではそうである(Young, Urban 1986)。しかしながら逆に，結腸の機能は中等度の運動で高められる。また，非常に高齢な人では，肛門括約筋の機能低下のために失禁が多くなり，激しい運動をするとこの傾向がしばしば悪化してしまう。

加齢によって，食物の消化を促す酵素，たとえば，唾液プチアリン，胃液やヒスタミン，膵アミラーゼやトリプシンなどの生成が減少する。たいていの栄養素は腸からよく吸収され続ける。しかしながら，炭水化物の吸収が遅延し(Feibusch, Holt 1982；Mayersohn 1982)，非常に高齢な人では，鉄(Young, Urban 1986)，カルシウム(Gunby, Morley 1995)，ビタミンB_1(Kohrs, Czajka-Narins 1986)，ビタミンB_{12}(Bidlack, Wang 1995)の吸収が損なわれ，それはヘモグロビンレベルおよび骨の健康の程度と関連する。

B 肝臓

肝臓は60～90歳で重量が非常に減少するが，心不全や習慣性飲酒がなければ，肝臓機能への影響はわずかで(Morrisら 1991)，そのいかなる変化も運動能力には影響を及ぼさないようである。

C 腎臓

腎臓の大きさは成人初期に最大となり，50歳を超えると重量の減少が加速する。80歳までには，腎臓の総重量は平均で若年成人時のピーク値の約70％となる(McLachlan 1987)。しかしながら，運動を実践する高齢者でそのような低下が生じているのかどうかを評価する場合，局所性虚血や感染による影響と通常の加齢変化とを区別するのは難しい。さらに機能評価では，除脂肪体重とピーク有酸素性パワーの全体的な減少を考慮する必要がある。したがって，腎臓の残余機能で通常は，高齢者がさらに高齢となるまで，より低いピーク筋代謝率の需要を満たすことができる。

腎組織の消失は，糸球体の遮断，糸球体毛細血管ループ数の減少，総ネフロン単位の進行性欠失をともなう。80歳までに腎血流は若年成人のピーク値のわずか50％となる。糸球体の濾過率は少なくともそれと平行して低下する。したがって高齢者では，暑熱環境で運動すると生じるような，ミネラル（Macias, Bondia, Rodriguez-Commes 1987；Suderam, Manikar 1983），および水分バランス（Bengeleら 1981）の損失を修正することが次第に困難となる。そして，アシドーシスの改善にも若年成人より時間がかかる（Maciasら 1983）。

7 神経系の加齢変化
Aging of the Nervous System

中枢神経系の加齢変化については，他の論文で身体活動と関連させてうまく概説されている（Ostrow 1989；Spirduso 1995）。本節では，身体活動能力においてとくに重要な問題を概説する。まず，大脳の機能全般，視覚，聴覚，そして他の感覚の加齢にともなう変化について論議する。反応の鈍化について述べ，細胞死，大脳灌流低下，そして神経伝達物質の分泌とそれに対する感受性の変化の原因について検討する。さらに後節では，歩行の悪化，震顫（震え），バランスの低下，そして転倒に関して概論する。最後に，労作における全体的な感覚について述べる。

A 大脳機能

高齢者の全体的な大脳機能の低下は，脳波の変化，記憶，認知および学習能力の低下，そして睡眠構造の悪化によって示される。

●脳波

脳波のα波は，若年成人では10 Hzだが高齢者では8〜9 Hzへと低下し，それと同程度に低周波のδ波，θ波の活動が増加する。α波の消失および速波の集中は，記憶の消失および学習の低下と関連するようである。

頭皮から記録される視覚および聴覚誘発電位は，潜在時間と振幅が増加し，記録部位間でより同期化する。おそらく，高齢者で放電がより同期化するのは，情報に関して競合する伝達経路がより少ないか，あるいは大脳の反応の抑制がより小さいためである。

●記憶，認知，および学習能力

記憶，認知，そして情報処理の多くの側面は，加齢とともに低下する（Birren, Woods, Williams 1980；Charness 1991）。長期記憶の認知要素は比較的よく保たれるが，この蓄積から情報を取り出すのは困難となる（Benham, Heston 1989）。短期記憶と短期感覚蓄積は，加齢とともに次第に欠損が多くなる（Abourezk 1989；Salthouse 1982）。

学習の速さは高齢者でより遅くなり，またより単一目的的な方法により，タスクの末梢要素の習得度は低下する。機能低下の様相は，チェスの上級選手の成績がたいていは35歳前後でピークになるといったことにみることができる。

大脳の機能を低下させる要因には，アルツハイマー病などの状態だけでなく，限られた教育水準，感覚および運動の特殊技能の練習が近年にないこと，特殊感覚の低下におそらく関連するよう

な認知速度の減少(Schaie 1989),抑うつ,記憶に特異的なペプチド合成の遅延(McGeer, McGeer 1980),心臓血管系疾患,鎮静剤の服用,そして日常的な身体活動の変化がある(Poitrenaudら 1994)。横断的研究によって,認知神経心理学的成績と日常的な身体活動との間に強い関係性があることが示唆されている(Clarkson-Smith, Hartley 1989, 1990;Dustman, Emmerson, Shearer 1994)。

● 睡眠

主観的および客観的睡眠構造が加齢にともない変化する(Buysseら 1991)。一般的に,高齢者は若年者よりも入眠までの時間が長い。また,総睡眠時間が短く,そして睡眠が浅く,覚醒しやすい(Morgan 1987;Zepelin, McDonald, Zammit 1984)。深睡眠,つまり徐波睡眠は軽睡眠,つまりステージ2の浅い睡眠に次第に変化する。高齢者は夜間頻尿などのために,若年者と比較してより頻繁に寝床から起き上がったり,早朝に覚醒したりする(Mulder, Härmä 1992;Shaver, Giblin, Paulsen 1991)。その他の病的な睡眠阻害要因には,不安や抑うつ,様々な原因による痛み,呼吸器系および心臓血管系疾患,睡眠時無呼吸,そして夜間筋痙攣がある(Spiegel, Azcona, Morgan 1991)。しかしながら,高齢者の睡眠の質は,おそらくは当該日における身体および精神活動の増加によって高められるであろう(Horne 1988)。

おそらく,睡眠障害の結果,概日リズムの振幅が加齢とともに減少する(van Gool, Mirmiran 1986)。それは40歳前後で始まるが,高齢労働者では交替制の仕事に適応することの困難さが増し(Härmä, Hakola 1992),また睡眠不足の蓄積を埋め合わせる能力が低下する(Webb 1981)。

B 視 覚

視覚の様々な機能が加齢にともない次第に低下する。そのために,身体活動の範囲と程度,およ び達成できる成績が制限される(Makrisら 1993)。視野が狭まり,近くの物体に焦点を合わせるのが困難となり(遠近調節の欠如),視覚の鋭敏さが一定して減少する(Graham 1991;Stelmach, Worringham 1985)。非常にわずかな高齢者では目が見えなくなり,残りのほとんどの者ではある種のメガネを着用する必要がある。片目の視覚が弱くなること,眼筋の固有受容体機能の低下,そして網膜焦点が劣ることによって,多くの高齢者では分光器的視覚の低下が生じる。これら様々な障害によって,色別するのが困難となり(とくに夜間),視覚的技能が必要なタスクの成績が低下し,そして外在する物体に衝突する危険性が増大する。

視野が狭まる要因の一部には機械的なものがある。上まぶたが垂れ下がる(老人性眼瞼下重)ために,上方の視野が制限される。一方,眼窩の後部で脂肪が減少するために眼球が沈没し,全方向の視野が制限される。これらの外的な変化は,網膜そのものの病的悪化によって助長されることがあり,眼球内圧の増加(緑内障)とも関連する。

小さい物体に焦点を合わせることができる近点は,若年成人でおよそ0.1mであるが,50歳では0.5m,70歳では1mと増加する。焦点距離の変化に対する目の調節率も高齢者では低下する。屈折障害は,レンズの前後径の増加,レンズの黄色化,角膜乱視,眼窩後部の脂肪の減少にともなう光の不規則な屈折,そしてレンズと硝子体液での光の散乱の増加によって助長される(Michaels 1994)。

瞳孔の横断面積は,光彩の硬化と萎縮のために,高齢者で非常に減少する。光が目を通過する能力は,レンズの光学的特性の変化,および硝子体液の混濁の進行によって,さらに減少する。レンズの化学的成分は,超酸化物による酸化に対して弱くなり,したがってその変化は,アスコルビン酸,ビタミンE,そして他の抗酸化物質を多く摂取することによって最小限に抑えられる(Graham 1991)。硝子体液での浮遊物は,一般的に,視神経円板から硝子体の後部表面を引きはがすような突発的な振動によって生成される(Graham

1991)．60歳までに，網膜が受光するのは，若年成人時の白色光で3分の1，青色光で9分の1のみとなる。

C 聴覚

聴覚の鋭さは加齢とともに減少する(Mills 1991)。高齢者ではしばしば，純音聴力検査によって推測されるよりも，話すのを理解する能力が劣る。このことによって，高齢者は身体活動を必要とするものを含むあらゆる形式の社会的行事に参加することを控えがちになる。

ある研究者は，聴覚低下のおもな要因として，周辺の雑音を挙げている。このことは，ある産業において，とくに耳が適切に保護されていない場合は重要となるが，一般的には，加齢変化そのものがより重要であるようだ(Davis 1987)。鼓膜の肥厚および弾性の減少，あるいは中耳小骨関節の損傷による影響は小さいが，コルティ器官の受容器神経細胞の進行性減少，蝸牛の振動部位の弾性の減少，聴覚神経の障害，そして脳幹神経核あるいは聴覚皮質の機能低下の悪影響はより大きい。重篤な聴覚障害を持つ若年成人はわずかに約1.6％だが，退職の歳までには12～30％の人で，そして80歳までには50％以上の人で，実質的に聴覚が低下する。また，音に対して過敏にもなり(反応の不等性増大)，そのため，騒々しい会話あるいは体操教室での大音量の音楽によって不快感，あるいは苦痛さえも生じかねない。

高齢者はとくに高周波の音を聞き取るのが困難で(Moller 1981)，真の信号とランダムな雑音とを区別するのが難しい。雑音の一部は，体内の聴覚経路で生成される(耳鳴りの感覚，すなわち耳のなかでリンリン，ブンブンとなること；Coles 1981)。これら様々な変化の結果，聴覚反応時間が延長し，そのような人では音源がどの方向にあるのかを察知するのが難しい。

D その他の感覚器官

加齢とともにその他の多くの感覚器官の機能も低下し，これらの変化によってスキルを要する運動の成績が次第に低下する。

触覚受容器，パチーニ小体，そして皮膚のクラウゼ終末器の数が減少し，同様に，関連する神経細胞が変性する。その結果，軽い接触に対する感覚が次第に低下する。末梢感覚の低下は，アテローム性動脈硬化およびアルコール性あるいは糖尿病性神経障害によって悪化する。低体温および高体温になりやすいことの臨床上の証拠として，暑さ寒さに対して反応する受容器の感受性も加齢にともない低下することがある。一方，少なくとも健康的な高齢者では，痛みの閾値は変化しない。

関節内部あるいは周辺における固有受容体では，四肢の小さい変位を察知する機能が低下する。また，強制的な動きを再現するテストでは，正確さが低下する。これは，筋の固有受容器の機能が低下するためである。

E 反応速度と中枢処理

信号に対する応答の速さ(反応速度と動作時間の組合わせ)は，加齢とともに低下する(図3.8参照)。反応の遅延が顕著にみられるのは，一般化するときや，複雑なタスクを行うとき(Lupinacciら 1993)，あるいはいくつかの競合する信号を区別するときである(Charness 1991；Era, Jokela, Heikkinen 1986；Stelmach 1994)。努力を要する処理手続きが必要なタスクは，とくに個人の健康に影響されやすいようである(Chodzo-Zajko 1991)。

しばしば，加齢にともなう機能固有の低下は，抑制薬の過剰使用(Jarvik, Neshkes 1985)，ホルモンの阻害(Lavis 1981)，あるいは栄養不足(とくにビタミンBの不足)によって悪化する。逆に，反応速度の遅延は，有酸素性体力が高い活動的な人では認められないことがある(Era, Jo-

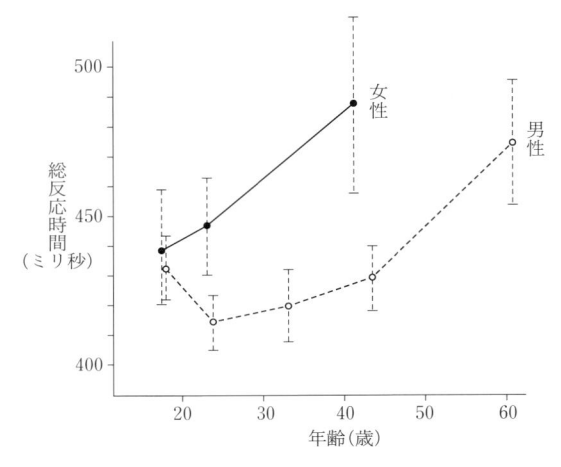

図3.8 横断的データにみられる加齢にともなうブレーキ反応時間の増加
Archives of Environmental Health, 33, pages 141-150, 1978. Halen Dwight Reid Educational Foundation. Published by Heldref Publications 1319 18th Street, N.W., Washington, D.C. 20036-1802. Copyright 1978.より許可を得て転載

kela, Heikkinen 1986；Whitehurst 1991)。視覚空間を非常に必要とするタスクを行う機能は，体力のある者ではとくに維持されるようである(Shay, Roth 1992)。

● 反応が遅延する部位

　神経伝達の遅延では，加齢にともなう反応時間の遅延のわずか4％しか説明できない。関節の硬化や筋力の低下といった要因により，動作時間の多少の遅延(Wright, Shephard 1978)もある。しかしながら，高齢者の反応が遅いおもな部位は脳内にあり，そこでは情報を処理し，符号化，検索，比較そして選択のような作業過程を完了するための能力が次第に低下する(Spirduso 1995)。

　そうした局部変化がどの程度，老化そのものよりもむしろ，血管系疾患，ウイルス感染後効果，重金属中毒，あるいは抗酸化薬の不足に起因するのかは依然として明らかではない。進行性の細胞死，樹状突起の減少(Feldman 1976)，脳血流の減少(Toole, Abourezk 1989)，そして酵素活性，受容体構造，神経ホルモン機能の変化といった要因もおそらくあるだろう。

● 脳灌流の変化

　椎骨動脈は加齢とともに次第により蛇行し，その結果，脳血流が若年成人時に示されるピーク値の50～60 ml/分/100 gから高齢者では約40 ml/分/100 gにまで減少する。後者の値は，すべての神経機能を維持するのに必要な最低レベルのようである。そして脳循環がさらに低下すると，細胞死が生じる。したがって，研究者の中には急性的な激しい身体活動の重要な利点の1つとして，それによって中心動脈圧が増加し，脳血流が増加することを指摘する者もいる(Pantanoら 1983；Toole, Aourezk 1989)。しかしながら，運動にともなうどのような血圧の増加も，一時的なもので，脳機能の低下率に実質的な影響を及ぼすとは信じがたい。

● 細胞および酵素の変化

　脳細胞では脂褐素(リポフスチン)が加齢にともない蓄積し，また様々な酵素変化がある。ニッスル顆粒およびDNAが有意に減少し，異常な神経細線維が増える。脳細胞が進行性に減少するために，20～90歳にかけて，脳組織の総重量が10～20％減少する。

　脳のいくつかの部位では，神経伝達物質を合成する酵素のレベルが低下する(Strong, Wood, Samorajski 1991)。たとえば，ドーパミン，カテコラミン，セロトニン，アセチルコリン，そして(程度はより小さいが)GABA(Allenら 1983；Gottfries 1986；Poirier, Finch 1994)がそうである。同時に，シナプスでのカルシウムイオン輸送の変化(Sun, Seaman 1997)，カテコラミンを分解するモノアミンオキシターゼ活性の増加，そしてドーパミン(D2タイプのみ；Morganら 1987；Rinne 1987)，ノルアドレナリン(Maggiら 1979)，セロトニン(S1とS2受容体の両者；Morgan, May, Finch 1988)およびアセチルコリン(Araujoら 1990)のような神経伝達物質の受容体の感受性および[あるいは]密度の変化がある。

　高齢者の菱脳のノルエピネフリン濃度は，若年

成人の値より40％も低い可能性がある。このことから，塩酸プロカインのようなモノアミンオキシターゼ阻害薬が脳機能の加齢変化を遅らせる可能性に興味が持たれている。しかしながら，現在までにそのような研究では結論が出ていない。

アセチルコリンの生成に関連する酵素であるコリンアセチルトランスフェラーゼの減少は大脳皮質と尾状核でもっとも顕著である（Allenら 1983）。これらの部位でのアセチルコリンの欠如は，ある種の震顫（震え）やアルツハイマー病と関連する（Domino 1988；Morgan, May, Finch 1988）。

GABAの生成に関連する酵素であるグルタミン酸脱炭素酵素活性の減少は，視床（Poirier, Finch 1994）や脳の側頭葉（Allenら 1983）でもっとも顕著である。GABAの欠如は，感覚情報の処理の加齢にともなう遅延と関連する可能性がある。

黒質のドーパミンレベルが低いことは，パーキンソン病の顕著な特徴である（Poirier, Finch 1994）。

● 反応速度と記憶

反応するときにしろ，あるいは思い出すときにしろ，高齢者の脳の機能的問題は，信号/雑音比の低下である。様々な感覚受容体機能の低下のために，送り出される信号は弱くなり，また皮質細胞の数が減少することから，平均化操作により偶発的な異常信号を取り除く機能が低下する。したがって，高齢者では，背景の雑音から信号を区別できるほどに情報が十分に蓄積するまで，どんな反応も必然的に遅延する（Welford 1984）。

すでに述べたように，短期記憶は加齢とともに減少する（Poitrenaudら 1994；Schmidt 1987；Spirduso 1995）。このため，新しいスキルおよび概念を獲得する能力が制限される（Robertson-Tschabo, Arenberg 1985）。脳のチャンネル容量も減少し，そのため高齢者では最適な脳の働きを保証するには覚醒レベルが低くてよい（言い換えれば，高齢者は要求されるタスクによってより容易に過覚醒となる；Bäckman,

Molander 1989）。

記憶すべき項目数が短期記憶容量を超えたり，情報操作が必要であったり，あるいは注意を分割する必要があったりすると，タスクを学習するのが困難になりやすい（Ostrow 1989）。成績を向上させるための手段には，書面での教示，予想間隔の延長，調査期間の延長がある。かなり学習した，あるいは自動的な活動の遂行には加齢の影響は比較的小さい（Hoyer, Plude 1980）。

残存している能力を最適化する試みとして高齢者で重要視されるのは，通常，動作の速さから正確さへの転換である。経験に頼ることが増え（Charness 1991），また問題解決のパターンが確立され，その結果，情報が既存のものに合致しないときは著しく困難が生じる。

脳の局所的な病変によっても，情緒障害が生じ，協調性が消失し（運動失調），そして様々な形態の震顫（錐体外路の過活動と関連した震え）が起こる。

F 歩様，震顫（震え），バランス，転倒

高齢になると，歩様の悪化，様々な震顫（震え）の出現，バランスの消失，転倒しやすさの増大のために，歩行による移動が次第に困難となる。

● 歩様

高齢者の歩様は，通常，若年成人と比較して，機械的効率が悪い。評価には，一般的に，高精度のフォースプレートが設置された実験室が必要であり，歩行周期における踵接地，立脚中期，踵離地，遊脚期，両脚支持期などを測定する（Buchnerら 1993）。しかしながら，Dobbsら（1993）は，近年，ストップウォッチのみを使用して，自由歩行を評価するための速度および身長を考慮した基準を開発した。

虚弱高齢者の動きは，典型的にゆっくりで，支持期が延長し，四肢の動きは慎重で確実というよりもむしろすり足でためらうようである（Koller, Glatt, Fox 1985；Sudarsky, Rosenthal 1983)。高齢者で機械的効率が悪化する要因には，自信の喪失，視覚およびバランスの低下，筋力の低下，運動単位活動の協調性の低下，そして関節の硬化が挙げられる。

トレーニングによって，動きの効率を高めることができる。すなわち，歩行などの所定のタスクでの酸素消費量が低下し，したがって，慢性閉塞性肺疾患のような，基本的な心臓呼吸器系の病状が回復できない状況でも，潜在的な行動範囲は増大する。

● 震顫（震え）

加齢とともに，なんらかの震顫（震え）を示す人が増加する(Griffiths, Pathy 1991)。震顫は，パーキンソン病のように中脳の抑制核での神経伝達物質としてのドーパミンレベルが適切でない状況では，安静時に認められる。また他の場合には，企図震顫という異常があり，それは，動作を試みようとするときの最初に出現する。そのような震顫は筋の固有受容体の機能低下，小脳の比較測定機能の障害，あるいはその両者を反映する(Shephard 1982 c)。

● バランス

脳幹と小脳の細胞が次第に減少すること，関節や眼筋の固有受容体機能が低下すること，小嚢や卵形嚢の変性，そして筋の衰弱はすべて，高齢者において，身体の動きを調節する機能を制限する。それには，重心が何らかの外力によってずれるときに必要な調整動作も含まれる(Woollacott 1993)。したがって，バランスが加齢とともに次第に悪化する(Buchnerら 1993；MacRae, Feltner, Reinsch 1994；Pyykköら 1988)。感覚的な不一致がある状況(たとえば，速く動く車の流れの近くを歩くとき)では，高齢者はバランスを保つのがとくに困難である。

バランスの悪化に対する調整反応は，若年者よりも遅くに始まり，しばしば主働筋と拮抗筋の両者の反応(四肢の一般的な硬化)をともない破綻する。身体の揺れは，10代が最小で，その後は次第に増加する。どの年齢においても，女性は男性よりも揺れが大きい。これは，筋量/体動比が小さいためと，おそらくは靴のせいで足首の支持が弱いためである。バランスが悪く，身体の揺れが大きいことによって，転倒の危険性が増すだけでなく，前に述べたように，動作の機械的効率も低下する。

● 転倒

地域在住高齢者の3分の1は毎年転倒し(Perry 1982)，そして転倒の危険性は施設に収容されるとより高くなる(Rubensteinら 1988)。非常に高齢で，骨の構造が骨粗鬆症によってもろくなっている人では，転倒によって一般的に股関節が骨折し，寝たきりになり，そして死が早まる(Poor, Jacobsen, Melton 1994)。

もっとも一般的な転倒の要因は(Overstall 1991)，なんらかの障害物につまずくことである(表3.7参照)。そのような事故の生じやすさは，滑りやすいあるいは平らではない床面，高齢者にとって不十分な照明，視覚の低下(Tinetti, Speechley, Ginter 1988)，脚の挙げ方が少なく歩行がすり足になること(Woollacott 1993)，固有受容感覚の消失(Skinner, Barrack, Cook 1984)，反応速度の低下(Stelmach 1994)，そして筋が衰弱してつまずいた後にバランスの修復が困難になることによって増加する。転倒を何回も経験した人は，同年齢の対照者と比較して身体の揺れが有意に大きい(Crillyら 1987；Era, Heikkinen 1985)。ただし，このことは，1つには障害の要因ではなく，むしろ結果かもしれない。

表3.7　高齢者146名における転倒要因

転倒要因	発生率(%)
つまずき	47.1
倒れ発作	12.2
めまい	8.7
バランスの消失	8.2
立ちくらみ	6.4
振り向き	5.2
その他	12.2

P. W. Overstallら 1977, "Falls in the elderly related to postural imbalance," *British Medical Journal* 1: 261-264. (BMJ Publishing Group) より許可を得て転載

つまずき以外の転倒要因が，75歳以上の人ではより重要となる(Pollock 1992)。一般的な認知低下，特別な神経障害，慢性関節リウマチや変形性関節症などの関節変性に影響されることに加えて(Nevittら 1989)，バランスは様々な処方薬によって低下する(安定剤，降圧剤，利尿薬，フェノチアジン，ベンゾジアゼピンを含む；Ray, Griffin, Downey 1989)。

体位(起立)性低血圧は，高齢者の約15〜24％にも認められる(Overstall 1991)。一部の高齢者は頭部を動かした際に突然，失神発作を起こしやすい。このような発作はしばしば椎間板の変性，あるいは椎骨動脈のよじれや湾曲によって脳血流が一時的に制限されるために起こる(Rubenstein, Josephson 1993)。鎖骨下動脈盗血症候群では，鎖骨下動脈の一時的な狭窄や閉塞に対する補償作用として椎骨動脈が一時的に逆流する。そのような発作は，疾患のある腕の運動によって起こるかもしれない。

一過性に意識が消失する原因には，他に，咳の継続，排尿時の力み，様々な心臓疾患(心臓ブロック，不整脈，発作性頻脈，大動脈口の狭窄)，てんかん，貧血，そしてパーキンソン病と関連する低血圧のために生じる心臓性失神がある。

G 労作の知覚

活動の知覚は，自由形式の質問，自己選択歩行速度，標準的運動タスクの簡易尺度から評価できる(Shephard 1989b)。

● 自己評価

日常生活での活動能力の自己評価は一般的に，個人の身体能力の客観的な測定結果と関連する(Myers, Huddy 1985)。

ときには，記述あるいは感覚による高齢者の能力は，客観的な推測を超える。これは，予期せぬやり方によって作業が行われるからである(たとえば，階段を昇るのに，脚の力が十分に強くないときには，腕の力で身体を引き上げるかもしれない)。もっと多いのは，客観的な状況評価から予想されるよりも達成度が低いと記述する場合である。このような不一致が生じる要因には，自己効力感が，最近の作業経験の欠如，全体的な幸福感の低下，あるいは自尊心の消失によって強く影響されることが挙げられる(Reker, Wong 1984)。

近年では，一般的な作業がかなり頻繁に避けられるが，それは高齢者の自然な恐怖心によるだけでなく，医師や看護師によって不必要に制限されるためでもある。

● 自己ペースの活動

自己選択歩行速度と最大酸素摂取量との相関は高齢者では非常に小さい($r=0.25〜0.30$；Cunningham, Rechnitzer, Donner 1986)。このことは，個人によって採用された歩行速度が有酸素性パワー以外の要因に強く影響されることを示唆する。その決定要因には，相当する代謝レベルでの努力の自覚，個人のより一般的な自己効力感があるだろう。

● 主観的運動強度

体力の評価と運動処方における強度設定の両者を行う手段として，ボルグスケールの運動尺度が広く使われている。このような方法は，運動時に予測されるような心拍数の増加がみられない場合にはとくに魅力的である(たとえば，心臓移植後，あるいはβ遮断薬を処方されている場合)。

若年成人よりも高齢者のほうが，所定の運動強度をより困難(きつい)と感じることが予測されるかもしれない。全体的な努力形態に寄与する様々な要因は，すべて加齢とともに増加する。たとえば，呼吸感覚は，呼吸数が増えるために増大し，どんな出力時でも換気は，最大随意換気量のより大きな割合を占める。同様に，筋が弱くなるにつれ，単位横断面積当たりの発揮力をより大きくする必要があり，心機能の低下は筋の灌流を減少させ，運動を続けると，組織での代謝産物の蓄積がより大きくなる。

しかしながら，これらの変化のほぼすべては，最大酸素摂取量および最大心拍数の減少とおおよ

そ平行して進行する。したがって，Borg, Linderholm(1967)による古典的研究では，自転車エルゴメーター駆動における所定の努力感での絶対的な心拍数が加齢にともない低下しても，努力の尺度は，最大酸素摂取量や心拍予備能に対する割合で表される相対的なストレスと一定の関係を維持していた。わたしたちの研究室でも，激しいトレッドミル運動に対する反応を若年者と高齢者で比較した場合，これらと同様の結果が得られている。

それでもなお，処方された運動強度を調節する手段としての形式的な努力尺度の実用的価値は制限されない。もし，「適度にきつい」と感じる運動強度を指示されたなら，採用される相対負荷は最大酸素摂取量の70±10％であろう。知覚は大きく変動するため，40人中1人は過度に低い強度で運動し(最大酸素摂取量のわずか50％)，他の1人は危険なほど高い強度で運動するであろう(最大努力の90％；Shephardら1992)。努力尺度のおもな有用性は，運動を処方することではない。運動処方では，特定距離を特定時間内で歩くように勧めるほうがよい。むしろ，尺度は，たとえば悪天候など，負荷を増大させる要因に直面した場合に，基本処方を微調整するのに役立つ。

8 恒常性の調節と内分泌系の加齢変化
Regulation of Homeostasis and Aging of the Endocrine System

老化の特徴は個々の細胞と器官の機能低下であるが，様々な身体部位間で機能を調整・統合する働きの低下によってもより深刻な問題が生じる。神経およびホルモンの制御機構の衰弱は，外的および内的ストレスに対応する能力を制限する。突然に体位を変化したときの血圧維持の問題(体位[起立]性低血圧)や，寒冷環境下で生じる過度の身体冷却についてはすでに述べた。調節系の問題は同様に暑熱環境下あるいは運動時にも生じる。

A 暑熱耐性の低下

暑熱に対する調節系の反応が損なわれる要因には(Kenney 1995)，ピーク心拍出量の減少，β遮断薬などの降圧剤の服用，口渇感の障害(Phillipsら1984)，利尿剤の使用(Collins, Exton-Smith, Doré 1981)，バゾプレシンの感受性は増加するものの分泌が減少すること(Phillipsら1984)，腎臓の濾過機能の低下，発汗の閾値の上昇およびエクリン腺の萎縮による発汗量の減少，そして肥満者では時には暑熱による血管拡張がより大きいにもかかわらず末梢での熱損失の効率が低下すること(Kenney 1995；O'Reilly 1989)がある。

身体的条件が暑熱耐性のもっとも重大な決定要因であるようだ。日常の身体活動が若年者と同様である高齢者では，発汗および血管拡張機能の低下が非常に顕著である。一方，最大酸素摂取量が同じであれば(つまり，平均的体力の若年成人と非常に高い体力の高齢者を比較すると)，高齢者では体温調節機能の低下は認められない(Tankersleyら1991)。

B 運動時のホルモン調節

運動中の恒常性維持に重要である数多くのホルモン制御機構が加齢にともない低下する。

ホルモン不足は，ホルモンの核生成からその活性化，担体たんぱくによる血流輸送，細胞膜受容

体との相互作用，そして血流からの最終的な除去にいたるまでのどの段階においても生じうる。視索上核と視床下部の神経内分泌経路における血管あるいは変性疾患は，とくに，非常に高齢な人において多くの重要なホルモンの生成を制限しやすいようである(Green 1991)。

激しい身体運動において，ホルモンに関与するとくに重要なことは，(1)温暖環境下での循環液量と心臓血管系機能の調節，(2)運動のための燃料の準備(血中グルコースの保持，脂肪の遊離，そしてたんぱく質の分解)，(3)適切なトレーニングによる新たなたんぱく合成をともなう身体組織の修復である。

C 交感神経副腎活動

自律神経系機能の加齢にともなう低下は，節前刺激に対する感受性の低下により示される。すでに述べたように，アセチルコリンの生成がコリン作動性部位で減少するが，それを相殺するコリンエステラーゼ活性の減少もある。シナプス後部では，直接的に作用する神経伝達物質に対する感受性の向上が予期される(神経支配がない器官のように)。しかしながら，高齢者の心筋では，すでに述べたように，興奮剤および遮断剤の両者に対する感受性が低下している。

激しい運動では，副腎髄質からのエピネフリン分泌が増加し，ノルエピネフリン分泌(大部分は循環系を調節する交感神経に由来)も増加する。若年成人と比較して，高齢者では直立姿勢(Youngら 1980)，一定強度の運動(Kohrtら 1993)，グルコースの摂取，そして精神活動(Barnesら 1982)のようなストレスに対して血中ノルエピネフリンレベルは2〜3倍増加する。しかしながら，有酸素性パワーのどんな所定の割合でも，激しい運動の効果は高齢者と若年成人で同じか(Jensenら 1994)，もしくは高齢者で小さい(Kohrtら 1993；Mazzeo, Colburn, Horvath 1985)。

高齢者において交感神経副腎の反応を制限する重要な因子の1つは，終末器でのβアドレナリン作動性反応の低下である(Kelly, O'Malley 1984；Lakatta 1993 a)。アドレナリン作動性受容体の密度あるいは親和力は減少しないらしい。おそらく，アデニレートシクラーゼ活性が減少(Feldman 1986；Halter 1985)，あるいは活性カテコラミンの接合部での吸収が増加(Goldbergら 1986)するようである。

D 副腎皮質

50歳前後で副腎皮質組織のわずかな減少が認められる。結合組織が実質細胞に取って代わり，副腎が肥厚し，そして色素が皮質のいたるところに蓄積する。

若年成人では，疲労の大きいあるいは情動的ストレスの大きい活動時に，下垂体のACTH分泌が血漿コルチゾルレベルを上昇させる。ACTH反応は高齢でも変わらず，コルチゾル分泌率の低下は，血漿からの除去率が低下することで補償される(Green 1991)。コルチゾルの夜間ピークは，高齢者のほうが，とくに睡眠構造が阻害されている場合には実際に大きい(Murrayら 1981)。最大酸素摂取量の所定の割合では，若年成人と高齢者でほぼ同様の運動に対する反応が認められるが，固定出力(負荷)での反応は高齢者のほうが大きい。

アルドステロンの分泌は，レニン-アンギオテンシン系，血漿カリウムレベル，そして(わずかではあるが)ACTHレベルによって調節される。高齢者ではアルドステロンの分泌が減少するが，これはそのホルモン代謝クリアランスが減少することで一部は相殺される。したがって，高齢者は砂漠環境下での運動と暑熱の組み合わせに順化できる(Yousefら 1984)が，出血，もしくは液体あるいはミネラルバランスの障害のようなその他の重要な要因がある場合には，恒常性は保てない(Reddan 1985)。

E　アンドロゲンと卵巣ホルモン

　第二性器への影響に加えて，アンドロゲンは一般的に代謝に重要な影響を及ぼす。これにより，筋や骨ではたんぱく合成が増加し，グリコーゲンの貯蓄と水分の保持が促進され，そして血清コレステロールが減少する。

　高齢者では，睾丸のライディヒ細胞が萎縮したり，循環アンドロゲンが体脂肪内でエストロゲンに変換され量が増えたりするにつれてテストステロンの生成は減少する(Pirke, Sintermanm, Vogt 1980)。したがって，筋消耗，高コレステロール血症，そして老年性骨粗鬆症に対する処置として，アンドロゲン(Baronら 1978；Jacksonら 1987；Morley, Kaiser, Perry 1993)や組換え成長ホルモン(Rudmanら 1993)を虚弱高齢者に処方している医師もいる。しかしながら，そのような処方の効果はいまだ議論されている。

　女性では，肝臓および末梢蓄積脂肪での副腎アンドロゲンからエストロンへの変換は，閉経後，とくに重要である。骨粗鬆症の徴候が早期に現れた人は，副腎アンドロゲンの分泌制限あるいはアンドロゲンからエストロンへの変換障害が認められることが示唆されている。医師のなかには，骨粗鬆症に対処し，心臓血管系疾患やアルツハイマー病の危険性の増大を是正する手段として，閉経後の女性のためのホルモン置換(代償)療法を主張する者もいる(Stampferら 1991)。このような治療のために，乳癌が生じる危険性があるものの，とくに近年の置換療法では，問題はかつて恐れられたほどではない(Baber, Studd 1989；Horowitzら 1993)。しかしながら，運動，適切なカルシウム摂取，そしてカルシトシン投与(必要であれば)を組み合わせれば，それは骨粗鬆症を予防することではエストロゲンの効果と少なくとも同等である。さらに，そのような生理学的方法は，多くの患者に適用でき(Kanisら 1992)，心臓血管系疾患の予防といった他の重要な効果もある。

F　インスリンとグルカゴン

　臨床的糖尿病の発生率は，加齢とともに急増する(Horowitz 1986；Wilson, Anderson, Kannel 1986)。罹患率は，とくに以前は身体的にたいへん活動的だったのが，後に座りがちな西洋的生活形態に変わった人では顕著である(Shephard, Rode 1996)。

　70歳までに，男性の約20％および女性の約30％でグルコース耐性曲線に異常が認められる。しかしながら，境界線上の場合の病理学的重要性はいまだ議論されており(Goldberg, Andres, Bierman 1985)，安静時血糖と標準グルコース負荷に対する反応の両者の正常範囲の上限を50歳以上で10年ごとに約 $0.5\,mmol/l$ 増加させる必要があるかもしれない(Jackson, Finucane 1991)。

　日常的な身体活動の減少，グリコーゲンを貯蔵するための除脂肪体重の減少，肥満症の増加，そして食品からのクロム摂取不足は，すべて，高齢者におけるインスリン抵抗性症候群の罹患率を増大させる重要な要因となりうる(Horowitz 1986；Kirwanら 1993；Nordstrom 1982)。しかしながら，経口と静脈投与のグルコースに対する反応が若年成人と同様，互いに類似していることから，グルコース吸収の加齢変化はその要因ではない(Jackson, Finucane 1991)。

　高齢者の血漿試料では，インスリン生成の減少あるいはホルモンがプロインスリンの形で残存している割合の増加が認められる場合もあるが，多くの例では，安静時のインスリン分泌レベルは明らかに変化しないか，あるいは確かに増加する(Cononieら 1994)。通常，インスリンに対する末梢での感受性が低下するが，インスリン受容体での結合が正常で変わらない人もいる(Jackson, Finucane 1991)。そのような人では，組織(とくに筋)は受容体後レベルで，インスリンの代謝的効果に抵抗性状態となるようである(Wallberg-Henriksson 1992)。グルコース恒常性系に悪影響を及ぼすその他の要因には，経口

投与グルコースに対する交感神経活動の亢進(Rowe, Troen 1980), 血流からのインスリン除去の遅延(Minakerら 1982), そして血中グルコースがある一定値に調節された状態での興奮および抑制ホルモンに対する膵臓β細胞の反応の低下(Elahiら 1982)がある。

60歳を超えた人では, 最大運動時には血中グルコースが増加するよりはむしろ減少する傾向がある(Goldfarb, Vaccaro, Ostrove 1989)。これは, 体力の低下, 除脂肪体重の減少, あるいは体脂肪の蓄積とは何ら関係がない。その理由は今のところまだ明らかではない。

加齢にともなうグルカゴン分泌の変化についての情報はほとんどない。絶食時のグルカゴンレベルは, 高齢者でほとんど変化せず, またアルギニン投与に対する反応にも変化がないようである。グルカゴンは組織の修復に, したがって加齢変化の影響を相殺することに重要な役割を果たす(Timiras 1991)。

G 甲状腺ホルモン

甲状腺ホルモンは, 異化作用とATP再合成との間の代謝的連結を弱める。したがって, 基礎代謝が増加し, 長時間の寒冷暴露での体温調節に貢献する。

老化は, 甲状腺の多くの変化, すなわち, 濾胞の直径, 上皮細胞の高さ, そして腺のコロイド含有量の減少と関連する。しかしながら, これらの変化が機能に及ぼす影響はわずかなようである。甲状腺機能の何らかの低下は, 寒冷暴露に対して高齢者の反応が弱いことから推測できるかもしれないが, 少なくとも標準状態では, 基礎代謝率は, 除脂肪体重当たりでみた場合, 成人期でほとんど変化しない。

わずかな割合の高齢者で甲状腺の機能不全が認められるが, このことは通常, 自己免疫疾患あるいは甲状腺中毒症の機能亢進の初期治療の結果であり(Green 1991), 場合によっては, 下垂体機能低下症によるものかもしれない(Belchetz 1985)。

H 下垂体分泌

下垂体は, 成長ホルモンのようにそれ自身の活性産物を分泌したり, 甲状腺や副腎皮質のような他の腺の分泌を刺激したりして, 代謝調節において重要な役割を演じる。

高齢者の下垂体では形態変化が多数認められる。それには, 血管分布の減少, 散在性線維症, 好塩基性・好酸性細胞の進行性消失, 嫌色素性細胞の増殖, そして腺腫構造の可能性の増加がある。全体的な機能は非常によく保たれているようだが, ある研究者によると, 進行性の視床下部調節障害は, それにともなう下垂体ホルモン分泌の変化とともに, 老化現象のおもな役割を果たす(Timiras 1991)。

● 成長ホルモン

成長ホルモンの基礎レベルは高齢者でほとんど変化しないかもしれないが,(おそらくは徐波睡眠の減少によって)高齢者では夜間の分泌が少ない。Rudmanら(1990)は, 61～81歳の男性で, 成長ホルモンとIGF-1の両者の血漿レベルが低いことを示唆した。年齢を揃えたコントロール群と比較すると, 6ヶ月間, 組換え成長ホルモンを投与した高齢者では, 除脂肪体重が増加(+8.8%), 体脂肪が減少(-14.4%), 腰椎の骨密度が増加(+1.6%)した。

Sidney, Shephard(1978 b)は, 65歳の高齢者で20分間の激しい運動時の反応を調べ, その結果, 運動による分泌の増加は若年者の値よりも多少低いことを観察した。その他の研究者も, 運動とアルギニン投与の両者に対する反応が高齢者で低下することを認めている。高齢者における成長ホルモンの反応に関するさらなる情報は第4章で示した。

● プロラクチン

血漿プロラクチンレベルは男性では加齢にとも

ない変化しないが，女性では閉経後に減少する。これはおそらく，血中エストロゲンとドーパミンレベルの低下に対する二次的なものであろう(Timiras 1991)。

甲状腺刺激ホルモンに対する反応としてのプロラクチン分泌は，高齢者ではより緩徐となり，より延長する(Blackmanら 1986)。このことは，エンドルフィンの分泌を変化させ，したがって運動による気分の変化を加減する。

● 抗利尿ホルモン

加齢による抗利尿ホルモン分泌への影響に関しては一致した結果が得られていない。ある研究では，ホルモン生成が減少し(Legros, Brunier 1982)，血漿浸潤圧の増加に対する神経下垂体の感受性が低下した(Hugonot, Dubos, Mathes 1978)。また，ある研究では，腎機能の低下を補償しようとして，ホルモン生成が増加した(Heldermanら 1978)。

I 上皮小体(副甲状腺)ホルモンとカルシトニン

副甲状腺ホルモン(カルシウムを骨から血漿へ運搬する働きを持つ)濃度は加齢にともない増加し，一方，対立ホルモン(カルシトニン)濃度は減少する(Kanisら 1992)。

男性では，副甲状腺ホルモンの血漿レベルは，50歳までに若年者の値の3倍にまで達するが，その後は減少するようである。女性では，副甲状腺ホルモンレベルは40歳代に最小となり，とくに骨粗鬆症の人ではその後に増加する。

高齢者での副甲状腺ホルモンレベルの増加のうち，どの程度がカルシウムやビタミンDの摂取不足に対して，あるいはビタミンDの内因性合成不足に対して補償しようとするものなのかは明らかでない。

9 免疫系の加齢変化
Aging of the Immune System

加齢と免疫機能に関する詳細は，Mazzeo, Nasrullah(1992), Shephard, Shek(1995b)により概説されている。

A 解剖学的変化

胸腺は最初に萎縮する器官の1つである。この組織重量は，青年期後期以降，減少する(Makinodanら 1991, 1987)。しかしながら，その組織には十分な予備があるので，退職年齢まで免疫機能はよく維持される。老化の最終段階でのみ，細胞の免疫反応が全体的に低下し，それにともない腫瘍の危険性が増大し，また自己免疫が発生する(第2章参照)。

B 免疫と老化過程

研究者のなかには，全体的な老化過程において免疫の変化を重要視している者もいる。Russell(1978)とWalford(1980)は両者とも，染色体6番のある特定ゲノム(主要な組織適合性複合体)が免疫機能と老化を制御するとしている。しかしながら，免疫系が老化の基礎的な役割を果たすことに反するいくつかの重要な証拠がある。老化は，一見，免疫系を欠く生物でも起こりうる。そ

してヒトでは，T細胞機能の低下が老化に先立つよりもむしろ続くようである（Abbas, Lichtman, Pober 1995）。

他の仮説は，免疫機能は，老化の他の要因によって悪影響を受けるというもので，その要因には，日常的な身体活動の減少，栄養不足（とくにたんぱく質，アスコルビン酸，ビタミンEの不足），長期の喫煙，皮膚や泌尿生殖路の粘膜皮膚関門の進行性損傷，慢性疾患あるいは鬱の増加がある。その他の免疫機能障害は，アスピリン，コルチゾン，エストロゲン，精神神経用剤の長期投与など，多薬療法によって生じうる。

C 細胞レベルの変化

免疫防御の細胞レベルの変化については，数少ない横断的研究の結果しかなく，身体活動が免疫系に重要な影響を及ぼすことを所与のものとすると，残念ながら，たいていの研究では年齢による日常の身体活動の違いを考慮していない。

多くの報告は，ナチュラルキラー細胞活性は普通に活動的な高齢者では変わらないことを示している（Fiataroneら 1989；Muraskoら 1991）。他の報告によると，ナチュラルキラー細胞（Penschow, Mockay 1980；Sato, Fuse, Kuwata 1979）およびリンフォカイン活性化キラー細胞の数と細胞溶解活性が加齢にともない減少し，標的細胞に対する親和力が低下する（Effros, Walford 1983；Marianiら 1990；Nasrullah, Mazzeo 1992；Zharhary, Gershon 1981）。

高齢者ではヘルパーT細胞の割合が減少し，一方で，サプレッサーT細胞の割合が減少すると報告されている（Shephard, Shek 1995 b）。Ben-Yehuda, Weksler（1992）は，ヘルパーT（CD 4＋）細胞の数が高齢者で増加するものの，その活性は減少すると報告した。対照的に，サプレッサーT（CD 8＋）細胞の数は加齢とともに減少したが，個々のCD 8＋細胞の活性は変わらなかった。T細胞の自然発生的な増殖活動とミトゲン（分裂促進剤）に対する反応は両者とも高齢者で減少する（Froelichら 1988；Heftonら 1980；Muraskoら 1991）。青年期前後に到達するピーク値から，活性は最後には5～30％減少する（Erschler 1988；Froelichら 1988；Makinodanら 1991；Miller 1991）が，末梢血標本では70～75歳まで変化が認められないかもしれない（Adler, Nagel 1994）。

その他の免疫機能指標は，最後にはより劇的な低下を示し，若年成人の値の5～10％程度にまでなる。

D 運動に対する反応

多くの免疫調節ホルモン（カテコラミン，コルチゾル，βエンドルフィン，プロスタグランジン）分泌の運動時の変化は，加齢によって変異する。しかしながら，急性の適度な運動に対するナチュラルキラー細胞の反応は，非常に標準的であるようだ（Fiataroneら 1989；Solomon 1991）。

動物実験によると，運動時のフィトヘムアグルチニンに対する増殖反応は，高齢マウスよりも若齢マウスのほうが大きい（Delafuenteら 1992）。また高齢者では，活動筋の微小損傷とそれによる急性期反応を受けやすく，そのため，激しい運動を行ったときには，免疫系を刺激するよりもむしろ抑制するようなポイントにまで到達しやすい（Cannonら 1991）。

10 | 結論
Conclusions

　健康な高齢者を定義したり抽出したりすることには実質的に技術的な困難があり，また縦断的に追跡するのはもっと難しい。たいていの身体組織では機能が加齢にともない低下するが，それが日常的な身体活動の減少とどの程度関連するのかは不明である。

　加齢にともない身長が低下するが，それはおもに，脊柱後弯と椎間板の圧迫のためである。体重は中年で増加するが，高齢では除脂肪組織が脂肪に取って代わるので維持される。筋量の減少のために力と持久力が次第に低下する。骨ではミネラルと基質が加齢にともない次第に減少し，骨折しやすくなる。関節表面の変質により関節炎の罹患率が増大し，その結果，日常生活がしばしば制限される。腱と靱帯の弾力性が減少すると，緊張したり捻挫したりしやすくなる。加齢にともない最高心拍数が次第に低下する。1回拍出量の増加が最大下努力で多少の補償作用となるものの，最大心拍出量は，最大酸素摂取量の減少にともない低下する。加齢にともない収縮期血圧が次第に上昇するが，血圧制御が悪いため，体位性低血圧が増加する。呼吸器系では胸郭が硬化するが，肺組織では弾性が消失する。肺活量は減少し残気量は増加するが，全肺容量はほとんど変わらない。気道虚脱が激しい呼気努力でますます生じやすくなる。ガス分布も一様ではなくなるが，健康な高齢者では，激しい運動時でも動脈酸素飽和を維持できる。胃腸と腎の加齢にともなう変化は，暑熱環境下での運動時の水分補給に影響する。脳の老化は，短期記憶，認知，新しいタスクの学習を困難にする。視覚と聴覚の低下もまた，いくつかの活動を制限する。タスクのパフォーマンスは，歩容の悪化，震顫（震え），バランスの消失，転倒しやすい傾向によって妥協せざるをえないかもしれない。内分泌系の加齢変化によって長時間の活動時での内部環境の維持が妨げられ，免疫系の様々な要素の低下は非常に激しい運動後の修復過程を制限するかもしれない。

第4章
定期的な身体活動が生理システムの加齢変化に与える影響
Impact of Regular Physical Activity on Age-Associated Changes in Physiological Systems

　これまで老化に関連したいろいろな生理システムの変化を考察してきたが，ここで次のような疑問が生じる。これらの機能低下は，計画的な運動プログラム，スポーツあるいは活動的なライフスタイルなどを通じた身体活動の増加によって，どの程度遅らせたり回復させたりすることが可能なのだろうか。原則的には各々の生理システムについて十分議論する価値がある。しかし，スペースが限られているので，高齢者の機能的健康に影響するいくつかのより重要な課題に焦点をあてる。

　定期的な身体活動の効果は，現役選手と不活発な人との間での比較，およびいろいろな期間のトレーニングの縦断実験によって検討することができる。しかし，いくつかのデータ解釈上の問題が残されている。横断研究でも縦断研究でも，健康的なライフスタイルを取り入れることに平均以上の興味を有し，体力があり，健康的で，かつ裕福な被験者を集める傾向がある (Shephard 1993 a)。運動選手においても不活発な人においても，習慣的な身体活動は程度の差はあっても加齢にともない低下するし，縦断的な体力データの解釈は，募集時あるいはその後の体力評価を見越しての活発なトレーニングにより，さらにあいまいで難しくなる。

　体脂肪量は年齢とともに増加する。そこで，次のような質問が生じる。有酸素能力や筋力のような項目は，絶対的な単位で評価すべきか，あるいは体重 kg 当たりで評価すべきか。同様に，もし，筋力あるいは有酸素能力が（それが絶対的あるいは相対的な単位のどちらで表現されても）成人期を通じて 25 ％だけ低下するのなら，何が不変かつ年齢に依存しないトレーニング強度となるのか。コンディショニングのレベルも，その個人の最大随意筋力，あるいは最大有酸素能力の同じ割合でトレーニングが続けられるように，年をとるにつれ 25 ％だけ減少させるべきであろうか。あるいは，ある一定の絶対的なトレーニング水準が負荷されるべきなのか。最後に，高齢期では身体状態の悪化や疾病のために，母集団の中のより弱い人たちがトレーニングプログラムを止めるという事実を，どの程度見込んでおくことができるのか。

1 身体組成
Body Composition

定期的な身体活動の適切なプログラムは，体脂肪の蓄積を調節し，除脂肪量を維持あるいは増加させ，さらに骨密度を維持あるいは増大させるうえで，十分なものでなければならない。

A 体脂肪

高齢者で体脂肪が蓄積する大きな理由の1つは，習慣的な身体活動が年齢とともに減少してくることにある。したがって，身体活動を適度に増加することで，どんな特別な食事制限も必要とせずに，この傾向を逆転させうるであろう。そこで，まずこの単純な推論を複雑にする要因を考察し，その後で相関的，疫学的，横断的および縦断的な研究の見地から実証的知見を調べ，最後に肥満の調節における，ダイエットに対する身体活動の優位点に関して述べる。

● 増大した身体活動に対する反応の潜在的な限界

身体活動の増大にともない体脂肪量がどの程度低下するかは，運動により引き起こされた食欲の変化や達成された体重低下のために起こる安静および運動代謝の低下(Weigle 1988)，さらには運動や食事によってもたらされた安静代謝の変化によって修飾を受けるであろう。さらに，肥満になった高齢者は運動耐性が限られているので，若年成人よりも体脂肪を減らすのが困難であるかもしれない。最後に，計画的な体力づくりプログラムを始めようと決めると，その日の他の時間帯では意識的あるいは無意識に自発的なエネルギー消費が減ることにつながるかもしれない(Goran, Poehlman 1992a)。

男性においては，激しい身体活動はふつう一時的な食事摂取量の減少をもたらす。おそらく，カテコラミンが分泌される結果，血糖が上昇し貯蔵脂肪が動員されるからである。それと対照的に，運動は閉経前の女性の食欲を高めるようである(Ballor, Keesey 1991)。おそらく，脂肪蓄積が女性においてはより安定している。この性差が高齢期にも残るかどうかは不明である。

理論上はこのようにいろいろと複雑であるにもかかわらず，Ballor, Keesey(1991)によってなされたメタ・アナリシスでは，脂肪の減少は運動の頻度と時間，当初の体脂肪量，週当たりの総エネルギー消費量に比例するという見事な知見が提出されている。

● 相関研究

相関研究では，安静代謝率あるいは1日の総エネルギー消費量と体組成や有酸素性能力との関連が検討されてきた。定期的に運動すると，1日の総エネルギー消費量がいくらか増えることが期待されよう。しかし，高齢者が行うたいていの活動は低強度であり，負のエネルギーバランスと関連した基礎代謝の低下(1日の食事摂取量の10～15％を占めることもある)と比べると，それによる増加の程度は限定的である。

Goran, Poehlman(1992a, 1992b)は，高齢被験者の1日の総エネルギー消費量(正確ではあるが高価な二重標識水法により評価)と体密度から推定された体脂肪量との間に，負の相関関係($r=-0.64$)があることを見出した。自己申告によりエネルギー摂取量を評価した他の研究者は，そのような関連を観察することができなかった。これは，習慣的な身体活動の見積もりが不正確で

あったためか，あるいは高齢者が食事摂取量を有意に過小申告したためかもしれない(Johnson, Goran, Poehlman 1994)。

いくつかの研究(Poehlman 1989；Poehlman, Melby, Badylak 1991；Webb, Poehlman, Tonino 1993)では，有酸素能力と安静代謝率との間に正の相関関係を認めている。運動が即座に安静代謝を増加させる理由として，(1)局所の筋損傷を修復するエネルギーコスト，(2)除脂肪組織のたんぱく質の代謝回転と合成の増大，(3)グリコーゲンを再合成する必要性，(4)脂肪分解の増加，(5)食事誘発性熱産生の増大，(6)交感神経活動の増大(おそらく褐色脂肪組織の熱産生を誘導する，Keesey 1992)が考えられる。

どんな安静代謝の増加もおそらくはきわめて一時的なものである。Tremblayら(1987)は，運動後16～84時間で安静代謝は基準値以下にまで低下することを見出した。したがって，報告された運動プログラムの効果は，最後の身体活動からの代謝測定のタイミングに依存しているのである。

● 横断研究

Kavanaghら(1989)は，20歳代から70歳代までの，適度なトレーニング量を維持していたマスターズ選手の大規模標本を対象に，体組成の横断的分析を行った(表4.1参照)。運動種目は，とくに距離走，自転車，水泳を中心として，広い範囲にわたっていた。そのグループの身体活動の頻度，強度および時間は一般大衆がやろうと思えばできる程度のものであったことは興味深い(平均すると1週間に4回，男性では1回あたり8.6 kmの距離を49分かけてジョギング，女性では1回あたり6.1 kmの距離を40分かけてジョギング)。さらに，トレーニングのスピードや時間は，70歳代ではやや遅くかつ短くなっていたものの，そのころまで比較的一定に維持されていた。

若い選手は男女とも，アメリカ都市部の平均的な若年成人と似通った体脂肪量を有していた。しかし，不活発な人とは対照的に，マスターズ選手では60年にわたり体脂肪量の増加はほとんどみられなかった。同様に，除脂肪量も70歳代までは比較的一定に維持されていた。この段階では，トレーニング量はすでに少なくなっており，除脂

表4.1 マスターズ選手を対象にした横断研究

変　　数	20～29歳	30～39歳	40～49歳
女性被験者			
体重(kg)	58.0±7.0	61.2±9.1	62.0±8.6
体脂肪率(%)	27.2±6.1	27.7±6.1	27.2±5.5
除脂肪体重(kg)	42.0±3.4	44.0±5.9	45.4±6.7
男性被験者			
体重(kg)	80.2±6.7	75.9±9.2	77.3±10.8
体脂肪率(%)	19.0±5.9	18.3±4.9	19.8±4.8
除脂肪体重(kg)	64.9±6.7	61.3±6.6	62.1±8.2

変　　数	50～59歳	60～69歳	70～79歳
女性被験者			
体重(kg)	62.0±8.1	61.4±11.0	56.5±3.0
体脂肪率(%)	30.2±5.4	27.3± 5.3	28.0±4.7
除脂肪体重(kg)	43.1±4.8	45.2± 8.6	40.7±2.8
男性被験者			
体重(kg)	77.3±11.2	77.6±9.9	72.0±11.7
体脂肪率(%)	20.0±5.5	20.4±5.1	20.8±4.5
除脂肪体重(kg)	62.0±8.7	62.2±8.2	57.9±7.2

各年齢層の対象者は相対的には同程度のトレーニングを続けている。平均±標準偏差。Kavanaghら(1989)のデータに基づく。
Kavanaghら, 1989, "Health and aging of Masters athletes," Clinical Sports Medicine 1: 72-88 (Chapman & Hall). より許可を得て転載

肪量の平均値は若年競技選手よりかなり小さかった。

Kohrtら(1992)は，若年成人と高齢者を比較し，運動している高齢者は不活発な対照者に比べ，体脂肪の蓄積が少ないだけでなく，心血管系や代謝性疾患の進展と関連した求心性脂肪蓄積の傾向が少ないことを認めた。他の研究者もまた，活発な人は不活発な人に比べると，総体脂肪（Hagbergら 1988；Poehlmanら 1990；Voor-ips, van Staeveren, Hautvast 1991）や，体幹部脂肪（Larssonら 1984）が少ないことを示している。

このような横断的研究では，規則的な身体活動の適切なプログラムにより便益が得られることを強く示唆しているが，肥満はかなり遺伝的な要素を持っているし（Bouchard 1992），活動的なライフスタイルやマスターズ競技への参加を好むような体型では，加齢にともなう体脂肪の蓄積が起こりにくいと主張することも可能である。

● 疫学研究

Lee, Paffenbarger(1992)による研究は，肥満の制御における習慣的な身体活動の役割を調べる疫学的研究の1つの好例である。当初，中年であったハーバード大学同窓生の大規模標本から，11〜15年の追跡期間にわたって，体重の自己申告値が得られた。体重が減少したと報告した人のエネルギー消費量の平均値が求められた。5 kg以上体重が減少した人では，習慣的な身体活動量が平均で1.2 MJ/週だけ増えていた。中程度の体重減少（1〜5 kg）があった人でも，平均で0.7 MJ/週だけ身体活動が増えていた。

同様に，Owensら(1992)は3年間での女性の体重増加と，初回調査時に報告された身体活動や研究期間中の身体活動の増加との間に，負の相関があることを明らかにした。

しかし，そのような報告から，逆に体重の減少が習慣的な身体活動の増加を促進したのかを明らかにすることは困難である。さらに，大規模な標本を調査するため，たいていの疫学研究者はより直接的な測定で体組成の変化を調べるのではなく，総体重の変化についての申告値あるいは測定値を調べている。残念ながら，体重の減少は脂肪減少のいくらか誤りやすい尺度である。実際，身体活動をうまく処方することにより，脂肪はほぼ同量の除脂肪組織で置き換えられ，その結果，体重は不変のままであることがある。

● 実験研究

中年齢の対象者においては，定期的な運動が体組成に好ましい効果を有することを証明した多くの実験研究がある（Ballor, Keesey 1992）が，高齢者における観察は少なく，また結果もあまり一致していない（Butterworthら 1993；Kohrt, Obert, Holloszy 1992；Moreyら 1989；Pratleyら 1994；Schwartzら 1991；Webb, Poehlman, Tonino 1993）。体脂肪に変化がなかったとするもの（Poehlmanら 1994）から，トレーニングをしたにもかかわらず体脂肪率が増加したとするものまである（Pollockら 1987）。残念ながら，これらの実験研究のいくつかは短期間しか続けていない（3ヶ月未満）。これが重要な批判であるのは，肥満の人が効果的な運動を始められるまでにはある程度時間がかかり，最初の8週間の観察期間を通じてほとんど便益がみられないことがあるからである（Webb, Poehlman, Tonino 1993）。加えて，たとえ対象者が実験群と対照群に振り分けられたとしても，あらかじめ計画された取り扱いからの逸脱が生じ，本質的には実験あるいは対照の内容を自己選択することにつながる。最後に，運動から得られる初期のどんな便益も，もしのちにその運動プログラムを止めてしまうと，すぐに消失してしまう。

Sidney, Shephard, Harrison(1977)は，速いウォーキングとゆっくりとしたウォーキングを交互に行うことに力点をおいた定期的なランチタイム運動プログラムに，平均年齢65歳の被験者を募集した。食事には特別な規制を加えなかったが，1回のトレーニングに消費されるエネルギーは0.6〜0.8 MJという十分なものであった。参加者は運動教室への出席（高頻度＝1週当たり平

均3.3回，低頻度＝1週当たり1.0〜1.5回)と運動の強さ(高強度＝有酸素能力の60〜80％への漸増，低強度＝有酸素能力の60％を超えない)によって分類された4つのグループのどれかに入った。プログラムへの参加の程度は自己選択であったが，どのグループの被験者においても，研究期間を通じて平均皮脂厚と推定体脂肪量が徐々に減少した。もっとも大きな効果(最初の14週間で皮脂厚が3.1mm，体脂肪が2.7％減少)が高頻度，高強度の運動群にみられた(表4.2参照)。体脂肪の減少は52週の観察期間にわたって続いた。さらに(また，ダイエットの効果とは対照的に)，その年に行った運動パターンに依存して，除脂肪量が1.2〜1.7kg増加した。体重と皮脂厚から推定された除脂肪組織の増大は ^{40}K法によって確認された。後者の方法では，トレーニング14週目で除脂肪組織は1.2％の増加，52週目では4％の増加が示された。

Mertens, Kavanagh, Shephard(1995)は，冠状動脈疾患発症後の中年患者(当初の年齢は52±7歳)にトレーニングプログラムを行わせると，体組成に同様な好ましい変化が生じることを証明した。ここでも，特別な食事制限は行っていない。しかし，1年の観察期間を通じて，体重は4.5kg減少し，体脂肪は35.4％から33.2％に減少した。この冠状動脈疾患発症後プログラムに採用された運動の強さはまったく軽度なもので，おそらくこの理由のため，被験者の除脂肪体重は変わらなかったのであろう(57.7対57.8kg)。Mertens, Kavanagh, Shephard(1995)は，研究の期間中，安静代謝率を連続的に測定した。すでに述べた横断的データと一致して，負のエネルギーバランスの進展とそれによる体脂肪の減少に寄与する1つの特徴は，運動プログラムによりもたらされた安静代謝率の増加(3.1対3.4ml/〔kg×min〕)であることを見出した。

Kohrt, Obert, Holloszy(1992)は，ウォーキング，ジョギング，ボートこぎ，サイクリングからなる9〜12ヶ月の運動プログラムを通じて，60〜70歳の男女の皮下脂肪が減少したことを報告している。男性においては，中心部と上半身の

表4.2 持久性トレーニングを開始して7週後，14週後の皮脂厚，体脂肪率，除脂肪体重の変化

変数	グループ	7週間後	14週間後
平均皮脂厚 (mm)	LF, LI	−0.8	−1.4
	LF, HI	−1.4	−1.9
	HF, LI	−1.5	−2.9
	HF, HI	−2.4	−3.1
推定体脂肪率 (％)	LF, LI	−0.8	−1.9
	LF, HI	−1.1	−2.4
	HF, LI	−0.9	−2.0
	HF, HI	−1.6	−2.7
除脂肪体重 (kg)	LF, LI	0.5	1.2
	LF, HI	0.7	1.6
	HF, LI	0.4	1.3
	HF, HI	1.0	1.7

注) LF(低頻度)＝1〜1.5回/週，HF(高頻度)＝平均3.3回/週，LI(低強度)＝有酸素能力の60％を超えない，HI(高強度)＝有酸素能力の60〜80％
R. J. Shephardら, 1977, American Journal of Clinical Nutrition 30: 326-333. より許可を得て転載

脂肪が選択的に減少していたが，女性ではこうした変化はみられなかった。おそらく，もともと求心性脂肪蓄積が少ない人がこの研究に参加したためであろう。

要約すると，定期的な身体活動は，それが1年あるいはそれ以上長く継続されるような長期間のプロジェクトとして取り組まれれば，体組成を十分に改善できるようである。1日エネルギー消費量が明らかに増加する(500kJ/日)にちがいないし，もし同時にエネルギー摂取量をわずかでも減少(500kJ/日)させるなら，それは運動による効果をより促進することにつながる。

● 食事制限のみよりも身体活動は優位

もし体重を食事制限だけで落とすと，体重減のかなりの部分は除脂肪組織の減少によるものになる。しかし，付加的なエネルギー消費により大きなエネルギー欠損が生じるほどの場合を除いては，運動は除脂肪組織を保持する傾向がある。

食事制限はまた，安静代謝を10〜15％ほど低下させる。これは，非常に厳しいエネルギー制限プログラムの場合を除くすべての便益をうち消すに十分なほどである。これとは対照的に，上述したように運動はしばしば運動後の代謝の上昇を刺激するし，このこと自体，体脂肪の減少に貢献するのである。

さらに，食事制限はしばしば抑うつ的な気分と関連する．これに対して，運動は気分の改善をもたらし，提示された処方へのコンプライアンスを高める．しかし，若い運動実施者でみられる気分の昂揚を，高齢の運動実施者が経験できるかどうかについては，さらに研究が必要である（Foreyt 1992）．

B 除脂肪組織量（除脂肪体重）

トレーニングプログラムに対する除脂肪組織の反応は，実施する運動の種類のみでなく，ホルモン性因子や摂取する食品の量および質にも依存する．

●運動の種類

有酸素運動は，即座にたんぱく質の異化作用（分解代謝）の増大をもたらすが，この後は一般にたんぱく質合成の亢進相が続く（Zackin, Meredith 1989）．レジスタンストレーニングもまた，3-メチル-L-ヒスチジンの排泄を高める．このことは，筋原線維たんぱく質の代謝回転が高まることを示唆している（Frontera ら 1988）．さらに，経験的な知見ではそのようなトレーニングによって，高齢者は適当なホルモンおよび栄養状態下にあれば，筋の横断面積や筋力がかなり増加することがわかっている．

●ホルモン性因子

テストステロン，成長ホルモン，および成長ホルモンの作用を媒介するインスリン様成長因子（ソマトメジンC）（Florini, Roberts 1980；Sara, Hall 1990）の分泌量が減少することすべてが，加齢にともなう筋肉の消耗に寄与しているであろう．逆にいうと，除脂肪組織がトレーニングプログラムに最適に反応するためには，高齢者でこれらのホルモンの血中レベルを補う必要があるかもしれない．

Morley ら（1993）は，当初血清テストステロンが低レベル（70 ng/dl 未満）であった70歳以上の男性を検査した．3ヶ月にわたって，2週間ごとに200 mg のテストステロンの筋肉注射を受けた人は，受けなかった対照者に比べて握力が改善した．

不活発なラットでは，加齢にともなってインスリン様成長因子に対する組織感受性が低下するが，有酸素運動のプログラムによって正常な反応に回復させることができる．すなわち，受容体 mRNA がそれに符合して増加する（Willis, Parkhouse 1994）．高齢の被験者においては，データの一致度は下がるが，有酸素運動が成長ホルモンの分泌を高め，血清 IGF-1 の濃度を増大させるようである．

●食事の影響

若年者と同様に高齢者においても，運動によって引き起こされるたんぱく質分解の亢進や組織肥大の必要性に対応するには，十分なたんぱく質の摂取が必要である．Meredith ら（1992）は，61～72歳の高齢者をレジスタンストレーニングのプログラムに募集した．多くの栄養士は，当初のたんぱく質摂取量（1日当たり体重 kg 当たり 1.25 g）は十分なものとみなしたようである．しかし，実験群の被験者は栄養補助剤を与えられ，たんぱく質摂取量を最終的には1日当たり体重 kg 当たり 1.55 g に上げられた．これら被験者の除脂肪量は，たんぱく質を1日当たり体重 kg 当たり 1.25 g だけの摂取を続けた対照群のそれに比べて増えなかったが，大腿中央部の断層撮影によると，同じ運動をしたが標準的な食事しかとらなかった対照群に比べ，実験群では筋の断面積が実質的に増大していた．

●トレーニング反応

マスターズ選手についての横断研究では（表4.1参照），定期的な身体活動によって除脂肪量が保持できることが示唆される．複数の著者はまた，90歳前後の高齢者でもきついレジスタンストレーニングのプログラムを継続することができることを証明した（Charette ら 1991；Cress ら 1991；Fiatarone ら 1990；Hagberg, Graves

ら 1989)。筋力が有意に増大することが観察された。かつては，そのような反応は単に運動単位の動員が向上するためであるとされた(Moritani, de Vries 1980)。しかし，肢周径，筋線維の太さ(Charetteら 1991)，クレアチニン排泄量(Yarasheski 1993)，^{40}K含量(Sidney, Shephard, Harrison 1977)およびコンピュータ断層撮影や核磁気共鳴法(Fiataroneら 1990)などに基づく観察から，現在では筋力の増加の少なくとも一部分は筋の肥大によるものであることが証明された。

Nicholsら(1993)は，60歳以上の女性36名が24週間のきついレジスタンストレーニングを完了し，除脂肪量が1.5kg増えたことを見出した。体脂肪率は38.8％から37.9％に減少した。同様に，Brown, McCartney, Sale(1990)は，年齢が60〜70歳の男性を対象とした研究で，12週間のウエイトリフティングで筋の横断面積が30％増加したことを認めた。Fiataroneら(1990)の実験では，86〜96歳の虚弱なナーシングホーム入所者が，たった8週間の活発なトレーニング(1回最大筋力の80％での収縮運動を1週間に3回)を行っただけで，筋力が180％，大腿の横断面積が9％増加した。筋生検では，タイプⅠ線維の面積が34％，タイプⅡ線維の面積が28％増加した。有酸素能力もまた脚の運動中の測定では増加していたが，腕の運動中の測定では変化がみられなかった。この知見は，虚弱な高齢者では局所の筋力が酸素運搬能の重要な規定因子であることを示唆している。Fiataroneら(1990)の結果と明らかに相違するが，他の研究者は，筋肥大はタイプⅡ線維に集中して生じたとしている(Cartee 1994；Pykaら 1994；Rogers, Evans 1993)。

いくつかの筋生検の研究では，トレーニング後も好気性酵素活性にはほとんど変化がないことが示されているが，おそらくこれはトレーニング強度が軽かったためであろう。Meredithら(1989)は，1週間に3日，1日当たり45分間の活発な自転車運動を12週間続けた後では，高齢被験者における好気性酵素活性の増大(128％)が，若年被験者におけるそれ(27％)よりも大きいことを見出した。同様に，Cogganら(1992)は，10ヶ月間の持久性トレーニングの後，好気性代謝のコハク酸脱水素酵素，クエン酸合成酵素，3-ヒドロキシアシル-CoAデヒドロゲナーゼなどといったいくつかのマーカーの活性が増大することを認めた。

したがって，適当なレジスタンス運動プログラムにより，超高齢者であっても筋力や除脂肪量を回復することができるということが，現在では十分確立されていると結論づけることができよう。

C 骨

七面鳥を使った研究によると，尺骨に繰り返し負荷を与えると骨膜表面での骨形成が増し，骨強度が増大することが示唆されている。しかし，この反応は老齢な七面鳥では非常に低下する(Rubin, Bain, McLeod 1992)。ヒトにおいても同様に，骨密度の増加は重力や筋収縮によって負荷のかかる身体部位でみられる。力負荷は，ピエゾ電気効果により骨形成を刺激すると推察されている。骨形成速度(B)は，負荷サイクル数(N)と骨折を起こすに必要な臨界力(Fc)に対する比率で表される負荷力(F)との両方に関連しており，次のような式で表される(Carter, Fyhrie, Whalen 1987)。

$$B = N(F/F_c)^n$$

nは2〜6の間の指数である。この式の意味は，骨強度は低強度の力を繰り返し受けるよりも，ある1つの強い力を受けたほうがずっと大きく影響されるということである。このことは，虚弱高齢者における運動反応を考慮する際の重要なポイントである。

● 実験データ評

簡便であるという理由から，初期に行われた人の骨密度測定の多くは，横断的比較および縦断的介入のどちらにおいても，手首の骨でなされた。

テニスのような2，3のスポーツ種目の参加者を除けば(Simkin, Ayalon, Leichter 1987)，そのような測定では運動による十分な有益的効果を明らかにすることはできないことが多く，上肢の測定から導き出されてきた結論はそれゆえあいまいなものである。また，初期になされた研究の多くは，次のような変数を十分にコントロールできていない。食事(カルシウムおよびビタミンDの摂取量)，運動によるエネルギーバランスや体重の変化，ホルモン補充の有無(とくに更年期女性)，そして，実験変数とは関係のない身体活動の実施(たとえば，水泳競技者に分類される人の中にはウォーキングやジョギングをかなりの程度行っている者がいる)のことである。

● 横断研究

数多くの横断研究は，運動選手の骨密度は不活発な人のそれよりも高いことを示している(Ballardら1990；Granhed, Johnson, Hansson 1987；Heinonenら1993；Stillmanら1986)。たとえば，重量挙げ選手は，同年代の対照者に比べると10〜13％も骨密度が高い(Karlsson, Johnell, Obrant 1993)。さらに，この効果は明らかに高年齢まで持ち越される。

Barrett-Connor(1995)は，青春期および30歳，50歳時では，大腿骨頸部の骨密度と自己申告による身体活動とが有意に相関していることを見出した。同様に，Aloiaら(1988)は，全身カルシウム量および腰椎骨密度の変動の16〜25％は，行動量計で測定された習慣的な身体活動によって説明できることを見出した。Chengら(1991)，Chowら(1986)，Nguyenら(1994)，Pocockら(1986)，Vicoら(1995)は等しく，躯幹部および大腿上部のカルシウム量と個人の有酸素能力との間に有意な関連があることを報告している。原則的には，有酸素能力はその人の習慣的な身体活動の簡便な客観的指標である。しかし，最大酸素摂取量が$l/$分単位で表されると，Pocockら(1986)の研究にみられるように，それは(骨密度のように)必然的に身体の大きさと相関することとなり，みかけの関係が生じるのである。

Krall, Dawson-Hughes(1994)は，43〜72歳の女性で1日に1.6 km歩く人は，それよりも短い距離を歩く対照者に比べると腰椎と全身の骨密度が高いことを見出した。他の研究者(Hatoriら1993；Nelsonら1991；Zylstraら1989)もウォーキングの便益について同様な観察をしている。Zylstraら(1989)は，ウォーキング愛好家の大腿骨頸部は，実際には4歳ほど若い不活発な女性のそれに相当すると結論づけている。

● 縦断研究

Bloomfieldら(1993)は，8ヶ月間のトレーニングによって閉経後女性の腰椎骨密度が2.5％増大した一方で，対照者ではこの間0.7％減少したと主張している。実験群でみられた有益性は興味深い。なぜなら，被験者は自転車エルゴメーターの上で体重が支えられた状態で有酸素トレーニングを実施したからである。Chow, Harrison, Notarius(1987)は，中性子放射化法という，全身のカルシウムを測定するより精緻な方法を用いた。運動群の数値は，そうでなければ低下が予想されたのに，むしろ軽度増加した。増加の程度は，有酸素運動と筋力運動を組み合わせた人では，有酸素運動のみを実施した人のほぼ2倍程度であった。

有酸素運動に力点をおいた他のプログラムは，骨密度にほんのわずかな効果しか持っていない。初期の研究(Sidney, Shephard, Harrison 1977)において，彼らは中性子活性化法により全身のカルシウムを測定した。段階的に負荷を上げる有酸素トレーニング(おもに速歩)を1年続けると，値は当初レベルの平均99.7％±7.0％となった。しかし，もっとも運動をしなかった対象者では全身のカルシウムは9％減少していたが，運動を活発に頻回に行うことを選んだ被験者の密度は実質的に増加していた。同様に，Martin, Notelovitz(1993)は12ヶ月間の有酸素トレーニングでは，腰椎のミネラル濃度の局所的喪失が減弱するにすぎなかったことを報告した。再度，Cavanaugh, Cann(1988)は，活発なウォーキン

グ(1週間に3回，1回30分)では，1年の観察期間で腰椎骨密度が6％低下することを阻止できなかったとしている。これら研究の参加者の多くは，ジョギングよりもむしろウォーキングをしており，おそらく運動の強度が骨粗鬆症を防ぐには不十分であったと思われる。ウォーキングに比べたジョギングの地面からの反発力は2〜3倍大きいからである。場合によっては，重力的刺激の便益を得るために，被験者はカルシウムかホルモンあるいは両者を補充することが必要であったかもしれない(Nelson ら 1991)。

● **体重のかかる運動の必要性**

骨粗鬆症を予防するうえでは，一般的には体重のかかる運動(エアロビックダンス，柔軟体操，ウォーキング，ジョギング，階段昇降)が，座位での運動よりも有効であることが証明されている。体重のかかる活動により，閉経後女性の腰椎骨密度が8〜9ヶ月の期間で4〜6％だけ増加した(Chow, Harrison, Notarius 1987；Dalsky ら 1988；Krølner ら 1983)。一方，不活発な対照群の骨密度は，同じ期間中に1〜3％だけ減少した。

水泳のトレーニングは一般的には，骨粗鬆症の進展にほとんど影響しない。このことから，重力によって骨に物理的な力を与えることが重要であることが強調される。水泳選手を対象とした横断研究で，Orwoll ら(1989)は，男性においては便益がみられたが，女性では認められなかったとした。おそらく，男性はより激しい水泳プログラムを遂行しており，このため筋肉から骨格にかなりの力がかかっていたためであろう。あるいは，水泳とは別種目の運動も行っていたのかもしれない。

● **筋力トレーニング**

筋力トレーニングは骨に物理的な力をかけ，ミネラルの沈着を促すもう1つの方法である。いくつかの縦断研究によると，高齢被験者が筋力トレーニングプログラムに参加しても骨のミネラル含量は不変であったという。反応が出なかった(た とえば，Smidt ら 1992)のは，観察期間が短すぎて，被験者が身体活動を実質的レベルにまで上げられなかったことにあると思われる。もともと不活発な平均年齢59歳の男性において，16週間で筋力が45％アップした筋力トレーニングによって，大腿骨頸部骨密度は3.8％，腰椎骨密度は2％だけ増加した。また，アルカリフォスファターゼは26％，オステオカルシンは19％だけ増加した(Menkes ら 1993)。

● **エストロゲン補充**

女性においては，骨密度の増大はエストロゲンが併用されるプログラムでもっとも大きい(Prince ら 1991)。Notelovitz ら(1991)は，そのような被験者を縦断的に研究し，骨密度が8.4％増大したことを認めた。そのため，閉経後女性のためのホルモン補充療法は，とくにアメリカにおいて次第に広まってきている。しかし，運動にエストロゲンあるいはエストロゲンとプロゲステロンとの併用を加えることにともなって生じる乳癌の長期的なリスクの増大に比べた，骨の再ミネラル化の増加や心血管系リスクの減少による便益を，きちんと評価する必要がある。

● **横断データと縦断データの比較**

活動的な対象者でみられる骨密度の便益の程度は，縦断的なトレーニング研究(Bloomfield 1995；Chilibeck, Sale, Webber 1995；Drinkwater 1994；Forwood, Burr 1993；Gutin, Kasper 1992；Suominen 1994)においてよりも，横断的な比較研究(Granhed, Johnson, Hansson 1987；Heinonen ら 1993)で大きいのがふつうである。有酸素運動と筋力トレーニングを組み合わせた縦断研究の参加者においてさえも，全身あるいは腰椎のカルシウム含量の増加は対照群のそれに比較して，たかだか6〜8％である(Bloomfield 1995；Drinkwater 1994)。それに対して，横断的な比較では，距離走者の腰椎の骨ミネラル含量は40％増(Lane ら 1986)，虚弱高齢者の中の活動的な集団では18％増(Chow ら 1986)という数値が示されている。

横断研究は選択バイアスの可能性を完全には排除することはできない．不活発な被験者と体格のよい人向きのスポーツへの参加者とを比較する場合には，とくにそうである．それにもかかわらず，骨密度の変化は比較的ゆっくりとした時間経過をたどるので，活動的なライフスタイルから得られる十分な便益は，短期間のトレーニング研究におけるよりも，運動選手と不活発な人との比較において明瞭に現れやすいのである．

● 臨床上の意義

　大腿骨頸部骨折のリスクは，骨密度が10％減少するごとに約2倍となる（Drinkwater 1994）．したがって，たとえ6～8％の骨密度の増加であっても，病的な骨折を予防するうえでは重要であろうし，横断的比較で示唆された18～40％の増大は，健康にとって大きな実践的意義を持つであろう．

　トレーニングプログラムから得られた便益は，可逆的なものである．Michelら（1992）は，年齢が55～77歳のランナーにおいて，5年間の骨密度の減少はもっともトレーニング量の減少した者が最大であったことを認めている．骨のミネラル含量を維持するためには，身体活動を維持する必要があることを意味している．

　最後に，たいていの運動療法がそうであるように，過剰な身体活動は負の効果を持ちうることに注意しておくことが重要である．Michelら（1992）は，週200分～300分以上運動していると答えた高齢者において，腰椎骨密度が不活発な対照者あるいは適度な運動習慣を持つ人に比べると，きわめて低下していることを報告している．

D　腱と靱帯

　一般的には，腱や靱帯は適度な身体活動プログラムによって強化される．しかし，第2章で議論したように，コラーゲンの構造は加齢にともない弱体化し，腱原線維の直径は減少し（Amielら 1991；Jones 1991；Naresh, Brodsky 1992），骨へ付着する接合部の強度が減少するため，過度のトレーニングは腱や靱帯の損傷を引き起こし，場合によっては腱の完全断裂に至る危険性がある．

　プロテオグリカンという基質は，若齢ラットではトレーニングによりすぐに増加するが，老齢ラットではほとんど効果がみられない．しかしながら，これはトレーニングで老齢動物の走る距離が比較的ずっと短いことに起因しているのかもしれない（Vailasら 1985）．Kasperczykら（1991）は，対象者を習慣的な身体活動でマッチさせると，（平均年齢が）30歳と65歳の対象群の間には膝の靱帯の弾性特性に差はなかったと主張している．

2 心呼吸器系
Cardiorespiratory System

　呼吸機能は，一般的な有酸素トレーニングによっても，あるいは特別な呼吸訓練によっても比較的わずかしか変化しない。しかし，高齢者が適切なトレーニング処方に応答して，最大心肺能力や総酸素運搬能のどちらも高めることができるということは現在ではほとんど議論の余地がない。いまだ活発な議論のある項目は，①心肺機能を高める最適なトレーニングパターン，②同じ運動に対して若年者で得られる利益に比較しての(高齢者での)便益の程度，③身体的に活動的なライフスタイルが心肺機能の老化速度に与える影響，④粥状動脈硬化性疾患が運動能力やトレーニング反応に及ぼす影響，⑤有酸素トレーニングが冠循環を向上させる能力，さらには，⑥トレーニングが危険あるいは推奨できなくなる年齢の閾値はあるのか，である。

A　呼吸器系

　トレーニングプログラムは，静的あるいは動的な肺容量のどちらにもほとんど影響しない。しかし，適切な有酸素トレーニングプログラムにより，換気能に有益な変化が生じる。

●肺容量

　不活発な人と最大酸素摂取量が1.5～2倍大きい人とを比較した横断研究により，非常に体力のある高齢者は機能的残気量が少なく(約10％の差)，努力性1秒量が大きく(約9％優位)，そして最大呼出速度が速い(約25％優位)ことが一致して示されている(Dempsey，Seals 1995；Hagberg，Yerg，Seals 1988；Johnson，Reddan，Pegelowら 1991)。習慣的なウォーキングでさえも，肺容量を大きく保つことができる(Frändinら 1991)。

　いくつかの初期の縦断研究によれば，体育教師の肺活量は高齢になってもほんのわずかしか変化しない(Åstrand 1986)。不活発な成人は，退職まで1年ごとに肺活量が20～30 mlずつ減少するので，これらのことは身体活動に興味を持ち続けることにより，加齢にともなう肺容量の低下を抑制しうることを示唆しているようである。しかし，運動選手は非喫煙者であることが多いので，慢性気管支炎や肺気腫による影響から逃れている。さらに，肺活量計は過去20～30年の間にかなり改善している。したがって，より新しい測定器具で繰り返し測定がなされた場合は，被験者が総肺気量のより多くの割合を呼出することができるようになったとも考えられる。

　肺容量が正常かそれ以上であった60～76歳の被験者についての初期の研究で，Niinimaa，Shephard(1978 a)は，11週間の有酸素トレーニングプログラムによって最大酸素摂取量は平均で10％増加したものの，静的あるいは動的な肺容量，クロージングボリューム，あるいは肺拡散能には改善がみられなかったことを観察した。もっと最近になって，McClarenら(1995)は，非常に体力のある被験者が毎日トレーニングを続けても，肺活量や中間呼出速度は有意に低下することを示した。

　しかし，Dempsey，Seals(1995)は，高齢者においては，最大酸素摂取量がとくによく保持されているが同時に換気能は実質的に低下しているような特異な状況を除いて，呼吸器系は有酸素能力を制限することは考えられないと主張している。

●便益が生じるその他のメカニズム

静的および動的な肺容量には影響がないにもかかわらず，ある種のトレーニングプログラムは高齢者の換気能にいくつかの有益な効果をもたらすことができる。

動作の機械的効率が改善すると，まずは所定の身体活動を遂行するために必要な酸素および換気の高いコストを減らすことができる(McConnell, Davies 1992；Poulin ら 1994)。また，骨格筋を強化するとアシドーシスが減弱されるので，重度な身体作業に要求される換気量を減らすことができる($\dot{V}_E/\dot{V}O_2$比；Ades ら 1993；Massé-Biron ら 1992；Yerg ら 1985)。ただし後者のような適応は，その作業の酸素コストが当初その個人の換気性閾値を超えている場合にのみ観察されやすい。

呼吸法の指導と胸筋の特別な強化とを組み合わせると，高齢者でも激しい運動のときにはより速く吸息し，ゆっくりと呼息することができるかもしれない。これは気道が呼息時に虚脱する傾向を減弱するので，換気の均一性が増し，死腔換気が減ることにつながる。

最後に，高齢者は有酸素運動を呼吸困難のためにしばしば中止する。一方，トレーニングプログラムにより，高齢者は息切れ感に慣れ，換気量が増大するかもしれない。

B 心血管系

高齢者でさえ，呼吸器系は酸素運搬とはほんの限定的な関係しかなく，また，この年齢層ではトレーニングは呼吸機能にほんのわずかにしか影響しないのであれば，トレーニングによる酸素運搬能のいかなる向上も，最大心拍数および[あるいは]最大1回拍出量の増加(その結果，最大心拍出量の増加)，心拍出量のより有効な分配，作動筋による末梢での酸素取り込みの増加，あるいは冠動脈流量の増大に起因するにちがいない。ここでは，これらの可能性を1つひとつ検討する。

●心拍数

若年者とは対照的に，高齢者は中等度のトレーニングプログラムにより安静時心拍数はほとんど変化しないことが示されている(Blumenthal, Emery, Madden, Coleman ら 1991)。しかし，より高強度のトレーニングによってはある程度の効果が持続する。したがって，Pollock ら(1987)は，ずっと競技を続けていた60歳のマスターズ選手の平均安静時心拍数が42拍/分であるのに対して，競技をやめてしまった人のそれは52拍/分であったことを見出した。安静時心拍数の低下はおもに迷走神経の緊張度の増大によるものであるが，内因性に心拍数が減少することもあるかもしれない(De Meersman 1993；Denahan ら 1993)。同時に安静時1回拍出量が増加するので，安静時心拍出量はほとんど変化しない。

虚弱高齢者の多くは，最初は最大努力をしようとしても酸素消費のプラトーに到達することは困難である。身体状況が改善するにつれ，より激しく運動することができるようになり，その結果，より高い最大心拍数や呼吸ガス交換比が得られるようになる(Pollock ら 1987)。しかし，最初から洞房結節への病的な血流障害(洞不全症候群)があるような二，三の場合を除いては，トレーニングによって真に最大心拍数が増加するような生理学的根拠はないし，またそのような変化もふつうは観察されない(Spina ら 1994)。同年齢の不活発な人に比べると，現役選手の最大心拍数はほぼ同じか(Fleg 1988；Fuchi ら 1989；Hagberg ら 1985；Ogawa ら 1992；Saltin 1986)，いくぶん低いのである(Blumenthal, Emery, Madden, Coleman ら 1991；Spina ら 1993)。

したがって，活発な人もそうでない人も歳をとるにつれ，最大心拍数はおよそ同程度に低下する(Saltin 1986)。Kavanagh ら(1989)は，マスターズ選手の心拍数は35歳での170～175拍/分から，65歳での152～154拍/分に低下していたことを認めた(30年で約25拍/分の低下)。より一般的な人口標本において，Sidney, Shephard

(1978a)は，最大心拍数は25歳では195拍/分，65歳では170拍/分であったとしている（40年で25拍/分の減少）。

● 1回拍出量

トレーニングによる1回拍出量の増加は，心室の前負荷の増加，心室の肥大，心筋収縮性の向上，あるいは後負荷の低下を反映したものであろう。酸素脈，駆出率，1回拍出量に関する実験的データをみる前に，これらの規定要因の変化を調べておこう。

＊前負荷

Lakatta（1993a）によれば，高齢者はトレーニングを始める前から，すでにFrank-Starlingの関係を利用しているという。このことは，拡張終期容積をさらに増大する（トレーニングによる総血流の増加によろうが，あるいは末梢静脈緊張の増大によろうが）ことで，1回拍出量を向上させる可能性を制限している。それにもかかわらず，Benestad（1965）の初期の報告は，高齢被験者が5週間の高強度トレーニングを行ったとき，総血液量および総ヘモグロビン量がともに有意に増加したことを示している。また，少なくとも1つの研究は60～70歳の被験者が，有酸素能力が18％増大するほどに十分にトレーニングを行うと，拡張終期容積が増加したと報告している（Ehsaniら 1991）。拡張初期充満率が増加することがこの増加の原因である（Formanら 1992；Levyら 1993；Takemotoら 1992）のか，そうではない（Schulmanら 1992）のかについては，いまだ一致をみない。

前負荷が増大することの効果は，おそらく心筋の酸素化状態に依存する。すでに心筋虚血がある場合には，左室は拡張終期容積のさらなる増加に十分反応できない。虚弱高齢者においては，数週間の過度な運動により容易にうっ血性心不全あるいは肺水腫の状態に至ってしまう。したがって，医師は一般に，高齢の患者に対して，塩分や水分の摂取を控えさせたり，利尿剤を処方したりする。そのような処置により，心室前負荷や1回拍出量が減少する傾向がある。たとえ冠状血管の狭窄がほとんどなく，心不全の危険リスクが避けられても，血液量の増加は高齢者にとってほんの限定的な価値しかないようである。これは，心室壁がゆっくりと弛緩するので，心室充満率の速度が低下しているからである（Lakatta 1993a）。

＊心肥大と心筋収縮性

身体的に不活発な高齢者が，心肥大を引き起こすような十分に強い運動を説得されて行うということは少ない。それとは対照的に，持久性運動選手の大きな心臓は，トレーニングスケジュールを維持していると保たれることが心臓の放射線写真でわかっている。

総心容量を放射線写真によって推定した初期の研究によれば，マスターズ選手の値は，40歳以下では12 ml/kg，60～70歳では13.9 ml/kg，70～90歳では13.2 ml/kgであった（Kavanagh, Shephard 1977）。同様に，Grimby, Saltin（1966）は，不活発なオリエンテーリング参加者の総心容量は，すでに45歳までには11.1 ml/kgに落ちていたが，スポーツを続けていた人は15 ml/kgという高い値を維持していたことを見出した。より最近になって，Di Belloら（1993）は，65歳の持久性運動選手の左室容量が319 ml/m^2（8.8 ml/kg）であるのに対して，同年齢の不活発な対象者のそれは225 ml/m^2（6.3 ml/kg）であったことを報告している。

心エコー検査による研究では，12ヶ月間のトレーニングにより，左心室の拡張後期時の直径と後壁の厚さが同程度に増大することが示された（Ehsaniら 1991；Seals, Hagbagら 1994）。

このように心室肥大が起こるにもかかわらず，運動に対するβ-アドレナリン作動性（変力性）反応の加齢にともなう低下は，持久性トレーニングによって回復しないようである（Strattonら 1992）。

＊後負荷

若年成人の場合と同様に，不活発な高齢者と，活発にトレーニングをしている高齢者（Kaschら 1993）あるいはマスターズ選手（Pollockら 1987）とを横断的に比較すると，安静時の全身血圧の加齢にともなう増加が，トレーニングにより

表4.3　高齢運動選手の安静時における血圧値（Masterらによる一般対象者との比較）

年齢(歳)	Masterら (1964)	Kavanagh, Shephard (1977)	Pollock (1974)	Asano, Ogawa, Furuta (1976)	Kavanaghら(1986) 男性	女性
＜40	127/80	124/79	—	—	125/78	117/73
40～50	130/82	120/77	117/76	117/70	128/82	118/77
50～60	137/84	127/77	129/81	132/79	132/82	129/80
60～70	143/84	128/77	122/78	135/82	142/86	133/82
70～80	146/82	140/86	141/83	157/78	143/82	135/81

［Kavanaghらのデータ以外はすべて男性，1989］

消失するか減弱することが示唆される（表4.3参照）。さらに，Reaven, Barrett-Connor, Edelstein（1991）は，高齢女性において身体的に活発な余暇活動と安静時血圧の低値との間にみられる関連性は，肥満度あるいは血漿インスリンレベルのいかなる変化からも独立したものであると主張している。

縦断研究もまた，年齢が70～79歳という高齢被験者において，定期的な持久性運動プログラムは安静時全身血圧の治療上有効なほどの低下（5～10 mm Hg）をもたらすことができることを示唆している（Cononieら 1991）。しかし理由はわからないが，この変化は夜間の血圧値にはみられない（Gilders, Dudley 1992）。トレーニングを続けているマスターズ選手では，血圧は何年にもわたって比較的一定のレベルにとどまるが，歳をとるにつれトレーニングを中止すると，収縮期血圧は10年で10 mm Hgも上昇する（Pollockら 1987）。その他の縦断的観察では，安静時血圧が，とくに初期値が高い場合は，有酸素トレーニングによってわずかではあるが，5～10 mm Hg低下することが示されている（Tipton 1991）。

運動中，ある所定の相対強度での血圧は，よくトレーニングされた人では同年齢の不活発な人に比べると，同程度か（Ehsaniら 1991；Ogawaら 1992；Spinaら 1993）あるいは低い（Martin, Ogawaら 1991；Saltin 1986）。そのおもな理由は，筋肉が強くなると，いかなる仕事率の運動でも筋灌流が容易となり，それに応じて血圧の上昇が小さくなることであろう。Martinら（1990）は，プレチスモグラフィーを用いて，最大酸素摂取量の70～90％でのトレーニングを31週間続けると，64歳の男女の最大四肢血流量が増大したことを示した。同様に，Markrides, Heigenhauser, Jones（1990）は，60～70歳の男性において，高強度の持久性トレーニングを12週間続けた後に，血管コンダクタンスが増大することを見出した。しかし，よくトレーニングされた人は，より高い最大仕事率まで運動することができるので，不活発な対象者でみられる値と同程度か，あるいはより高い最大血圧にまで到達するのがふつうである（Saltin 1986）。

＊酸素脈

被験者が激しく運動しているときに，1回拍出量や心拍出量を測定することは技術的に非常に難しい。1回拍出量をグループ間で比較する場合，しばしば酸素脈（酸素消費量と心拍数の比）から推測されている。

若年者と高齢者との横断的比較により，Hagbergら（1985）は酸素脈が年齢により変化しないという彼ら自身の以前の見解を改め，高齢者ではわずかに減少するとした。Saltin（1986）もまた，26歳から66歳までで酸素脈は23.8％減少することを見出した。Kavanaghら（1989）は，かなりのトレーニング量を維持していた被験者を調べた。それでもやはり，酸素脈の値は35歳～65歳の年齢範囲にわたり，男性では21.2から17.8 ml/拍へ，女性では15.4から12.4 ml/拍へと減少していた。

すべての研究において，マスターズ選手の酸素脈値は同年齢の不活発な人に比べると大きいことが示されている。たとえば，Saltin（1986）は，トレーニングスケジュールを増やし続けている高齢のオリエンテーリング参加者の酸素脈と，トレーニングを減らした人のそれとの間には差がなかったことを観察している。しかし，年齢が65歳の

とき，そのグループの平均値(0.32 ml/kg/拍，約23 ml/拍)は，同年齢男性の平均値よりもかなり大きかった。50歳から60歳の間では，Pollockら(1987)によると，高レベルで競技を続けているマスターズ選手の酸素脈には変化が認められなかったが，同じ距離をこなし続けていたが競技生活をやめてしまった人では，酸素脈は22.4から20.0 ml/拍へと減少した。

*駆出率および1回拍出量

すでにLakatta(1993 a)の見解について触れた。それは，体力があり，よくトレーニングされた高齢者では，拡張終期容積の増加とそれにともなう心駆出率の増大によって，最大心拍数の加齢にともなう低下を代償しているというものである。それに対して，不活発でいくらかの無症候性心筋虚血を有する高齢者は，このメカニズムによって駆出率を上げることができないので，1回拍出量は加齢にともない低下する。Flegら(1993)は，若年成人の左室駆出率は85％，体力のある76歳男性では76％，無症候性虚血を有する同年齢の人では66％であることを認めている。

持久性トレーニングは，心筋の収縮性を高め，コラーゲンの交差結合を減少し，あるいはその両方によって1回拍出量を増大する。これらの変化は，拡張終期容積の増加をうまく利用するうえで重要である(Ehsaniら1991；Thomasら1992)。

横断的比較によれば，運動選手と不活発な対照者との間には，最大1回拍出量(実測値)で40〜50 mlの差がある(Fuchら1989；Ogawaら1992；Riveraら1989；Saltin 1986)。初期のCO_2再呼吸法による測定(Niinimaa, Shephard 1978 a)では，11週間の有酸素トレーニングを行った高齢者群では最大酸素摂取量は10％増加したのに，最大1回拍出量の増加は認めていない。他の研究者(Makrides, Heigenhauser, Jones 1990；Spinaら1993)は，もっと長期のトレーニングプログラムではわずかに増加したことを観察した。Sealsら(1984 b)は，活発な有酸素トレーニングを6ヶ月間続けると1回拍出量が6％増大したことを示している。Spinaら(1993)は，64歳の被験者に75〜85％まで徐々に強度を上げながら，週5日の運動を9〜12ヶ月続けさせた。彼らはアセチレン再呼吸法を用いて，男性においては最大1回拍出量が15％増加したが，女性では増加しなかったことを示した(Giraudら1993；Pines 1991)。この性差は，ホルモン性因子，とくに高齢者女性におけるエストロゲンの欠乏を反映するかもしれない。Ehsaniらの心エコー検査のデータによれば，1回拍出量は12ヶ月間の活発なトレーニングの期間中，110から132 mlへと増加(20％増)した。この増加分のうち17 mlは拡張終期容積の増加によるものであり，運動中の駆出率は67％から78％へと増加していた。

以上の研究は，酸素脈のデータからの推論，すなわち運動を継続している選手は1回拍出量が大きいことを支持している。その優位性は一部遺伝的なものであるが，便益は長期にわたるハードなトレーニングによって獲得されたものでもある。しかし，短期間のトレーニングプログラムで1回拍出量を増加させることは困難である。

● 心拍出量

運動習慣のない人に比べ何年もトレーニングしている高齢者では，最大心拍数はやや低いが最大1回拍出量はかなり大きい。したがって，活動的な人は最大心拍出量に関して有利である(Saltin 1986；Sealsら1984 b；Spinaら1993)。しかしこの利点は，最大1回拍出量が増大するような長期的なトレーニングによってのみ獲得することができる。

トレーニングはまた，不活発な高齢者において運動に対する初期反応としてたいへん特徴的な，心拍数や酸素消費の緩徐な応答を補正する助けになりうる(Babcock 1994)。

C　動静脈酸素較差

トレーニングによる最大動静脈酸素較差の増大は，活動筋がより効率的に酸素を取り込むことが

できるようになったことを反映したものであろう（たとえば，毛細血管が発達したり，筋の酵素活性が増大したりすることなどによる）。あるいは皮膚，内臓，非活動筋（これらでは酸素の取り込みが限られている）から活動筋へと血流がより効率的に再分配されるためであろう。

第3章で述べられたように，トレーニングにより毛細血管を通しての血液供給が増え，骨格筋の好気性酵素活性が増大することが報告されている。しかし，そのような変化が起こる以前から，活動筋では比較的完全に酸素が取り込まれている。Saltin（1986）は，高齢のオリエンテーリング参加者の最大動静脈酸素較差（134 ml/l）は非常に小さく，若年の運動選手よりも不活発な人のそれに近い値であることを示した。しかし，これらの対象者の大腿静脈から採られた血液は，酸素含有量が非常に低かった（18 ml/l）。したがって，彼らは（1）活動筋に酸素の取り込みを増加させる潜在力がほとんどなかった，（2）非活動的な組織から活動的な組織へ血流を再分布することに関して不活発な人とあまり変わらなかった，とみられる。

われわれの研究（Niinimaa, Shephard 1978 b）によると，65歳の被験者が11週間のトレーニングをしても動静脈酸素較差はほとんど増加しなかった。しかし，他の研究者によれば，運動選手と不活発な人との横断的比較（Ogawaら 1992；Riveraら 1989）や長期間のトレーニング後には（Makrides, Heigenhauser, Jones 1990；Spinaら 1993），動静脈酸素較差はもっと大きいものであった。実際にSpinaら（1993）は，高齢女性でのトレーニングによる最大酸素摂取量の増加はすべて動静脈酸素較差の増大によるものとみなしている（男性被験者においては，心拍出量の増加をいくらか認めてもいるが）。

大多数の研究者は，動静脈酸素較差の拡大は筋の毛細血管密度や好気性酵素活性の増大によるものとみなしている（Cogganら 1992；Martin, Kohrtら 1990；Martin, Ogawaら 1991；Rogers, Evans 1993）。しかし，その他の寄与因子には，（1）肥満度の減少や発汗の増加と，それにともなって大量の皮膚血流の必要性が減少すること（Buono, McKenzie, Kasch 1991；Tankersleyら 1991），そして（2）心拍出量が増加するので，皮膚や内臓に分配される血流が全体的な動静脈酸素較差に及ぼす影響が小さくなることが含まれる。

D 冠状動脈の血流

高齢者においては，冠状血管を通しての血液供給は心臓の最大代謝需要にとって不十分であるので，冠動脈の狭窄は有酸素能力を低下させ，左室拡大を助長し，そして効果的なトレーニング反応の可能性を低減させるであろう（Flegら 1993）。

マスターズ選手は，不完全房室ブロックやST部の上昇などのような若年の持久性競技選手でみられる心電図上の特徴の多くを示すことがある（Thompson, Dorsey 1986）。かなり数は少ないが，競技選手のなかには若年者では臨床的に問題と考えられるような運動誘発性ST降下を示す者もいる（Kavanaghら 1989）。

年齢が高くなるにしたがって，身体的に活発な人も不活発な人もますます多くの人が，冠動脈狭窄や早期心臓死のリスクの増大と統計学的に関連している運動中のECGの変化（とくにST部の低下）を示すようになる。高齢者でのトレッドミルテストの感度は84％（Hlatkyら 1984），あるいは85％（Newman, Phillips 1988）であるが，特異性は低い（70％，Hlatkyら 1984；56％，Newman, Phillips 1988）。言い換えると，疾病の大半は発見されるが，同時に多くの偽陽性の診断が生じることになる。トレーニングプログラムは，所定の外的仕事強度におけるECG異常の程度と頻度の両方を減少させる。心拍数の低下は，おそらく収縮期血圧のある程度の減少とあいまって，所定の最大下酸素消費量での心臓の仕事率と酸素需要を減少させる。種々の要因が鍛練された人の冠灌流を促進する。心拍数の低下により拡張期（このときに大部分の冠血流が生じる）が延長する。もし，心肥大が長期トレーニングによ

り生じたとすれば，同じ血圧でも心室壁の単位断面積当たりの緊張が少なくなり，それはさらに収縮期の心筋血流を促進する．また，よくトレーニングした人は，筋が同じ強度で収縮してもカリウムイオンの放出は少なくてすむ．このことはさらに，ST降下や心室細動の傾向を低減させる．最後に，トレーニングが冠状血管径を広げたり，動脈の狭窄部を迂回するような冠側副血管の発達を促進したりするかどうかについては，相反する報告がある(Kavanagh 1989)．

　実際には，トレーニングがある一定の相対的仕事率での，あるいは一定の心拍数での異常ECGの発生率にどの程度影響するかは不明である．最大テスト中，マスターズ選手のECG異常の発生率は同年齢の一般母集団におけるそれと同じか，やや低い程度である(Kavanagh, Shephard 1978；Kavanaghら 1989)．縦断研究において，ST異常の減少はしばしば，運動中の心拍数の低下，したがって一定の仕事率における心筋の酸素消費の低下に起因する．数年前，42人の高齢者を対象に，有酸素トレーニングプログラム期間中の，心電図の変化を詳しく調査した(Sidney, Shephard 1977b)．その研究において，ECGの解釈を複雑にした1つの特徴は，トレーニングが続くにつれ，安静時でST部分が次第に上昇してくることであった．安静時のST部分の電位上昇は，トレーニング7週目で平均0.03mV，14週目で平均0.04mVであった．そして，もっとも大きな変化はこのプログラムへの参加頻度が高かったものにみられた．心拍数が120拍/分におけるST電位は，14週のトレーニング期間中，平均で−0.03mVから＋0.03mVへと好ましい方向に移行した．当初は42人中11人が臨床上有意な運動誘発性ST降下を示していたが，14週の観察期間中に，11名中5名が0.10mVよりも小さな降下へと改善し，さらにトレーニング1年後には，11名中2名はST降下が正常化した．

　運動誘発性虚血の結末の1つは，激しい運動中に心停止および[あるいは]心筋梗塞が生じるリスクが増大することである(Shepahrd 1981；Siscovickら 1984；Vuori 1995)．運動が心臓に関連した事故をもたらすリスクは年齢とともに上昇する．これは，冠状動脈の粥状硬化が進行性の病気であったり，最大体力が低下することによって所定の強度の身体活動に求められる相対的要求度が増大したりするからである．したがって，活発なトレーニングプログラムを開始することによって得られる寿命の延長は，加齢とともに次第に縮小する(Paffenbargerら 1994；Pekkanenら 1987)．本章の後半で議論しているように，ほぼ80歳を超えると激しいトレーニングは実際に人の寿命を短縮することもあるのである(その質を高めることはできるのであるが)．

E　総酸素運搬能

　横断的な比較によれば，高齢の運動選手は不活発な人より最大酸素摂取量がかなり高い．また，適切なトレーニングプログラムを開始すれば80歳代であっても有酸素能はかなり向上する(Denis, Chatard 1992；Hagberg, Gravesら 1989)．しかし，身体的に活発なライフスタイルを維持することで，加齢による酸素運搬能の低下をどの程度抑制することができるのかは不明な点が多い．

● 横断的比較

　多くの研究は単に，高齢の運動選手と同年齢の不活発な人とで最大酸素摂取量を比較したものである．そのような研究では，運動に関連した差は男性でも(Kavanaghら 1989；Ogawaら 1992；Pollockら 1987)，女性でも(Kavanaghら 1989；Stevensonら 1995；Wells, Boorman, Riggs 1992)，高年齢まで続くことが示されている．しかし，運動選手にみられる優位性がどの程度遺伝的にすぐれた個人がそのスポーツ活動を選択したことによるのか，よい成績がどの程度継続したトレーニングの結果なのかは明らかでない．Pollockら(1987)は，60歳の現役マスターズ選手では平均最大酸素摂取量が53.3ml/[kg・分]であるのに対して，ある程度のトレー

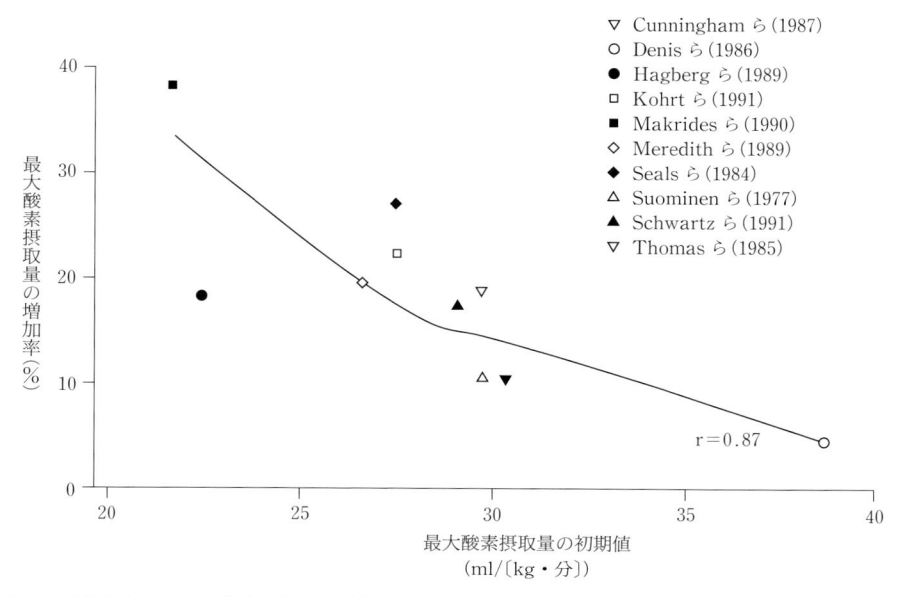

図 4.1　持久性トレーニングプログラムに対する反応に及ぼす最大酸素摂取量初期値の影響
C. Denis and J.-C. Chatard 1992, "Entrainabilité du sujet agé. La Revue de Gériatrie," *Proceedings of Euromedicine*, (Le Corum, Montpellier) 92: 203.より許可を得て掲載

ニングはしているが競技はすでにやめてしまった同群の他のメンバーでは 45.9 ml/〔kg・分〕であったことを認めている。

● 縦断的データ

　持久性トレーニングプログラムの効果は，参加者の最初の体力レベルにかなり依存する(Denis, Chatard 1992；図 4.1)。また若年者でそうであるように，効果の程度はトレーニングの頻度と強度の両方によっても変わるが，多くの高齢者はきわめて不活発であるので，トレーニング反応は若年者にはほとんど効果がないような運動強度でも観察されることがある。高齢者におけるトレーニングに関する最初の体系的な研究の 1 つは，Sidney, Shephard (1978 a) によりなされた。これによると，トレーニングの最初の 14 週間では，65 歳の被験者における反応は，定期的に(週 2 日以上)，比較的高強度の運動(心拍数 130〜140 拍/分)を行った人でもっとも大きかった。その対象者においては，最大酸素摂取量が約 35 ％増大したが，これは若年者が活発なトレーニングに取り組んだときに期待されるであろう値と少なくとも同程度であった(図 4.2 参照；Hag-berg, Graves ら 1989；Kohrt ら 1991；Makrides, Heigenhauser 1990)。しかし，多くの高齢者はこの強度の運動でトレーニングを始めることを好まないか，あるいはできない。したがって，Sidney, Shephard (1978 a) および Cunningham ら (1987) の両者が，わずか 120 拍/分の心拍数で定期的にトレーニングした高齢者の酸素運搬能がゆっくりと向上するのを観察したことは重要なことである。もしこれらの被験者がそうした処方をずっと続けたとしたら，かなりの効果があがったかもしれない。

　安全性と動機づけの両観点から，高齢者は低強度でトレーニングを開始することが大切である。さらに，潜在的な健康上の便益のかなりの部分が，中等度の強度での運動を長時間(たとえば，最大酸素摂取量の 50 ％の運動を 1 時間；アメリカスポーツ医学会 1995 a)続けることで得られるとの証拠が増えてきた(Badenhop ら 1983；Belman, Gaesser 1991；Foster ら 1989；Probart ら 1991)。Seals ら (1984 b) は，かなり不活発な高齢者を対象にして，最大心拍数のたった 40 ％でのトレーニングを 6 ヶ月間行うと，最大酸素摂取量が 14 ％増加することを報告した。

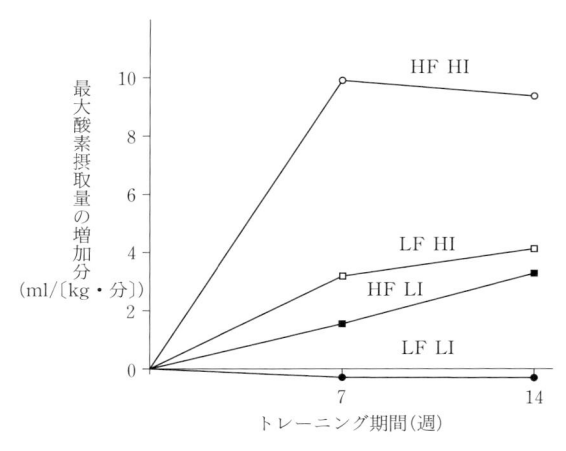

図4.2 65歳以上の対象者における有酸素運動プログラムに対する反応

各群は自己選択にもとづいて分類された：運動強度（HI＝高強度，LI＝低強度），参加頻度（LF＝低頻度，HF＝高頻度）

K. H. Sidney and R. J. Shephard 1978b, "Frequency and intensity of training for elderly subjects," *Medicine and Science in Sports and Exercise* 10: 125-131.より許可を得て転載

12ヶ月後には，最大酸素摂取量は平均で30％，範囲にして2〜49％の増加があった。

Blumenthal, Emery, Madden, Colemanら（1991）は，60歳以上の被験者に週3回，1回1時間の自転車エルゴメーター運動をさせた。強度は予備心拍数（心拍予備能）の50％で開始し，状態が改善したら70％まで段階的に上げていった。最初の4ヶ月間で有酸素能は10〜15％改善し，トレーニングを14ヶ月まで継続した時点ではさらに1〜6％の増加が認められた。同様にKohrtら（1991）は，最大心拍数の75〜80％で6ヶ月間運動を行い，平均で最大酸素摂取量が18％増加したことを報告した。ただ，トレーニングへの反応は個人差が大きかった。その他，より高い体力レベルの被験者を対象とした研究（Cunninghamら 1987；Denis, Chatard 1992）では，それ相応により小さな反応が得られている。Govindasamyら（1992）はさらに，66歳の男性においては，有酸素能力の70％でのトレーニングに対する反応の半分が，8回目のトレーニング（14日）にしてすでに認められたと主張している。

したがって，縦断的研究からは持久性トレーニングが高齢者の有酸素能力を高めることができるという明らかな証拠がある。しかし，Posnerら（1992）のデータは，ある1つの注意を喚起している。彼らは68歳の男性を最大心拍数の70％（平均115拍/分）で，週3回，1回40分の運動をさせた。16週間すると最大酸素摂取量は8.5％増加したが，換気性閾値での酸素摂取量はたった3.5％しか増加しなかった。換気性閾値の決定は高齢者の協力をあまり必要としないが，被験者が主観的に疲労困憊まで検査される際には，2回目のテストのほうが最大酸素摂取量の真値により近い値が得られ，それによって換気性閾値に基づく推定値に比べて有酸素能力の向上の程度が過大評価されることがある。

● トレーニングの継続と有酸素能力の老化

実験的な研究により，身体的に活発な群と不活発な群との間で，横断的および縦断的に，有酸素能力の老化の速度が比較されてきた。残念なことに，最初のテストあるいは再評価があることを予期することの反応として，活発なグループがどの程度トレーニングを増やしたのかについては，必ずしも明らかではなかった。同様に，不活発な人の老化の程度については，年齢が高くなるにしたがって生じる体脂肪の蓄積あるいは習慣的な身体活動の漸減によって過大評価されてきた恐れがある（Jacksonら 1995）。

＊横断的データ

定期的な運動と有酸素能力の老化との関係を評価する1つの方法は，身体的に不活発な人と一定レベルの有酸素トレーニングを維持しているマスターズ選手との間で，有酸素能力の低下率を比較することであった。Kavanagh, Shephard（1977）は，35〜65歳の間で，マスターズ選手の酸素運搬能は1年に平均0.28 ml/［kg・分］ずつ減少することを見出した。同程度の年間減少率がHeathら（1981；0.32 ml/［kg・分］）によっても報告されている。もう少し大きな減少が，他の運動選手に関する横断的比較研究で認められている（Kavanaghら 1989；男性 0.43 ml/［kg・分］，女性 0.41 ml/［kg・分］；Pollockら 1974；0.42 ml/［kg・分］；Saltin, Grimby 1968；

0.42 ml/[kg・分]）。Saltin(1986)は，「依然活発な」オリエンテーリング参加者に1年当たり0.73 ml/[kg・分]の減少を認めている。彼らの研究では，対象者の当初の年齢は55歳と高く，エントリー時に非常に高いレベルの有酸素能力を有していたので，20年という観察期間中にトレーニング強度がすでに減少してしまっていた可能性を除外することができなかった。

　一般的に，マスターズ選手や習慣的に運動をしている人の，加齢にともなう有酸素能力の低下は，平均的な成人の横断的分析で記載されている1年で0.50～0.60 ml/[kg・分]という値よりもいくらか小さい(Shephard 1986c)。これは予期せぬ結果というわけではない。データをml/[kg・分]で表すと，一般人の有酸素能力の加齢にともなう低下の半分は，日常的な活動の低下と肥満度の増加の相加的影響を反映するからである(Bovensら 1993；Jacksonら 1995；Marti, Howald 1990)。これらの要因を考慮すると，横断的データは有酸素トレーニングの継続が最大酸素運搬能の加齢にともなう低下に非常に大きな影響を与えることを示唆するものではない。

＊縦断的トレーニング研究

　最大酸素摂取量の加齢変化に関する縦断研究は，短期間のものがほとんどで，そのため研究が進むにつれて，参加者の日常身体活動の変化による影響をとくに受けやすい。そうしたデータはまた，日間変動による誤差や最大酸素摂取量の測定におけるテスト間の技術的誤差(おそらく高齢者では4～5％ほど)，さらには被験者の身体的状態が向上するにつれて，できる限り最大努力をしようとする意志の高揚などによる影響を受けやすい。

　初期の報告のいくつかは，運動選手の酸素運搬能の年ごとの低下(0.5～0.7 ml/[kg・分])は，一般人のそれよりも小さいと主張しているが，そのような主張は非運動選手における過大評価された(しかも，実際に承認できないほどの)推定値をよりどころにしている。それに対して，Kaschら(1993)は，サンプルサイズが小さいものの，中年男性では加齢による有酸素能の低下はみられなかったと主張している。観察期間の最初の10年では，かなりのトレーニングおよび[あるいは]検査に対する自信によって，加齢の影響は明らかに不明瞭であったが，全体のパターン(1年に平均で0.27 ml/[kg・分]の低下)は，すでに述べた横断的な推定値と大きくは違っていない。Pollockら(1987)は，マスターズ選手を50歳から60歳までの10年間縦断的に追跡した。彼らは対象者を任意に2つのグループに分けた。すなわち，活発な競技を続けたもの(年当たりの減少はたった0.09 ml/[kg・分]であった)と，トレーニング距離は維持していたが，もはや競技会には参加していないもの(毎年の減少は，0.66 ml/[kg・分])である。しかし，この対象者を分類する仕方はいくらか恣意的であり，他の多くの研究のように，有酸素能力の変化は平均で1年0.28 ml/[kg・分]であった。

　Marti, Howald(1990)もまた，直近のトレーニングをもとにして対象者を分け，トレーニングプログラムを維持していた選手では有酸素能力の加齢変化はほとんどなかったが，トレーニングを止めた，あるいは減らした者では急激な低下を認めた。

　以上の知見に基づいて，トレーニングを続けている人は不活発な人に比べると，有酸素能力の低下率が小さいと結論することができる(Dempsey, Seals 1995；Hagberg 1987；Rogers, Hagbergら 1990)。トレーニング継続者が有利であることの一部は，不活発な人ではふつうにみられる加齢にともなう体重増加の傾向を回避できていることに起因する(Jacksonら 1995；Tothら 1994)。しかし，同年齢でも活発な高齢者と不活発な高齢者との有酸素能力の差は大きい。両グループ間には，生物学的年齢で10～20歳の開きがあり，活発な65歳の高齢者のなかには不活発な25歳の若年者と同程度の最大酸素摂取量を持つ者もいる。

3 筋力と柔軟性
Muscular Strength and Flexibility

　最近まで，高齢者向けのトレーニングプログラムは有酸素能力の改善に最大の力点が置かれていた。しかし，筋力および柔軟性を維持し(できるなら)向上させることも，とくに虚弱高齢者においては，生活機能や生活の質にとって少なくとも同程度重要である。最近の研究によると，全身血圧を過度にかつ危険なほどには上げずに，筋力を適切な漸増的レジスタンス運動によって向上させることができるのである。筋機能の向上は，協調性や神経活性化の増大のような要因を一部反映している(Moritani, de Vries 1980)が，適切なトレーニングプログラムはまた，筋萎縮を回復させて除脂肪組織の増加をもたらす(Brown, Rose 1985；Fiataroneら 1990)。

A 筋力

　ノルウェーで行われた2つの大規模な研究(Avlundら 1994；Eraら 1994)によって，高齢者の習慣的な身体活動と筋力との間に関連性があることが証明された。

　筋力の大幅な向上は，典型的な有酸素トレーニングプログラムでは期待できないであろう。65歳の被験者についての初期の研究(Sidney, Shephard, Harrison 1977)では，脚筋力が有酸素運動を7週間続けると平均で11％，1年後には13％だけ増加することが示された。その他，トレッドミル走による有酸素プログラムの縦断研究でも同様な効果が示された。

　Cogganら(1992)は，64歳の被験者に最大心拍数の80％での運動を1回45分，週4日の頻度で9～12ヶ月間続けさせた。この比較的高強度の有酸素運動プログラムにより，タイプIIB線維が減少した分だけ，タイプIIA線維の割合がわずかに増加した。タイプIおよびIIAの筋線維の横断面積はそれぞれ約11％，毛細血管密度は20％，さらにミトコンドリアの酵素活性は24～55％増加した。

　その他にも，いろいろな年齢層の高齢者に対するレジスタンストレーニングの縦断研究がいくつかある。ほとんどすべての研究が，筋力はかなり増大することを示しているが，筋の横断面積の増加は比較的小さく，また一定していない(Rogers, Evans 1993)。Heislein, Harris, Jette(1994)は，50～64歳の女性に対して漸増的な重量負荷運動を行わせた。8週間のプログラムにおいては，週当たり1回は監視下で，2回は非監視下で運動を行い，その結果，大腿四頭筋(21％)やハムストリング(9％)の筋力，そして握力(14％)が有意に増加した。Dupler, Cortes(1993)では，比較的高強度のウエイトトレーニングが採用され，参加者はそれぞれの最大1回筋力の45％から75％への漸増負荷で運動を行った。その結果，筋力は平均で66％増大した。このことは，除脂肪量の有意な増加はみられなかったので，おもに筋協調性が改善したことによるものであった。

　Cressら(1991)は，高齢者の筋力と有酸素能力の両方を向上させるための手法として，ウエイトをつけた階段昇降運動を採用した。50週のトレーニングにわたって大腿部の筋力が有意に増大し，タイプIIBの筋線維面積は対照群では22％減少したのに対して，29％増加した。Fronteraら(1988)は，60～72歳の男性に12週間の膝伸展トレーニングを負荷した。これにより，最大1回筋力は110％増加したが，大腿四頭筋の横断面積はたった9％しか増大しなかった。外側広筋

のそれぞれの筋線維面積は，タイプⅠ線維が34％，タイプⅡ線維が28％増加した。Pykaら(1994)は年齢が61〜78歳の男女に，1週間に3回，1回12種類のレジスタンス運動を計50週行わせた。その結果，筋力の有意な増加は開始8週後にみられた。さらに，タイプⅠ線維の面積はトレーニング15週後にはすでに増加しており，タイプⅡ線維面積の増加はトレーニング30週までには明らかであった。

McMurdo，Rennie(1993)は，平均年齢83歳の被験者を募集し，週2回の等尺性運動を行わせた。その結果，大腿四頭筋の筋力は，回想(レミニッセンス)療法を受けていた対照群のそれに比べると増大した。Fiataroneら(1994)は，72〜98歳というさらに高齢の患者を募集した。参加者はすべて養護施設(ナーシングホーム)の入所者であった。それにもかかわらず，10週間の漸増レジスタンストレーニングプログラムに対して94％の継続率であった。栄養補助剤も併用された。局所筋力は運動群では113％増大し，さらに，歩行速度や階段昇りのような比較的特異性の少ない項目でもそれぞれ11.8％と28.4％だけ改善がみられた。しかし，大腿部の横断面積には，非常にわずかな増加(2.7％)しか認められなかった。

このように，虚弱高齢者であっても，レジスタンス運動プログラムを行うことが可能であるという十分な証拠がある。さらに，そのようなプログラムは，筋力がかなり増加するとともに，歩行，バランス，および総合的な活動能力の向上をもたらす。そのうえ，プログラムが長期にわたって継続して行われるならば，最低でもわずかには除脂肪組織の増大が起こる可能性がある。

B 柔軟性

高齢者における定期的な身体活動と相応の柔軟性の維持との関連性を調べた2つの横断研究がある。また，いくつかの縦断研究でも，理学療法プログラム，一般的な運動，あるいは特別な可動域運動によって引き起こされる変化が調べられている。

● 横断研究

Duncanら(1993)は，平均年齢が75歳の男性39人について，歩行能力が左膝の屈曲や右踵の背屈の角度測定値と正の相関を示すことを明らかにした。同様にVooripsら(1993)は，平均年齢が71.5歳のオランダ人において，日常の身体活動についての質問への回答と，股関節および背柱の柔軟性との間に相関があることを見出した。しかし，これらの研究からは，身体活動が柔軟性を高めたのか，あるいは柔軟性があることが身体活動の継続につながったのかについては明らかでない。

● 縦断研究

Mulrowら(1994)は，標準的な理学療法プログラムが，163人の虚弱なナーシングホーム入所者に及ぼす影響を調べた。おそらく複数の慢性疾患を有するためか，理学療法を受けている人では，単に社会的訪問を受けている人に比べても，柔軟性の向上がみられなかった。

前期高齢者を対象とした他の研究では，大きな成果が得られている。Moreyら(1991)は，2年間の有酸素，筋力および柔軟性運動のプログラムにより，65〜74歳の退役軍人の柔軟性(ハムストリングの長さで評価)が11％だけ向上したことを報告した。Brown，Holloszy(1991)は65歳の被験者に3ヶ月間，一般的な非監視下での運動を行わせた。自己選択による対照者の値と比べて，被験者では前方屈伸，伸展脚挙げ，股関節伸展および股関節内側回転で有意な向上がみられたが，踵の可動域には改善がみられなかった。Rider，Daly(1991)は，特別な柔軟運動プログラムを実施し，脊柱の前屈および後屈の合計で評価した。10週後，より一般的な運動を行った対照群に比べて，実験群は有意な向上を示した。McMurdo，Rennie(1993)は，87歳の対象者に音楽に合わせた運動を行わせた。回想(レミニッセンス)療法を受けた対照群と比べて，運動群は

脊柱の柔軟性が有意に改善したが，膝関節の可動性は有意に変化しなかった。Blumenthalら(1989)は，60〜83歳の男女を対象とした16週にわたる研究において，実験群と対照群の間で種々の主要な関節の動きを比較した。有酸素運動あるいはヨガと柔軟性運動を組み合わせたもののどちらかを行った結果，柔軟性が80〜90％も増加した。

他の研究者は，もっと特異的な可動域運動の効果を調べている。Hopkinsら(1990)は，57〜77歳の女性にストレッチング，歩行およびダンス運動のプログラムを12週行わせ，対照群と比べると，座位伸展スコアがわずかに(9％)改善したことを報告した。Rider, Daly(1991)は，72歳の女性に10週間の特別な脊柱可動性運動を行わせた。座位伸展スコアは対照群では2.3％減少したのに対して，運動群は，14.8％向上した。また，背柱後屈にもわずかな改善がみられた。Misnerら(1992)は，12名の女性に総合的な可動域運動と水中運動を5年間行わせた。この期間の終わりには，肩を除くすべての関節で有意な可動域の増加がみられた。しかし，残念ながら，この研究には対照者が含まれていない。

以上のことから，一般的な身体運動プログラムと特別な可動域運動は両者とも，高齢者あるいは超高齢者の柔軟性を高めることを示すかなり十分な証拠があると結論づけることができよう。さらに，そのようなプログラムは関節の可動域を改善する方法として，従来の理学療法よりも効果的であるようである。

4 中枢神経系
Central Nervous System

とくに非常に高年齢の人において，定期的な運動は脳機能を高めることがときに示唆されている。より確かなのは，そのようなプログラムがバランスを改善し転倒を予防するということである。

A 脳機能

運動プログラムが高齢者の脳機能にどのような影響を与えるのかについては，Howe, StonesおよびBrainerd(1990)，MacRae(1989)，さらにSpirduso(1995)がより詳しく論じている。横断的な比較研究で，身体的にかなり活発に過ごしている人は不活発な人よりも単純および複雑反応時間が短いことが示されている(Dustman, Emmerson, Shearer 1994)が，そのような結果からは，運動が高い脳機能の原因であるのか単なる結果であるのかはよくわからない。高齢者の最大酸素摂取量を20〜30％ほど上げるのに十分な有酸素運動を数ヶ月間続けると，次のような精神機能検査スコアがかなり向上する：フリッカー融合頻度，ウェックスラー知能スケールの符号問題，一瞬に示された点の数の推定，そして単純および複雑反応時間。それに対して，対照者(Lord, Castell 1994；Rikli, Edwards 1991)，あるいは筋力トレーニングや柔軟運動(Dustmanら，1994)，もしくはヨガ(Blumenthal, Emery, Madden, Schniebolkら1991)を行った人では脳機能の向上はみられていない。他の研究者は，運動をした人と対照者とでは脳機能にほとんどあるいはまったく差がないとしている(Hill, Storandt, Malley 1993；McMurdo, Rennie 1993；Pantonら1990；Roberts 1990；Stevenson, Topp；Whitehurst 1991)。トレー

ニングに対して多様な反応があることについては，いろいろな説明がなされている。それには，効果の作業特異性(脳機能の改善はより複雑な作業でより大きい；Hawkins, Kramer, Capaldi 1992)，変化が一時的であること，効果が証明されうる前に脳機能が加齢によりわずかでも低下していることが必要であること，非効果的な運動プログラム(たとえば，Hassmen, Ceci, Backman 1992；Puggaardら 1994)，あるいはまだ特定されていないが，有酸素能力があるレベルに到達すると，脳はそれ以上反応しなくなる上限があることが挙げられる。

　脳機能の改善をどう説明するかは問題が多い(Shephard, Leith 1990)。動的な(静的でない)運動は全体的あるいは局所的な脳灌流量を増やす(Jorgensen, Perko, Secher 1992；MacRae 1989；Rogers, Schroederら 1990)。全身血圧は抵抗性運動中も動的運動時と少なくとも同程度は上昇するので，脳血流が動的運動でのみ増加するのは不可解である。いずれにしても，血圧効果はきわめて一次的なものであり，行われた身体活動の相対強度にも依存しやすい(Moraineら 1993)。運動はまた，心理状態，神経伝達，さらには全般的な知能にとって重要な化学物質であるエンドルフィン，ドーパミンやカテコラミンなどの分泌あるいは血液-脳関門の通過に影響を与える可能性がある(Emery, Blumenthal 1991；Etnier, Landers 1995；MacRae 1989)。

　さらに，定期的な身体活動は，不安や抑うつを減弱し，自己効力感を高め，脳覚醒を最適化し(Poon 1985)，注意を集中させることができる(Stelmach 1994)。最後に，単に運動プログラムに参加することで，個人の日常生活への興味を全体的に増やすことを通じて，脳機能を維持するのかもしれない。

B　バランス

　Iversonら(1990)は，バランス能力と筋力は両方とも，自己申告による身体活動と正の相関関係にあることを報告した。Judgeら(1993)，およびHu, Wollacott(1994)もまた，特別なバランストレーニング後に，バランス能力が向上し，姿勢動揺が少なくなることを観察した。

　他の研究者は，かなり短期間のより一般的なトレーニングでも効果が得られると主張している。Binderら(1994)は，虚弱高齢者ではわずか8週間，週3回のグループ運動に参加した後で，バランス能力が改善したことを報告した。Roberts (1989)は，72歳の被験者が6週間のウォーキングプログラムに参加して，有意なバランス能力の向上を認めたとしている。Hopkinsら(1990)は，ウォーキング，ストレッチングや音楽に合わせた運動からなる12週間のプログラムを終えた後，バランス時間の12％の延長を，さらにJohansson, Jarnio(1991)は，音楽に合わせたウォーキングを監視下で5週間続けた後，9つのバランス検査のうち6つで有意な改善を認めている。

　それにもかかわらず，姿勢制御能が増すということは決して一定した知見ではない。Brown, Hollosźy(1991)の60〜71歳の高齢者を対象とした研究は，バランス能力にも歩行機能にも有意な改善が認められていない。Crillyら(1989)は，3ヶ月の筋力，柔軟性およびバランスのプログラムに参加した85歳の運動群と対照群との間で，姿勢動揺に差を認めなかった。同様にMulrowら(1994)は，理学療法プログラムへの参加によってもバランス能力の向上を認めず，Jirovec (1991)も，認知機能に障害のある高齢のナーシングホーム入所者15名に1ヶ月間の補助歩行を行わせた結果，バランス能力には有意な変化を認めなかった。最後に，Toppら(1993)は，12週間の筋力トレーニングによりバランス能力の改善傾向を認めたが，ここでも同様に，統計学的には有意ではなかった。

　これまでのデータは，定期的な運動プログラムが高齢者のバランスおよび歩行能を改善することができるとのBuchnerら(1993)の見解を支持している。しかし，そのようなプログラムはいつもこれを達成するとは限らない。おそらく行われる活動の強度が不十分で，筋力が実質的に増加しな

いためであろう。

C 転　倒

　トレーニングが転倒のすべての原因を修正することはおそらくないであろう。事実，虚弱高齢者の活動が増えると，転倒が起こりうる状況に自らを置く機会が増えると主張している研究者もいる。しかし，実験的なデータによると，定期的な運動プログラムによる種々の成果(歩行速度が速くなる，歩幅が長くなる，筋力がアップする，有酸素能力が向上する)は，転倒のリスクと負の相関がある(Wolfsonら1990)。さらに，定期的な身体活動は，末梢静脈の緊張を高めたり，低血圧の薬の必要性を減じたり(Scarpace, Mader, Tümer 1993)，血管圧反応を高めたり(本章の後で論じる)することで，起立性低血圧を起こしにくくすることができる。

　定期的な身体活動は同様に反応速度を速める。また，体力のある人は筋力が強いために虚弱な人よりも必要な修正動作を早くとることができる(Rubenstain, Josephson 1993)。トレーニングプログラムは一般的に固有受容体の感受性を向上させるが(Lord, Caplan, Ward 1993；Meeuwsen, Sawicki, Stelmach 1993)，足関節における改善はバランスにとってとくに重要である(Anacker, Di Fabio 1992)。最後に，活動的な高齢者は骨が強く，さらに除脂肪組織量が多く外力に対する物理的防御力が高いので，もし転倒が起きても骨折を起こしにくい。

　Jaglal, Kreger, Darlington(1993)は，初めて大腿骨頸部骨折を起こした55～84歳の女性381人を1,138人の同性対照者と比較した。重回帰分析により交絡要因を調整すると，骨折に対するオッズ比は，過去に身体活動の経験がある人では0.66で，非常に活動的であった人では0.54であった。MacRae, Feltner, Reinsch(1994)は，1年間の観察期間中に，転倒を経験したのは運動した高齢者は36％であったのに対して，対照者では45％であったことを報告した。同様に，Hornbrookら(1994)は，非監視下でのウォーキングプログラムを行っていた人では，続く23ヶ月間で，転倒のリスク比は0.85まで下がったことを報告した。Provinceら(1995)も，運動プログラムに参加する人では転倒の発生率が減少することを見出した。それに対して，Reinschら(1992)は，週1時間のシニアセンターでの監視下運動では，その後1年間に起こる転倒の回数を変化させるには不十分であったとしている。

　Wolfら(1993)は，太極拳は筋バランスの発達と筋力の強化や心血管系への負荷を兼ね備えているので，高齢者には身体活動として理想的ではないかと論じている。エストロゲン療法によってもある程度の大脳機能への効果，とくに固有受容体情報を中枢で処理する能力が高まることがあると主張されている。

　定期的な身体活動プログラムへの参加は，転倒のリスクを高めるどころか，虚弱高齢者にとっては有効な予防手段であるということが，ますます明らかになってきたと結論できる。

5 内分泌系と代謝
Endocrine System and Metabolism

　高齢者において，トレーニングプログラムは内分泌系に好ましい効果を及ぼす。とくに注目を集めているホルモンには，インスリン-グルカゴン系，成長ホルモン，コルチゾール，カテコールアミンなどがある。

A　インスリン

　定期的な身体活動のもっとも直接的な効果の1つは，炭水化物の需要が増加することである。これ自体は，血中グルコースをより一定レベルに保持する助けになる（Durak 1989）。インスリンの細胞への結合は定期的身体活動により高まり，さらにグルコースの利用を促進する（Hughes, Meredith 1989）。また，トレーニングにより筋のグリコーゲン貯蔵能も増加し，これはさもなければ血糖が低下するかもしれない場合に備えての炭水化物の蓄えになる。

　マスターズ選手が若年成人と同様の耐糖能を有しているのに対して，不活発な高齢者の耐糖能は非常に低い（Seals ら　1984 b）。長期的なトレーニングは耐糖能を正常化し（Rogers 1989），体組成のいかなる変化にもかかわらず，ある一定量のグルコースに対するインスリンの分泌を減少させる（Cononie ら　1994；Hughes, Meredith 1989）。同時に，トレーニングはインスリンの感受性を増加させるため，耐糖能はインスリンの分泌低下による影響を受けない（Kirwan ら 1993；Wallberg-Henriksson 1989）。

　結論として，ほとんどの研究が定期的な身体活動は高齢者の血糖調節に効果的であることを示唆している（Reaven 1995）。しかし残念なことに，高齢糖尿病患者では，そのような効果的なプログラムを維持するのが難しいところまで身体状況が悪化している場合がある（Schneider ら　1992；Skarfors ら　1987）。

B　成長ホルモン

　成長ホルモンは，「生化学的増幅器（アンプ）」として機能し，運動やアンドロゲンにより調整される筋たんぱく合成を促進する。また，負のエネルギーバランスの際に，貯蔵脂肪の動員を促進することにより，たんぱく量を一定に保つ。

　高齢者におけるたんぱく保存には，加齢にともないアンドロゲン分泌が大きく低下するため，同様な身体的ストレスにさらされている若年者よりも多量の成長ホルモンが必要である。さらに，高齢者では，グリコーゲン予備量に限りがあり，かつ末梢循環が悪いため，運動中に代謝燃焼としてたんぱく質の利用が促進される。Rudman（1985）は，高齢者のほぼ半数が成長ホルモンの分泌不足を示すと見積もっている。したがって，組み換え成長ホルモンや成長ホルモン放出ホルモンが，加齢にともなう体組成の変化を相殺するために，ますます利用されているのである。

　合成成長ホルモンの投与には副作用がある（糖尿病，手根管症候群，女性化乳房など）。したがって，もし，対象者が極度な虚弱でない場合は，外因性成長ホルモンを投与するよりもむしろ，内因性成長ホルモン産生を刺激する持久性トレーニング（図 4.3参照，Rogol ら 1992；Waltman ら 1992）を利用するほうが効果的であろう。若

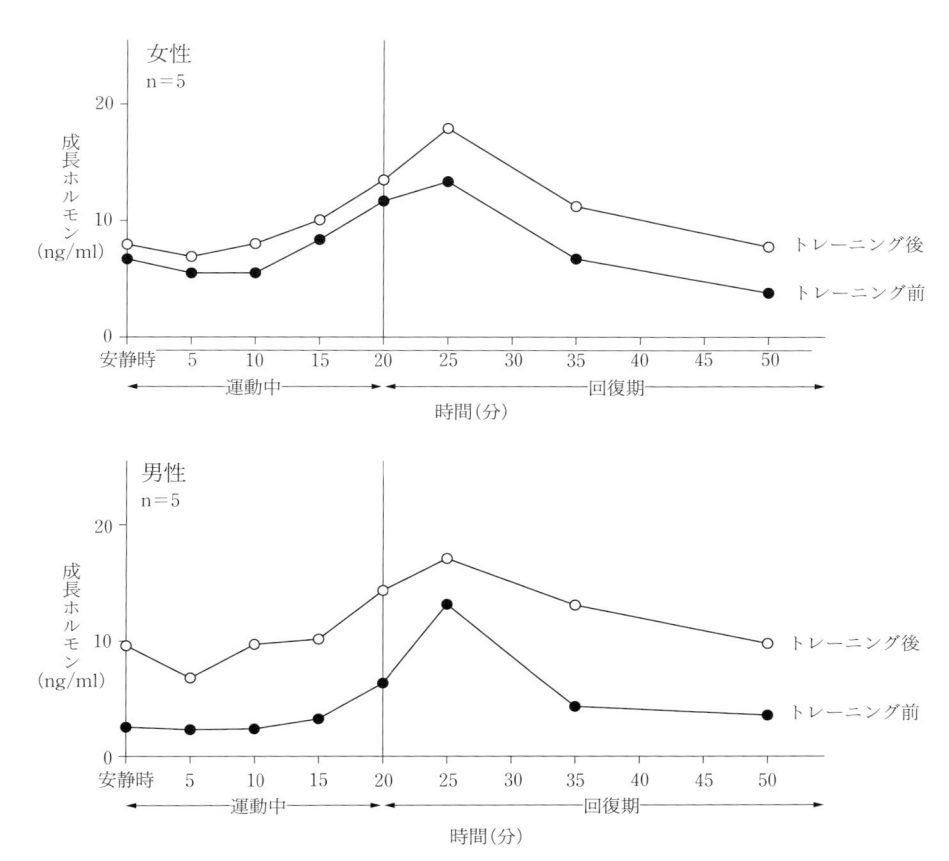

図4.3　65歳以上を対象に実施した1回の持久性運動時(最大強度，85％最大酸素摂取量)の成長ホルモン(HGH)の経時的な変動。10週間の有酸素トレーニング前後の比較
K. H. Sidney and R. J. Shephard 1978b, "Growth hormone and cortisol: Age differences, effects of exercise and training," *Canadian Journal of Applied Sports Sciences* 2: 189-193.より許可を得て転載

年成人では，成長ホルモン放出ホルモンに対する反応は，同時に運動を負荷することにより約5倍になる(de Vriesら 1991)。高齢者におけるトレーニングと成長ホルモン分泌との相互作用についてはほとんど注目されていないが，Willis, Parkhouse(1994)は，老齢マウスを用い，規則的なトレーニングにより骨格筋のIGF-1に対する感受性を回復することができることを実証している。

内因性の成長ホルモン分泌は，ほとんどが夜間に起こる。そのため，成長ホルモン放出を最大限に刺激するためには，夕方に運動することが有効であろう。また，持久性トレーニングと成長ホルモン投与を組み合わせたり(Borst, Millard, Lowenthal 1994)，自然な成長ホルモン産生を促進するためにアルギニンやL-トリプトファンを投与したりする研究者もいる(Ghigoら 1990)。このような方法は，成長ホルモンが不足している若年成人には有効であるが，高齢者ではまだ利用されていない。

C　コルチゾール

Heuserら(1991)は，副腎皮質刺激ホルモン放出ホルモン(hCRH)に対するコルチゾールの反応は持久性競技選手で有意に増加しており，また副腎皮質刺激ホルモン(ACTH)の反応も運動鍛練者で増加する傾向があることを見出した。Heuserら(1991)によると，負のフィードバック信号はまずhCRHに対する副腎皮質の感受性を低下させるが，その後，コルチコイドによる正の

フィードバックに変わり，バソプレッシンのようなACTH分泌促進物質の分泌が促進され，あるいはそれら両因子の相加作用が起こる。

　にもかかわらず，コルチゾールとACTHの基礎レベルは高齢の持久性競技選手と不活発な対照者との間に差がない(Heuserら1991)。さらに，活動が非常に長時間でストレスの多いものでない限り，一過性の運動ではコルチゾールレベルは増加しない。最後に初期の縦断研究では，高齢者のトレーニングに対するコルチゾール分泌反応に変化は認められていない(Sidney, Shephard 1978 b)。

D　カテコールアミン

　血中カテコールアミンの測定結果から，加齢にともない運動中の交感神経系活動が増加することが論じられている。しかし，喫煙はカテコールアミン放出を増加させるが，多くの横断研究では，若年者と高齢者におけるたばこ消費の差については言及されていない(Jensenら1994)。また，運動に対する反応は個人の体力に依存する。したがって，単位体重当たりの酸素摂取量が同じ若年者と高齢者が同一の相対負荷で運動すれば，年齢による差はほとんどみられない(Kastello, Sothman, Murthy 1993)。

　Poehlman, Danforth(1991)は，8週間のトレーニングプログラムが様々な代謝関連ホルモンの分泌に及ぼす影響について検討した。トレーニングにともなうもっとも著しい変化は，ノルエピネフリンの出現が早まることであった。その結果，安静時の血中ノルエピネフリン濃度は24％増加し，これに関連して安静代謝率が体重の変化なしに10％増加した(Poehlman, Gardner, Goran 1992)。しかし，チロキシンやトリヨードサイロニンの血中濃度には変化がみられなかった。また，トレーニング後に安静時の血中カテコールアミンレベルが増加すると，βアドレナリン作動性脂肪分解が促進されることにより，インスリン感受性が増加するかもしれない(Newsholme 1990)。

　ある所定の運動に対するカテコールアミン反応は，おもに利用される最大酸素摂取量の割合(相対強度)に依存する。したがって，年齢にかかわらず，トレーニングにより所定の絶対運動強度で放出されるカテコールアミンは低下する(Kohrtら1993)。しかし，トレーニングによりさらに高い最大仕事率で運動できるようになるので，長時間の疲労困憊に至るような運動中に到達するカテコールアミン濃度は増加するかもしれない(Jensen 1994)。

　若年者と同様，持久性トレーニングにより高齢者の圧反射感受性は低下し，起立性低血圧が起こりやすくなるが，この変化はα-アドレナリン作動性昇圧反応の増加により相殺される(Spinaら1994)。また，トレーニングにより加齢にともなう心拡張期充満の遅延を防ぐことができるが，明らかにこれはβ-アドレナリン作動性受容体の感受性の増加とは別の機序によるものである(Strattonら1992)。

6 免疫系
Immune System

　理論上，適度な運動プログラムには，免疫機能に及ぼす加齢の影響を消失させるような多くの効果がある(Shephard, Shek 1995b；Uhlenbruck 1993)。その効果は，脳下垂体における交感神経活動の直接的な修飾，ストレスの軽減，睡眠の促進，フリーラジカル産生の減少などを含んでいる。しかし，実験的なデータは非常に不足している。

　Barnesら(1991)は高齢ラットを用いて，キーホールリンペットヘモシアニンに対する抗体産生能を調べたが，10週間の持久性トレーニングではその変化はみられなかった。Pahlavaniら(1988)は，若齢，中齢および高齢ラットに6ヶ月のトレーニングを実施し，免疫反応を比較した。若齢ラットではトレーニングは抑制効果を持ち，コンカナバリン刺激性細胞増殖やin vitroでのインターロイキン-2(IL-2)産生が減少したが，高齢ラットではそのような免疫反応の変化はみられなかった。Nasrullah, Mazzeo(1992)は，高齢動物においてより有益な反応を認めている。すなわち，トレーニングにより若齢ラットの安静時IL-2産生や細胞の増殖反応は減少したが，高齢ラットでは15週間の中強度トレーニングでIL-2産生やマイトジェン刺激による細胞増殖が促進され，若齢非トレーニング群で認められたレベルにまで達した。これに反し，Barnesら(1991)は，10週間のトレーニングが加齢にともなうIgG産生の低下を回復できなかったことを報告している。

　ヒトを対象とした研究はこれまでに4つしかない。Xusheng, Yugi, Ronggang(1990)は，安静時の血中ロゼット形成(T)細胞の割合は，太極拳愛好者のほうが対照者よりも低いことを示した。また，Cristら(1989)は，16週間の運動プログラムの後，適度に鍛練された高齢女性は非鍛練群よりもナチュラルキラー(NK)細胞活性が33％高いことを示した。さらにNieman, Hensonら(1993)は，実験開始時は，きわめて鍛練された67〜85歳の女性における血中リンパ球数は不活発な対照群のそれと同程度であったが，末梢単核細胞の細胞障害活性は55％，マイトジェンであるPHA(phytohemagglutinin)で刺激した細胞増殖反応は56％高かったことを報告している。また，最大酸素摂取量の60％強度の運動を12週間実施しても，NK細胞活性やT細胞機能を変化させるには不十分であることがわかった。

　Shinkaiら(1995)は，高齢長距離ランナー17名と同年齢対照者19名との比較を行った。その結果，対照群に比べてランナーは，ほとんどすべての免疫担当細胞の血中レベルが低かった。また，ランナーはCD4+/CD8+(ヘルパーT細胞/サプレッサー-細胞障害性T細胞)比はわずかに低値を示したが，マイトジェンであるPHAに対する増殖反応やIL-2，インターフェロン-γ，インターロイキン-4(IL-4)の産生能は有意に高かった。

　高齢者の免疫機能が適度な運動により好ましく調節できるかどうかについては，さらなる検討が必要である。しかし，最近の知見では，規則的な身体活動に対する反応は若年者と同程度である。もしそうであるならば，逆U字型の反応曲線が当てはまるであろう。つまり，中強度のトレーニングは免疫機能を向上し，感染や腫瘍細胞に対する抵抗力を高めるが，過度の身体活動は免疫反応に負の影響を及ぼすことがあろう。そしてこのことが，高齢者において運動量を調節しなくてはならないもう1つの理由である。

7 高齢者における身体活動の増加の危険性
Risks of Increased Physical Activity in Older People

　たいていの医師が抱く大きな危惧の1つは，もし彼らが高齢者にそれなりの量の身体活動を処方し，それが心筋梗塞や心停止といった心臓発作を誘発した場合には，その事故の責任を負わなくてはならなくなるということである。また，運動が骨筋系傷害を引き起こす危険度も高齢者のほうが若年者よりも大きく，これはとくに骨の無機成分が大きく減少している場合には著しい。最後に，高齢者は，暑熱寒冷気候，高地，深水ダイビングなどの厳しい環境に耐えうる能力が若年者よりも低い。ただし，オーバートレーニングやそれにともなう免疫抑制，運動中毒やドーピングなど，若年成人にみられるような運動やスポーツ参加にかかわる他の危険は，平均的な高齢者が行うような適度の量の運動ではきわめて起こりにくいだろう。

A　心臓へのリスク

　若年者では運動が引き金となる心臓事故や死亡の原因には様々なものがある（Chillagら 1990；Goodman 1995 b；Torg 1995）。しかし身体活動中やその直後に死亡する高齢者の場合，その原因はほとんどが冠状動脈性疾患である（Thompson, Fahrenbach 1994；Vuori 1995）。ここでは，そのような事故の相対および絶対危険度，全体的な寿命に及ぼす影響，発生しやすい人の特徴，心臓破綻につながる危険兆候について述べる。

●運動の相対危険度

　若年成人では，突然死のリスクは実際に運動をしている間は5～50倍に上昇する（Shephard 1981；Siscovickら 1984；Vuori 1995）。しかし，これは1日の残りの時間におけるリスクが50～70％低下することで相殺されるので，その予後は一般的に定期的な運動を実施することにより改善される（Powellら 1987）。このような概念は現在ではよく確立されているが，事例がかなり少ないため，様々な種類の運動やスポーツのリスクについての詳細は，若年成人においてさえも十分にはわかっていない。高齢者で激しい運動をしている人はほとんどいないため，リスクの見積もりは退職後の年齢まで広げるとさらに精度が落ちる。

　加齢にともない運動の相対危険度が大きく増大することはないようである（Siscovickら 1984；Thompsonら 1982；Vuori 1995）。Vuori（1995）の綿密な分析により（表4.4参照），不活動に比べた危険度と，様々な身体活動への参加100万時間当たりの死亡数は，50～69歳のほうが中年よりも実際に少ないことが示された。高齢者において，運動の相対危険度が減少する理由として，もっとも影響を受けやすい人の何人かはすでに死んでいること，高齢者が活動していないときに心臓発作を起こす例が大きく増えていること，そして高齢者がかなり激しい身体活動をあまり準備せずに行うことはほとんどないという事実が挙げられる。

　Mittelmanら（1993）は，70歳以上の人々が高強度の活動を実施した場合には，相対危険度が高いと結論している。しかし，この結果のおもな理由として，北米では，70歳以上の人々はたとえ中強度の運動であってもめったに実施していないことを挙げている。彼らの調査では，不定期に運動するということが年齢に関係なくそうした事例の強い予測因子であった。

表4.4 運動時に発生する冠状動脈疾患による突然死リスクへの加齢の影響

運動の種類	年齢（歳）					
	20～39		40～49		50～69	
	D	R	D	R	D	R
ウォーキング	0	0	37.9	0.2	11.7	0.5
ジョギング	16.2	9.3	4.1	4.7	4.7	0.7
ノルディックスキー	8.8	9.3	1.1	9.0	0.7	6.1
球技	17.8		3.3		10.3	
低強度の運動	26.0	3.4	5.2	3.7	3.4	3.0
高強度の運動	6.1	11.8	1.2	12.8	1.2	6.2

注）D＝運動 10^6 回あたりの死亡率の概算；R＝相対危険度（観察死亡数/同期間での予測死亡数）
I. Vuori, T. Suurnäkki, and L. Suurnäkki, 1983, "Liikuntaan littyvän äkkikuoleman riski ja syyt" [Causes and risks if sudden death in exercise and sports], *Duodecim* 99: 516-526. より許可を得て転載

表4.5 調査参加者の身体活動量により分類されたSeventh Day-Adventist 9,484人の死亡率（死亡/1,000人×年）

研究開始時年齢	非活動	中強度	高強度
50～59	4.0	2.4	2.5
60～69	11.2	8.4	9.1
70～79	36.6	27.4	33.5
80～89	85.1	81.9	94.1
90～99	169.6	152.5	156.5

Journal of Clinical Epidemiology, Volume 44, K. D. Linsted, K. Tomstad, and J. Kuzma, "Self-report of physical activity and patterns of morality in Seventh-Day Adventist men," pages 355-364. Copyright 1991, with kind permission from Elsevier Science Ltd./The Boulevard, Langford Lane, Kidlington OX5 1GB, UK. より掲載

● 運動の絶対危険度

Whittington, Banerjee（1994）は，113万人を4年間にわたって追跡し，運動を開始して6時間以内に発生した死亡事故はたった52例であると推計した。犠牲者の年齢は8～84歳と広範囲に及んでいるが，事例の過半数は高齢男性であった。死亡前にはボウリングやゴルフを実施していた場合が多いが，おそらくこれらが高齢者にとって一般的な娯楽であるためである。運動が死を誘発しそうだと警告するような兆候はたいていなかったのである。

非監視下の運動中に発生する心疾患の絶対危険度は，高齢者のほうが過去に心筋梗塞を経験した若年患者よりも大きいということは決してない。おそらく，発生件数は6万または10万時間の運動で1例ぐらいであろう（Haskell 1994；Shephardら 1983）。これは，心臓のリハビリテーションを受けている若年成人が監視下のもとに運動を行う場合の75万時間に1件の事故発生よりもやや多い（Van Camp, Peterson 1986）ものの，いずれにしても非常にまれなできごとである。

● 活動的なライフスタイルの全体的なリスク

非活動者と活動者との間の全体的なリスクを比較する1つの方法は，寿命に関するデータをみることである。このような解析により，90歳ほどまでは適度な運動を行っている人のほうが不活発な人よりも長寿であることが示されている（表4.5参照）。それ以降は，不活発な人の予後は活動的な人のそれよりもややよいかもしれない。

より高強度の活動を行っている人たちにおいては，活動者の予後が非活動者のそれよりも好ましくないものになる時点は，おそらく70～80歳の間であろう（Linsted, Tonstad, Kuzma 1991；Paffenbargerら 1994）。

統計上は，非常に高齢な人たちは，運動を控えるべきであることが示唆されるかもしれない。しかし，寿命だけでは生活の質（QOL）という重要な問題が無視されている。活動自体を楽しみ，体調がよくなり，その結果として自立が延長すれば，活動的な人の生活の質を高めるのに大いに役立つ。したがって，もしより適切な統計量である，質を調整した平均余命を計算すれば，たとえ超高齢者であっても活発なライフスタイルを維持することにより，かなりの便益がえられることがわかるだろう（Shephard 印刷中-a）。

● 発生しやすい人の特徴

運動誘発性心疾患のために死亡しやすいハイリスク者の同定やそのような人々に警告しようという試みは，異例にも成功していない（Franklin, Kahn 1995；Shephard 1984 a；Thompson, Fahrenbach 1994）。

心臓病の既往歴および[または]心疾患の重要なリスクファクター（喫煙，コレステロール高値，

高血圧，運動をめったにしないか不定期に行うこと，肥満，糖尿病，家族歴）の存在は，おそらく死亡しやすい人のもっとも明瞭な特徴であろう。しかし，これらの特性はそれぞれ致命的な心臓発作を発病する人とそうでない人との間で大いに重複する(Kannel, Gagnon, Cupples 1990)。逆説的にいうと，リスクが大きいと認められた人に，運動を行わないようにと警告をすべきではない。心疾患のリスクを軽減するために，適度で漸増的な運動プログラムを開始したり，他の対策を講じたりすれば，予後は大幅に改善されるだろう(Leonら 1987)。しかし，ハイリスク群は，軽い身体活動プログラムよりも強いものを行おうとするなら，厳密な管理が必要である(American College of Sports Medicine 1995 a)。

　もう1つの危険要因をあげるならば，おそらくタイプA特性であろう(Shephard 1981)。この特性を持つ人たちは時に，処方された運動の量や強さを3倍上回れば3分の1の時間で目標の体力が獲得できると思いこむ。スカッシュやテニスの競技では，相手を打ちのめしたいという欲望を過度に表し，また，負担の大きな運動でへとへとに疲れていても，それを認めようとはしないものである。社会生活や仕事における困った特性がジムやスポーツの場に持ち込まれ，大切な運動前後の準備運動や整理運動が省略されてしまうことがある。そのような人々は他にももっと差し迫った用事を抱えているとつねに感じているからである(Shephard 1981)。

　臨床的あるいは検査室での検査は，心発作を起こしやすい人をみつけるうえで，とくに役立つというわけではない。それにもかかわらず，運動をしてはいけないいくつかの特別な絶対的および相対的な禁忌がわかっている（表4.6，表4.7参照）。心停止事故の多くはウイルス性の心筋炎により引き起こされるため，発熱は明らかな危険兆候である(Chillagら 1990；Goodman 1995 b)。高齢者では高い頻度で，安静時心電図上に無症候性心筋虚血，心律動異常やその他の異常が認められる(Sidney, Shephard 1977 b)。繰り返しになるが，これらの所見と突然死の高リスク

表4.6　身体活動の絶対的禁忌

急性感染症
代謝障害
運動器官の障害
過度の不安
心筋障害の既往と再発
心疾患の兆候
急性心筋炎
大動脈狭窄
肺動脈塞栓症の既往（最近の例。疑いの例も含む）

R. J. Shephard 1981, *Ischemic heart disease and exercise* (London: Croom Helm). より許可を得て転載

表4.7　身体活動の相対的禁忌

心房細動または心房粗動
房室ブロック
左脚ブロック
早期心室興奮

R. J. Shephard 1981, *Ischemic heart disease and exercise* (London: Croom Helm). より許可を得て転載

との間には統計的な関連があるが，このことが1人ひとりの患者にアドバイスするうえで非常に役立つというわけではない(Siscovickら 1991)。同じことが，通常のECG検査での異常にも言える(Hombachら 1990；Räihäら 1994)。突然死の全体的なリスクは，若年者よりも高齢者のほうが大きいため，高齢者の心電図記録では疑陽性と判定されるものがいくぶん少ない。しかし，運動中の異常心電図は，必ずしも身体活動を中止する所見ではない。事実，心筋虚血(Balady 1992)や安定型うっ血性心不全(Kavanagh 1996；Smith 1992)の人に対する最適な治療は，規則的な中強度の運動プログラムである。超高齢者でも，たとえ運動時心電図で非常に危険な所見がみられていても，適度な運動を行うことは許されるべきである(Shephard 1984 b, 1992 b)。

　あるストレステストの感受性と特異性は，その結果を心エコーのような他の測定情報と組み合わせるならば，向上させることができる。しかし，たいていの心臓病学者は，これらの方法が運動誘発性の心破綻を起こしやすい人を見つける方法としては，費用対効果のよい方法ではないということを認めている(Franklin, Kahn 1995)。

● 直前の危険兆候と予防法

　心停止を起こした人は，時にその6～24時間

前に，ぼんやりとした胸部不快感，たびたびの期外収縮，あるいは全身倦怠感を感じていたという(Shephard 1981；Tompson ら 1979)。したがって，このような兆候に直面したときは，運動プログラムの強度を軽減することが賢明である。ウイルス性心筋炎はどの年齢においても心室性不整脈を起こす可能性があり，また，冠動脈粥状硬化は，高齢者の心筋の脆弱性を高めるであろう。したがって，熱がある場合やインフルエンザの罹患中や罹患直後は，強い負荷の運動は避けるべきである。

心臓に関連した事故の多くが，あまり慣れていない動作をやろうとしているときに起きている。たとえば，夏の終わりにボートを波止場から運搬車に移動させるときなどである。一定強度の定期的な運動は，たまにしかやらない重度のしんどい仕事よりもずっと危険性は少ない(Mittelman 1993)。高齢者が身体的に疲れ切っていると感じているときに，誇りや勝敗のために運動を継続させることはとくに危険なことである。

● 現実的意義

突然に起こる心臓の危機は，実に大きな災いである。そして，残念なことに，それを起こしやすい人を特定する簡単な方法はないようである。しかし，そのような事故のリスクは，中等度の漸増的な運動プログラムを採用することで減少させることが可能である。さらに，全体的な予後は不活発な人よりも活発な人のほうがよいので，心事故を心配するからといって定期的な中程度の運動を避けるべきではない。

B 環境因子

運動の危険性は，悪い環境の下(猛暑，寒冷，高い標高，水中環境で，とくに心理的ストレスをともなうような場合はなおのこと)では増大する。これらのストレッサーはどの年代においてもリスクを増大させるが，とくに高齢者の場合は顕著である。

● 暑熱

暑熱環境下では皮膚血流の需要が増し，熱波の時は高齢者の死亡率が上昇する(Kenney 1995)。たいていの高齢者は，暑熱環境下での運動に対する耐性が低いが，これがどの程度老化そのものによるのか，また，どの程度身体コンディショニングの欠如，肥満あるいは冠状動脈疾患を反映したものかは不明である。高齢者の暑熱環境への順応についての研究はこれまでわずかしかないが，若年成人でみられた結果と大きくは違わないようである(Kenney 1995)。

● 寒冷

寒冷気候では皮膚の血管が収縮し，心臓の前負荷と後負荷の両方ともが増加し，心臓の仕事率が高まる。ウォーキングなど多くの活動のエネルギーコストも深雪状況下で増大する。湿った雪の雪かきのような仕事は，心筋に強度の等尺性負荷を課す。吹雪や雪かきに関連した新たな心臓死の報道が毎冬ごと繰り返される(Emmett, Hodgson 1993；Shephard 1992 c)。

極端な寒冷に暴露されると，低体温症，凍傷や霜焼を起こす危険性もあり，これらの症状の有病率は，高齢者では末梢循環が悪いことにより，さらに増えるのである。最後に，寒さや乾燥した空気に暴露されると，閉塞性肺疾患を持つ人では気管支攣縮を起こすこともある(Killian 1995)。

● 高地

時に非常に高齢の人が山登りに成功することがある。驚くことに，高山病のリスクは，若年齢登山家よりも小さく，この利点は，そのすべてというわけではないが，高齢登山家の登山のスピードが緩やかであるということで説明可能である(Balcomb, Sutton 1986)。理論的には，心筋虚血のリスクは，高地でみられる低酸素圧により増大する(Morgan ら 1990)が，実際には，Yaron, Hultgren, Alexander(1995)らの報告では，ふだんは海抜ゼロ(海面付近)の地域に住む年齢 70 歳の住民 97 名が，数日間コロラドの

ヴァイル（海抜2,500 m）で過ごしたときST波形の異常は認めていない。他の報告では，このような高地では死亡率も同様に低いことが示唆された（Halhuber, Humpeler 1985；Groverら1990）。

● 水中探査

　高齢者が水中活動を行ううえでの重大な危険性は2つあり，それは，不整脈による一時的な意識消失と，水からあがったときに起こる突然の血圧低下である。後者の問題は，加齢に関連した起立性低血圧の傾向が降圧剤の使用でより悪化した人にとくに起こりやすいことである。

● 運動と心理的なストレスの重複

　心理的なストレスは全身の血圧を上げるので，所定強度の運動時の心仕事率を増大する。そのため，心理的なストレスを感じているときには，運動プログラムの強度を軽減することが望ましいであろう。

C 外　傷

　筋骨格の外傷は，コンディショニング・プログラムを行おうとする動機づけに強い負のインパクトを与える。いくつかの予防策を提案する前に，高齢者が外傷をこうむりやすい要因を調べ，中強度の運動に関連したリスクをみることにしよう。

＊外傷しやすい要因

　高齢者が運動しているときにけがをする危険性を高める要因はいろいろある（Nevitt, Cummings, Hudes 1991）。
①高年齢や女性
②転倒や外傷の既往（Maceraら 1989；Martiら 1988；Walterら 1989）
③起立性低血圧，あるいは"低血圧発作"の経験
④聴力障害，視力低下，反応時間の遅延
⑤廃用性にともなう身体能力の低下，バランス能の低下，股関節や膝関節の不安定性，足挙上の低下

⑥肥満，これにより腱の単位断面積当たりにかかる張力が増大（Pollockら 1977）
⑦低体重，とくにサルコペニアと名づけられた重度の筋肉消耗をともなう場合（Martiら 1988）
⑧何年も活動的でないことによる腱の短縮（ストレッチ運動による効果は未確認ではあるが［Pate, Macera 1994］）
⑨十分な準備運動ができていないこと（Adrian 1981；Safran, Seaber, Garrret 1989）
⑩激しい動作の連続（Fuller, Winters 1993；Pollockら 1991），とくに速いひねりや過度のストレッチ
⑪トレーニングの進行が急激すぎる，疲労が心地よいレベルを越えているのに運動をなお続ける（Fields, Delaney, Hinckle 1990）
　—タイプA特性の人に典型的に起こる問題
⑫硬い，または凹凸のある場所での運動（James, Bates, Ostering 1978）
⑬踵部分の支持が不十分な靴の使用（Bates 1982；Cavanagh 1980；Ting 1991）
⑭骨粗鬆症があると，虚弱な高齢者が転倒すると骨折しやすい（Block, Genant 1989）

● 中等度の運動プログラムのリスク

　中等度の運動を行っている平均的な高齢者あるいはマスターズ競技選手のいずれにせよ，身体活動がけがを誘発するリスクがどの程度なのかを求めることは容易なことではない。けがについての報告のほとんどが，リスクのある集団あるいはその集団内での所定の運動の平均期間，そのいずれについても定義することができていない（Pate, Macera 1994）。さらに，ほとんどの研究では十分な数の対象者が調べられておらず，一般的な印象以上のものはわからない。

　身体活動パターンあるいは体力と転倒のリスクとの関連を分析した横断研究では，自己選択の問題のため，さらに複雑になっている。もともと転倒しやすい人において，それ自体ほんのわずかな外傷しか起こさなかったような過去の転倒により恐怖心が生まれると，それが活動性の低下や体力の低下につながることがある（Svanstrom

1990)。また，けがをしている人は激しいスポーツをあきらめ，いくらか軽度な身体活動を好むようになることがある。たとえば，けがをしたランナーがランニングからウォーキングに転向するとすると，ランニングを継続している人におけるけがの発生率が，若年コホートにおけるそれよりも低くなることさえ起こりえる(Nicholl, Williams 1983)。

高齢者を追跡した4つの重要な縦断研究がある。MacRae, Feltner, Reinsch(1994)は，平均年齢72歳の運動習慣のない地域在住女性を，42名の運動群と38名の対照群に分けて追跡調査を行った。1年を通じて，運動群は椅子からの立ち上がりを5回，踏み台昇降を5回，これらを4セットするサーキットを，1回に10連続して行う運動を1週間に3回行った。その結果，1年という観察期間中に転倒を経験したのは，運動群ではわずか36％であったのに対し，対照群では45％であった。さらに，治療を必要とするような重度のけがをした人は運動群にはいなかったが，対照群では14件の転倒中3件で医師による処置がなされた。Reinschら(1992)も，類似してはいるが，それについての記載やモニタリングがやや不十分なプログラムを1年間実施した。その結果，転倒やけがのリスクには変化はみられなかったが，そのプログラムで採用された運動の強度が不十分であったため，効果がでなかったのかもしれない。

Carrollら(1992)は，健康で運動習慣のない60〜79歳のボランティア68名を対象に，勾配をつけたトレッドミルウォーキング運動を6ヶ月にわたり実施した。対象者の14％がけがを起こしたが，運動強度が低かったトレーニング初期のものが多い。このことから，高齢者をコンディショニングする際は，運動強度を徐々に上げていく重要性が強調される。

Pollock(1991)は，年齢が70〜79歳の高齢者を対象にして，ウォーキング-ジョギングのプログラムと筋力運動プログラムのリスクを比較した。その結果，1回最大筋力検査で参加者の19％に，ジョギングにより女性すべてと男性8名のうち2名にけがが生じた。しかし，筋力トレーニングで2名のみ(全体の9％)に，ウォーキングでは1名のみ(対象者の1％)に発生しただけであった。

Pollock(1988)によるもう1つの研究では，以前は運動習慣のなかった3群を，6ヶ月のウォーキングとジョギングのプログラムに従事させ，けがの発生率を比較している。けがをした人の割合は20〜35歳の18％から，49〜65歳41％，70〜79歳57％へと増加した。Carrollら(1992)の研究と同じように，これらのけがの多くは運動の第1週目に起こっており，もし一定の低強度の運動プログラムが定期的に実施されるならば，けがのリスクはより低いであろうと思われる。

にもかかわらず，いろいろなタイプの筋骨格系損傷のリスクは加齢とともに上昇すること，また，俊敏な動きにおける危険性は大きく，とくに，非鍛練者であったり，コンディショニングプログラムの最初の数週であったりするときはなおさらであると，結論づけなくてはならない。さらに，あるけがの発生率の健康上の意義を評価するときは，損傷からの回復速度が高齢者では遅いことを考慮することが重要である(Martiら1988)。

● 予防的手段

運動は，平坦で，十分な照明のある，陰のない，滑りにくい場所で行うべきである。衝突やつまずきの原因となる，たるんだカーペットや障害物がないようにしておくべきである(Livesley 1992；Pollock 1992)。

肥満者やバランスに問題があったり，背部や下肢，足の病気の既往があったりする人に運動をすすめるにあたっては，特別な配慮が必要である。歩行時に使用する杖は，病弱を表しているのではなく，歩くときの安定源である他，上肢の運動にも使える。もし，関節痛があったり，体重を支えるのが困難である場合は，プール(Shephard 1985 a；White 1995)あるいは椅子での運動(McNamara, Otto, Smith 1985)が，最初の方法としてすすめられるべきである。

8 | 高齢選手から学ぶこと
Lessons From Older Athletes

　多くの研究者により，加齢にともなう活動能力の低下の速度を知る目的で，競技能力の加齢変化が調べられてきた。それらのデータにはいくらか注目すべき点があり，高度にコンディショニングされた人では研究参加の動機レベルが高いことや，彼らの到達度が精緻に測定されていることなどがそうである。ある研究者は，高齢選手の体力を実験室で調べることにより，長年にわたって続けた厳しいトレーニングがもたらす生理的特性や寿命に及ぼす最大効果を知ることができるとみなしている。最後に，ある研究者は，マスターズ競技会を高齢化社会で身体活動を広めるための有効な手段の1つとみなしている。

A　競技能力の加齢変化

　いずれにしても，体力のカーブを生理学的に詳しく解釈するうえで，いくつかの要因が妨げとなっている。
① 生理学的天性と，この天性を世界クラスの選手の体力に変えるスキルのどちらにおいても，大部分生れながらにして決まっている個人差がある。したがって，ある年齢における世界記録は，その年齢の人口の中の国際競技会に参加している一部分によって，ある程度は決められている。もっとも高齢な年齢層においては，競技選手人口が少ないので（とくに女性では），それに応じて秀でた天性を持つ候補選手が互いに競い合う機会が少なくなる。
② 人は老いるにしたがってトレーニングセッションの強度や期間の両方とも減少する傾向があるので，よく訓練された若年競技選手とそれよりはトレーニング期間の少ない高齢選手との間で，体力が比較されることになる。
③ 高齢の競技選手は若年者に比べ，レース中に自分を極端にまでに追い込もうとはしなくなる。一般的に，マスターズの競技選手が口にするゴールは，すべてを犠牲にして勝つというよりもむしろ社会的なものである（Kavanaghら 1989）。
④ 激しい身体活動に対する社会的支援が男女で偏りがあったり，社会的支援がなかったりすることも，高齢女性がトレーニングをしたり競技能力をつけたりするうえで制限となる，その他の加齢に関連した要因である。

● 競技種目

　競技能力にとっての至適年齢は，生理学的特徴，スキル，駆け引きの経験などからみた，その競技の相対的な要求度に依存する（Ericsson 1990；Schulz, Curnow 1988）。一般的には，瞬発的な筋パワーを必要とする競技（たとえば短距離走）における能力は，マラソンのような持久的レースにおけるよりも，より若年齢でピークに達する。女性水泳競技のような種目では，世界記録は思春期に達成されている。しかし，獲得されたスキルがおもな役割を果たす他のタイプの競技（たとえば乗馬競技やゴルフ）では，トップ選手はしばしば30歳を超えている。経済的な要因もまた，競技の至適年齢に影響するようである。ピークの能力は，アマチュア選手よりもプロ選手のほうが遅いのがふつうである（図4.4参照）。最後に，国際競争への備えが，より科学的，より技術的になるにつれて，競技の至適年齢は上昇する可能性がある（Spirduso 1995）。

● 横断データの限界

数名の研究者により，年齢と，有酸素能力と筋力の両方を必要とする運動種目の遂行能力（パフォーマンス）との間の関係を表す横断的曲線が作成されている（図4.5，図4.6参照）。そのような分析から得られた知見は，縦断的研究を通して得られたものとは必然的に異なる。というのは，横断的な記録が得られた競技選手のプールは，高年齢層では小さくなるからである。競技選手を縦断的に追跡すると，パフォーマンスの低下は，マスターズ競技の前半のころは横断的分析でみられるものよりは小さく，競争者の多くがトレーニング強度を弱くしがちな後半では大きくなる傾向がある。

● パフォーマンスの数学的モデル化

Stones, Kozma(1986)は，いろいろな数学的モデルを横断的データに当てはめた。たとえば，有酸素的な種目では，世界記録は次のような一般化された曲線で表されるとした。

$\mathrm{Log}_n(時間；秒) = \mathrm{Log}_n(0.049 \times [距離；m\ 10.089]) + 0.011(年齢；歳)$

この曲線を実際のレースタイムに当てはめてみよう。1マイル走（1,609 m）を例にとると，その式では，年齢35歳で224.8秒，年齢80歳で368.7秒と予想されるであろう。これに相当する1990年での男性ランナーのマスターズ年齢別記録は，235.9秒と403.3秒であった。Stone, Kozma(1986)は，競争者の数が減少することの影響にもかかわらず，中距離および長距離種目では，ランニングスピードが加齢とともに遅くなることが，実験室での測定でみられた有酸素能力の低下と密接に符合することに注目した。Stone, Kozma(1986)は，年齢効果はスプリントよりも距離種目のほうが大きいと主張した。しかし，このことは，先ほど議論したように，最大パフォーマンスの年齢についての他の情報と矛盾しており，また，マスターズの年齢別記録からすると，それほど明らかではない（図4.5参照）。（柔軟性

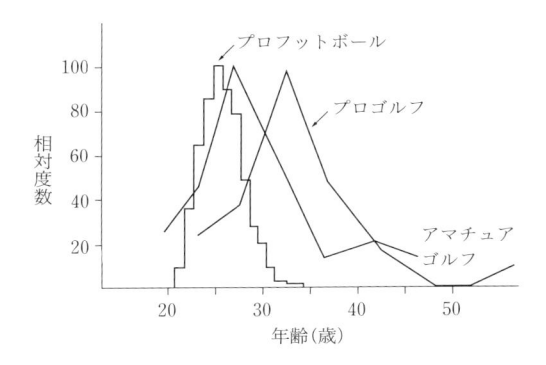

図4.4 アメリカンフットボール選手1,630人の年齢とゴルフ選手権で勝利を収めているアマチュアとプロの年齢
H. C. Lehman 1951, "Chronological age vs. proficiency in physical skills," *American Journal of Physiology* 44: 161-187.より許可を得て転載

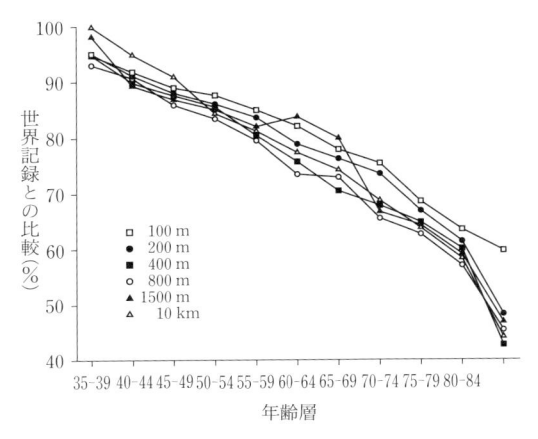

図4.5 いろいろなランニング種目への参加者がつくった世界記録の年齢別比較。1990年のマスターズ年齢別記録をもとに作成。
W. Sporduso 1995, *Physical dimensions of aging* (Champaign, IL: Human Kinetics), 395.より許可を得て転載

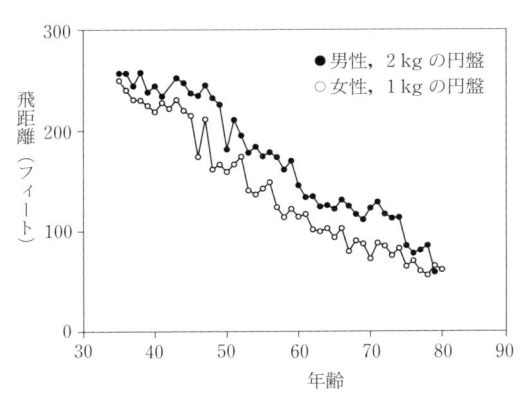

図4.6 円盤投げのマスターズ世界記録（男性2 kg，女性1 kg）
W. Sporduso 1995, *Physical dimensions of aging* (Champaign, IL: Human Kinetics), 396.より許可を得て転載

や協調性といった要因もまた重要である）水泳種目においては，Hartley, Hartley(1986)はまさに反対の効果を観察しており，若いということが短距離種目で成功するもっとも重要な要因である。

B　身体機能の内因性老化

すでに述べたが，日常活動性の低下および肥満の増加はしばしば老化と同時に進行するので，心血管系機能や筋力の内因性の低下率を測定するのはきわめて困難である。

この問題は，次のことによってさらに複雑となる。生理学的検査の初回時の成績あるいは検査が繰り返されるであろうという予期は，しばしば日常の身体活動の増加を促し，内因性老化の影響をあいまいにする。そのようなことがあるために，20～30年もの観察期間にわたり有酸素能力がほとんど低下しなかったとする研究があるのかもしれない(Åstrand 1986；Kaschら 1993)。

● 有酸素能力

もし横断的データが，すべて同様なトレーニングスケジュールを持つ，各年齢層の運動選手について集められたとしたら，有酸素能力の低下の推定値は研究される年齢範囲に依存する。年齢が30～59歳の間においては，10年当たりで約3ml/[kg・分]減少するのが典型的なようであり，もし範囲が30～69歳へと広げられたなら，その値は10年当たりで約4.2 ml/[kg・分]へと増加する(第3章参照)。70歳代では，マスターズ選手のトレーニングパターンは緩くなる傾向にあり，有酸素能力の低下はさらに大きく，男性では5.8 ml/[kg・分]，女性では4.8 ml/[kg・分]となる(Kavanaghら 1989)。身体的に不活発な人における平均的な減少率との差はそう大きくはない。おそらく，この差はマスターズ競技に参加することに起因するある特別な防御的抗老化効果によるというよりむしろ，一般の不活発な母集団において加齢にともない習慣的な身体活動が減少し

たり，脂肪の蓄積が生じたりすることによって説明できるであろう。

十分にトレーニングを積んだマスターズの選手と一般の不活発な大衆との間で有酸素能力にかなりの差があることは，実際的にはずっと大きな意味を持っている。たいていの不活発な65歳の人の有酸素能力は，20～30 ml/[kg・分]程度に落ちる。しかし，Kananaghら(1989)によって調べられた65歳のマスターズ選手の有酸素能力は，男性で平均36.1±6.5 ml/[kg・分]，女性で平均31.7±8.1 ml/[kg・分]であった。

● 除脂肪体重

マスターズ競技のいろいろな種目において，選手の除脂肪体重は，30歳から65歳の間はほとんど変化しない。Kavanaghら(1989)は，男性の競技選手で，年齢35歳では平均61.3±6.6 kg，年齢65歳では平均62.2±8.2 kgと報告している。それに相当する女性での値は，44.0±5.9 kgと45.2±8.6 kgであった。同様にSipiläら(1991)は，競技を続けている70～81歳の選手が，同年齢の対照者よりも筋力が強いことを報告している。Rogers, Hagbergら(1990)も，平均年齢が54歳のときに最初のテストを受けたランナー群において，8年間にわたって除脂肪体重の減少がみられなかったことを報告している。そのような数値は，一見すると，運動競技の便益を反映していると考えられるかもしれないが，事実，カナダ体力調査では成人の代表標本においても，Kavanaghら(1989)のそれとかなり類似した除脂肪体重が得られている。同様な年齢の男性では，それぞれ平均59.4 kgと59.4 kgであり，女性では44.0 kgと44.9 kgであった(Shephard 1986 c)。

除脂肪組織の維持は，とくに十分な量のレジスタンストレーニングを維持できるかどうかに依存しているようである。トレーニング日程が緩くなるにしたがって，マスターズ選手の除脂肪体重の平均値は，75歳男性では57.9±7.2 kgへ，同女性では40.7±2.8 kgへと低下する(Kavanaghら 1989)。より若い年齢層で筋骨格系の便益が

限定的であるのは，おそらく多くのマスターズの種目(たとえば長距離走，水泳やサイクリング)が持久的な性質を有するからであろう。

ウエイトリフティングを行うことは，筋肉量および筋パフォーマンスの両方を維持するうえでより有効であろう。Spirduso(1995)は，「デッドリフト」(単に筋力のみと関連した重量挙げ)の世界記録は，70～74歳の男性選手では228 kgで，75～79歳の女性選手では100.2 kgであることを紹介している。アメリカの重量挙げ国内記録は，65～69歳では若年成人の記録の約50％であるにすぎない。しかし，有酸素能力に関していえば，重量挙げ選手と一般の人との差はわずかである。

C 寿 命

運動選手の寿命については，もともとは，長くトレーニングをすると寿命が短縮するのではないかと危惧されたために研究された。より最近では，定期的な運動やスポーツへの参加が寿命を伸ばすのではないかという，逆の期待をもって検討されている。

その予期される多くの効果をもたらすために，運動プログラムは非常に長い期間にわたって続けられなければならないとすると，運動選手が寿命におけるいかなる変化をも検証するためのよいモデルを提供しているように思われる。

①国内および国際クラスの運動選手は，社会経済的状態から体格までの様々な要因によって，極めて選抜された人である。したがって，アメリカンフットボールのようなスポーツで成功するのはがっしりとした体格の人(短命と関連した体型)で，他方，距離走のようなスポーツはやせ型(長命を約束する体型)が好まれる。

②ある研究では，大学で運動の特待生を勝ち得た競技者を，大学のアスレティックセンターのメンバーでもある対照群と比較している。

③運動選手としての分類が，大学に通っているときのその人の行動に基づいて行われているときがある。しかし，運動の特待生を長期にわたって追跡すると，慢性疾患が増えてくる中年までには，当初は運動選手に分類されていた人が当初は不活発な対照者に分類されていた人よりも，平均的には身体的により不活発で，より肥満傾向で，さらに，規則的な喫煙者となる傾向が強いことがわかった。

④競技を継続する運動選手は，習慣的な身体活動以外にも個人的なライフスタイルの多くの特徴において，一般集団とは異なる。たとえば，多くの人が生涯を通じて非喫煙者であり，ある人は低脂肪食と同時に，ビタミンCやビタミンEのような抗酸化物を多くとっている(Kavanaghら 1989；Shephard, Kavanagh, Mertens 1995)。

⑤運動選手の大半は，一般集団よりも競争心が強い。そのため，通常では考えられないほど競技上や，喧嘩，あるいは自動車事故での事故死が多い(Aggletonら 1994)。

最近の研究からは，運動選手の寿命についての初期の知識に，大きく付け加えるものは出ていない。Beaglehole, Stewart(1983)は，ニュージーランドのラグビー代表選手が，一般のニュージーランド人の平均寿命と同じであることを報告した。Waterborら(1988)は，アメリカの大リーグ選手の標準化死亡比が94であり，一般のアメリカ人のそれよりもやや低いことを観察している。Van Saase, Noteboom, Vandenbroucke(1990)は，オランダ長距離アイススケート遠征チームの参加者は，オランダの一般国民よりも少し長生きであることを報告した。最近になって，Sarna, Kaprio(1994)は，フィンランドの男性運動選手の寿命を軍徴集兵のそれと比較した。社会経済状態，婚姻状況，年齢の差を統計学的に調整すると，平均寿命は持久性スポーツ(長距離走やクロスカントリースキー)を行っていた人では75.6年，チームスポーツ(サッカー，アイスホッケー，バスケットボール)を行っていた人では73.9年，パワースポーツ(ボクシング，レスリング，重量挙げ)を行っていた人では71.5年であり，それに対して，対照群の寿命は69.9年と推定された。持久性スポーツの選手が長生きである

おもな理由は，早期心臓死が避けられたからである。最長寿年齢が3つの運動選手群のいずれかで長いという事実はなかった。

以上のことから，トップ選手の暦のうえでの寿命が一般人口のそれより短いか，同じか，あるいは長いかは，評価するスポーツの種類によると結論づけられるだろう。しかし，運動選手と不活発な人との間で，（生活の）質を調整した寿命を詳細に比較することが，今後の課題として残されている。

D 健康的な身体活動の一資源としての競技スポーツ

健康政策の観点から，ただちに次の2つの疑問が生じる。マスターズの競技は安全な運動であるのか，そして，もしそうだとすると，マスターズの選手は高齢化しつつある人口の中で，身体活動を促進するための効果的な媒体となりうるのか。

●安全性

一般人口におけると同様に，心破綻，筋骨格系損傷，免疫機能障害といったリスクに関する懸念がある。

＊心血管系リスク

運動競技中の心突然死のリスクは，座位安静時に期待されるものに比べると，増大することは疑いない。しかし，一般人口におけると同様に，全体の死亡統計は，この危険性は少なくとも競技と競技との間の死亡のリスクが減少することによって相殺されることを示唆している(Sarna, Kaprio 1994)。

Douglas, O'Tool(1992)は，平均年齢58歳の超持久性運動選手を調べた。彼らは不活発な対照群に比べるとかなり大きな拡張終期心室径を有しており，また，左室後壁の厚さは平均で1.1cmまで肥厚していた。Di Belloら(1993)は，平均年齢66歳の運動選手群では左室容量が増大していたが，二次元心エコーとドップラー分析によれば心室機能の低下はなかった。事実，運動中の運動選手の駆出率は対照者に比べると大きかった。

Kabisch, Funk(1991)は，スポーツと関連した突然死の数が20〜30，30〜40，40〜50および50歳以上の各年齢群で，ほぼ等しいことを示しているが，スポーツへの参加頻度についてのデータがないので，そうした統計からはどんな確固たる結論も導きえない。テニスやスカッシュで若い相手を打ち負かそうとしている最中に，狭心症を起こしたり，心発作を被ったりする高齢者についての逸話が聞こえてくるが，マスターズの競技選手あるいは全体の死亡統計のどちらからも高年齢の人が運動中にとくに心合併症を起こしやすいことを示唆する事実はほとんどないのである。Shephard, Kavanagh, Mertens(1995)は，研究開始時の平均年齢が50歳前後であった750名のマスターズ競技選手を7年間追跡調査した。7年間で非致死的な心発作を起こしたのは，たった10名(1.4％)にすぎなかった。詳しい情報が10名のうち4名について得られた。4名のうち3名が喫煙者で，4名のうち2名が最大酸素摂取量の直接測定法の間，最初は著しいST部の低下がみられたが，すべて極限まで彼ら自身を追い込むことができていたのである。

マスターズ選手に心合併症が少ないのには，いくつかの理由が考えられる。心臓事故は，定期的にトレーニングを行っている人よりも，不定期に運動する人があまり慣れていない作業を行うときにずっと起こりやすい(Mittelmanら 1993；Shephard 1984a；Siscovickら 1984)。さらに，年齢が進むにつれ，マスターズ選手は勝つことのために過度に無理をすることよりも，社会的な理由でスポーツに参加する人が増えてくる(Kavanaghら 1989)。大半は健康的なライフスタイルを持ち(Fogelholm, Kaprio, Sarna 1994)，喫煙者率は一般人口よりもマスターズ選手がずっと低い(Shephard, Kavanagh, Martens[1995]の研究対象者においては，喫煙継続者は2.9％であった)。最後に，高齢の選手は，一般人口よりもより頻回に医学的検査を受ける傾向にあり，心筋虚血の警告サインや症状が出た人は競技を止めてしまいやすい。

＊筋骨格系の損傷

ハードに運動することを決めた高齢者が，急性の筋骨格系損傷を被るリスクが高いということはほとんど疑問の余地がない(Kallinen, Markku 1995)．しかし，競技活動を続けることが骨関節炎のリスクに与える影響はそれほどわかっていない．

コラーゲンが架橋することにより，腱および筋肉の弾力性が低下し，骨の強度は規則的に運動する人でさえも低下する．それゆえ，競技選手が年をとるにつれて，同じ外力に対して急性損傷はより起こりやすくなる．しかし，身体的に活発な人は，骨がより強くより多くの除脂肪組織に囲まれているので，破局的な損傷を起こしにくいかどうかはあまり明らかではない．

Kavanaghら(1989)によるマスターズ選手を対象とした一連の研究では，1年間で約半分がけがをしている．さらに，その問題のいくつかは本質的にはたいしたことではなかったが，負傷の3分の1は1ヶ月以上トレーニングを中断するほど重度なものであった．Kallinen, Alén(1994)も同様な報告をしている．彼らは，70〜81歳のマスターズ選手97名から，過去の履歴情報を得た．81％はスポーツに関連したけがを少なくとも1つ起こしており，これらの38％はオーバーユースに関連していた．その調査では，とくに上肢がオーバーユースに弱いようにみえたが，他方，下肢は急性の捻挫を起こしやすい傾向にあった．持久性の運動は下肢や関節の障害と関連があり，一方，筋力トレーニングは捻挫や筋肉損傷につながっていた．問題の約20％は数年持続していた．

Mathesonら(1989)は，スポーツ外傷の外来に来る高齢者と若年者の間で，障害の分布を比較した．おもな差(Andrews, St. Pierre 1986)は，高齢者では膝蓋・大腿部痛とストレス骨折の頻度は低いが，半月板損傷，退行性の半月板障害，および種々の炎症状態の頻度が高かった．さらに，Jackson(1986)は，もし退行性の変化がけがをした関節ですでに生じている場合は，関節鏡手術への反応は若年者に比べて高齢者ではあまり好ましいものでないと指摘している．

いくつかの報告は，バレーボール，サッカー，フットボール，ボクシング，パラシュートのような運動を長年続けると，骨関節炎を起こしやすいことを示唆している(Panush 1994)．それに対して，長距離走の選手は，もし膝関節のバイオメカニクスが異常でないならば，とくに骨関節炎になりやすいことはなさそうである(Panush 1994)．Laneら(1986)は，軟骨喪失，異常音，関節の安定性，および骨関節炎の症状は，対照の人に比べてランナーで決して多いものではないことを示している．ただ，これらのデータの解釈が難しいことの1つは，それらの症状が発症したために走ることを止めてしまったかもしれないということである．Marti, Knoblochら(1989)による報告はこれらとは異なっており，スイスの長距離ランナーの股関節は，ボブスレー選手あるいは対照群のどちらと比べても，レントゲン写真上での骨関節炎所見がより多かったという．

＊免疫機能

適度な運動は明らかに免疫機能に好ましい効果をもたらすが，すでに述べたように，運動トレーニングを過度にしすぎると免疫反応を障害することがあり，ウイルス感染のリスクが増大する(Brenner, Shek, Shephard 1994)．しかし，そのような影響をもたらすのに必要なトレーニングの量は非常に多い．

Shephard, Kavanagh, Mertens(1995)は，マスターズ選手の15％が，それを越えると感染が成立するように思われる週当たりのトレーニング距離の閾値に気づいていると記している．典型的には，問題がみられたのはジョギングで72 km/週，サイクリングで300 km/週，水泳で16 km/週であった．それにもかかわらず，マスターズ競技選手の76％が同年齢の身体的に不活発な人よりもインフルエンザや風邪に罹患しにくいと考えていた．

● 健康政策の一構成要素としてのマスターズ競技

マスターズの競技が，所定の集団の高齢者の間での身体活動および一般的健康を増進する手段と

して，どの程度有効であろうか。実施されているトレーニングの典型的な量(週6〜10時間)はたしかに有酸素能力にとっての合理的目標を満たす以上のものである(アメリカスポーツ医学会：ACSM 1995a)。ただ，持久的な競技によってどの程度うまく筋力が維持されるのかはあまり明らかではない。

身体活動を広める手段としてのスポーツに賛成あるいは反対する主張は，若年成人でのそれと同じものである。人口のある部分，とくに外向的な性格を持つ人にとっては，スポーツの競争や社会的側面は，スポーツに参加したり維持したりするうえで有用な力である。しかし，非常に競争的な高齢者にとっては，競技会が力を出しすぎることにつながる危険性が現実的にある。さらに，そのような人にとっては，一生懸命準備しているにもかかわらず，体力が加齢にともなって減弱してくることが負の動機づけの原因となることがある。

大半のマスターズ選手(91％)は健康であることに強く興味を持っており，また，すでに記したように，現在も喫煙者である人はわずかである。以前喫煙者であった人のうち，47％がマスターズ競技会に参加することが禁煙する過程で役立ったことを指摘している(Shephard, Kavanagh, Mertens 1995)。年齢が60歳以上の人では，4分の3以上が彼らの生活の質を同年齢の対照者のそれに比べてずっと高く評価した。

競技スポーツへの参加を，他の高齢者が行う典型的な身体的な気晴らし，たとえばウォーキングやガーデニングなどと比較すると，それは施設，装備，服装，交通，可処分所得の面でかなりの負担を要求している。Shephard, Kavanagh, Mertens(1995)は，多くのマスターズ競技選手は，競技に関連しての旅行，宿泊，その他の出費として，年間1,000ドルを超える投資をしていると推定している。

さらに，マスターズ競技会への参加者は急激に増加しているが，そのような人は組織がよく整備された国においてさえも，まだ高齢者の総人口のほんのひと握りにすぎない。たとえば，約1万人が1985年のトロントでの世界マスターズ選手権に参加したが，年齢が60歳以上であったのは参加した男性のたった20％，女性の9％にすぎなかった。さらに男性のわずか4.5％，女性の1.7％しか70歳を越えている人はいなかった(Kavanaghら 1989)。

ほとんどすべてのマスターズ競技選手(女性の95％，男性の93％)が，共通の興味を持つ人々と交流する機会をマスターズ競技会に参加するおもな動機づけとみなしている(Kavanaghら 1989)。たいていの人は競争を楽しんでいるが，90％の人はもし勝たなくてもそれほどは当惑しないといい，20％は自身が真剣な競争者ではないことを認めている。

高齢者の少数部分にとって，マスターズ競技は彼らの生活にとってきわめて重要な一部分になっていると結論づけられよう。しかし，そのような種目に引きつけられた人の数は，少なくとも近い将来，彼らが健康政策の主たる媒介者となるところまで増えることはなさそうである。コンテストに参加する高齢者は，おもにロールモデルの源泉として重要である。高齢者は有酸素能力や筋力の低下を，老化の不可避的な特性として受け入れる必要がないことを彼らは証明している。

9 | 機能的な回復の年齢限界
Age Limits to Functional Restoration

　いくつかの動物実験から，ある運動プログラムは若齢動物の寿命を伸ばすものの，もし運動の開始が遅れたら，その介入は実際には寿命を短縮するかもしれないことが示唆された。

　Linsted, Tonstad, Kuzma(1991)は，9,484名のセブンデイアドベンティスト(Seven-Day Adventist)の男性を26年間追跡調査し，とくに活発な運動に関する統計についていえば，同様な傾向があるという知見を得ている(表4.5参照)。しかし，Langerら(1994)は，当初75歳以上であった男女を5年間追跡した結果，少なくとも週3回定期的に運動する群の死亡の相対危険度は，男性では0.54，女性では0.45であった。さらに，最初の身体的，精神的な健康度，既知の心疾患リスクファクター，さらには10年前と比較しての運動レベルの変化を調整しても，この優位性は残った。

　機能の回復という観点から，われわれは典型的なトレーニング実験の期間中の有酸素能力の改善の度合いは，高齢者においては比率で表すと若年者のそれとほぼ等しいが，絶対値はより小さいことを示唆するいくつかの知見を紹介した(Shephard 1987a)。最近のGreen, Crouse(1995)による29のトレーニング研究のメタアナリシスでは，60〜80歳の年齢範囲を通じて，トレーニングによる有酸素能力の向上の程度(Δml/[kg・分])は年齢と逆相関し，年齢が75〜80歳の人では向上は1〜2ml/[kg・分]にすぎないと結論づけられた。しかし，虚弱な高齢者を訓練する試みにおけるおもな問題点は，彼らが効果的に運動できる状態のレベルにまでどう引き上げるかということにある。したがって，もし適度な強度のトレーニングが長期間にわたって続けられたのなら，より大きい有酸素能力の向上がみられる(Green, Crouse 1995)。

　筋線維のたんぱく質合成速度は，年齢が62〜72歳の人では22〜31歳の人よりも27%ほど遅い(Welleら 1993)。若年成人のたんぱく質合成速度が，身体活動を増やすことによって回復させることができるかどうかは明らかではないが(Welleら 1993；Yarasheski, Zachwieja, Bier 1993)，たとえ初速度であっても筋肥大を起こすには十分なようである。機能の改善がその年齢を過ぎるともはやみられなくなるような年齢上限を示唆するものはない。実際，Fiataroneら(1990)の観察によれば，虚弱な90歳代の人であっても，筋力がかなりアップし筋肉量がある程度増加することは可能であることが示唆されている。

10 結論
Conclusions

　過度な運動は，心臓の破綻，筋骨格の損傷，および免疫機能の抑制をもたらすことがある。しかし，高齢者は適度な身体トレーニングプログラムなら安全に行うことができる。さらに，多くの生物学的機能において，若年者にみられると同程度の改善が高齢者にも認められる。活動的なライフスタイルを取り入れても，固有の老化の進行はほとんど阻止できないが，運動トレーニングによる機能の向上は，高齢者の QOL にとっては重要な意義を持っている。生物学的年齢は 10～20 年は十分に若返る。少数の高齢者はマスターズ競技を通して必要な身体活動を得るが，体力の初期レベルはふつう低いので，多くの高齢者はずっと中庸なレベルの活動を通して重要な機能の向上を図ることができる。その活動には毎日の生活を活発に送ることも含まれる。

第2部
高齢期の身体活動と健康
Physical Activity and Health in Older People

　身体活動，運動，そしてスポーツは，自己実現あるいは自己効力感の増進などといった人間に本来備わっている心理的な報酬をもたらす。しかしながら，一般的に高齢者が日常的に運動習慣を持つ動機は，個人的に体力を向上させ健康水準を高めようとする願望にある(Shephard 1994)。また，保健政策は高齢期"third age"の活動的生活の増進に着目し，高齢者の健康水準を改善することによって自立性を保持し，健康と介護・支援サービスのコスト低減を意図している。

　本書の第2部では，身体活動度あるいは体力と健康状態との相互関係について考察する。2つの先行文献(Bouchardら 1990；Bouchard, Shephard, Stephens 1994)では，すでに一般集団における身体活動度あるいは体力と健康状態の関係において重要な問題が検証されており，有用な関係モデルを提案している。それによれば，高齢者では，身体活動が余暇活動や家事労働に限定されるようになる。特に，後者の家事労働は，個人の生産的能力の維持増進に寄与する。高齢者の生産的能力の維持増進において，環境要因はその重要性を増すばかりである。健康水準が低い，病的な人の割合が増加すれば社会基盤の恒常性を維持する能力が崩壊してしまう。

　第2部の目的は，身体活動あるいは体力と健康状態との関係について，高齢者(前期高齢者，後期高齢者，超高齢者を含め)を対象に総括し，有用な情報を提供することにある。高齢期の身体活動量を高める行動としてスポーツも挙げることが可能だが，園芸や早歩などのような活動的な生活"active living"は有酸素運動として至適負荷をもたらし，体力と健康水準の向上への寄与が期待できる。ここでは，特に心肺機能，筋骨格系ならびに代謝疾患を取り上げ，議論する。それは，これらの疾患群が身体の総合機能ならびに生命の質に連関しており，その改善には日常的な身体活動が有効であることを示す証左があるからである。なお，最終章では，身体機能，健康余命，ならびに生命の質との相互関係についても論述する。

第5章
身体活動と循環器およびび呼吸器系疾患
Physical Activity and Diseases of the Cardio-respiratory System

　本章では，虚血性心疾患，脳卒中，高血圧症，末梢血管疾患，うっ血性心不全，末期腎疾患，および慢性閉塞性肺疾患に関して記述した。各々の疾患ごとに，まず有病率や発生率に関して提示する。そして，一次，二次，三次，および四次予防における身体活動の役割について検討する(図5.1参照)。虚血性心疾患を例にあげると，その一次予防とは，未だ臨床的に顕在化していない疾病を予防する試みである(たとえば，運動負荷心電図によってはじめて検出することができる無症候性の心筋虚血)。二次予防は，すでに心電図上もしくは検査で無症候性の心疾患の所見がみられた人に対して，その心筋虚血の臨床的な顕性化を防ぐ試みである。三次予防は，これまでに心筋梗塞発作を起こした経験のある人に対して，その再発を防ぐ試みである。四次予防は，高年齢や病気の広がりのためにそれ以上積極的な治療をすることに合理性がない高齢者において，残存している心機能や生活の質を最大限に活用しようとする試みである。

1 虚血性心疾患
Ischemic Heart Disease

　動脈硬化は，動脈壁の肥厚やその弾力性の喪失といった血管変性の形態に用いられる一般的な名称である。そして，動脈硬化は，血管の内側をおおっている内膜の下に脂肪が蓄積し，さらにその下にあるの内膜下に結合組織が増大するといった特殊で多様な変性である。

A　有病率と発生率

　動脈硬化の病理学的結末は，発生部位により異なる。病変が冠状血管に発生すると，最終的に虚血性心疾患の様々な症状が出現する。しかし，血管の狭窄とその結果起こる虚血は何年も無症候であり，その段階では，運動負荷心電図や心エコーのような検査でしか発見できない。心筋虚血の臨床症状としては，狭心症，心筋梗塞，心停止もしくは心室細動による突然死，および(高齢者では)進行性の心不全がある。

B　無症候性心虚血

　交通事故犠牲者の死体解剖により，多くの若者の冠状動脈に，粥状斑が認められたことが明らかになった。しかし，冠動脈の灌流に対する血管抵抗は管の直径の4乗に比例することから，通常は，アテローム性硬化斑によって冠動脈の主幹部

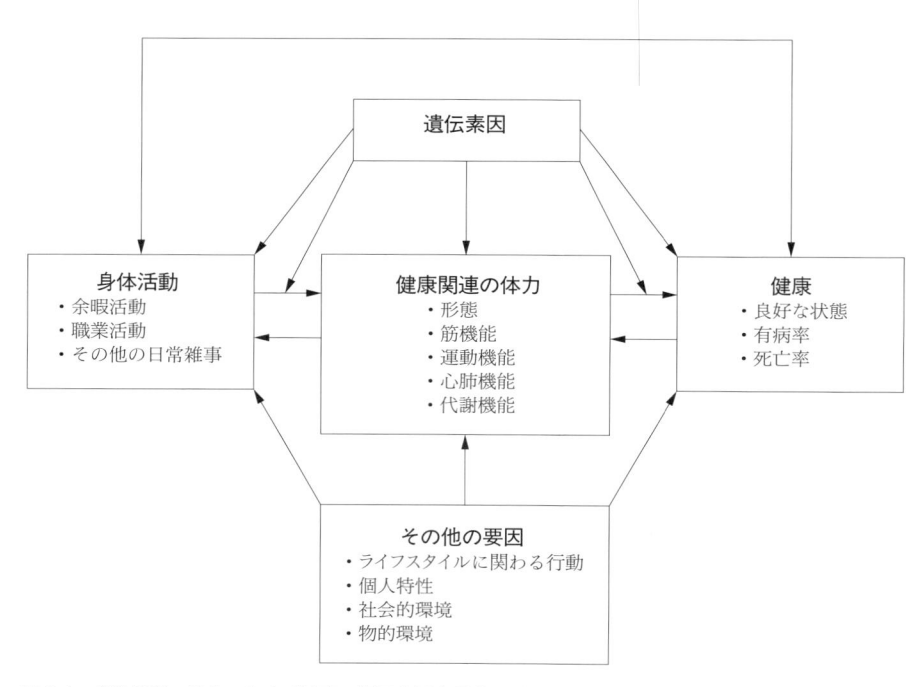

図5.1　身体活動，体力，および健康の相互作用を示すモデル
C. Bouchard & R. J. Shephard 1994, Physical activity, fitness, and health：The model and key concepts. In *Physical activity, fitness and health*, edited by C. Bouchard, R. J. Shephard, & T. Stephens (Champaign, IL：Human Kinetics), 78.より許可を得て転載。

が約70％閉塞されるまではとくに臨床症状は現れない。このような状態は通常40歳や50歳になってはじめて生じる。

病変としては確かに存在するものの，臨床的に無症候なアテローム性冠動脈疾患の有病率は，通常心電図のST部分が有意に平定化あるいは低下している人，あるいは運動誘発性に低下がみられる人の割合により推測される（Shephard 1981；Siscovickら 1991）。しかし，高齢者においてはほとんどの集団において安静時心電図で異常を示す割合が高いことから，高齢者では運動負荷心電図の解釈は次第に難しくなる。また，異常記録に基づく推定は，偽陽性や偽陰性テストでよく知られた種々の要因によって歪められる（表5.1）。とくに高齢患者で問題となるのが，利尿剤やジギタリスの使用による偽陽性や不十分な運動強度による偽陰性である。偽陽性の比率は，とりわけ高齢女性で高いようである（Sidney, Shephard 1978b）。

原理的には，冠動脈造影法のような冠状動脈の血流を調べるより直接的な方法によって，症状のない対象集団における無症候性心筋虚血の有病率を明らかにすることは可能であろうが，その経費や検査にともなう臨床的危険性から，疾病有病率の集団調査に用いることは実際には不可能である。

運動負荷心電図の感度および特異度を考慮すれば，STの低下は，無症候性の心筋虚血を有する人を判別するうえであまり効果的とはいえない。しかし，運動負荷心電図は，全体としては，一般住民における心筋虚血の有病率についての有益な指標を提供してくれる。運動負荷試験中にST部の有意な低下を示す人の割合は加齢とともに次第に増加し（図5.2参照），また，この指標をもとにすると，高齢者では女性の方が男性よりもいくぶん心筋虚血の頻度が高い。Aronow, Epstein (1988)は，ホルター心電計を用いて，ナーシングホームの居住者185名（平均年齢83歳）のうち34％が，通常どおりの日常生活を送っているときに，心電図上では，心筋虚血所見を有していたことを明らかにした。

ほとんど運動をしない高齢者が多いため，心筋虚血は高齢者においては無症候性のままであることがとくに多い。たとえ胸痛が起きても，肩関節炎や胃潰瘍として誤って診断されやすい。したがって，心筋の酸素欠乏は，うっ血性心不全，急性肺水腫，脳卒中，あるいは意識混濁として現れる傾向にある。

● 総有病率

臨床的疾患の有病率の推定は，簡易な指標に基づいてなされてきた。たとえば，狭心症，心筋梗塞の既往歴，あるいは安静時心電図上での異常Q/QSパターンである。かつてイギリスでこの方式を用いて虚血性心疾患の有病率の調査が行われ，65歳以上の在宅高齢者では，男性では20％，女性では12％と報告された（Kennedy, Andrews, Caird 1977）。しかし，無症候性の心筋虚血を，さらにこうした冠動脈疾患に加算すると，その数はかなり増加するであろう。近年，心臓病の有病率は次第に増加する傾向にあり，これは，長年にわたって心臓病の主要な危険因子を多くを抱えてきた人々が高齢化したことによる。

● 疾病罹患率

疾病の有病率に関する利用可能な情報は，通常国際疾病分類（ICD）の総心疾患（ICD 390-429）である。心疾患の有病率は，45〜64歳男性の153/1,000，同女性の117/1,000から，65〜74歳男性では290/1,000，同女性では219/1,000，そして75歳以上男性では324/1,000，同女性では372/1,000と上昇する。そして，65歳以上では男性

表5.1 運動負荷心電図のST部分低下における偽陽性または偽陰性の原因

偽陽性結果	偽陰性結果
・安静時ST低下	・不十分な運動負荷
・過換気	・安静時ST上昇
・喫煙	・ニトログリセリンその他の血管拡張薬の使用
・利尿剤の使用	・心室間伝導の異常
・カリウムイオンの減少	
・グルコース・糖質負荷	
・左心室への異常ストレス	
・電気刺激の伝導異常	
・抗不整脈薬	
・ジギタリス療法	

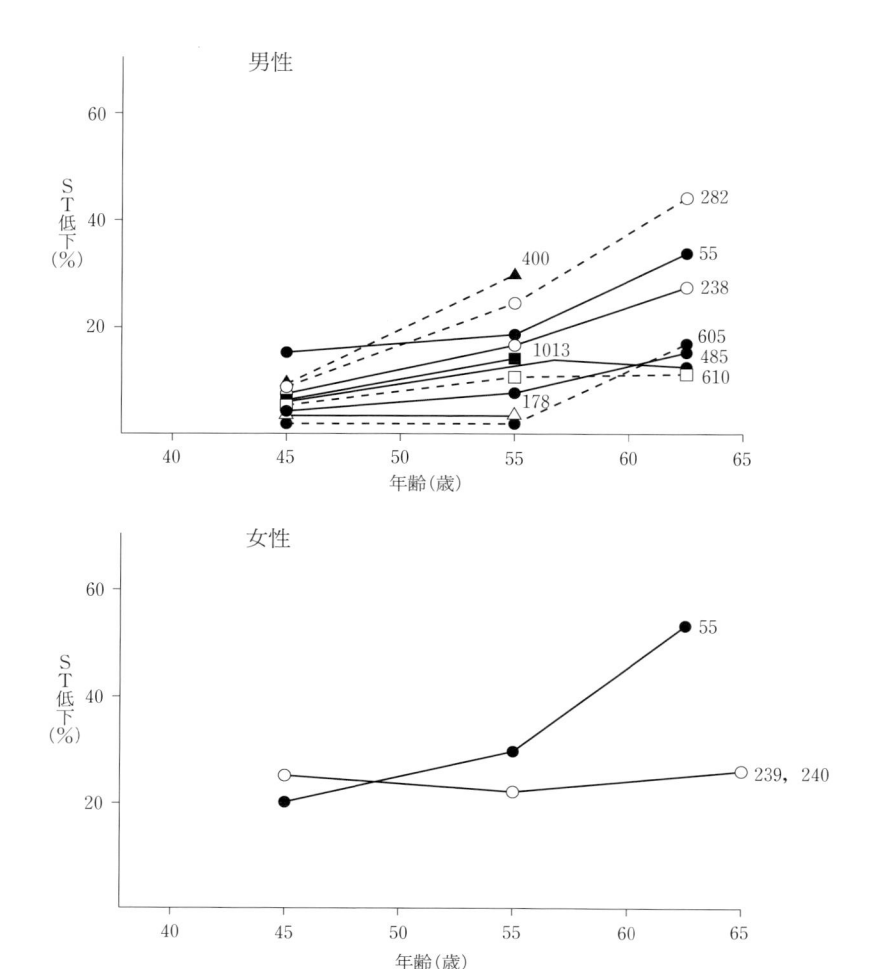

図5.2 心電図にてST部分低下を示す人の年齢別割合
※数値は個々の研究に基づく。詳細についてはShephard(1977)を参照。

の58％が，女性の26％が虚血性心疾患で死亡している(U.S. Department of Health and Human Services 1992)。心臓病が原因で高齢者が自立を失ったり入院したりすることも少なくない(Gerstenblith 1980)。

＊狭心痛

冠循環においては，酸素は安静時においても比較的完全に消費される。心臓の仕事率が，頻脈，収縮期血圧の上昇あるいは心筋の収縮力の増加によって増大すると，冠血管は心筋壁への酸素供給を増加させるために広がらなければならない。若年者の冠状血管は，血液流量を5～6倍まで増やすことが可能であるが，これは高齢者の動脈硬化の進んだ血管では不可能である。血管抵抗は管の直径の4乗に比例し，また血流のおもな抵抗は細動脈にあるために，狭心症の発症は，ほぼ常に太い冠状動脈の完全閉塞の前兆である(Ellestad 1985)。

胸痛は通常，坂を急いで登るような激しい運動によってもたらされるが，安静にすればすぐに痛みは軽快する。症状はとくに寒い気候下で運動を行う際に起きやすい。これは，寒冷によって血管が収縮し，収縮期血圧が上昇するためである。また，冷たく乾いた空気を吸い込むことにより，冠状血管の反射的な攣縮を引き起こすこともある。高齢者の多くは，関節痛や胸部疾患などの他の理由で活動的な身体労作が制限されるために，あまり広範な心筋虚血は認められない可能性もある。

しかし，狭心痛によってあらゆる身体活動が著しく制限され，生活の質が大幅に低下するおそれ

がある。医学的治療のほとんどは対症療法であり，患者はアテローム変性した閉塞部位の開削手術や，閉塞部位を迂回するバイパス手術といった治療を進んで受ける場合が多い。しかし，前もって予算の組まれた医療財政に，年齢や全身の身体状況にかかわりなく，すべての人に上記のようなサービスを提供する余裕があるのかどうか，疑問視されつつある。対症療法としては，身体労作時の血圧上昇を軽減すること（β−遮断薬かつ［または］トリニトリン錠を使用），可能な場合には労作負荷を軽減し休息時間を延長することが挙げられる。また，屋外での運動時には，吸い込む空気を事前に暖め (Kavanagh 1983)，寒さから顔面の皮膚を防護する (Brown, Oldridge 1985) ジョキング・マスクを使って，冷たい空気にさらされるのをある程度防ぐことができる。

* 心筋梗塞

心筋梗塞とは心室壁の部分的な壊死である。通常は主要な冠状血管の完全な閉塞に続いて起こるが，重度の相対的な酸素欠乏が発生することによって起こることもある。血管閉塞の機序のいくつか，たとえばアテローム硬化性プラーク中への出血や断片化したプラークに由来する塞栓の固着などは，急激な身体活動によって引き起こされる可能性もある。潰瘍化したプラークの表面に血栓が次第に蓄積されるような他の病理学的変化は，安静時や睡眠時により生じやすいようである。中年者では，非致死的な心筋梗塞発作の約4分の1は，激しい身体活動の最中もしくは直後に起こるようである (Shephard 1981)。安静時のリスクと比較した激しい身体活動時の梗塞のリスクは，確かに加齢にともなう上昇は示さない (Vuori 1995)。なぜなら実際には，虚弱な高齢者が急に激しい身体活動をすることはあまりないので，多くの人は安静状態にあるときに心筋梗塞を起こすのである。

促進要因の有無にかかわらず，はるか以前の，あるいは最近の疾病罹患や共通罹患 (comorbidity) が心筋梗塞と関係している。潜在的な臨床上の問題には，脳卒中，心不全および重篤な心室性不整脈の既往がある (Wenger 1992)。65歳以上の高齢者のうち75％は初回の心臓発作後も一命をとりとめるが，その大部分はその後，生活の質が相当程度損なわれた状態で生きていくことになる (Castelli 1993)。心筋梗塞の発症直後から数年以内の死亡率も，直接の死因が心室性不整脈あるいは心不全であろうと，加齢にともなって増大する。Smithら (1990) は，心筋梗塞患者のうち退院後1年間に死亡した者が，75歳以上では17.6％であったのに対して，65〜75歳の高齢者では12.0％であったと報告している。

● 心筋の変性

心機能の低下が加齢にともない進行することはよく認識されている（第3章参照）。運動時の最大1回拍出量の低下は，正常な老化の現れであるとみなす研究者もいる。その理由として，心筋の疲弊，心筋層への広範なアミロイド浸潤，心筋の弛緩の遅延，心臓弁の線維化および心筋層のカテコールアミンへの感度の低下が挙げられている。これらの要因の多くが，おそらく心血管系機能の加齢による退行現象の原因となっているが，慢性的な心筋の酸素欠乏もまた重要な要因である (Weisfeldt, Gerstenblith, Lakatta 1985)。心筋への酸素供給が良好に維持されている高齢者では，このような機能的変化ははるかに少ない。酸素欠乏は，即座に，かつ直接的に心室の収縮力を減弱させる。さらに，虚弱な高齢者では，小さな（診断されないことも多い）梗塞巣が，次第に心室壁を破壊していく。その過程は，明白な心筋梗塞により悪化し，心筋組織の広範な壊死や心室収縮期における心室壁の瘢痕部位の膨隆をともなう。次第に心拍出量は安静時必要量を満たすには十分な状態にまで回復するが，運動時には持続的な疲労，激しい息切れや心不全を引き起こす (Schuster, Bulkley 1980)。また，これ以外の例として，十分に動いていた心臓が睡眠時に横になる際に増加する静脈還流によって，肺うっ血や呼吸困難の発作を引き起こすほどの心不全状態に至ることもある。

運動に対する心血管系反応が阻害されたことを示す指標には，運動中にも関わらず，上昇ではな

表5.2 カナダにおける1988年および1992年の心血管系疾患による年齢標準化死亡率
(数値はすべて，10,000人あたりの年間死亡率を表す．)

	35〜54歳				55〜64歳			
	男性		女性		男性		女性	
	1988	1992	1988	1992	1988	1992	1988	1992
IHD	67	50	13	10	402	310	113	90
AMI	44	33	9	6	262	191	75	56
脳卒中	9	7	9	7	49	43	36	28
その他のCV	12	14	7	7	77	80	36	37
全CV	88	72	30	24	529	432	186	155

	65〜74歳				75〜84歳		85歳以上	
	男性		女性		男性	女性	男性	女性
	1988	1992	1988	1992	1992	1992	1992	1992
IHD	1034	794	423	318	1947	1092	4241	3431
AMI	622	467	266	195	1069	598	1784	1281
脳卒中	176	155	119	99	584	480	1631	1725
その他のCV	251	250	123	135	735	470	2098	1983
全CV	1461	1204	665	552	3265	2042	7970	7139

IHD＝虚血性心疾患
AMI＝急性心筋梗塞(心臓発作)
CV＝心血管系疾患

Cardiovascular disease in Canada. edited by R. Reeder 1995 (Ottawa, ON：Laboratory Centre for Disease Control, Health Canada；Health Statistics Division, Statistics Canada), 9.より，許可を得て修正掲載．

くむしろ減少する心駆出率，仕事率に見合った血圧の上昇がないこと，酸素負債の相当量の蓄積，1回運動後の心拍数や呼吸数の回復が遅いことなどが挙げられる．

● 総有病率

スコットランド保健局の調査(1981)によれば，国際疾病分類(ICD)の390-429に分類される疾患群の入院患者数は，1日当たり平均で，15〜45歳で208名，45〜65歳で2,086名，65歳以上では3,536名と報告されている．さらに，上記の患者のうち65歳以上の患者では，より若い患者に比べて入院期間は2倍以上長い．

● 死亡率

高齢者の全死因の約3分の1が，虚血性心疾患である．多くの病院で，致死的な心筋梗塞の半数以上を75歳以上の患者が占めている(Wenger 1992)．虚血性心疾患による死亡の割合は，45〜49歳，65〜69歳および80歳以上においてほぼ類似しているが(Reeder 1991)，総死亡率の増加にともない，当該疾病の死亡率も加齢とともに急激に上昇する(表5.2参照)．

閉経前の女性では，同年代の男性に比べて虚血性心疾患の死亡率が4〜5倍低い．しかし，その予防的効果の大半は閉経後に失われる．65歳以上の女性では，死亡原因の約3分の1が冠状動脈疾患である．75歳以上では，女性の心臓死は男性のおよそ70％に達する．

心臓死のタイプは加齢とともに変化する．若年層では，心臓死の約3分の2は心停止もしくは心室細動である．しかし，75歳以上では突然死ははるかに少ない．この年齢層では，死亡の約半数が他の原因によるものであり，広範な梗塞に続いて生じる進行性の心不全が一般的である．おそらく，激しい運動を行う機会自体がまれであることから，運動中に心臓死を起こす例はまれである(Vuori 1995)．

C 一次および二次予防における身体活動

中年者においては，心疾患の危険因子を改善したり，臨床的に明らかな虚血性心疾患の発症を予防したりするうえで，定期的な身体活動が有用であるという見解について一般的合意が得られてい

る(Berlin, Coldlitz 1990；Pateら 1995；Powellら 1987)。さらに，中年者を対象とした縦断的研究より，中等度の適度な身体的活動を始めること，禁煙をすること，正常血圧を維持し，肥満を避けること，などといった試みが各々独立した要因となって，虚血性心疾患による死亡のリスクの低減と関係していることが明らかにされた(Paffenbargerら 1993)。しかし，主要な2つのメタ分析(Berlin, Coldlitz 1990；Powellら 1987)では，加齢にともない運動の予防的意義が変化する可能性や，加齢にともなう習慣的な身体活動の変化については考慮されていない(Lee, Paffenbarger, Hsieh 1992 b)。

MacDonaldら(1992)は，心疾患の三大危険因子のうち2つ(高血圧症，高コレステロール血症)の有病率が加齢とともに上昇すると報告した。また，65〜74歳では男性の80％，女性の89％が，心疾患の3大危険因子のうち少なくとも1つを有していた。さらに，Thomsen, Larsen, Schroll(1995)は，加齢ともに血清中の中性脂肪が増加することを指摘した。これに，最近，主要な危険因子であると認識されるようになった座りがちであまり運動しない生活様式という因子を加えると，高齢者はとりわけ虚血性心疾患にかかる危険性が非常に高いと考えられるが，逆によりよい生活様式を取り入れることにより，危険性が減少する可能性もある。しかし，加齢とともに個々の危険因子が持つ重要性は変化することから，生活習慣を変えることによってどの程度の効果が期待できるのかは明らかではない。たとえば，高齢になるにつれ，血清コレステロールの増加にともなう心臓発作の相対危険度の上昇は小さくなる(しかし，高齢者では虚血性心疾患の総有病率が高いので，高血清コレステロールの寄与危険度は，高齢者のほうがより大きい〈Castelli 1993；Crepaldi, Manzato 1993；Shipley 1991〉)。喫煙は，高齢男性においては若年男性に比べて心疾患の危険因子としての重要性がやや低いようであるが，逆に，閉経後女性では喫煙による心疾患への危険性は増大する。高血圧症(とくに収縮期圧が高い場合)は，若年者より高齢者

にとって重要な意味をもつ(Castelli 1993)。定期的な運動の不足についても同様である(Morrisら 1980；Siscovickら 1984)。男性に比べて女性では，身体活動による心疾患の予防効果が少ないとの報告がある。しかし，これは，現在女性の習慣的活動の評価に用いられる手段における欠点を単に指摘したにすぎず，ある体力基準(トレッドミル耐久時間)においては，身体状態の向上によって得られる予防効果が，男性と比較して女性の方が大きいのである(Blair, Kohl, Barlow 1993)。女性では，血漿中のエストロゲン水準が急激に低下することによりリスクに変化が生じる。エストロゲンは，脂質面に好ましい影響をもたらすのみならず，末梢血管および冠状血管を拡張する作用をも持つ(Rosanoら 1993)。最後に，相対的体重が致死的な心発作を起こす確率に及ぼす影響は，若年者より高齢者のほうが少ない(Hubertら 1983)。相対的体重が少ない高齢者の多くでは，除脂肪組織の喪失が交絡要因となっている可能性がある。

中年者の脂質プロフィールを改善するには，最低限エネルギー消費量を相当量に保つこと(週当たり18〜20 kmの歩行距離に相当)が必要とされる(Kavanaghら 1983；Williamsら 1982)。虚弱な高齢者ではそこまでエネルギー消費を増加させることは難しく，何より血清脂質の最適化のためにそうする必要もないであろう(Duncan, Gordon, Scott 1991)。Kohrt, Obert, Holloszy(1992)は，60〜70歳の高齢者を対象に，9ヶ月から12ヶ月に及ぶ有酸素運動プログラムを実施した結果，脂質プロフィールに好ましい変化が生じたと述べた。しかし，高齢者ではたとえ脂質プロフィールに改善がみられたとしても，すでに心筋への血液供給を妨げるアテローム性プラークが硬く石灰しつつあるので，冠状動脈の血流が改善する可能性はほとんどない。

高齢者が日常の身体活動を増やしたとしても，既に発生している無症候性の冠動脈疾患が回復する見込みは低いとみなされるが，脂質プロフィールの改善により疾患の進行速度は抑制されるかもしれない。これによって動脈硬化の臨床症状の発

現を遅らせることができる。心筋虚血が一定の冠動脈閉塞をともなって起こる可能性は，心臓の酸素消費量によっても変化する。心筋の酸素要求量は，血圧と心拍数の積に比例する。いずれの要因も，運動プログラムによって低下する。筆者らは第3章で，運動トレーニングにより有酸素能力が高まり，その結果，高齢者では一定の仕事率における心拍数が減少すると述べた。Webb, Poehlman, Tonino(1993)も，定期的な運動プログラムへの参加によって，血圧が低下したと報告している。彼らは，55～77歳の男性からなる小グループに対し，8週間にわたって週に3回，毎回30～60分間，最大酸素摂取量の60～75％に相当する強度の運動を実施した。運動プログラムの終了時には，対象者の血圧は対照値に比べてわずかに低下(5％)しており，これは若年者において期待される低下と同程度であった。

運動の便益についての経験的データは，おもに総死亡に対する二次予防に関したものである。しかし，総死亡率のかなりの割合が虚血性心疾患が占めている。定期的な身体活動によってかなりの高齢に達するまで健康を増進でき，長寿を可能にするという確かな実証結果がある。Kaplanら(1987)は，70歳以上の高齢者を17年間追跡した研究で，身体活動が活動的な人に比べて低水準の人では，死亡のオッズ比が1.73倍であることを見出した。Grandら(1990)も，高齢なフランス人のうち，定期的に運動を実施している人の死亡のリスクが低いことを報告した。Posnerら(1990)が60歳以上の高齢者を2年間追跡した研究では，心血管系疾患の発症が対照群では13％であったのに対して，運動群では2％であった。Donahueら(1988)はまた，当初65～69歳であった男性を12年にわたって追跡した研究から，日常の身体活動が高水準にある人で冠動脈疾患のリスクがもっとも低いことを指摘した。Morrisら(1990)は，9年間の追跡研究より，研究開始時に55～64歳であった対象者において，定期的かつ活発な運動によって致命的および非致命的な心臓発作を予防することができることを見出した。その便益は，研究開始時に45～54歳であった対象者で観察されていた便益にほぼ匹敵していた。Blairら(1989)は，問診によって得られた身体活動ではなく，体力水準で区分したが，それでもやはり，60歳以上の高齢者では，トレッドミル得点が上位4分の1に入る人の総死亡率は，下位4分の1の人に比べるとかなり低いという観察結果を得ている。

以上のデータから，身体活動の増加によって平均的な高齢者の寿命をのばすことができることがわかる。しかし，これが虚弱で非常に高齢な患者には当てはまらない可能性も依然として残されている。Linsted, Tonstad, Kuzma(1991)は，年齢と関連した運動強度の上限があることを示唆する観察結果を報告している。すなわち，この上限を越えると運動は寿命を伸ばすよりはむしろ短くする効果を及ぼすという。しかし，彼らの所見では，少なくとも80歳までは定期的な運動によって総死亡率が抑えられたことが示された(表4.5参照)。Rakowski, Mor(1992)およびLangerら(1994)も，加齢と習慣的な身体活動に関する縦断研究の中で，同様の知見を得ている。

D　第三次予防と第四次予防における身体活動

運動は，狭心症，心筋梗塞，さらに心筋変性の三次予防における重要な一手段と見なされるようになりつつある。

●狭心症

狭心症を持つ高齢者が漸増的な運動プログラムによって便益を得ることができる理由はいくつも挙げられる。虚弱な高齢者においては，運動によって主要な冠動脈径を変化させたり，側副血行路の血流を増加させたりすることが可能であることを示す実証結果はほとんどない。しかし，もし所定の身体活動レベルにおける心拍数と血圧が低下すれば，心筋の酸素要求量を減らすことができる。さらに，その結果として心周期の拡張期相が延長されることにより，心室への血流が促進されるであろう(第4章；Balady 1992)。最後に，

骨格筋の強化により，運動中の血圧上昇を軽減でき，それによってさまざまな活動にともなう心拍数と血圧の積を，狭心痛が生じる閾値下に抑えることが可能である(Franklinら 1991)。Haslamら(1988)は，レジスタンス運動プログラム中の動脈圧を直接測定した。その研究では，平均動脈圧は139±7 mmHg以上に達することはなかった。

高齢者では，狭心痛は，当初の激しい不快感から臨床的に明らかな心筋梗塞に進行することが多くなる(Bugiardini, Borghi, Pozzati 1993)。したがって，いかなる運動プログラムも，初めに狭心症の安定性と疾患過程が進展するリスク水準を慎重に評価したうえで，実施しなければならない。日ごとの安静時心電図の安定性，24時間にわたるホルター心電計のモニター(Bugiardini, Borghi, Pozzati 1993)やトレッドミル負荷テストにおける反応(Shaw, Miller 1994)は，いずれも狭心痛を起こすおそれのある高齢者を見出すのに有用な方法である。持久性トレーニングの標準プログラムは，狭心痛を起こしやすい人にはあまりすすめられない。しかし，運動と運動の間に休憩を長くとるように修正したインターバル・トレーニングプログラムによって，有酸素能力をかなり向上させることが可能である(Shephard 1981)。

● 心筋梗塞

中高年では，運動を中心とした心臓のリハビリテーション・プログラムによって生死に関わるような心筋梗塞の再発が20〜30％減少することが，複数のメタ分析から明らかにされた(O'Connorら 1989；Oldridgeら 1988；Shephard 1983 c)。プログラム参加者における非致命的な心筋梗塞の再発数には変化がないが，致命的な再発数は少ないのである。仕事への早期復帰といった重要な機能的および経済的な成果もまた，活発なリハビリテーションプログラムに参加することで得られる(Perk, Hedback 1988；Shephard 1992 b)。残念なことに，心筋梗塞発症後のリハビリテーションにおける実験では，通常60歳以上の患者が除外されてきた。その理由は，この年代は十分な追跡データが得られるまでの期間，存命している保証がないという懸念があったためである。

すでに述べたように，高齢者では心筋梗塞に関連した死亡が多い。ある先行研究では，運動を中心としたリハビリテーションプログラムに対する生理学的反応は，高齢患者ではあまり望ましいものではないことが示唆された(Kavanaghら 1973)。中年者と比較して，高齢の患者では有酸素能力の増加が小さく，またリハビリテーションプログラムを継続しても心電図上ST部分の低下が反転する傾向も低かった。しかし，研究者の間では，治療反応における年代差は，心筋梗塞を起こした高齢患者が活発な運動を行う能力がないことを反映しているのか，あるいは，その結果が社会経済的背景に基づくものであるのかどうかが問題にされた。中高年の患者では，ローンの支払いや子供に教育を受けさせなければならないという実情が，運動処方に従わなければならないという強い動機づけとなったかもしれず，高齢者ではこれらの動因が欠けていたかもしれない。さらに，高齢者では心機能の予備能が小さく，運動耐性が低下していることも原因の1つであろう。Lavie, Milani(1994)は，心筋梗塞後の60歳の患者において，最大有酸素能力が平均8.8 METsであった人は，同4.6 METsであった第2グループの人に比べて，HDL/LDLコレステロール比や血清中性脂肪値がより大きく好転したことを報告した。それにもかかわらず，同じ研究所からの別の報告では(Lavie, Milani, Littman 1993)，平均年齢54歳と70歳の患者グループ間で，運動能力，肥満指数および脂質レベルに同程度の改善がみられている。

運動を中心とした心臓リハビリテーションについてのメタ分析に用いられた大規模試験の多くは，平均年齢が50〜60歳の患者を対象としていた。しかし，いくつかのより小規模な研究では，当初の安静心駆出率がわずか25％(Squiresら 1987)，あるいは27％(Conn, Williams, Wallace 1982)であった高齢者においても，心肺機能

は漸増的運動プログラムによって改善できることが示唆されている。Froelicher ら(1984)は，心筋梗塞発症後4ヶ月ほど経たトレーニングプログラムの開始時に，高齢患者の反応はより若い患者よりやや劣っていたと述べたが，Williams ら(1985)は，条件づけの反応が加齢とは関係がないことを見出した。Shaw, Miller(1994)は，70歳以上の高齢者における心筋梗塞の再発リスクの高い一群は，運動負荷テストの持続時間が短い，運動時の最大心拍数が低い，また冠動脈拡張作用薬（ジピリダモール）服用後にタリウムシンチグラムで冠動脈血流が不十分であると示される，といった特徴から同定することができるとしている。

●心不全

広範な心筋疾患を有する高齢の患者には，処方された運動を慎重に行うことで心室の残存機能を保持するよう強く勧める価値があろう。ただし，その際の運動強度は左室不全が発生し始めるレベルより低く設定しておくことが前提となる（本章の後半にあるうっ血性心不全の項を参照）。一度非代償性の心不全が起こると，心臓が再びFrank-Starling 圧/容積図における望ましい（代償可能な）範囲で機能するようになるまでは，伝統的な治療法と休養を組み合わせて用いる以外に講じられる手段はほとんどない。ベータ遮断薬はアルコール類の乱用と同様に，心不全を起こす傾向を悪化させるおそれがある(Wei 1994)。

●四次予防の必要性

現在，虚弱な高齢者に積極的な治療を施すための財源に関する議論が高まりつつある。この年代の人々に，心筋虚血の治療として，冠状動脈バイパス手術のような高コストの高度先端技術を適用することはあまり適当とはいえないかもしれない(Wenger 1992)。

運動リハビリテーションプログラムも，より若年の層に推奨されるものよりはるかに簡単なもので事足りるであろう（より若年の層ではほぼ完全な機能回復が可能である）。高齢患者を対象とした運動を中心とした心リハビリのプログラムは，参加と継続に影響を及ぼす要因を考慮して作成しなければならない。高齢者が運動に参加する当初の動機はおそらく，病気が再発するのではないかという心配や，より健康になりたいという願望であろう。一方，その後の継続は，自己効力感がより増し，健康になったという自覚により維持される(Shephard 1993 d)。

退職後における心臓リハビリテーションの費用対効果を評価する際には(Shephard 1992 a)，より若い成人向けのバランスシートに通常含まれるいくつかの重要項目（たとえば，仕事への早期復帰，より長い雇用期間）は，もはや該当しない。さらに，経済学者は，寿命が延長することによって，年金財源が乏しい実態に関わらず高齢患者に対する支出が増加すると主張する。しかしながら，高齢者にとって心筋機能の回復は，かなりの機能的な予備力を有しながら心臓のリハビリテーションプログラムを開始する若年者にとってよりも，生活の質において，はるかに大きな意味を持ちうる。

おそらく，生活の質の観点からもっとも重要な点は，Ben Ari ら(1987)が述べているように，運動は狭心痛を起こす頻度を減少させることである。また，運動を中心としたリハビリテーションプログラムは，不安を和らげつつ，主観的な精力や運動耐性を向上させることを指摘する声もある。しかし，一貫した結果は得られておらず(Quaglietti, Froelicher 1994)，現在心血管系疾患の治療で使用されている薬物の多くに鎮静作用があることからも，得られる結果はいずれにしても複雑なものとなっている。

2 脳卒中
Stroke

　脳卒中とは，ある原因血管に一致した巣状分布を持つ神経機能の突発的かつ持続的な喪失である。若年者では，脳の血管痙攣や出血のように原因が多様であることが，身体活動プログラムから得られる便益の分析を複雑なものとしている。しかし，高齢者ではこの問題はより単純である。発症の大多数は，脳血管の動脈硬化性閉塞に起因し，脳組織の死をともなうからである。

A　有病率と発生率

　脳卒中の危険因子は，虚血性心疾患のそれと類似しており，なかでも高血圧症が重要な要因となっている(Ostfeld 1980)。その他の誘因には，糖尿病，喫煙，心血管系疾患や心房細動の既往および左室肥大がある。

　通常見られる症状は，片側性の筋麻痺の発生である。脳卒中患者の約半数は，発作後4週間以内に死亡し，残りの生存者の約半数は3年以内に再発を起こす。虚弱な高齢者では，小発作がしばしば生じ，検出されずに見過ごされたまま，脳機能を次第に低下させるおそれがある。

　脳卒中は50歳以下ではまれであるが，その後は5歳ごとに発生率は次第に高まっていく(Reeder 1991)。したがって，85歳までには，年齢階級別にみた脳卒中による死亡率は，虚血性心疾患による死亡率の約25%に至る。アメリカでは，脳卒中の既往を持つ人の割合は，65〜69歳では男性4.5%，女性4.1%で，70歳以上では，男性5.7%，女性5.5%である(White, Losonczy, Wolf 1990)。1970年から1990年にかけて，脳卒中の総発生率と死亡率は1年で約5%の割合で減少した。これには，心血管系疾患の危険因子の減少(Bonita, Beaglehole 1989)および高血圧症患者の積極的な同定と治療が反映されている(Wissler 1985)。表5.2に近年のカナダにおける脳卒中の発生率を示す。日本では脳卒中の発症率は依然としてかなり高く，これはおそらく高血圧症の有病率が高いためであろう。

B　一次予防，二次予防における身体活動

　脳卒中の発生における高血圧症の関わりが大きいとすれば，運動がその一次予防に何らかの役割を果たすという期待は妥当である。

　Shinton, Sagar(1993)は，脳卒中の初発患者について患者対照研究を実施した。若年期に積極的に運動を行っていた人では，性，年齢を調整したリスク比は0.33であると推定された。さらに，運動の予防的効果は他の危険因子からは独立しており，運動を行った年数が長いほど増加した。中年期までに運動を始めなければその予防的効果は減少し，高齢期に脳卒中を発症した層では若干小さくなった(運動を行っている人のオッズ比は，35〜54歳では0.20であるのに対し，65〜74歳では0.36である)。

　40〜59歳の男性7,735名を9年半にわたって追跡したWannamethee, Shaper(1992)の研究においても，同様の知見が得られた。年齢，社会階層，喫煙，大量飲酒およびBMIで調整した相対危険度は，中等度の運動を行っている人では0.6，活発な運動を行っている人では0.3であった。残念ながら，この研究では相対危険度に年齢が及ぼす影響については検証されていない。

　Kohl, McKenzie(1994)が総説している他のいくつかの研究では，相反する結果が得られてい

る。運動によって得られる利点を証明できるかどうかは，明らかに習慣的な身体活動を的確に測定できるかどうかや，循環器疾患の他の潜在的な危険因子および交絡要因を分析上どの程度調整できたかによって決まる。明らかに，運動により得られる便益の多くは，高血圧および高脂血症に対するコントロールによってもたらされる。したがって，運動から得られる便益を検討する前に，高血圧や高脂血症による影響に起因する変動が差し引かれると便益が弱まることは，それほど驚くべきことではない。

C 第三次予防および第四次予防

急性発症からの回復期にある，脳卒中患者を対象にした運動主体のリハビリテーションには，かなりの幅がある。このようなアプローチは，患者の残された人生の質を高めることを主たる目的としている。活動的な生活を取り戻した患者では，血圧が低くなることにより，脳卒中の再発や転倒のような合併症のリスクは減少すると考えられる（Forster, Young 1995）。しかし，まだこの仮説を検証できるデータはほとんどない。

脳卒中の発症直後，患部は弛緩する。姿勢反射が障害されることなどによるバランス障害が起きたり，罹患肢の自覚欠如（疾病否認：anosognosia）が起こることもある。動作の感覚は，触覚刺激や固有受容器刺激を慎重に使うことで再学習されなければならない。あらかじめこうした予防策がとられなければ，筋力増強訓練は単に不自然で協調性のない動作パターンを強化するのみに終わるかもしれない。

高齢の脳卒中患者を対象としたリハビリテーションの通常の目標は，独歩および日常生活動作（ADL）における自立である。初回発作で死滅した神経細胞が再生することはないが，脳内の余剰な神経網を活用することにより動作が回復する望みはある。神経死に関連した知的機能や集中力の喪失，自己認識の変化および情緒的安定性などによって，リハビリテーション中に問題が生じるか

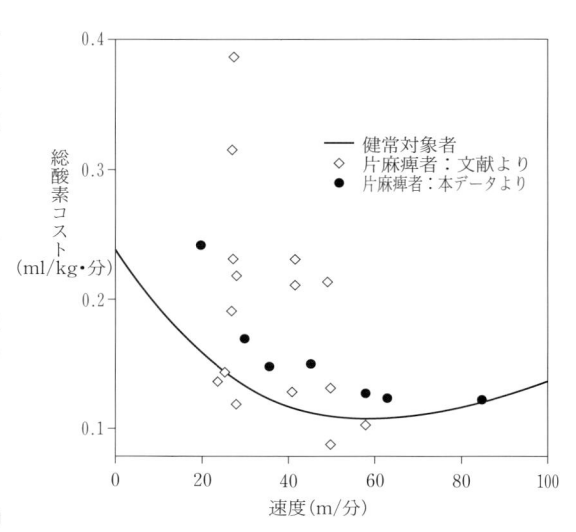

図5.3 歩行速度と一定距離歩行中の総酸素コストの関係（ml/[kg・分]）
片麻痺対象者のデータを健常対象者のデータ曲線と比較した。健常者データによる健常曲線は，文献資料に基づいた三次多項式からなる。
R. J. Shephard, T. Kavanagh, R. Campbell, & B. Lorenz 1994, "Net energy cost of stair climbing and ambulation in subjects with hemiplegia", *Sports Medicine, Training and Rehabilitation*, 5：199-210.より許可を得て転載。

もしれない。適応がうまくいくかどうかは状況によって決まる部分もあり，自立生活を取り戻せるかどうかは，力のいる筋動作の必要性を減らすために生活環境をどう変えられるかによってかなりの程度決まる。残念なことに，リハビリテーションが成功する可能性は，患者の年齢とは負の関係にあるようである（Granger, Hamilton, Fiedler 1992）。

歩行には装具の補助が必要となる。足首の背屈や回外が十分にできない場合はとくにそうである（Lorentz 1985）。たとえ，ほぼ完全に回復していても，四肢の筋肉がある一部弱ったままであると，動作にかなりの非対称性が残ることがある。これによって，体位支持や身体の移動に必要なエネルギーのコストは増える。絶え間ない痙攣，関節の硬直，ガクガクする動きがあるために，ぎこちなくぎくしゃくとした作業動作が助長される。加えて振戦があると，一定の動作を行う際の過剰なエネルギー消費にさらに拍車がかかるであろう。同時に，筋肉の消耗，体脂肪の増加，心肺持久力の漸次低下によって，上記の障害への対処は

さらに困難になるであろう。歩行のような単純な活動にかかるコストが増大することにより，疲労，身体活動の不足，力学的非効率性の悪化，さらなる疲労という悪循環が形成される。

Longmuir, Shephard(1994)は，標準カナダ有酸素性体力テストを遂行できない不全片麻痺を持つ人々などを，技能のそれほど高くない体力評価者でも評価できるような簡易検査法について検討した。さらに，標準カナダ家庭体力テストにかなり類似した(得点のつけ方は同じ)上肢エルゴメータープロトコールを提案した。

図5.3に，健常な人と片麻痺の人の歩行中の総酸素コスト(ml/[kg・分])を比較した。一般人では，歩行の酸素コストは，広範囲の歩行速度にわたって 0.110〜0.120 ml/kg・分でプラトーに達する。しかし，歩行速度が 30 m/分未満となると，単位距離当たりの酸素コストが急激に上昇する。もし，片麻痺の人が 40〜50 m/分の一定の歩行速度に達することができれば，歩行の酸素コストは健常者に比べて 10〜20％の増加のみにとどまる。しかし，実際には，多くの脳卒中患者はこの速さで歩くことはできず，歩行による単位距離当たりの酸素コストは大幅に増加する(Shephardら 1994)。これは，非常に限られた最大有酸素能力しか持たない多くの超高齢者にとって重大な問題である。

もし，両下肢に不全麻痺があれば，動作の非効率性はとくに増大する。歩行の酸素コストは正常値の2倍にまで上昇し，とくに関連する循環器疾患を有する虚弱な高齢者では，必要とされるエネルギー消費量は，個人の最大酸素摂取量を簡単に越えてしまう。動作の力学的効率性は，装具の使用によって改善されることもあるが，多くの高齢者にとっては，これまでの動作様式の変更が必要となるような装具の使用を受け入れるのは難しい。

片麻痺がある人にとって，階段を昇るのはとくに困難である。実験室での階段昇降における力学的効率は，一般成人では正味約16％であるのに対して，片麻痺のある人では6〜8％である(Shephardら 1994)。

3 高血圧
Hypertension

家庭医は，高血圧を診断するためのいろいろな測定手段や基準を有している(Fotherby, Harper, Potter 1992)。しかし，一般には収縮期血圧が 160 mm Hg 以上，または拡張期血圧が 90 mm Hg 以上の場合を高血圧と診断する。血圧が異常に高いという結論を出すには，繰り返し測定することによって，医師のオフィスで起こりえたかもしれない初期の不安や緊張による影響を取り除くことが重要である (Furberg, Black 1988)。軽度の高血圧を指摘されている人の多くは，もっとリラックスした環境で測定を繰り返した場合には正常値を示すものである。特異的な原因を除去しなければならないが，高い血圧を示す高齢者は，一般に本態性高血圧に罹患しているとされる(Forette, Henry, Hervy 1982；Whelton 1985)。しかし，この診断は原因が不明であるということを単に意味しているにすぎない。

血圧の分布曲線は単峰型であり，正常と異常の明確な区分はない。老化はまた収縮期血圧の上昇をもたらすので，高齢者の本態性高血圧とは正常老化のなれの果てにすぎないという議論が残っている。そして，高齢者では収縮期圧のみの高血圧が多い(SHEP共同研究グループ 1991)ことが，こうした議論に説得力を与えている。

A　有病率と発症率

　高血圧症は時として，患者が頻繁あるいは持続性の頭痛といった関連症状のために，臨床医を受診した際にみつかることがある。しかし，より一般的なのは，通常の医学健診において偶然みつけられるということである。有病率は地域によって異なる。たとえば，イグルーリックのイヌイット地域では，住民が海産物由来のオメガ3系脂肪酸に富む食品を消費し続けており，高血圧症はほとんどない(Rode, Shephard 1995 a；図3.6参照)。それと対照的に，高血圧者率はアジアの地域では極端に高い。おそらく，塩分の摂取量が多いためである。また，少なくともアメリカにおいては，高血圧は白人に比べて，アフリカ系アメリカ人において多くみられるようである。ある研究によると，アメリカ都市部の65歳以上高齢者の40％もの人が収縮期血圧，拡張期血圧あるいは両方の上昇を認める(Vokonas, Kannel, Cupples 1988)。Kannel(1994)は，高血圧の総有病率を50％と報告している。年齢による血圧の上昇は，男性よりも女性において大きいとみられているが(Martin, Ogawaら 1991)，おそらく，閉経期にエストロゲン産生が低下することによるからであろう。高齢者の高血圧のほぼ65％は，収縮期血圧の過剰な上昇による(Whelton 1985)。Framingham studyにおいて，Wilkingら(1988)は収縮期のみの高血圧は，65歳では男性の11％，女性の17％であるのが，80歳になると男性の18％，女性の32％へと上昇することを明らかにした。また，SHEP共同研究グループ(1991)も，有病率は60～69歳の約10％から80歳以上では20％まで上昇すると報告している。拡張期高血圧にのみ注目すべきであるという議論を展開する研究者もいるが，高齢者においては心血管系のリスク(表5.3参照)は，少なくとも拡張期のみの高血圧と同程度に収縮期のみの高血圧も重要であると考えられる(Berman 1982)。そして，そのリスクは心電図上で左室肥大の所見がある場合にとくに顕著である(Kannel

表5.3　高血圧患者における様々な心臓血管疾患のリスク比

心臓血管疾患	リスク比	
	男性	女性
虚血性心疾患	1.6	1.9
脳卒中	1.9	2.3
末梢動脈疾患	1.6	2.0
心不全	1.9	1.9

W. B. Kannel 1993, "Hypertension in the elderly：Epidemiologic appraisal from the Framingham study", Cardiology in the Elderly, 1：359-363. © 1993, Rapid Science Publishers.より，許可を得て修正掲載。

1994)。

　おそらく，安静時血圧の上昇よりもより重要なのは，高齢者はより若い人に比べると運動中の収縮期血圧の上昇がより大きいという事実である(Martin, Ogawaら 1991；Michelsen, Otterstad 1990)。明らかにその理由には，動脈の弾性が低下すること，除脂肪量の減少(このため激しい運動中に血管が閉塞するリスクがより大きいこと)，および体脂肪の蓄積が含まれる。

B　一次予防と二次予防

　高血圧の一次予防は重要な目標である。Klag, Whelton, Appel(1990)は，非致死性および致死性の心血管系発作の60～70％は，高血圧患者から発症することを示唆した。われわれもまた，心疾患発症後3年間以上のリハビリテーションプログラム中に観察された死亡の40％は，血圧が150/100を越えていた患者であったことを見出した(Shephard 1981)。高血圧は，虚血性心疾患に加えて脳卒中，末梢血管疾患およびうっ血性心不全の重要なリスクファクターである(Kannel 1994；表5.3参照)。高齢者については，さほど明確に実証されていないものの，高血圧を予防することのみでなく，運動と他の治療法とを組み合わせて血圧を下げることも，こうした問題を起こしにくくすると考えられている。

　横断研究では，一般に身体的な不活発と高血圧の進展との間に関連性があることが示唆されてきた。たとえば，Reaven, Barrett-Connor, Edelstein(1991)は，50歳から89歳の女性を身

体活動習慣のパターンに基づいて分類した。その結果，不活発な人に比べて激しい活動を行っていた人では，収縮期血圧がほぼ20 mm Hg低かった。Kaschら(1988)も，身体活動プログラムに定期的に参加した者では，血圧の上昇が予防されたと述べている。しかし，この研究から選択的脱落や体脂肪の減少といった他の交絡要因の影響を取り除くことは難しい。さらにKaschら(1990)は，その後の論文において，対照群に関するデータを提示した。他の研究と同様に，対照群では加齢にともない血圧の上昇がみられている。高齢の運動選手は同年代の非鍛練者に比較して，安静時および所定レベルの労作時ともに血圧が低いと報告している研究もある(Kaschら1990；Martin, Ogawaら1991；Rogers, Hagbergら1990)。それとは対照的に，Sedgwickら(1988)は，加齢にともなう血圧の変化と女性のフィットネスプログラムへの参加との間にはほんの弱い関連しかないことを示した(後ろ向きの分析)。また，Gilders, Dudley(1992)は，覚醒時の血圧は低下するかもしれないが，夜間血圧はしばしば変化がみられなかったことを指摘している。

C 三次予防および四次予防

　高血圧の治療に関する大多数の研究は比較的若い成人に関するものであった(Fagard, Tipton 1994；Tipton 1991)。そのような年齢層においては，血圧を下げる薬を内服することにより予後が改善されることは広く実証されている。しかし，高齢者においても同様の効果がみられるかどうかはそれほど確かではない(MRC作業部会1985)。明らかに，病的状態を増やすような副作用を持つ薬剤を避けることは重要である(Pickering 1993)。β遮断薬の使用により心不全が増悪する可能性があり(Wei 1994)，また，鎮静剤の使用は，すでに健康を保つには不十分となった身体活動水準をさらに低下させやすい。他の高血圧療法もまた，高齢者においては問題が多い。利尿剤の投与により血漿量が減少し，起立性低血圧に

よる危険なエピソードが起こったり，塩分摂取の制限により食欲不振がより悪化したりしやすい(Applegate 1994)。

　動脈硬化病変が加齢とともに次第に石灰化してくるとすれば，若い人に比べて高齢者においては運動プログラムの血圧低下作用が減弱するであろうと推測される。運動プログラムによっては，収縮期血圧が低下する(Cononieら1991；Hagberg, Montainら1989；Singhら1993；Steinhausら1990)，拡張期血圧が低下する(Howze, Smith, DiGilio 1989；Singhら1993)，あるいは安静時の平均血圧が低下する(Webb Poehlman, Tonino 1993)，最大下運動中の血圧は低下する(Martin, Ogawaら1991)といった報告がみられる。一方，Spinaら(1993)は，12ヶ月間の運動プログラムに参加した64歳の男性では血圧に変化がみられず，女性で拡張期血圧のみが低下したと報告している。また，Hamdorfら(1993)は，6ヶ月間の持久的運動プログラムに参加した64歳の女性では，安静時血圧に変化はなかったと報告している。これらの研究のいくつかには，おそらく次のような結果が含まれているだろう。(1)トレーニングにより体重が減少したこと，(2)皮下脂肪がなくなることにより血圧計のカフがよりぴったりと密着したこと，(3)プログラム参加者が，測定者や検査室に徐々に慣れてきたこと。この最後の要因は，運動をしない対照者においてさえも，血圧を実質的に低下させることがある(Kukkonenら1982)。

　Kavanagh, Shephardは，冠動脈疾患発症後の中高年者合計553名を対象にして，3年間にわたり活発で漸増的な持久性運動を行わせた(Shephard 1981)。この期間中，わずかではあったが安静時収縮期血圧は統計学的にきわめて有意に低下した(表5.4参照)。同時に，わずかながらも安静時拡張期血圧は有意に上昇した(表5.4参照)。耐久限界での運動時は，収縮期血圧はわずかに上昇した(対象者は以前よりも高い仕事率まで運動できたため)が，拡張期血圧は変化しなかった。高血圧を有するサブグループにおけ

表5.4 3年間にわたる活発な持久性トレーニングにともなう全身血圧の変化

	安静時		運動時	
対象者群	収縮期	拡張期	収縮期	拡張期
全対象者 ($n=553$)				
開始時	133±17	85±9	169±25	96±13
終了時	127±15	87±11	183±29	96±12
差	−6±17	+2±13	+15±25	0±14
高血圧者 ($n=141$)				
開始時	161±19	104±9	172±31	100±12
終了時	154±12	103±13	188±30	99±16
差	−7±19	−1±12	+15±27	−1±18

Kavanagh, Shephard (Shephard 1981) より，冠動脈疾患発症後の正常血圧者および高血圧者の安静時および最大有酸素能の75％強度での運動時のデータ。

る変化は，他のプログラム参加者における変化と同程度であった。すべての対象者は，研究開始当初から検査室には十分慣れており，また，多くの対象者は，観察期間にわたって体脂肪の減少はほとんどみられなかった。

　治療に対しての反応の程度は，おそらくもともとの高血圧の程度や実施された運動プログラムのタイプに依存するだけでなく，年齢や食事の変化，肥満のコントロール，減塩，利尿剤の服用といった付随的な治療にも依存するであろう (Ehsani 1993)。それゆえ，Weber, Barnard, Roy (1983) は，総合的な Pritkin の運動と食事療法プログラムに参加した，平均年齢78.7歳の男女のグループでは，安静時血圧と運動時収縮期血圧がともに十分に低下したことをみている。しかし，Suzuki ら (1991) は，年齢77歳の対象群においては，運動中は心臓の収縮能力が低下することから，このグループでは心予備能も限定的であろうと注意を促している。Setaro ら (1992) は，心収縮力も低下した高血圧患者では，追跡48ヶ月間における死亡率が実質的に高い (64％対36％) ことを認めている。

　一般に，もともと重症高血圧である人は精力的なトレーニングプログラムを遂行することは困難であり，そのためポジティブな反応を得る可能性は少なくなる。最後に，αアドレナリン受容体作用薬，βアドレナリン受容体遮断薬や Rauwolfia アルカロイド薬を含む高血圧治療薬の多くは，認知機能の低下や抑うつ症状をもたらす傾向があることは強調されるべきである (Bloomfield, Nivikov, Ferrario 1994)。このことにより，習慣的な身体活動が減少したり，高血圧患者の運動プログラムへの参加が難しくなったりすることがある。

4 末梢血管疾患
Peripheral Vascular Disease

　アテローム性動脈硬化と他のタイプの末梢血管疾患により，四肢への主要な動脈血の供給が，部分的あるいは完全に閉ざされることがある。その結末は，間欠性跛行と（壊疽が生じた場合は）膝上あるいは膝下での足切断である。間欠性跛行と壊疽した下肢の切断は，虚弱高齢者の生活の質にとって，非常に大きな意味を持つ。

　間欠性跛行にはひどい筋肉痛がともなう。閉塞部位（浅部大腿動脈か腸骨動脈か）に依存して，不快感がふくらはぎに限局することもあれば，大腿部にまで及ぶこともある (Thiele, Strandness 1994)。狭心痛の場合と類似しているが，患部の筋肉において急激に酸素が欠乏することによる。症状はなだらかな坂道を登るような軽度な運動により誘発される。休息により痛みは緩和するが，患者は運動することに対してたいへん消極的になってしまう。

　動脈の閉塞がさらに進むと，酸素供給は下肢の温存を維持するには不十分となる。また，わずかな傷

や感染は治癒せず，壊疽が生じる。その場合，下肢の切断は生命維持のために不可欠となる。下肢を切断した高齢者で，うまく義足を使用できるようになることはまれで，多くはその後完全に要介護状態となる。

A 有病率と発症率

下肢の末梢血管疾患の有病率は，時として過小評価される。なぜなら，罹患した人の多くは，ほとんど身体活動をしなくなるので，血管障害が症状として現れない。臨床的に無症候なものも含めた真の有病率は，一般人口集団を対象としてドップラー波形分析を用いた，運動前と運動中の下肢血流量を測定する方法で求めることができる（Barnesら 1981）。健常者がトレッドミル運動を行うと足首の収縮期血圧は上がるが，間欠性跛行のある患者では，足首の血圧は運動中は非常に低い水準に落ち，また運動後の回復は遅延する（Thiele, Strandness 1994）。

虚血性心疾患患者の25％ほどが，下肢の動脈疾患の兆候を持つことが明らかにされている。動脈硬化は漸次進行する特徴があるので，この病態は高齢者においてとくによくみられる。「動脈が硬化している」状態は，65歳から74歳では1,000人当たり男で40.8人，女で32.9人であり，75歳以上では男で54.6人，女で50.7人と報告されている。しかし，間欠性跛行という特異的問題を抱えるのは，糖尿病と多量喫煙という二重のリスクファクターを有する男性にほぼ限定される（Kannel, Brand 1985）。このグループでは多くの患者が，間欠性跛行の症状が起きるほど下肢動脈の閉塞が進展する前に，肺癌で死亡するか慢性気管支炎や狭心症のために自立生活が不能になってしまう。

B 一次予防および二次予防

末梢血管疾患を一次予防するには，高血圧，高脂血症，糖尿病，喫煙や低レベルの身体活動といった重要なリスクファクターをコントロールすることに大きく依存している。

いったん症状が進むと，典型的な治療は外科的なものになる（血栓除去，血管移植，血管内腔拡張あるいは腰部交感神経切断術）。しかし，病変部の性質からすると外科的侵襲は多くの場合に好ましくなく，罹患動脈は脆弱であるため，手術により死亡に至ることがある（Friessinger, Carmer, Housset 1982）。

Barnard（1994）により総説された多くの研究によると，臨床的に明らかな末梢血管疾患の初期の段階では，運動トレーニングにより下肢機能を向上させ，間欠性跛行の症状を軽減あるいは消失させることが可能である。下肢機能向上のある部分は心理的な原因に基づくが，SorlieとMyhre（1978）は，血中の乳酸値からみてもトレーニングの後では虚血状態が軽減したことを証明した。他の研究では，下肢へ向かう最大血流量が増加したことが示された（Hiattら 1990）。そのような変化が生じる根拠としては，動脈閉塞部を超えて虚血状態のある部位への側副血行路が発達することが考えられる。トレーニングプログラムに対する反応はきわめて多様であり，部分的には採用される運動のタイプに依存する。激しい痛みが生じる時点まで長く歩くことが，跛行性患者の歩行能力を高める最良の方法であると考えられている（Hallら 1982）。

間欠性跛行のある患者に対する他の実用的な提案には，次のようなものがある。（1）とくに，寒い天候のときには十分に断熱効果のある靴を履く（寒冷天候のときは，末梢へ向かう血流が寒冷誘発性の血管攣縮のためにさらに制限される），（2）どんな貧血もそれを改善する。これにより単位下肢血流あたりの酸素運搬量を最大化できる，（3）活発な運動を行う直前に，末梢血管拡張剤を内服する。このクラスの患者においては，β遮断薬の処方を再考することが賢明かもしれない。そうした治療は，とくに心拍リズムの不整といった中枢の問題を軽減するが，βアドレナリン性刺激

に対する末梢の反応は，高齢者においてはすでに低下している。しかも，β遮断された後，調節を受けない末梢のαアドレナリン性活動が，間欠性跛行を悪化させることがある(Berman 1982)。

臨床医は従来からBuergerの運動療法を推奨してきた。この方法では足を45度から90度に挙上した状態を保持する運動を1日に3ないし4回行う必要がある。1回運動した後は，足を何かに乗せた状態を3分間保持する。この運動の合理性は，反応性に血管を拡張させることにより側副血行を改善することにあるが，どんな便益も罹患部の筋肉を強化することから生じると考えられる。

C 三次予防および四次予防

治療とは無関係に，跛行性患者の死亡率は高い。かぎ爪趾のようなわずかな整形外科的な異常でも，容易に壊疽性病変に進展することがある。いったん患者がベッドに臥床せざるを得ない状態になると，冠動脈血栓症，出血あるいは腎合併症によりしばしば死に至る。たとえ患者が，もはや移動困難な状況になったとしても，動脈バイパス手術による下肢血行再建を試みるのが通常は望ましい。可能ならば，そのような外科的治療は，虚血性潰瘍や壊疽が起こる前に行うべきである。虚血や潰瘍に対する切断術は，その疾患過程の第三次および第四次治療におけるさらに有効な手段である。糖尿病と末梢血管疾患の両方を有する患者においては，切断術の実施率は毎年約5％である(Thiele, Strandness 1994)。

義足による移動は，非常にエネルギーコストが高い。1mの歩行に要する酸素コストが最低に達する歩行速度(40～50 m/分；図5.4参照)が出せない患者の場合は，とくにそうである。図5.4に示したデータは，義足によく適応した青壮年のものであり，高齢者においては酸素コストがずっと高い(とくに，歩行の初期；Crutsら 1985)。エネルギー消費量は新たに装着した義足の場合は，健常者の268％になることがあり，またあ

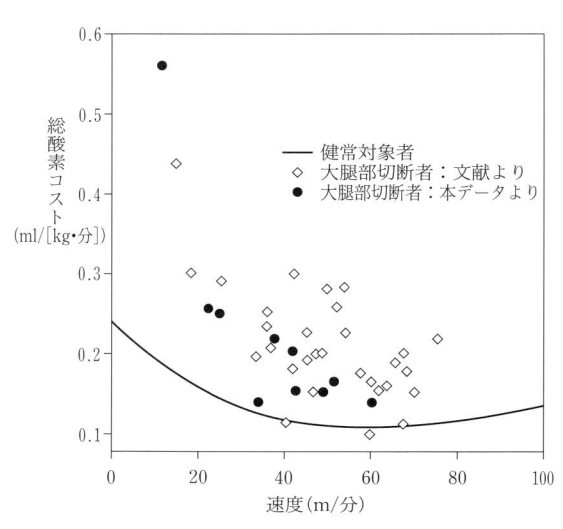

図5.4 大腿部切断者の移動の酸素コストと健常対象者のデータ曲線との比較
注：健常者データによる曲線は，文献資料のデータに基づいた三次多項式からなる。
R. J. Shephard, T. Kavanagh, R. Campbell, & B. Lorenz 1994, "Net oxygen costs of ambulation in normal subjects and subjects with lower limb amputations", Canadian Journal of Rehabilitation, 8：97-107. より許可を得て転載。

る研究によると，1年間のリハビリテーションの後でさえも，大腿部切断者の平均値は健常者の167％であり，膝下切断を受けたことのある人のエネルギー消費量の増加の程度はもう少し小さかった(Shephardら 1995；Tenette, Cuny 1982)。もしも患者がもっと遅い速度で移動するなら，いくらかエネルギーコストは節約できるが，虚弱高齢者の場合は酸素消費量がすぐに理論上の最大値まで達してしまう。心機能の低下した人に義足を使用しようとすると，酸素消費量がかなり高まるため，心不全に陥るかもしれない。

非常に限定された心血管系の予備能，バランス能の低下，筋力低下，脆弱な皮膚や骨，治癒力の低下，易感染性，心筋虚血や他の心血管系の異常，新しい技能の習得に時間がかかる，抗不安薬や麻薬に対する反応の変化，といった問題はすべて高齢の下肢切断患者のリハビリテーションを複雑なものにする(Lyon, Rivers, Veith 1994)。Kavanagh, Pandit, Shephard(1973)は，高齢の下肢切断患者27人を対象に，上肢用エルゴメーターを用いて最大酸素摂取量を予測した(表5.5参照)。有酸素能についてのすべての数値は

表5.5　高齢の下肢切断患者の有酸素能の予測値

年齢（歳，および性別）	有酸素能の予測値	
	l/分	ml/[kg・分]
男性		
50±8	1.29±0.37	16.8
67±2	0.82±0.18	10.6
75±3	0.78±0.25	10.1
女性		
66（対象者は2名のみ）	0.81	12.7

Kavanagh, Pandit, & Shephard (1973) のデータに基づく。また，男性の体格を77 kg，女性の体格を64 kgと想定している。

表5.6　高齢対象者による義肢使用の成果
　　　（Clarke-Williams 1978のデータに基づく）

切断時の年齢（歳）	片側			両側		
	成功 %	失敗 %	死亡 %	成功 %	失敗 %	死亡 %
60～69	56	44	—	67	33	—
70～79	55	27	18	40	40	20
80以上	48	31	21	46	31	23

最低6ヶ月間義肢を用いて日常的歩行ができた場合を成功と定義した。
M. J. Clarke-Williams 1978, The management of aged amputees. In Textbook of geriatric medicine and gerontology, 2nd ed., edited by J. C. Brocklehurst (Edinburgh：Churchill Livingstone), 556-559.より許可を得て掲載。

きわめて低かった。たとえ，下肢と上肢の労作能力の格差を20～30％考慮したとしても，最大酸素摂取量は同年代健常成人の予測値の50～60％にすぎなかった。切断された下肢の組織欠損があるために，体重キログラムあたりで結果を表すことは困難である。仮に，切断術を受ける前に，患者の体重がトロント在住の平均的な高齢者とほぼ同じ（男性77 kg，女性64 kg）であったとすると，患者の有酸素能は10あるいは11 ml/[kg・分]にすぎなかったであろう。実際，切断された組織の重量を酌量しても，患者の多くは一般人よりもいくぶん軽く，このことは，切断術を受けた後，二次的に身体の他部分の筋肉がいくらか消耗していることを示唆している。

多くの下肢切断患者が示す実際の労作能力は，最大下試験で推定された最大酸素摂取量から示唆されるものより劣っていた。この理由は，オールアウト検査は，理論上の年齢相応の最大心拍数に達する前に，狭心痛の出現や心電図上ST部分が著明に低下したりするためにしばしば中止されるからである。Kavanagh, Pandit, Shephard (1973)は，高齢の下肢切断患者62名のうち約半数に，心筋梗塞（22例），ジゴキシン治療中（18例），心不全（3例），狭心症（3例）を含む心疾患の既往を認めた。さらに，28例が安静時心電図異常，23例が拡張期血圧100 mm Hg以上を示した。他の臨床的合併症として，糖尿病（10名），血管塞栓（3例），骨髄炎（1例），壊疽（1例），膝窩動脈瘤（1例）がみられた。リハビリテーションを阻害するその他の要因として，脳血管障害（4例），慢性アルコール中毒（4例），失明（1例），重度難聴（1例），そして極度の肥満（1例）が挙げられた。

こうした多くの問題をかかえているので，虚弱な高齢の下肢切断患者にとって，車椅子や松葉杖が移動手段としてしばしば好まれるのも驚くべきことではない（表5.6参照）。義足が受け入れられる見込みは，心肺機能を改善し，体幹や残存した下肢の筋力を強化することを目的とした適切な予備的リハビリテーションプログラムを行うと高くなるであろう（Tenette, Cuny 1982）。できることなら手術前にコンディショニングプログラムを開始すべきである。もし間欠性跛行，潰瘍あるいは壊疽のために歩行が不可能であれば，上肢用のエルゴメーターを用いて必要なトレーニング刺激を得るべきである。手術直後に心肺機能がさらに低下することを避けることはきわめて重要である。

義足を使用しての歩行は70歳以上の患者でも可能な人はいるが，虚弱高齢者においては，下肢切断はしばしば永久に身動きができなくなることに等しい（Steinberg, Sunwoo, Roettger 1985）。患者の年齢が85歳以上の場合や，切断が両下肢である場合，重度の心機能障害がある場合には，人工の下肢を着用することは誤った考えである。そのような患者が義足をうまく使いこなす可能性はほとんどなく，手術が完了した直後から車椅子を操作する練習を始めるほうがよい（Glaser 1985）。

5 うっ血性心不全
Congestive Heart Failure

　うっ血性心不全とは，心臓が組織の必要とする量に相応した速度で血液を送り出せなくなる病的状態，あるいは充満圧を高めることによってしかこうした需要を満たせない病的状態と定義されるであろう（Braunwald 1988）。そうした定義からすると，激しい運動中にはおそらく健常高齢者が代償性心不全の症状（第3章で述べたように，拡張終期心容積および［あるいは］拡張終期圧の上昇）の少なくとも1つは呈することが明らかである。うっ血性心不全は，かつてその多くがリウマチ性心疾患の後期帰結としてみられていたが，現在もっとも多いのは重度心筋梗塞の末期段階である。冠動脈疾患は，高齢患者の約半数に存在している（Lie，Hammond 1988；Wei 1994）。そうした患者の多くは，また高血圧に罹患している（Kannel，Plehn，Cupples 1988）。うっ血性心不全と診断されることは不吉な前兆といえる。なぜなら，男性患者の60％，女性患者の40％が最初の診断から4年以内に死亡するからである（Kannel，Plehn，Cupples 1988）。その死亡のかなりの部分（35〜45％）が突然なものである。通常は機能障害は収縮性（心駆出障害）であるが，ある場合（僧帽弁狭窄症，冠動脈疾患の初期段階，アミロイドーシスといった浸潤性疾患）は，拡張機能障害（心室充満障害）がおもな特徴である（Smith 1992）。通常の収縮機能障害の場合は，心室壁の障害とアドレナリン刺激に対する反応の低下とが相まって，心臓のポンプ機能が低下する。それと同時に，多様な末梢循環障害が生じる。そのうちのあるものは，組織灌流を維持しようとする反応でもある。運動中の四肢における血管拡張反応は減弱し，患者の最大酸素摂取量は活動組織の血管抵抗性と密接に関連する（Readingら 1993）。昇圧ホルモン（カテコラミン，レニン-アンギオテンシン-アルドステロン，抗利尿ホルモン，ナトリウム利尿ホルモン）の分泌もまた増加する。運動中のカテコラミン濃度の高値が（たとえば，心臓の後負荷を増大することによって）循環障害をもたらすのか，あるいは疾病が重症であることの単なるマーカーであるのかは明らかではないが，高い死亡率と関連していることは確かである（Goodman 1995a）。レニン-アンギオテンシン-アルドステロン系の活性が増大するにもかかわらず，アンギオテンシン阻害剤の投与は運動耐性にほとんど影響を与えないことがしばしばである。最後には，おそらく日常の身体活動が低下する結果として，核磁気共鳴検査により骨格筋が消耗していること（Manciniら 1992）や，生検により筋線維中の好気性酵素の活性が低下していることが証明される（Minottietら 1990；Stratton，Dunnら 1994）。

　労作時に重度の呼吸困難がみられる。これはかつて，肺うっ血，間質液の貯留およびJ-受容体の刺激によるものとされていたが，肺動脈楔入圧は運動耐性とはあまり相関しない（Sullivan，Higginbotham，Cobb 1989）。その代わりに，ある所定の運動の換気コストは増加する。その理由として，末梢の血流が悪くなり乳酸の蓄積が増すこと，換気と灌流のバランスが悪いため換気が増加すること（生理学的死腔の拡大をともなう；Sullivanら 1988；Sullivan，Higginbotham，Cobb 1989），および呼吸という労作に対する負担が増えることが考えられる。心不全患者の運動試験は，患者が息切れの通常限界（最大努力性換気の50％を利用）に到達する前にしばしば中止される（Goodman 1995a）。呼吸困難により身体活動が実質的に制限され，その結果，患者のQOLが低下する（Kavanaghら 1996）。

　心室への冠血流の制限により狭心痛が生じ，末梢組織への血流が不十分であると皮膚が青ざめる（末梢性チアノーゼ）。うっ血性心不全の患者の脈拍は典型的には1日中亢進しており，運動後の休息期における脈拍の回復は遅く不完全である。通常，足背に浮腫が生じるが，心原性の足背腫脹と静脈還流の問題によるそれとは区別されなければならない。静脈機能障害による浮腫は，下肢を挙上することにより

軽減されるが，心原性浮腫では軽減されない(Ciocon, Galindo-Ciocon, Galindo 1995)。

A 有病率と発生率

うっ血性心不全は，最近では全人口の約1％が罹患しているが，患者の多くは高齢者である。実際，うっ血性心不全は65歳以上高齢者の入院においてもっとも一般的な原因である。年間発症率は65歳以前では1,000人当たり3人であるのが，65歳以上になると10人に増加する(Smith 1992)。人口が高齢化していることや重症の心筋梗塞が助けられるようになったこともあり，うっ血性心不全の発症率は全体として過去20年間に倍増している。

B 一次予防および二次予防

一次予防の方法は，原因となる要因をコントロールすることに関したものである。つまり，高血圧や虚血性心疾患のリスクファクターを軽減することと，溶連菌感染の治療をきっちり行うことである。

安静時駆出率(EF)は少なくとも45％は必要であり，運動中はさらに5％増加する(Goodman 1995 a)。しかしながら，加齢や疾病により心機能は低下し，その結果，多くの高齢者では駆出率(EF)は運動中でも一定のままか，むしろ低下することさえある。安静時および運動時に駆出率(EF)が低いことに加え，最大酸素摂取能が低く，運動負荷テスト時に収縮期圧が維持されにくい患者は，高齢患者の中でもハイリスク群である。つまり，次のような事態に直面したときに，うっ血性心不全の臨床的症状を起こす危険性が高い。(1)急性感染症，(2)予期しない激しい身体活動，(3)水分の過剰摂取，(4)正常老化にともなう心筋機能の低下，(5)わずかな弁機能不全，(6)検出できないほどの小梗塞を繰り返して心筋が広範囲に死滅する。

運動プログラムは，心室壁への根本的なダメージを元に戻すことはできないのは明らかであるが，そうしなければ駆出率の低下から明らかな心不全へと進行させるような他の要因の多くに対して影響を与えることができる。いくつかの研究では，トレーニングにより心筋収縮性が強化され(第4章で総説)，同時に，活動している身体の部分への血流増加，筋肉の毛細血管の増加，および末梢血管抵抗の減少などが生じた(Sullivan, Higginbotham, Cobb 1989)。乳酸の蓄積が減少し，それと関連して換気需要が減少する(Kavanaghら 1996；Daveyら 1992)。ある所定の労作時の血圧もまた低下し，カテコラミンの分泌は減少する。さらに，筋力はアップし，好気性酵素活性が改善する(Minottiら 1990；Stratton, Levyら 1994)。

にもかかわらず，トレーニング効果の程度を記録にとることは難しい。低い駆出率を持つ多くの患者において，酸素消費のプラトーを決定することができない(Kavanaghら 1996)。酸素消費はゆっくりと増加し(Coats 1993)，心肺機能の真の最大値に達する前に，しばしば呼吸困難あるいは筋力の弱さのためにパフォーマンスは制限される。さらに，患者がテストプロトコールに慣れてくるにしたがって，弱い心筋を持つ患者でも最大限努力できるレベルが向上してくることが多いようである。こうしたレベルの患者の心肺状態を客観的に測定する代替法として，絶対的な換気性閾値を求めることが提案されている。ただ，わたしたちのグループの経験では，最大酸素摂取量と換気性閾値は同程度の意義をを持っている(Kavanaghら 1996)。

C 三次予防および四次予防

うっ血性心不全を起こした患者は，ニューヨーク心臓協会により提案されている古典的な臨床分類にしたがって分類されている。クラスⅠの人

は，激しい身体活動により疲労感や呼吸困難を示す。クラスIIの患者は，通常の身体活動で息切れや疲労感をともない，少し生活が制限される。クラスIIIの人は，通常の日常活動においても身体活動能力に明らかな制限がみられる。クラス IVの人は，安静時にも症状を有し，息切れや疲労感をともなわずしてはいかなる身体活動も行うことができない。

　クラスIからクラスIIIの患者の多くにおいては，拡張終末期容量の増加，左室肥大（もし高血圧が原因ならば），血圧を上げたり，血流を内臓から心臓や作動筋へと再配分させたりする内分泌学的適応により，心機能の代償は可能である。

　二次的リハビリテーションに関して言えば，漸増的なトレーニングプログラムにより，明らかなうっ血性心不全であるがその状態が安定している患者では，生理学的機能とQOLの両方を改善することが可能である（Kavanaghら 1996）。安静時の駆出率と運動に対する急性反応（Portら 1981），あるいはトレーニングに対する反応（Sullivan, Higginbotham, Cobb 1989）との間には，ほとんど関連はないようである。しかし，運動中心のリハビリテーションが，安静時駆出率25％以下の患者に効果的であったことが報告されている（Arvan 1988；Coatsら 1992；Kavanaghら 1996；Sullivan, Higginbotham, Cobb 1989）。Coats（1993）は，心室性不整脈がなく運動を効果的に行えるようなクラスIIIの患者を対象に8週間のクロスオーバー実験を行い，最大有酸素能と運動時間が25％改善したことを報告している。Kavanaghら（1996）は，同程度の効果を認めており，彼らは52週間の実験にわたってその効果を維持することができた。パフォーマンスが向上した機序は，二次的リハビリテーションで示唆されたものと類似している。

①安静時の心室の充満圧と機能はほとんど変わらない（Sullivan 1988；Sullivan, Higginbotham, Cobb 1989）が，最大酸素脈は少し増加する（Kavanaghら 1996）。
②運動時呼吸困難に対して次第に慣れてくる。
③骨格筋の慢性的な脱コンディショニングからの脱却（Manciniら 1992），組織酵素活性の増加（Minottiら 1990；Stratton, Dunnら 1994）や末梢血流の増加（Sullivan, Higginbotham, Cobb 1989）により，乳酸の蓄積や換気が減少し（Coats 1993；Daveyら 1992），それに応じて換気性閾値が上昇する（Sullivan, Higginbotham, Cobb 1989）。
④生理学的変化にともなってQOLがかなり向上する（Kavanaghら 1996）。

　しかし，うっ血性心不全の患者に運動をさせるときには，すぐ近くで患者を監視することが必要である。なぜなら，よく調律異常が起こったり，心臓の代償不全が突然起こる危険性があるためである。

　患者の約85％はリハビリテーションに対して好ましい反応を示すが，最近の2つの実験では，少数の患者は心不全が悪化したためにプログラムから離脱せざるを得なかった（Kavanaghら 1996；Sullivan, Higginbotham, Cobb 1989）。とくに注意が必要なのは，広範囲の前壁梗塞，運動負荷テスト時の心電図上ST低下，および低駆出率がある場合である（Arvan 1988；Jugdutt, Mickorowski, Kappadoga 1988）。Jugdutt, Mickorowski, Kappadoga（1988）は，もし動かない左室壁領域が広い場合には，過度のトレーニングにより構造上の損傷がさらに悪化し，左室壁の動きの異常も増幅されると警告している。一方，Gianuzziら（1993）は，左室機能の低下した患者ではさらに全体的にも部分的にも心室が拡張する傾向にあったが，長期間の運動は左室筋にどんな負の効果を与えることなく，身体作業能の有意な改善をもたらしたとしている。

　クラスIVの障害を持つ患者の場合のように，心不全が非代償性の状態になると，塩分制限，利尿剤，ジギタリスあるいはアンギオテンシン変換酵素阻害剤のような他の薬物を組み合わせて代償状態に回復させるまでは，正規のトレーニングは禁忌である（Vitarelliら 1995）。本質的には身体活動の強度は，自覚症状が出現することなくできる限り活動的でいられるように，日ごと修正されなければならない。

6 末期腎疾患
End-Stage Renal Disease

腎疾患は通常，高血圧や糖尿病の最終結末である。患者の有酸素能と筋力強化は，きわめて制限されるようになる。また，多剤服用と繰り返し人工透析を受ける必要性により，QOL はさらに低下する。

A　有病率と発症率

腎動脈の閉塞がみられるのは，たいていは 60 歳以上の高齢者である。通常，重度の高血圧をともなう。腎臓への血流供給が特異的に閉塞されることに加えて，加齢により腎機能はより全般的に低下する（第 3 章参照）。病理学的には，メサンギウム組織や腎糸球体毛細血管層の損傷・破壊といった変化が特徴である。腎不全のリスクは，一般人口に比べて糖尿病患者では 17 倍も高い。運動誘発性のアルブミン尿は，糖尿病がそのような影響を及ぼしつつあるという初期危険徴候である。逆に，末期腎疾患患者の 30 ％は糖尿病に罹患している（Moore 1995）。慢性腎疾患の他の原因には，高血圧，腎臓の慢性感染症および自己免疫疾患がある。

B　一次予防と二次予防

一次および二次予防はともに，慢性腎疾患のいくつかのリスクファクター（とくに高血圧，動脈硬化，糖尿病）を是正することに向けられている。別のところで述べたが，定期的な身体活動のプログラムは，これらの問題のそれぞれを予防したり，是正したりするうえで有益である。

C　三次予防と四次予防

高齢患者は，人工透析を繰り返し行って命を維持しなければならない腎疾患プロセスの最終段階に達することが多い。慢性腎疾患についての動物実験は限られているが，Heifets ら（1987）による実験は，トレーニングプログラムは三次予防においていくらかの価値を有する（疾患の進行を遅らせる）ことを示唆している。

ヒトにおいてもまた，適度な身体活動を規則正しく行うプログラムは，患者の全身状態の低下が進行するのを遅らせることに役立つであろう。なぜなら，末期腎疾患では，動脈硬化が加速され，いろいろな合併症を持つという特徴があるからである。そうした患者の多くは，高血圧，左室肥大，高脂血症，糖不耐性や高インスリン血症を示す（Goldberg, Harter 1994）。代謝性アシドーシス，高カリウム血症，高カルシウム血症，高マグネシウム血症や自律神経障害のために，患者においては運動時心拍出量が少なく，そのため有酸素能も低い（Goldberg, Harter 1994）。しばしば，貧血，左室肥大および運動に対する変周期反応の低下がみられる。最大心拍数は年齢から予測される最大値の 70 ％である（Moore ら 1993）。たんぱく摂取量の減少，代謝性アシドーシス，ビタミン D および副甲状腺代謝の変化，インスリン抵抗性などを含むいろいろな要因により，たんぱく異化が亢進し，その結果筋肉が消耗する（尿毒症性ミオパチー）。したがって，身体活動は，心血管系および筋肉のパフォーマンスを維持し，

患者のQOLを高めるので，補助的治療法として多少の意義を有する。

　有酸素運動により最大有酸素能は20から25％だけ増加させられるが，これはすべて動静脈酸素格差が拡大することによるものである。1回心拍出量は身体的コンディショニングによっては変化しない。おそらく，もともと心室肥大があることや，高血圧と関連した心室壁弾性の低下があるためであろう。酸素運搬能を，エリスロポエチンの投与によってヘモグロビン値を上げて，向上させることが可能な場合がある(Robertsonら1990)。しかし，最大酸素摂取量は通常ヘモグロビン濃度よりも筋力とより密接に相関しており，このことから，下肢筋肉の脆弱性が身体の活動する部分への酸素供給を制限していることが示唆される(Dieselら1990；Kempeneersら1990)。磁気共鳴分光法により筋肉内の好気的ポテンシャルは障害されていないことが示されたが(Mooreら1993)，酸素摂取量を制限するさらなる要因としては，毛細血管/筋線維間の酸素拡散距離が広がることがあるのかもしれない。

　そのような患者にとっての理想的な運動プランとは，有酸素トレーニングとレジスタンストレーニングの混合したプログラムを，望ましくない生活習慣(喫煙，アルコールあるい薬物の乱用)の改善と組み合わせたものである。目標心拍数は，運動処方を調整するうえで信頼性の高い方法ではない。というのは，人工透析により血漿量が大きく変動するからである。運動負荷の強さは，主観的なきつさの評価から監視するのが最良である。レジスタンストレーニングはミオパチーを是正するうえで役立つが，そのようなプログラムは，とくに腎機能不全により骨の脱灰が起きている場合は，注意して行わなければならない。強すぎる筋収縮が病的骨折を起こすことがあるからである。

　残念ながら，腎疾患を有する非糖尿病患者の60％，および糖尿病患者の23％だけが，セルフケアに必要なレベルを越えた身体活動を行うことができる(Evansら1985)。にもかかわらず，いくつかの最近の研究によれば，患者が運動プログラムに参加できる場合には，リスクファクターを低減し，有酸素能を向上し，心理社会的機能を改善しうることが確認されている(Hagberg 1989；Painter 1988)。そうしたプログラムを行った患者でもっとも高齢なグループについて，Rossら(1989)が評価している。3.5年のコンディショニング期間を通じて，これらの患者の有酸素能と身体作業能は17％から18％増加した。

　筋力が弱く有酸素的体力が制限されていることもあって，腎機能不全患者は処方された運動療法に対するコンプライアンスが非常に悪い(Shalomら1984)。そこで，人工透析に付随して少なくともいくらかの運動時間を組み入れることが有益であろう。

7 慢性閉塞性肺疾患
Chronic Obstructive Lung Disease

　慢性閉塞性肺疾患は，高齢者が身体活動に対して病的に反応するもう1つの重要な原因である。気管支の過敏性，慢性気管支炎および肺気腫はしばしばそれぞれ共存し，お互いを区別することが難しい。

A 過敏性

気道が大気汚染あるいは冷たく乾燥した空気のような刺激に暴露された場合，求心性の迷走神経に過敏性があると，気管支攣縮と粘液の過剰生産が生じる。運動誘発性の気管支攣縮はよくみられる所見である(Killian 1995)。患者の20〜40%はまた遺伝的なアレルギー傾向を持っており，吸入抗原に対して抗体(IgEやIgG)を産生する(Crimi, Bartalucci, Brusasco 1996)。

B 慢性気管支炎

連続した2年以上で，1年のうち最低3ヶ月間のほとんど毎日，慢性あるいは痰をともなう咳を有する場合に，慢性気管支炎と診断される。喀痰の分泌と排出が増え，これに重複した感染のエピソードが頻回に発生する。喫煙，都市生活あるいは職業性の大気汚染物質への暴露，冷たく湿った気候，これらはすべて誘因である。この疾病の拘束性のタイプでは，吸気能は制限されるが，呼気能は正常あるいは亢進している(Cooper 1995)。

C 肺気腫

肺気腫は，気道末端(終末細気管支より末梢)の異常な拡大により特徴づけられる。部分的にはその病態は正常老化の一表現ともいえる。肺の弾性組織が喪失し，より太い空気の通り道が呼気時に虚脱する，胸腔内圧が過度に上昇する，終末細気管支より末梢が拡大する，呼吸筋の機械的効率が低下する，呼気そのものが困難になる(Cooper 1995)。病変が終末細気管支より末梢に限局する細葉中心型の肺気腫においては，「感染→終末細気管支や肺胞道の破壊→さらなる易感染性」という悪循環が疑われている。

D "Fighters"と"Nonfighters"

「fighters」あるいは「ピンク色のフグ(=pink puffers, 赤あえぎ)」と称される患者は，運動中，呼吸運動による仕事率が非常に増えてもそれを犠牲にしてまでも，肺換気量を大幅に増やし，動脈血中の酸素と二酸化炭素の分圧を比較的正常レベルに維持することができる。しかし，胸部疾患が進行するにしたがい過換気能が次第に制限され，身体活動を開始すると動脈血酸素分圧は急激に低下し，呼吸困難に追い込まれる。肺動脈圧が上昇し，酸素欠乏に陥った心筋は次第に弱っていく。そのような患者はチアノーゼがみられるので，「nonfighters」ないし「青い薫製ニシン(=blue bloaters, 青ぶくれ)」と記載されている。

E 有病率と発症率

気候，喫煙様式，都会の大気汚染のタイプや程度，おそらくは診断の偏りなどの地域差のために，慢性胸部疾患の閉塞性のグループの有病率は，歴史的に北アメリカよりもイギリスではるかに高い。また，男性は女性よりも慢性閉塞性肺疾患にかかりやすいようであるが，これが，以前の世代が受けた喫煙や工業粉塵への暴露の性差を反映しただけのものか必ずしも明らかではない。

イギリスでは65歳までに非熟練工の約50%，専門職男性の20%が慢性気管支炎に罹患する。またヘビースモーカーの約90%に慢性の咳嗽という危険兆候がみられる。努力性1秒量(FEV 1.0)のような動的肺容量を前向きに測定していくと(Terry, Tockman 1985)，非喫煙者で観察される機能低下(おそらく25〜30 ml/年)が，喫煙常習者では60〜80 ml/年ほどまでに増加する。喫煙者の問題は，次のどれかに当てはまる場合には増悪する。(1)気道がメタコリンに対して過敏性を示す，あるいは(2)αアンチトリプシンの異常な表現型を持っていることが証明される。アンチトリプシンは通常，併発する感

染症に引き続く肺組織のたんぱく分解性の破壊を制御している。異常な表現型に対してヘテロ接合体の人では，いくぶん予後が悪い程度だが，ホモ接合体の患者では事態はずっと深刻である。

60歳以上では人口の約半数に，検死の際になんらかの肺気腫がみられるが，これらの肺気腫は通常は臨床上無症状のままである。一部のものが発症するところまで進むのである。喫煙，性，遺伝的素因，高濃度の大気汚染物質への暴露，および慢性呼吸器感染症の既往が明白な疾病のリスクを増大させる要因である。

F 一次予防と二次予防

慢性気管支炎と肺気腫は通常，潜行性に発症する。事実，実際上は両疾患は何年もの間，臨床的に無症状でいる。起床時に粘稠な喀痰を少し喀出したり（いわゆる「喫煙者の咳嗽」），急いだときにわずかに息切れがしたりするにすぎず，後者の症状にいたっては，患者はやむを得ない加齢変化として片づけてしまう傾向にある。呼気流の閉塞がさらに重篤になると，呼吸の仕事量がますます増加する。運動中には呼気圧はそれ以上努力すると気道が虚脱してしまう限界値にしばしば到達し(Dempsey, Seals 1995)，患者は激しい呼吸困難の増悪を訴える(Cooper 1995)。

一次予防においては，運動プログラムはなんらかの価値を有していると考えられる。というのは，運動をしている人は喫煙者となったり，あるいは喫煙者であり続けることが少ないからである(Shephard, Kavanagh, Mertens 1995)。しかし，身体活動が個人のライフスタイルに及ぼす影響は大きくはない(Shephard 1989 a)。喫煙と運動の実践との間にみられるいかなる負の関係も，その根本は運動プログラムの持つより特異的な効果というよりは，むしろ健康的なライフスタイルへの関心にある。にもかかわらず，マスターズの選手に対するわれわれの質問紙調査(Shephard, Kavanagh, Mertens 1995)によれば，彼らの一部には競争が禁煙に寄与した要因であっ

たということが示唆された。喫煙率を減らすうえで，テニスのような社会的なタイプのスポーツよりも持久性運動のほうが影響力は大きいようである(Shephard 1989 a)。

たとえ，運動プログラムへの参加が，より若い成人の喫煙行動に影響するということを認めたとしても，高齢人口においては一次予防にとっての潜在的効果は限定的なものである。なぜなら，喫煙者のうちもっとも慢性閉塞性肺疾患にかかりやすいグループ（アンチトリプシン欠損のホモ接合体）は，すでに肺組織への広範で不可逆的なダメージを受けてしまっているからである。胸部疾患は通常，患者がアドバイスを求めにくる前にかなり進行していることを考慮すると，たいていの治療的手段は三次あるいは四次的な予防形態であるとみなすのがおそらく適切であろう。

G 三次予防と四次予防

三次予防が考慮されるときには，是正すべき問題は，呼吸の酸素コストが非常に高いこと，気管支攣縮のために吸入空気の分散が悪いこと，気道に喀痰がたまること，気管支が呼気時に虚脱することや，肺胞腔とそれに関連する肺毛細血管が明らかに破壊されていることである。これら呼吸器系の問題に加え，骨格筋は筋力が低下し(Mertens, Kavanagh, Shephard 1978；Scholsら 1991)，好気的代謝能力が失われる(Thompsonら 1993)。慢性感染症，慢性的な酸素不足，長期ステロイド投与，栄養不良，あるいは電解質異常などがこれを誘発する。

●運動に対する反応

最大下運動時には，慢性閉塞性肺疾患の患者の心拍数は高いが，呼吸気圧が上昇し心筋への酸素の供給が減少するので，同年齢の健常者に比べて最大1回心拍出量は低下する。重篤な息切れは，空気の閉じこめや肺の過膨張からくるものであろう。吸気終末期容量の増加は，呼吸筋を機械的に不利な状態におくとともに，呼吸運動の代謝的な

需要に応えるために，大脳皮質運動野からより強力なシグナルを強要する．換気衝動の高まりと筋脱力感のために，一定の仕事率あるいは心拍数における自覚的疲労感の評点は上昇する．

慢性閉塞性肺疾患における最大酸素摂取量の意義は，議論の余地がある．なぜなら，たとえ心血管系および呼吸器系がはるか許容限界に達していなくても，運動試験が息苦しさのためにしばしば中止されるからである．最大心拍数と血中乳酸値は健常者よりも低く，最大換気量はその人の最大努力性換気量にはるか及ばないことがある(O'Donnell, Webb 1995)．漸増的運動負荷テストを中止せざるを得ない理由はしばしば呼吸困難であるが，下肢の弱さや筋肉疲労もまた慢性閉塞性肺疾患の患者に対する運動負荷テストの3分の1が中止された理由となっている(O'Donnell, Webb 1995)．

したがって，有酸素能を最大下心拍数に基づいて予測することはできない．それに代わりうる方法は，(1)直接測定された症状制限性の最大有酸素能を報告する，(2)最大努力性換気と酸素の換気当量から有酸素能力を予測する，(3)ある一定の心拍数における身体作業能(たとえば，PWC_{130})を報告することが挙げられる．6分間の歩行距離や往復歩行速度のような，簡単なオフィスや病棟での検査は，患者の意欲に大きく依存するので，それらの方法は患者の障害の程度を過大評価することがある(Singh ら 1992)．

最大運動状態や気分の抑うつの度合いは，ともに生活機能の最良の予知因子である(Weaver, Narsavage 1992)．

● トレーニングプログラムに対する反応

運動トレーニングにより，慢性閉塞性肺疾患の患者の多くに著明な症状の改善がみられる(Carter, Coast, Idell 1992 ; Mahler, O'Donnell 1991 ; van Herwaarden 1984)．しかし，プログラムには忠実に参加しているのに，改善を認めない患者もときおりみられる(Mertens, Kavanagh, Shephard 1978)．残念ながら，運動リハビリテーションの研究の多くは，十分な統制がなされていない．そうした状況においては，観察された改善効果のうち，どの程度が補助的な治療によりもたらされたのかが明らかでない．有益な補助療法には，次のものがある．

①呼吸訓練あるいは呼吸筋訓練(Carter, Coast 1993 ; Weiner, Azgad, Ganam 1992)．
(しかし，Guyatt ら [1992], Smith ら [1992] はともにこれらの運動は活動能力の改善に無効であるとしている．)

②体位性排痰あるいは運動そのものにより喀痰排出を刺激すること．
(しかし，Olseni, Midgren, Wollmer [1992]は安静時から運動時にかけてマーカー粒子の呼吸性クリアランスの増加はみられなかったとしている．)

③併発した呼吸器系感染症の化学療法を迅速に開始すること．

④呼吸困難感に慣れさせること(たとえ気休めの効果としても)．

トレーニングプログラムの実験的研究における他の研究デザイン上の問題は，サンプルサイズが小さいこと，運動の強さ，頻度，期間が不明確であること，コンディショニング開始当初の患者の臨床的安定性について不明確であること，共通罹患(comorbidity)の存在，たとえば，息苦しさの客観的尺度を用いるといった主観的反応を定量化することに失敗していることである(O'Donnell, Webb 1995)．

しかし，平均年齢66歳の患者を対象とした大規模な統制された研究は，活動能力が実質的に向上し，それが6ヶ月間持続することを証明した(Goldstein ら 1994)．慢性閉塞性肺疾患を持つ大半の患者が，トレーニング後はずっと楽に身体活動を行っているという事実を疑う根拠はほとんど残っていない．これらの患者では，生活自立度がさらに上がり，QOLが向上する(Folgering, van Herwaaden 1994 ; Reardon, Patel, Zu-Wallack 1993 ; Wijkstra ら 1994)．

トレーニング後は，運動テストの終了時の息苦しさの感覚は軽減し，一定時間内で歩ける距離がしばしばかなり伸びる(O'Donnell, Webb

1995；Swertsら 1990)。運動により1分間当たりの呼吸気量が増加する。その理由は，換気の機械的効率が運動に関連した呼吸運動により改善したことや，患者がより強い息切れも我慢できる自信を得たことなどによる。最大酸素摂取量を直接測定すると，0～30％の範囲の改善がみられる。しかし，そうした改善は，抑うつ度や自己効力感尺度のような測度の点数が改善することとは必ずしも相関しない(Toshima, Kaplan, Ries 1990)。

トレーニング後は，動静脈酸素格差は拡大している。おそらく筋肉がより強くなっているためであろう。しかし，患者が再テストの際に前よりも大きながんばりを発揮するよう鼓舞されなければ，1回拍出量と最大心拍数はふつう変化しない。トレーニングによる最大心拍出量の増加は，もし患者が最初から肺動脈圧の上昇や他の左室機能障害を呈している場合には，とくに起こりにくいようである。それにもかかわらず，たとえ初めから心電図上で右室負荷の所見がみられていても，中等度のトレーニングプログラムによってふつう心不全に至ることはない。

ある場合には，より幸福な心理状態，身体活動の増加および食欲の増進が組み合わさって，筋持久性の向上をともないながら体重が増加することもある(Mertens, Kavanagh, Shephard 1978)。一方，プログラムに参加していても，より重篤な患者の場合は，除脂肪組織の減少が続き，筋力は低下していく。

● 便益のメカニズム

破壊された肺線維は，いかなるタイプの運動によっても回復は不可能である。したがって，トレーニングプログラムに参加しても肺機能の測定値は，ふつう変化しないということは驚くことではない。しかし，もしコンディショニングにトレッドミルや体育館での監視下の歩行運動が含まれていたら，移動の機械的効率が実質的に改善し，最大下運動のどのレベルをとっても心拍数や換気数は減少する(Casaburiら 1991)。

おそらく，下肢の筋肉が強化されるために，最大下労作のどの強度においても乳酸の産生が少なくなるであろう(Casaburiら 1991)。その他よく報告される便益には，呼吸と下肢の動作における協調性が増すこと，体脂肪量の減少，気管支攣縮の消失，(酸素が吸入されるなら)肺動脈圧の低下(O'Donnell, Webb 1995)がある。おそらくもっとも重要なことは，コンディショニングにより，「呼吸困難→身体活動の低下→身体状況の悪化→機械的効率の低下→呼吸困難の増悪」という悪循環を断ち切ることができるということである(Folgering, van Herwaaden 1994；Mertens, Kavanagh, Shephard 1978)。

● 最適なトレーニングプラン

慢性閉塞性肺疾患の患者に対するコンディショニングプログラムのおもな目的は，息苦しさと下肢の弱りの感覚がすぐには出なくなるようなところまで筋力と機械的効率を回復し，残存する心肺機能を最大限活用することである。

効果的なトレーニングプログラムを実行することは，冠動脈疾患患者に対してよりも胸部疾患患者に対してのほうが，はるかに困難である。最初のうちは，胸部疾患の患者の注意を喚起するような決定的なイベントはみられないため，軽度の呼吸困難を持つ人の多くはそれが年齢相応の症状だとみなしている。そののち，呼吸困難がひどくなったときに，コンディショニングはきわめて苦痛であり，プログラムへの参加が楽しくやりがいのあるものにみえる体力レベルにまで高めていくことの困難さを，患者は気づくのである。運動中に動脈血酸素分圧が上昇する患者は，運動に対して好ましい反応をする可能性がもっとも高い。一方，運動の効果がみられない患者の特徴は，努力性肺活量や肺活量が少ない，ヘモグロビン値が高い，高齢，呼吸不全の既往がある，ということがある。

リハビリテーションにおける第一段階は，薬物療法を最大限活用すること，呼吸困難によるパニック発作を回避する技法(カウンセリング，リラクセーション，口すぼめ呼吸，抗不安薬の内服)を習得することである。もしも，吸気筋の筋力低

下がみられる場合には，特殊な呼吸訓練が行われる（しかしすでに述べたように，それらの意義についてはいまだ議論がある）。もし息切れが上肢の労作中でもみられるようになると，運動処方は上肢に対するレジスタンス運動を重視すべきである（Dugan, Walker, Monroe 1995；Ellis, Ries 1991；Weintraub, Dolan, Stratmann 1993）。

トレーニングの初期段階では，有酸素コンディショニング反応が起こり始めるところまで患者を持っていくうえで，酸素投与を行うことが役立つかもしれない（Wesmiller, Hoffmann 1994）。予想されるように，酸素分圧の低下，心電図上ST部分の低下，かつ［あるいは］運動中の狭心痛がみられる患者は，酸素投与からもっとも大きな利益を得る。

監視下で行う運動プログラムのほうが，自宅をベースにした運動よりもよりすぐれた運動反応を得ることができる（Swertsら 1990）。しかし，得られるものには限界がある。おそらく，胸部疾患は進行性であることがその理由と考えられるが，運動プログラムは80歳以上の高齢者に比べて前期高齢者においてより効果的であるようである（Emery 1994；Swertsら 1990；Toshima, Kaplan, Ries 1990）。たとえ，有酸素性運動とレジスタンス運動をうまく組み合わせたトレーニングであっても，喫煙や他の大気汚染物質に長年暴露されることにより破壊された肺胞組織を回復することはできない。

携帯用酸素吸入システムは，慢性閉塞性肺疾患の患者の第四次予防を担うこともあるが，望ましいシステムの重量（2 kg未満）と酸素利用量（最低100 l）との間に相容れない矛盾があり，その有用性は限定されている。携帯用在宅酸素療法の予想される利点の多くは，おそらく心理的なものであろう。生活範囲を拡大しQOLを向上させる可能性のある他の治療法には，吸気筋トレーニング（Carter, Coast 1993；Weiner, Azgad, Ganam 1992），コデイン投与（Terry, Tockman 1985），および連続移動を補助するために超軽量三輪車の供与がある（Woodcock, Johnson, Geddes 1983）。

8 | 結論
Conclusions

定期的な適度の身体活動は，虚血性心疾患，脳卒中，高血圧，末梢血管疾患，および高血圧性あるいは糖尿病による二次性の腎疾患を含む，多くの心血管性疾患の第一次および第二次予防において，重要な意義を有している。これらの疾患を発症した人にとっては，罹患状態と死亡率の双方に，適度な漸増性のトレーニングプログラムによる好影響がもたらされる。軽度の運動はまた，緩和的な第四次予防におけるQOLを高める。うっ血性心不全は従来安静による治療がとられたが，現在では軽度の運動が，安定型うっ血性心不全の患者の予後とQOLをともに改善するという証拠が増えている。慢性閉塞性肺疾患の患者においては，運動は損傷した肺組織を元に戻すことはできないし，コンディショニングプログラムは肺機能の客観的測定値にはほとんど影響を与えない。にもかかわらず，定期的な身体活動はそのような人の主観的な健康には好影響をもたらす。

第6章
身体活動と筋骨格系疾患
Physical Activity and Musculoskeletal Disease

本章では，はなはだしい筋肉の消耗（サルコペニア），特定の筋ジストロフィー，慢性関節リウマチと変形性関節症，そして骨粗鬆症を取り上げる。

1 サルコペニア（筋消耗症）
Sarcopenia

サルコペニアとは，高齢者の日常生活における様々な活動の多く，もしくはすべてを遂行不可能な状態にしてしまうほどのはなはだしい筋肉の消耗を説明するために作られた専門用語である．老年学や老年医学の多くの教科書に取り上げられていないにもかかわらず，サルコペニアは高齢者の生活の質を低下させる主たる要因である．不適切な栄養摂取と筋力低下とが組み合わさって，身体的活動度の進行的低下と筋肉の加速的消耗といった悪循環を作り出す（Bortz 1982）．筋肉が弱くなるにつれて，歩幅の短縮（Fiataroneら 1990），歩行速度の低下（Bessey, Bendall, Pearson 1988），そして挙上可能な負荷量の進行的低下（Jette, Branch 1981）が認められてくる．

A 有病率と発生率

サルコペニアの有病率は，1984年にアメリカで実施された調査から把握することができる（Kovar, LaCroix 1987）．70〜74歳を対象とした調査では，400 m 歩行が困難であった人は男性の23％，女性の27％，11.4 kg の重りを持ち上げたり運んだりすることが困難であった人は男性の23％，女性の41％で認められた（表6.1）．Coroni-Huntleyら（1986）の研究によると，より高齢の対象集団においては，対象者の大部分はきつい家事仕事ができず，多くの人は階段を昇ることができず，そして少数ではあるが部屋の中の移動やベッドから椅子への移動もしくは介助なしではトイレ使用が困難である人が徐々に増えていくことがわかった（表6.2）．

表6.1 400 m 歩行能力や11.4 kg 重量挙上および運搬能力と年齢との関係

年齢(歳)	400 m 歩行				11.4 kg 重量挙上/運搬			
	困難(%)		不能(%)		困難(%)		不能(%)	
	男性	女性	男性	女性	男性	女性	男性	女性
55〜59	12.3	12.6	5.0	5.8	11.6	22.9	3.5	9.1
60〜64	17.0	15.8	7.9	8.0	15.4	31.0	3.8	8.7
65〜69	20.1	19.9	9.4	7.9	16.8	33.8	5.6	9.3
70〜74	23.3	26.6	8.7	10.2	23.1	40.8	7.5	10.7

1984年に収集した米国国民データ
M. G. Kovar & A. Z. LaCroix 1987, *Aging in the eighties : Ability to perform work-related activities. Data from the supplement on aging to the National Health Interview Survey, United States 1984*, Advanced Date from Vital and Health Statistics, No 136, DHS Publication No. PHS 87-1250 (Hyattsville, MD)より転載．

表6.2 介助なしでは日常生活動作の遂行が不能である虚弱高齢者の状況

	東ボストン				ニューヘヴン				アイオワ州郊外			
年齢(歳)	80〜84歳		85歳以上		80〜84歳		85歳以上		80〜84歳		85歳以上	
	男性	女性	男性	女性	男性	女性	男性	女性	男性	女性	男性	女性
室内歩行	12	23	22	38	8	9	10	31	10	15	17	22
ベッドから車椅子への移乗	4	14	11	22	1	8	5	14	8	9	8	9
階段昇降	15	31	29	50	12	12	15	30	12	17	16	26
きつい家事仕事	57	70	74	89	31	54	53	68	43	56	68	69
トイレの使用	3	12	12	19	2	5	1	15	6	8	7	10

米国3地域の高齢者集団データ
Coroni-Huntleyら, 1986, *Established populations for epidemiologic studies of the elderly : Resource data book* ; NIH Publication 86-2443 (Washington, DC : National Institute on Aging)より転載．

B　第一次予防と第二次予防

マスターズ・スポーツの運動選手を対象とした研究(Kavanaghら 1989；Pollockら 1987)によると，活動的な人の除脂肪体重は60歳代を通じて保持されていた。しかし，おそらくトレーニングスケジュールのいくらかの減少，あるいはレジスタンストレーニングが手落ちとなることによって，第3章で概説したように，70歳を過ぎると除脂肪体重が低下してくる。高齢者ではたんぱく質合成はより遅くなる(Welleら 1993)が，安静状態にある人と比較すると，いかなる年齢においてもレジスタンストレーニングは筋力をより高いレベルに維持しておくことに役立つ。そのようなわけで，筋肉の老化にかかわらず，たとえ人生の終末期においても，活動的な人は非活動的な人よりも強い筋力を維持している。

筋力の低下が，生理学的に測定可能な機能低下から臨床的に明らかな身体機能障害へと変化していく原因には，慢性関節リウマチや変形性関節症による局所的な痛み，足趾の問題，筋骨格系の外傷，併発性の感染症または外科手術の後に起きる一般的な不活動期間，そして食事からのたんぱく質摂取不足などが挙げられる。これらの様々な状況に対し，適切な矯正措置をとることが重要である。矯正措置には，徐々に強度が上がっていく運動訓練だけではなく，介護やカウンセリング，理学療法，作業療法，あるいは不活動状態にある筋肉への電気刺激が含まれ，できるだけ強い筋力を保持できるようにすることである。

C　第三次予防と第四次予防

Fiataroneら(1994)は，たとえ90歳に達したナーシングホーム入所者でも，強いレジスタンストレーニングと栄養補助の組み合わせによって，損なわれた筋肉の機能を増強することができると主張している(表6.3)。Fisher, Pendergast, Calkins(1991)も，年齢をマッチさせた対照者と比較して，初めはわずか50％の筋力しか持っていない施設入所中の非常に虚弱な高齢者であっても，運動プログラムによって筋力を獲得できることを観察している。持久的運動と低強度の筋肉トレーニングとを組み合わせたトレーニングや軽度のレジスタンストレーニングの実施では，通常は筋力の増加は限られており，筋肉形態の改善はともなわないものである(Hagberg, Montainら 1989；Vittiら 1993)。これとは対称的に，高い強度の繰り返しの少ないレジスタンストレーニングによって，最大強度が174％も増大したことが観察されている(Fiataroneら 1994)。このような大きな反応は，おそらくは運動単位の動員パターンが変化したことを反映しているが，筋肉量が12％から17％へ増加したことは，コンピュ

表6.3　レジスタンストレーニング・プログラムに対する高齢被験者の反応

訓練の種類	年齢(歳)	訓練期間(週)	強度の増加割合(％)	研究者
低レジスタンス	71	12	9〜22	Aniansson, Gustaffson(1981)
低/中等度	70〜79	26	18* 8•	Hagbergら(1989)
中等度	74	6	64	Perkins, Kaiser(1961)
高レジスタンス	90	8	174	Fiataroneら(1990)
	82	6	15	Fisher, Pendergast, Calkins(1991)
	60〜72	12	107, 227&	Fronteraら(1988)
	69	6	72×	Kauffman(1985)
	61〜70	6	17, 24&	Liemohn(1975)
	68	12	104	Meredithら(1992)
	70	8	23□	Moritani, DeVries(1980)
	68	24	5〜64	Nichollsら(1993)
	74	6	57	Perkins, Kaiser(1961)

*：上肢　　•：下肢　　&：膝　　×：手指　　□：肩

ータ断層撮影のような客観的な測定法によっても証明されている(Brown, McCartney, Sale 1990；Fiataroneら 1994；Nicholsら 1993)。ウォーキングのような下肢をよく使う運動をすでに行っている女性では，筋力の増強は上半身において最大であるが，この反応パターンは日常生活動作の多くを行うその能力を考えると，重要な意味を持っている(Nicholsら 1993)。Provinceら(1995)も，運動訓練プログラムへの参加によって，転倒頻度が減少したことを報告している。

自立した生活を送っている高齢者にとって，弾性のあるチューブは簡便で効果的な家庭内でできるレジスタンス運動の道具である(Heislein, Harris, Jette 1994；Mikeskyら 1994)。高齢者の総たんぱく質摂取量は，しばしば不十分であり，栄養補助食品を摂取することによって，筋肉の肥大が促進されるようである。このことから，Meredithら(1992)は，ふだんの食事に，体重1kg当たり0.33gのたんぱく質と体重1kg当たり33.5kJの熱量を付加した混合物を毎日摂取することは有益であることを報告した。

2 筋ジストロフィー
Specific Muscular Dystrophies

先天性筋ジストロフィー症のほとんどの患者は，高齢期に達する前に死亡してしまう。アミロイドが筋肉よりもむしろ結合組織に蓄積するが，場合によってはそれがアミロイドミオパチーを引き起こすこともある。慢性アルコール中毒は，筋力低下をともなったミオパチーを引き起こすが，おそらく高齢者においてもっともよくみられる神経筋疾患は，運動ニューロンの疾患であろう(筋萎縮性側索硬化症：ALS；Tandan, Bradley 1985)。ALSは，発生頻度が人口10万人当たり約1人で，有病率は年齢とともに増加することから，この病態は加齢による疾患ではないかといわれている。罹患率は70歳でピークに達し，女性では人口10万人対4人，男性では人口10万人対7人である。

ALSの管理は，基本的には症状の緩和と残存機能の最大化を図ることである。場合によっては弱まった手に，ナイフ，フォーク，スプーンなどの食器具を適応させるといった単純な人間工学的措置，もしくは通常の関節可動域訓練やレジスタンストレーニングなどによって，残存機能の最大化が達成される(McCartneyら 1988)。協調性の改善，不随意運動の抑制，そして四肢の動作における機械的効率を全体的に改善するよう計画される(Chrétien, Simard, Dorion 1987)。筋力低下が非対称的であると拘縮発生の原因となるので，この傾向を助長するような運動を避けるようにケアが提供されなくてはならない。ALS患者ではしばしば，同年代の平均的な高齢者よりも転倒に対する不安が大きい。このような高齢者に対しては，水中運動やその他，体重が軽くなるような状況下での運動が役立つであろう。一般的にALS患者では，筋力やとくに筋持久力に関する検査で著しい減弱を示す。しかし，安静時拡張期心容積や一回拍出量，心筋収縮性などは正常範囲に保たれている。それにもかかわらず，日常生活が過度に不活発になると，次第に最大酸素摂取量の低下をともなう重度の活動能力障害にいたる(Ponichtera-Mulcare 1993)。運動中に僧帽弁閉鎖不全症が発生するケースもごくわずかではあるが認められている(Loganら 1981)。

3 慢性関節リウマチ
Rheumatoid Arthritis

　慢性関節リウマチは，本質的には免疫系の疾患，すなわち自己免疫疾患である。血清リウマチ因子は高値を示し，また関節の急性炎症が治まってきた時期であっても赤血球沈降速度は高いままである。リウマチの症状は，時には全身に及ぶこともあるが，もっともふつうにみられるのは，1つもしくはそれ以上の大関節に限局している場合である。おもな診断基準には，朝のこわばり，冒された関節の圧痛もしくは動作時痛，関節腫脹の既往または現症，皮下結節の触知，臨床検査における陽性所見，そして冒された関節の特徴的なX線像もしくは組織学的変化の検出などである。

　炎症過程が，周囲の関節包や靱帯と一緒に関節表面を徐々に破壊する。歩行や跳躍といった単純な動作能力は50％まで障害され，自転車エルゴメーターで測定した最大有酸素能力は30％低下し，冒された関節を動かす筋力は75％まで低下することがある(Ekblöm 1982)。

　アメリカ・リウマチ協会は，障害を次の4段階に分類している。
クラス I ：日常のすべての活動を完全に行うことができる。
クラス II ：いくらかハンディキャップ，困難感，動作制限はあるが，正常の活動を十分行うことができる。
クラス III：通常の仕事または身のまわりのことを行ううえで，能力制限がある。
クラス IV：身のまわりのことがほとんど，またはまったくできない。

A　有病率と発生率

　比較的若いうちから慢性関節リウマチに冒される人もいるが，この病気は年齢が増すごとに徐々に多く認められるようになる。有病率の推定は，用いられる診断基準の厳密さの影響を受ける。いくつかの報告では，高齢者の8～25％が慢性関節リウマチに罹っていると報告されている(Linosら 1980)が，アメリカ・リウマチ協会の診断基準により，"確実な"慢性関節リウマチとされるのは，65歳以上のうち男性で1.8％，女性では4.9％のみである(Lawrenceら 1989)。患者の多くは比較的高齢になるまでは，この病気に対処していくことができる。典型的には，筋力の低下，あるいは配偶者の喪失といった社会的環境の変化によって，日常生活に援助が必要となってくる(Rivlin 1981)。

B　第一次予防と第二次予防

　慢性関節リウマチの原因はほとんどわかっていないため，一次予防は困難である。しかし，遺伝的素因の存在が立証されている。この遺伝的素因には，免疫反応に関与している主要組織適合遺伝子複合体の2つの遺伝子座が含まれ(Harris 1990)，原因解明のため，感染の存在や各種リンパ球サブセットの病理的機能変化に関する研究が続けられている。関節における好中球の浸潤は，プロスタグランジン，活性酸素，走化性因子やたんぱく質分解酵素などの放出を通じて，炎症反応を引き起こす。

C　第三次予防と第四次予防

　症状が中等度に進行すると，医師のアドバイスが求められる。すなわち，第三次，第四次予防に

関するものである。この疾病段階であっても，適度な運動を継続していくことが治療上役に立つものであるという科学的根拠が増えてきている。

● 運動に対する耐性

活動能力がクラスⅠの患者は，病気が緩解期であればほとんどの運動を実施することができる。しかし，ランニングやラケット競技などの激しい運動は，罹患関節に過度の負荷をかけ，病状を悪化させてしまう。クラスⅡやⅢの患者では，しばしばウォーキングや自転車エルゴメーターを使った運動が可能である。しかし，病気の活動期にはエルゴメーターの負荷をとても軽くしなくてはならない。クラスⅣの患者では，参加できる運動プログラムは非常に限定されるが，体重負荷の少ない水中運動であれば，まだコンディショニングは可能の場合がある。

● 運動処方

炎症の活動期には，関節軟骨やその下の骨がさらに破壊されないようにするため，運動を休止する，もしくは軽い活動のみにとどめておくことが必須である。しかし，ベッド上の安静期間を過度に長くとることは，筋肉の重度の消耗や骨粗鬆症，床ずれ，深部静脈血栓症やその他の長期の不活動による合併症を招く。

慢性関節リウマチ患者における第一義的な機能低下は，通常は心血管系よりも筋肉に起こる（Ekdahl, Broman 1992）。したがって，安静にしていなければならない間は，大腿四頭筋のような日常生活に必要不可欠な筋肉を定期的に強化するようにし，最悪期を脱したら，できるだけ速やかに，温水中での運動や負荷をかけない自転車こぎなどの軽い運動を開始することが大切である。プール内での運動や歩行プログラムは，どちらも有酸素能力を高めることができる（Minorら 1989）。しかし，適度な有酸素運動を実施しても，内在する免疫機能障害は一般的には変化することはない。

慢性関節リウマチ患者の中で，心外膜炎，末梢動脈炎や多発性神経炎などの症状を呈する人もいて，これらの症状はある特定の運動実施能力を修飾することがある。Ekblöm(1985)は，慢性関節リウマチの患者に対し，2，3週間，個別指導を行ったところ，そのうちの80〜85％は効果的な在宅訓練プログラムを実施することが可能であったと主張している。しかし，病気の増悪期では，リハビリテーションセンターに戻って，さらに2，3週間，厳重な監視のもとで，選択された活動を実施することも奨励している。

水泳や漕艇，自転車などは軽度の障害を有する人にとって，有酸素能力を高めるのにすぐれた運動である。なぜならば，そのような活動は体重の負荷がかからないからである。たとえば，心理的社会的便益とともに，最大酸素摂取能力および筋力ともこのようなプログラムに明らかに反応する（Ekblöm 1982, 1985）。日常生活動作を評価すると，歩行レベルの改善が14％，階段昇り運動では25％が改善し，23〜73％で筋力アップが認められるといった，プログラム実施に関連した収穫が得られた。さらに，5.5年間の追跡では，対照群と比べて，プログラム参加群ではX線所見上の便益が認められた。また，追跡期間中の平均入院日数は，対照群が36日であったのに対して，プログラム参加群では16日であった。このほかに，社会的に孤立していた人は，トレーニングプログラム参加者では20％しか報告されなかったのに対し，対照群では36％であった。

● 緩和療法

拘縮は，より重度の障害を持つ慢性関節リウマチ患者では，とくに病気の増悪期においてしばしばみられるやっかいな所見である。拘縮を起こしやすい手首や膝関節には，時には添え木を当てる必要がある。しかし，可動域訓練は望ましい方法である。関節炎を起こしている関節周囲の筋の緊張は，関節の負荷を増し，痛みを増強し，動作に対する恐れを起こすといった悪循環をもたらす。この悪循環は，電気療法，冷凍療法，リラクセーション運動，鎮痛剤などを上手に組み合わすことで断ち切ることが可能である。サリチル酸のような非ステロイド系抗炎症剤は，病気の急性増悪期

間を短くするのに役立つが，長期間使用していると，耳鳴りやめまいとともに潰瘍，出血，貧血をともなう胃粘膜のただれを起こす危険がある。長期にわたるステロイド剤の投薬も，骨粗鬆症や皮膚の萎縮，白内障，そして消化性潰瘍を引き起こしやすいので望ましくない。

病気の急性憎悪をうまくコントロールできたならば，受動的運動と能動的運動とを注意深く組み合わせて，関節可動域の拡大と筋肉機能の回復を行うことが必要である(Suwalski 1982)。Kirsteins, Dietz, Hwang(1991)は，病気によって，弱まった骨や結合組織を強化するうえで太極拳が役立つと主張している。しかし，もし，身体を動かすことで痛みが続いたり，運動制限がある場合には，温水プールの中で体重による負荷を軽くする運動が必要となるかもしれない(White 1995)。そのような状況において，適用可能である他の方法としては，ぶら下がり運動や滑車システムの使用などがある。

関節の変形が残っている患者は，日常生活動作に新たに適応していくため，作業療法が必要である。この段階では，歩行，トイレ，家事などの際に補助具を使用することは，生活機能の保持と生活の質を高めるために重要なことである。

4 変形性関節症
Osteoarthritis

変形性関節症は，もっともよくみられる関節炎である。変形性関節症は，退行性関節疾患または骨関節症とも呼ばれている。変形性関節症は，罹患関節の軟骨の化学的変化(プロテオグリカン含量の減少)によって特徴づけられる。これらの異常は，軟骨細胞の刺激とその後に続く軟骨細胞の機能不全や様々な酵素(カプテシン，ヒアルロニダーゼ，コラゲナーゼなど：Calkins, Challa 1985)の関連作用によるものである。骨の外骨化症は，軟骨組織を傷害する。繰り返し起こる外傷や自己免疫疾患がこれらの変化に関わっているかどうかについては議論が続いている(Laneら 1986；Panush 1994)。

罹患関節は，痛く，こわばってくるが，急性炎症の所見は存在しない。

A 有病率と発生率

60歳の80％以上の人は，X線写真上で変形性関節症を示すなんらかの所見がある。しかし，そのような所見は，症状の発生との間にほとんど関連が認められていない。

アメリカで実施されたある調査では，55歳以上の57％の人が関節症を訴え，高齢者の24％では，この関節症は毎日の活動を実施するうえで困難さを生じさせるに十分なものであったと報告されている。

B 第一次予防と第二次予防

過度の外傷性障害とそれに引き続いて起こる変形性関節症との間におそらく関係があるとすると，大関節に過度の外力が加わるパワーが必要となる種類のスポーツを避けることは，将来に対して配慮のあることかもしれない(Kujala, Kaprio, Sarna 1994)。各種の運動が，特定の部位における外傷発生と関連していることが多くの研究で報告されている。たとえば，レスリング選手における脊柱・膝・肘，自転車選手における膝蓋骨，クリケット選手における手指，体操選手における肩・肘・手首，サッカー選手における股関

節・膝・足首,そしてアメリカンフットボール選手における膝と足首などである。しかし,これらの研究の多くは,研究デザインになんらかの問題点がある。たとえば,スポーツの参加がしっかり定義されていないことや診断基準があいまいであったこと,診察が盲検化されていなかったこと,その他,可能性のある原因が考慮されていなかったこと,そして,追跡期間がはっきりしていなかったことなどである(Panush, Brown 1987；Panush, Inzinna 1994)。さらに,特定の種類のスポーツに参加することは,自分自身で選んだことであるという問題や,関節症の症状が出現し始めた場合,人は安静にしたり,なんらかの代わりとなることを遂行したりするものであるという問題を避けることが難しい。股関節置換術を受けた人を対象に,過去を振り返って尋ねることは,直接的な結果を得るのが難しい。Vingârdら(1993)による研究では,運動によって高度の身体的負荷に暴露されてきた50〜70歳の男性では,股関節の手術が必要となる危険は4.5倍も増加したことが報告されている。また,この研究では,トラック・フィールド競技やラケット競技は,もっとも共通して認められた前歴であった。

多くの研究者らは,長距離ランナーに注目している。一般的には,ランニングは変形性関節症の発生・進展に寄与していないと結論されている。Laneら(1987)は,498名の長距離ランナーを365名の対照群と比較して,ランナーは身体的障害を持つ割合が少ないことを認めている。すなわち,筋骨格系の問題の発生はより少なく,医学的アドバイスを受けた人は対照群よりも頻度が少なかったのである。この研究と同じ対象者集団を5年間追跡した研究では,ランナー群と対照群のどちらも12％で変形性関節症の発生が認められた(Laneら 1993)。Sohn, Micheli(1985)は,平均年齢57歳の504名のランナーと287名の水泳選手とを比較した。股関節や膝に影響を及ぼすひどい痛みの発生が,水泳選手では2.4％であったのに対し,ランナーではわずか2％であった。同様に,腰や膝に軽度の痛みを訴えた人は,水泳選手の19.5％,ランナーの15.5％で,最終的に外科的治療が必要となった人は,水泳選手の2.1％,ランナーの1.0％であった。ランナーたちは12年間にわたり,平均して毎週40 kmのトレーニングを行っていた。しかし,関節炎発生の危険と毎週の走行距離もしくはランニング経験年数との間には,なんの関連も認められなかった。

Laneら(1993)は,ランナーと対照群とを5年間追跡し比較した。研究参加時の対象者の年齢は50〜72歳であった。そして,変形性膝関節症の発生率は,ランナーと対照群との間に差はなかった。Marti, Knoblochら(1989)は,ランナーにおける副反応の報告をしており,ボブスレー競技選手たちよりもかつてスイスチャンピオンであったランナーたちのほうが,股関節の放射線科的な異常所見をより多く認めたということである。同様に,これよりも以前のフィンランドからの報告では,ランナーと非ランナーとの間で,放射線科的な関節異常所見には差が認められなかったが,Kujala, Kaprio, Sarna(1994)は,ランニングを含むすべての種類の競技スポーツ参加者は,変形性関節症発生の危険性が少し高まると結論している。

一般の人口集団での値と比較すると様々な職業性ストレスも,変形性関節症発生を増加させる傾向がある。たとえば,衣類,織物,木綿,ダイアモンド職人では手が影響を受け,圧縮空気ドリル使用者では肩や肘が,採鉱のような膝を曲げる作業が要求される職業では膝が影響を受けている(Panush, Brown 1987)。

C 第三次予防と第四次予防

変形性関節症に関連する障害の多くは,おそらく体力低下や筋肉弱体化などによる二次的なものであろう(Ettinger, Fried 1991)。しかし,変形性関節症が完成してしまった患者に対する治療として伝統的な理学療法の内容,またはより個別的な運動プログラムの価値についての客観的な科学的根拠はほとんど見当たらない(Basmajian 1987；Fisherら 1994；Semble, Loeser,

Wise 1990)。Philbin, Ries, French(1995)は，たとえ重度の関節症を患っていても，大部分の患者は最大の運動テストを完遂することができるだろうとしているが，問題の1つは，運動テストをいやいや実施するというところにある。

通常のアプローチは，体重を減らす(変形性関節症患者の多くは理想体重をかなり上回っている)ことによって，関節への負荷を制限すること，鎮痛剤を使用して痛みを和らげること，関節可動域を広げ，罹患関節の周囲の筋力を高めるような運動を取り入れることなどである。慢性関節リウマチの慢性期においてと同様に，関節の痛み，筋肉の痙攣・筋拘縮の抑制，筋萎縮，関節の安定性の障害およびさらなる関節面の損傷といった悪循環を断ち切ることが重要である。

変形性関節症がある15名の高齢男性を対象とした比較対照が設定されていない研究(Fisher, Pendergast, Calkins 1991)では，4ヶ月間の膝伸展トレーニングによって，筋力と筋持久力のどちらとも35%増加したことを報告している。Kovarら(1992)は，変形性膝関節症患者102名を，標準的治療の対照群と，段階的に強度が増すウォーキングプログラム実施の介入群の2群に分けた。8週間後，対照群の6分間歩行距離は明らかに短くなったが，介入群では歩行距離が18%延長した。そして，この歩行距離の改善は対象者の生活の質に大きな差をもたらすに十分なものであった。

もし，変形性関節症が進行したならば，金属性の大腿骨頭とプラスチック性のソケットを用いた股関節置換術のような外科的療法が実施される場合もある。関節形成術の短期的な成果は，満足のいくものであるが，残念ながら人工関節の寿命は自然の関節と比べると，10～15年と短い。そのため，可能であるならば，置換関節の寿命が患者の余命を上回ることが確実となるまで，関節置換の実施を遅らせることが望ましい。

5 骨粗鬆症
Osteoporosis

第3章でも述べたとおり，加齢にともなって骨塩とそのマトリックスの両方が進行的に減少していく。減少量がある閾値を超えたとき，骨はちょっとした外傷でも骨折を引き起こしてしまうほどに折れやすくなる。したがって骨粗鬆症は，「骨折発生が劇的に増えるレベルを下回った骨密度である」と客観的に定義できるかもしれない(Aloia 1989)。

このような加齢に関連した骨粗鬆症を，二次性骨粗鬆症と区別する人もいる。なぜならば，二次性骨粗鬆症の主たる原因は，骨格系以外の要因，たとえば内分泌疾患，薬剤によって引き起こされた骨代謝の変化，栄養の欠乏，または不可欠な栄養素の吸収障害，先天性疾患そして悪性新生物などであるためである。

その一方では，特発性でひそかに進行する骨塩の減少を骨軟化症と呼び，骨粗鬆症という言葉は明らかな病的骨折が発生するような状態であると定義する人もいる。可能性のある第三の分類は，骨塩減少の部位に基づくものである。I型骨粗鬆症は，おもに海綿骨に影響を与え，椎体骨骨折を引き起こす。これはおもに，閉経後5～20年の女性にみられ，エストロゲン分泌の低下に関連していると考えられている。II型骨粗鬆症は，典型的には男女ともに75歳以上の高齢者に発生する。これは，おもに皮質骨に影響を与え，大腿骨や大腿骨頸部骨折と関連している。

骨粗鬆症は，生活の質と長寿の両方にたいへん重要である。大腿骨の病的骨折を起こした高齢女性の約50％は，その外傷に引き続いて寝たきり状態となる。また，6〜20％の人が肺塞栓または尿路感染症などの合併症によって，骨折発生後1年以内に死亡している(Drinkwater 1994；Phillipsら 1988；Toddら 1995)。

A　有病率と発生率

　骨粗鬆症の有病率は加齢とともに増加し，70歳以上の高齢者ではとくによくみられる。アメリカでは，50歳以上の女性の10％ほどが，いつかは病的骨折を起こすといわれ，したがって全体では年間120万例の病的骨折が発生している(Smith, Raabら 1989)。骨塩の減少は男性よりも女性において若い年齢から始まり，いくらか速く進むので，高齢者における骨粗鬆症の有病率は，男性よりも女性のほうで少なくとも2倍多くなっている。病的骨折の発生は，脊柱(I型骨粗鬆症；Ruegseggerら 1984)および股関節，大腿骨頭部や手首(II型骨粗鬆症；Riggsら 1982)において，もっとも頻度が高い。

B　第一次予防と第二次予防

　体重のかかる運動や負荷を生じる運動を定期的に行っている若者は，不活発な若者と比べるとより高い骨塩量を獲得しているということに疑問をはさむ余地はない。活発な人においても加齢にともなって骨塩量は減少するが，いかなる年齢においても活発な人は不活発な人よりも骨塩量はかなり高い。そのため，活発な人の骨密度が病的骨折が発生しやすくなるようなレベルまで低下するには，不活発な人よりもさらに多くの年数がかかる。この傾向は，Michelら(1992)によってよく示されている。彼らはマスターズランナー群とマッチングした対照群とを5年間追跡する研究を実施した。両グループともに，研究参加時の年齢は50〜77歳であった。各グループとも腰椎の骨密度は5年間でかなり減少したが，研究終了時においては，ランナー群は対照群と比べて大きく優位な立場を維持していた。さらに，骨密度がもっとも低下したランナーは，5年にわたって毎週のトレーニング量を減少させてしまった人であった。他方，Michel, Bloch, Fries(1989)は，週当たり多くの時間をランニングに費やしていたマスターズランナーの一部の人では，初めから骨密度はたいへん低値であったことから，高齢者においても過度の身体活動は骨密度に悪い影響を及ぼすことがあると注意を促している。

●中年後期における運動の有益性

　よくデザインされた適度な身体活動のプログラムを通じて骨塩量を増大させる能力は，たしかに中年後期まで持続している。

　たとえば，Chow, Harrison, Notarius(1987)は，50〜62歳の閉経後の女性を対象に，上手に比較対照群を設定し，また上手にデザインされた1年間の前向き研究を実施した(表6.4)。エストロゲン，カルシウム補助剤，ビタミンD製剤を服用していた対象者は1人もおらず，運動により特定の部位の骨塩量が変化するという問題を回避するために，中性子放射化法を用いて全身カルシウム量を推定した。予想どおり，日常生活において通常の身体活動パターンを維持していた非介入コホートでは，骨塩量指標(全身カルシウ

表6.4　閉経後女性における1年間の前向き介入研究における骨密度指標(BMI)の変化(介入前BMI値の個人差調整後の値)

変数	A群	B群	C群
BMI変化量	−0.11	0.044	0.061
平均変化量の標準誤差の2倍	0.037	0.035	0.036
A群を基準とした場合のp値		0.038	0.008
B群を基準とした場合のp値			0.51

A群は通常の習慣的な運動パターンを維持した。B群は監視下の有酸素運動に参加した。C群は週三回のレジスタンストレーニングと有酸素性運動プログラムに参加した。
R. Chow, J. E. Harrison, C. Notarius 1987, "Effect of two randomized exercise programmes on bone mass of healthy post-menopausal women", *British Medical Journal* 295：1441-1444.より許可の上転載。

ム量の観測値の，同じ体格の健常若年における期待値に対する比）が0.011の減少を示した。しかし，週に3回，監視下で有酸素運動を実施した女性群では，共変量の影響を除いても，その指標は0.044の増加を示していた。さらに，有酸素運動と軽い強度の筋肉運動とを組み合わせたプログラムに参加した人では，先の0.044と比べた場合は有意ではなかったものの，骨塩量指標は0.061とより大きな増加が認められた。

*横断的研究

横断研究においては，骨密度と自己申告による習慣的な身体活動度との関連は，とても弱いことがよくある（Smith, Gilligan 1989）。これは，部分的には北米の高齢女性においては，習慣的身体活動度の範囲が狭いことによる。また，一部は現在使用可能な質問票を用いて，習慣的な身体活動のパターンを把握する際の問題によるものである。おそらく，後者の理由のために，もし活動性のパターンをインタビューで評価した場合は，身体活動度を客観的な測定器で評価した場合よりも関連はより弱くなっているだろう（Black-Sandlerら 1982）。身体活動の評価よりも，有酸素運動の測定のほうが関連は強くなっている（Chowら 1986；Pocockら 1987）。

*介入研究間の結果の乖離

中年後期の人や高齢者において，骨密度と習慣的身体活動や運動プログラムへの参加との関係を検討した様々な研究において，運動の便益については介入研究間でその結果に大きなばらつきがみられる。骨密度の増加が示された前向き研究もあれば，コントロール群は骨塩量が減少していたのに対し，運動群では骨密度が維持されていたという結果しか認めていない研究もある。このように，介入研究間で一致した研究結果が得られないことには多くの理由がある。

①標本の大きさ

いくつかの研究は，十分な統計学的検出力に欠けている。たとえば，Grove, Londeree（1992）は，全対象者数がわずか15名であるのに3群に分け，介入を行っている。

②骨密度測定部位

骨密度の測定部位は，手首や前腕のような簡便に測定できる1，2ヶ所に限定されている。これらの特殊な部位は運動プログラムにほとんど含まれていない。たとえば，Krølnerら（1983）は，腰椎では骨塩量が3.5％増加したが，前腕骨では変化がなかったことを報告している。

③食事

閉経後の女性がカルシウムバランスを確保するためには，1日当たり1,000～1,500 mgのカルシウム摂取が必要であるとされており（American College of Sports Medicine 1995 b），多くの人はこの目標をかなり下回っている。しかし，定期的な運動は，食欲や全体的な食事摂取量を増加させることによって，この目標に向かってカルシウム摂取を増加させるのに役立つ（Tiidus, Shephard, Montelpare 1989）。

④エストロゲン補充剤の使用

現在，アメリカの閉経後の女性の多くは，ホルモン補充療法を受けており，このことは骨密度に重要な影響を及ぼしている（Drinkwater 1994）。より激しい有酸素運動やボディービルディングは，閉経後でも骨密度に対して好ましい効果を保ち続けるが，弱い強度の有酸素運動では，エストロゲン補充がない場合にはほとんど骨密度に影響を及ぼさない（American College of Sports Medicine 1995 b）。

⑤生活習慣全般

喫煙またはアルコールやカフェインの大量摂取といった個人の生活習慣は，骨塩量に対し悪影響を及ぼす（Cummingsら 1985）。さらに，こうした生活習慣の選択は，習慣的な身体活動度のパターンと関連を持つ傾向がある（Shephard 1989 a）。

⑥実施する運動のタイプ

すべての運動が骨への物理的負荷を増すわけではない。とくに，高齢者に人気のあるプール内での運動や水泳は，骨格への物理的負荷を増やす効果がない。

⑦運動のパターン

頻度，強度，持続時間そしてトレーニング中の

監視の有無などは，研究ごとにばらつきがたいへん大きい。ある研究では強度があまりにも低く，骨密度に対する効果がなかったり，また他の研究では，運動の多くが監視下でなされておらず，対象者が運動を十分実施していないことがあった。

⑧特定の運動プログラム以外の活動

特定の運動プログラム以外に実施されている活動のどこまでが，身体活動としてとらえられているのか不明である場合が多い。もし，身体活動度が全体的に高いレベルにある人が水泳プログラムに参加した場合，骨密度の増加が水泳のためであるとされるかもしれないが，本当はその人の水泳以外の日常の身体活動が骨密度を高めたというケースがあるのである。

⑨体重

歩行や他の日常活動の際の脊柱や脚の骨への負荷は，体重に依存している。したがって，運動プログラムの好ましい効果が，運動プログラムの実施にともなう体重の減少によって相殺されることがありうる。

⑩骨塩量の初期値

研究に参加するときに，骨塩量が低い人ほど，好ましい反応がより大きくなる可能性がある (Chow, Harrison, Notarius 1987)。

＊中年後期

Sidney, Shephard, Harrison (1977)による初期の研究では，有酸素運動プログラムを週に4回まで実施した65歳の男女を1年間追跡した。対象者の骨密度は減少するであろうという予想に反し，全身のカルシウム量は観察期間中維持されていた。閉経後の女性に対し週に3回の運動を1年間続けたところ，橈骨の骨塩量は変化しなかったが，全身のカルシウム量は運動に反応して有意に増加したという報告もある。Smith, Gilliganら(1989)は，35〜65歳の女性を対象とする運動プログラムに，重量負荷運動や上腕の筋力強化運動を取り入れることで，コントロール群と比較して橈骨の骨塩量の減少が十分抑制されたことを報告している。

Hatoriら(1993)は，45〜67歳の女性を対象に，嫌気性閾値での心拍数の110％に相当する強度の強い有酸素運動を7ヶ月間続け，腰椎(L2—L4)の骨密度が増加したことを報告した。しかしこれとは対照的に，対照群や嫌気性閾値のわずか80％の強度で運動した群では，骨密度は低下した。

Martin, Notelovitz(1993)による研究に参加した女性は，平均年齢が58歳であった。最大心拍数の70〜85％の強度によるトレッドミル運動を1年間実施したが，対照値と比較して，腰椎や前腕骨の骨密度を増加させるには不十分であった。しかし，この実験群の運動強度はまったく軽いものであり，さらには実験群とコントロール群の両群は，カルシウム補充を受けていたことを指摘しておきたい。

Grove, Londeree(1992)は，年齢が49〜64歳の女性少数例を評価した。腰椎の骨密度は対照群においては有意に低下したが，運動群では維持されていた。強度の高い運動群と低い運動群との間で反応に有意差が認められなかった理由の1つは，この研究の統計学的検出力が低かったことである(3つのグループにそれぞれ5名ずつの対象者)。Nelsonら(1991)は，平均年齢60歳の女性集団を追跡した。この中には，エストロゲン剤を服用している人は1人もいなかった。1年間にわたって最大心拍数の70〜85％の強度の歩行運動を監視下で週に4回実施したところ，脊椎と大腿骨の両者の骨密度に好ましい効果が認められた。しかし，この効果は運動とカルシウム大量摂取(1日当たり1,462mg)とを組み合わせた群でのみ効果が認められた。

閉経後の女性を対象にした他の研究に関して，Drinkwater(1994)が総説をまとめている。彼女は，中等度の速さの歩行運動だけでは骨密度を維持するには不十分であるが，階段昇り，重量挙げ，ダンスなどを含んだプログラムでは，より有益な効果が得られていると結論している。

●高齢期における運動の有益性

高齢者や超高齢者における運動の反応を修飾する可能性のある要因には，身体活動を十分行う能力の制限，たんぱく質・ミネラル・ビタミン摂取

量の低下，日光暴露の減少，そして同化ホルモン産生能の低下などが含まれる。

＊横断研究

これらの好ましくない影響にもかかわらず，いくつかの横断研究では，定期的な身体活動を行っている高齢者は不活発な対照群と比べて，骨密度の増加が継続して認められるということが示されている。

Krall, Dawson-Hughes(1994)は，週に12km歩いている女性は，少なくとも週に1.6km未満しか歩いていない女性と比べ，体幹や全身の骨密度がより高いことを見出した。Chengら(1994)は同様に，1914年にJyväskyläで生まれた男性において，現在の習慣的な身体活動度と骨密度との間に有意な相関関係があることを報告した。Suominen, Rahkila(1991)は，70～81歳の引退したフィンランド人運動選手の骨密度を調べた。測定値は対照群よりも運動選手群で高く，とくに持久性運動とスピード競技者で有意に骨密度が高かったが，筋力強化運動選手では有意ではなかった。

Stillmanら(1986)は，女性対象者を閉経前と閉経後のグループに分けた。閉経前のグループでは，習慣的な身体活動度と手首の骨密度との間で相関関係が認められたが，閉経後の対象集団ではその関係は有意ではなかった。

＊縦断研究

高齢者を対象とした縦断研究を表6.5にまとめた。これらの研究のうちのいくつかは，Stillmanの見解を支持しているようにみえる。このうち2つの研究(Greendale, Hirsch, Hahn 1993；Lauら1992)では，運動だけでは有意な効果は認められず，Blumenthalら(1989)は，非常に骨密度が低い人が研究に参加した場合にのみ効果を認めている。

ポジティブな結果を示した研究(Rikli, McManis 1990)は，1つの標本サイズの小さい対象集団を，単光子骨密度測定装置を使って骨密度を評価したものであった。Dalskyら(1988)は，運動の便益についてのより説得力のある根拠を示した。彼らは55～70歳の33名の実験群女性と16名の対照群女性とを比較した。運動は週に3回，1回30～40分間の有酸素的重量負荷運動と，15～20分間の上半身の運動であった。9ヶ月後，腰椎(L2—L4)の骨塩量は実験群では5.2％増加し，対照群では1.4％減少した。22ヶ月後では，変化割合は実験群で6.1％の増加，対照群では1.1％の減少であった。Rundgrenら(1984)は，平均年齢72歳の15名の女性を対象に，週に2回，1回1時間のトレーニングプログラムを実施した。9ヶ月が経過したときには，トレーニング群における踵骨の骨塩量は，彼女たちの初期値と比べ，有意な増加は認められなかったものの，対照群よりも有意に高い値であった。もっとも高齢な集団を対象とした研究は，Smith, Reddan, Smith(1981)のものである。週3回の椅子に座ったままできる運動によって，コントロール群では橈骨骨塩量が3.3％減少したのに対し，実験群では，有意ではなかったものの2.3％の増加が認められた。

＊身体活動の予防的価値

数多くの疫学研究によれば，外傷を予防するうえで定期的な身体活動は効果的であることが示されている(Åstromら1987；Cooper, Barker, Wickham 1988；Wickhamら1989)。しかし，骨密度の増加以外の要因(たとえば筋肉量がより大きいと，骨を保護したり，動作を立て直しやすい)も，おそらく活動的な対象者が有利であることに寄与している。たとえば，Meyer, Tverdal, Falch(1993)は，除脂肪体重は，大腿骨骨折の重要な予知因子であることを示した。また，Wickhamら(1989)は，屋外での活動度が最大スコアを示した群と比べ，もっとも不活発な人における大腿骨骨折のリスク比が3.9であることを示した。

これとは対照的にWyshakら(1987)は，大学生のときに運動選手であった女性と運動選手でなかった女性との間で，骨折発生率に有意差を認めていない(運動選手での骨折発生率は29％)。運動選手であったと分類された対象者のすべてが，今もなお定期的に運動しているとは限らない。このようなタイプの比較研究における第二の問題点

表6.5 高齢者における骨密度増加を目的とした運動

被験者	年齢(歳)	訓練内容	訓練パターン	効果の指標	研究者
女性51名,男性50名	60〜83	有酸素運動	週3回 4ヶ月間	初回骨密度が低い場合においてのみ増加	Blumenthalら(1989)
女性49名	55〜70	有酸素運動 +上半身の エクササイズ	週3回 9ヶ月間 22ヶ月間	第2〜第4腰椎骨密度 +5.2％対−1.4％ +6.1％対−1.1％	Dalskyら(1988)
女性30名,男性6名	58〜80	エクササイズ (加重負荷ベスト着用)	週1回 監督下 20週間	コントロール群と比較して第2〜4腰椎骨密度に有意差なし	Greendale, Hirsch, Hahn(1993)
女性50名	62〜92	踏み台昇降100回,15分間	10ヶ月間	腰椎・大腿骨頸部・上腕骨において反応なし	Lauら(1992)
女性31名	57〜83	60〜70％最大心拍数	週3回 10ヶ月間	有意な増加あり ウエートトレーニングからの増加はなし	Rikli, McManis(1990)
女性30名	72	有酸素運動	週2回	踵骨骨密度において,コントロール群と比べ有意差あり	Rundgrenら(1984)
女性30名	81	椅子訓練	週3回 3年間	+2.3％(有意差なし) −3.3％(橈骨の骨密度はコントロール群と比べ有意差あり)	Smith, Reddan, Smith(1981)

は,運動選手であった群は対照群と比べ,より危険性の高い活動を実施している可能性もある。

C 第三次予防と第四次予防

エストロゲン,カルシウム,もしくはカルシトニンの投与は,骨粗鬆症になった患者において大腿骨骨折のリスクを軽減することに役立っている(Kanisら 1992)。

Ayalonら(1987)は,脊柱の形態学的変化に基づいて骨粗鬆症と診断された対象者に介入を行った。週に3回の頻度で5ヶ月間,体操教室が開催され,参加者はウォームアップ,ストレッチ体操,有酸素運動,そして前腕の動的負荷のプログラムを実施した。コンプトン散乱法によって測定された骨梁骨密度は,対照群で1.9％減少していたのに対し,介入群では3.8％増加していた。ところが,橈骨の骨塩量はどちらの群でも有意な変化は認められなかった。

Chowら(1987)は,骨粗鬆症と診断されフッ素治療を受けている女性を対象に,筋力強化運動と有酸素運動を組み合わせたプログラムの効果を評価した。対象者を運動継続群(少なくとも週3回運動していた群)と非継続群とに分けたところ,骨中カルシウム指標の増加はこの2群間で大きく異なっていた(運動継続群+17％,運動非継続群+6％)。ひとたび骨折が起こった際の身体活動の主要な意義は,ベッド上の安静または不活動による二次的合併症の予防にある。カルシウム剤の投与,ビタミンD,ホルモン補充療法,フッ素,カルシトニン,副甲状腺ホルモン療法は,どれも治癒を促進させるために試みられてきた。早期から身体を動かすようにすることもまた,合併症の予防に重要である(Toddら 1995)。

Krølnerらは(1983),最近,手首のコレス骨折を起こした50〜73歳の女性に対し,週に2回,8ヶ月間のトレーニングを行いその反応を調べた。腰椎の骨塩量は,対照群では2.7％減少していたのに対し,運動群では3.5％増加した。

以上のことから,運動によって生じる骨格への物理的負荷は,骨粗鬆症の一次予防から四次予防までのすべての段階で役立つものであると結論づけられるであろう。

6 結論
Conclusions

　中等度の身体活動のプログラムは，サルコペニアや骨粗鬆症の予防や治療に効果的なものとして使用されてきた。定期的な運動は，また，筋ジストロフィーや慢性関節リウマチの慢性期における残存機能を最大限高めることができる。激しい運動がどれくらい変形性関節症の素因となるかは議論のあるところではあるが，罹患関節の周囲の筋肉を強化することは機能低下を減少させる。

　定期的なレジスタンス運動は，虚弱な高齢者における筋肉の消耗を防ぐにはとくに重要である。そのようなプログラムは，たとえ超高齢者であっても筋肉量を十分に増やし，日常生活動作を遂行する能力を高めることにもつながる。骨粗鬆症やその結果発生する骨折は，高齢者における病的状態の主要な原因である。骨粗鬆症の予防には，十分なカルシウム摂取と骨に十分な力を加える身体活動プログラム（重負荷がかかる活発な有酸素運動，もしくは抵抗性筋収縮運動のどちらか）を必要とする。エストロゲンの補充は，また閉経後の女性における運動の効果を増加させる。

第7章
身体活動と代謝疾患との関連
Physical Activity and Metabolic Health

本章では，高齢期の定期的な身体活動が低栄養，肥満，糖尿病，高脂血症などの脂質代謝異常，ならびに各種がんの発症などに及ぼす影響について取り上げる。

1 低栄養
Malnutriton

　肥満は，先進諸国における高齢者の低栄養のもっともありふれた形態であると一般には言われている。とはいえ，虚弱な高齢者が深刻な主要栄養素不足に陥る多くの理論的根拠もある。貧困は，時として購入できる食品を限定的なものにし，暖房器具，冷蔵庫，および調理器具の利用も限られる。視力の低下，震え，筋力低下，脳卒中，および関節炎による障害は，食品の購入や調理を不可能にするかもしれない。食欲は，味覚と嗅覚の衰えにより損なわれ（Minaker, Rowe 1982；Schiffman, Gatlin 1993），摂取できる食品は機能歯の減少と義歯の不具合により制限される（Carlos, Wolfe 1989；Garry 1994）。また，飲み込みに困難があるかもしれない（嚥下困難；Morris ら 1991）。胃酸や消化酵素（あるいは両方）の分泌量の減少により鉄の吸収は阻害される。その結果，出現する貧血傾向は，内臓出血やビタミン B_{12} の吸収の低下によりさらに悪化する（Johnson 1995）。固形，液状にかかわらず食物の胃からの移動は遅れる（Moore ら 1983）。心理的不安傾向がこれらに加わる。拒食は，現実あるいは仮想の不平に対する抗義の手段となる。孤独感と社会的孤立は，食と滋養への意欲を促すことはない。そして，生への願望が乏しくなり，意欲（モラール）が失われる。多くの高齢者は基本となる栄養学を学んでおらず，栄養知識の欠如は，精神的障害が加わるとさらに低水準なものとなる。

　日常生活の身体活動量が限定されることにより，新たな問題が生まれる。一般に，高齢者では1日のエネルギー消費量は6 MJを超える程度であり，虚弱な高齢者となると4 MJにまで低下する（Payette, Gray-Donald 1994）。飲酒習慣のある人では，問題が深刻である。アルコール摂取により，良質なたんぱく質，ミネラル，およびビタミンを確保するための食品摂取が限られてしまうからである。悪循環は顕在化し，栄養素摂取量が充足されない人はますます虚弱となり，日常の活動量が減少し，食品摂取は低水準となる（Sem ら 1988）。

　低栄養の様々な原因が，実際にどの程度主要栄養素不足を引き起こすのか，また，その問題は消化吸収能力の低下あるいはたんぱく質，ミネラル，およびビタミン所要量の増加により，どの程度増悪するのかは明らかでない。Feibusch, Holt（1982）は，高齢者では炭水化物の吸収が低下するとしている。この低下は，腸壁がくぼみ，局所的に非常在菌叢が繁殖し，胆汁塩が脱結合する憩室炎の人でしばしば問題となる。高齢者におけるたんぱく質合成の遅延は，たんぱく質必要量の増加をもたらす。Fiatarone ら（1994）は，後期高齢者の筋消耗症（サルコペニア）の治療に，たんぱく質サプリメントが有効であることを示している（第6章参照）。

A 有病率と発生率

　たんぱく質，ミネラル，およびビタミンの欠乏の有病率についてまず取り上げる。肥満に関しては，本章の後半で扱う。

● たんぱく質欠乏

　たんぱく質欠乏の臨床的なマーカーとして，6ヶ月以内での10％以上の体重減少，あるいは同年齢の対照に対して90％未満の体重などが挙げられる（Chernoff, Silver 1993）。血清アルブミンが低値であることに加えて，たんぱく／エネルギー低栄養の他の客観的指標としては，リンパ球数の低値，標準値を下回るヘモグロビン，プレアルブミン，トランスフェリン，およびレチノール結合たんぱくなどが挙げられる（Thomas

表7.1 高齢者における血中栄養素レベル低値者の割合

栄養変数	下限値	イギリス				カナダ	
		男性		女性		男性	女性
		65～74歳	75歳以上	65～74歳	75歳以上	65歳以上	65歳以上
血清アルブミン	3.5 g/dl	10.7	15.3	10.2	13.6	0.3	0.1
血清ビタミンB_{12}	100 pg/ml	0.5	2.6	1.2	0.7		
血清葉酸	3 ng/ml	14.8	14.5	10.6	18.0	25	23
白血球中アスコルビン酸	7 μg/10^8cell	6.3	15.9	2.6	5.7		
血清鉄ヘモグロビン	60 μg/dl	15.9	16.9	20.5	24.6	11.2	4.9
	男性13 g/dl または女性12 g/dl	5.5	9.6	8.1	5.3	5.7	4.0

U.K. Department of Health and Social Security (1972)および Nutrition Canada (1976)より引用。

1994)。

栄養素摂取を評価するうえで繰り返し問題となるのは，摂取されるたんぱく質の質の評価である。高齢者では，たんぱく質摂取量自体は良好な水準に達していても，経済的あるいはその他の抑制要因により食品選択が限られるため，必須アミノ酸バランスが適性水準に達しないことがある(Shank 1985)。

イギリスにおける先行研究では，高齢患者の約4％に浮腫を引き起こすほどの重篤なたんぱく質欠乏が認められることを示している。Department of Health and Social Security(1975)による研究は，高齢者の12％(たいていは後期高齢者)は血清アルブミンが許容下限値を下回っていることを認めている(35 g/l)。最近の Sullivan ら(1988)の成績は，入院中の高齢者の65％はたんぱく/エネルギー低栄養であることを示している。Harill, Kylen(1980)は，62～99歳の年齢層では血中総たんぱくとアルブミン値が10歳ごとに各々1 g/l, 0.4 g/l ずつ低下することを示している。残念なことに高齢期は，食品摂取およびたんぱく質摂取水準に大きなばらつきがみられ，集団の多くを占める良好な水準，あるいは過剰摂取状態の群が，一部の深刻な低栄養状態にある群を容易に覆い隠してしまう(Debry 1982；表7.1参照)。Guigoz, Vellas, Garry(1994)は，Toulose の高齢者集団の4分の3は良好な栄養水準にあるが，4分の1は低栄養リスクをかかえており，詳細な評価が必要であったとしている。

年齢が65歳以上のイギリス人879名のサンプルで，27人(3％)が過度にやせており低栄養と推定された。この27名のうち12名は疾病を有しており，7名は経済的問題をかかえていた。しかし，残る8名については，明確な低栄養を引き起こす原因は見当たらなかった。一般に所得は栄養状態にほとんど影響しない。主要な要因は，老化の進行，移動能力の低下，疾病の発症と進展である。

米国アルバカーキ(Albuquerque)でなされた研究では，高齢者の11％は血清アルブミン値が35 g/l 未満であった(Guigoz, Vellas, Garry 1994)。ケベック州シャーブロックでは，在宅介護サービスを受けている高齢者(60～94歳)の状況はもう少し悪いようである(Payette, Gray-Donald 1994)。この集団では男性の40％，女性の47％は，所要量である0.8 g/kg/日を下回るたんぱく質しかとっておらず，この群の38％は意図しない体重減少がすでに認められた。

● ミネラル，ビタミンの欠乏

Payette, Gray-Donald(1994)による調査結果では，男性の21％，女性の32％がビタミンA，D，E，およびカルシウム摂取量が所要量の3分の2未満である。また，対象者の18％はエネルギー摂取量が4.2 MJ/日未満であった。

他のカナダにおける調査は，高齢者がカルシウム，ビタミンB，CおよびDの欠乏症になりやすいことを示している(Mongeau 1991；Tiidus, Shephard, Motelpare 1989)。

しかし，栄養所要量に基づいて栄養素摂取水準を評価することについていくつか問題が挙げられ

る。まず，栄養所要量自体には，相当な安全域が加味されていること。さらに，高齢者の多くは，所要量の標準が設定された対象よりも体型が小さく，活動量もかなり少ない(Hegsted 1989)。また，調査に際し，食物摂取量は通常過少評価される。

　臨床的なビタミンB欠乏症は，アルコール依存者や消化器疾患に罹患している人を除いてはまれである。しかし，ビタミンC欠乏症は，カナダおよび北米において冬季に生じることがある。とくに高価な輸入野菜を購入できない貧困な高齢者層で問題となる。

　冬季には，ビタミンDに起因する問題は，高齢者の日光にあたる時間の制限により，より深刻となる。体内のビタミンDの合成が抑制されるからである。さらに，ビタミンDの不足により，カルシウムの吸収が抑制され，骨粗鬆症への傾向が強まる(第6章参照)。

　多くの高齢者のカルシウム摂取量は，骨粗鬆症予防のため推奨されているレベル(800～1,500 mg/日；Tiidus, Shephard, Montelpare 1989)を大きく下回っている。高齢者では十分な牛乳を飲むことを敬遠する人が多く見受けられる。さらに，長期にわたる制酸剤の服用が便中へのカルシウム損失を増加させる(Albanese 1980)。最近，人気のあるセルロースフィチン食は，カルシウムとマグネシウムがフィチンと結合するため，それらの吸収が妨げられる(Judge 1980)。

　マグネシウムイオンは心・骨格筋の機能を正常に保つうえで重要である。軟水の摂取に関連した問題は，高齢者の場合，降圧剤のマグネシウムキレート反応，利尿剤服用，床ずれなどによるミネラルの損失で悪化する(Judge 1980；Smith 1995)。心筋機能の障害や心破綻は，とくに汗によりマグネシウムがかなり損失される暖かい季節で発生しやすい(Verdeら 1983)。大半の高齢者は貧血ではないものの(表7.1参照)，鉄の吸収は過剰な食物繊維の摂取で抑制されてしまうことがある。

　高齢者の電解質バランスの障害(とくにカリウムイオンの低下)は，利尿剤の服用と同時にレニン，アルドステロン，および抗利尿ホルモンの分泌量が低下しているとき生ずる(Beck 1994；Smith 1995)。

　また，加齢により，クロム(耐糖能に重要)や亜鉛(夜間視力に重要)などいくつかの微量元素の欠乏が引き起こされる。

B　一次予防と二次予防

　ある種の低栄養の発症には，不十分なエネルギー消費が深く関わっている(Payette, Gray-Donald 1994)ので日常の身体活動量を増やすことは，低栄養の予防に大きく寄与する。規則的な身体活動はたんぱく質合成を促進し，すでに欠乏が進んでいる主要栄養素の摂取を促す。また，誰かと一緒に食事をすることは，食物摂取を促すもう1つの重要な手段である。

　専門家がすすめる食生活改善は，順守状況(コンプライアンス)を高めるために新しい処方について十分な説明を加えながら，段階的に進められるべきである。たとえ運動が処方されたとしても，少なくとも体力が回復するまでは，エネルギー摂取量は低いままであることが多い。そのため，菓子類やアルコール類のような栄養食品の摂取は最小限に抑えるべきである。緑黄色野菜，牛乳，卵，肉，適量の全粒麦パンのような食品を摂取すべきである。生活機能が障害されているときは，食事の宅配サービスを全面的に活用すべきである。疾病管理のために塩分制限を処方されている場合，暑さが厳しい季節の食塩制限は避けたほうが得策である。水分は，尿量が1.5 l/日に保たれるように十分摂取しなければならない。安静状態でも1日2 lほどの水分は摂取すべきである。もし，運動により発汗した場合は，さらに何リットルかの水あるいは薄い塩水を摂ることで体内の水分バランスを保つ。胃腸運動の機能が低下している高齢者では，コーヒーや紅茶はそれを刺激するのに有効であるが，深夜のコーヒーの過剰摂取は不眠症を悪化させる。最後に，歯がなかっ

たり嚥下に問題があったりする場合は，刻み食も必要となるかもしれない。

C 三次予防と四次予防

重篤な低栄養では，感染症が増加し，外傷の治療が遅れ，転倒しやすくなり，さらに死亡率が増加する。逆に，体重が少なくとも5％程度増加すると罹病および死亡のリスクは減少する(Keller 1995)。重篤な低栄養が明らかな場合は，栄養補給を通してより正常なエネルギーバランスに回復するまでは，軽微な負荷の運動に抑えておくべきである。低栄養状態の人への時期早尚かつ過度な身体活動は，たんぱく質の異化を促進させる。

いくつかの研究により，12週間にわたり2〜8MJ/日の栄養補給が窒素平衡を正のバランスにするのに有効であることをがわかった(Chiang, Huang 1988；Forbesら 1986)。しかし，Fiataroneら(1994)は，多栄養素からなる栄養補給は，活発なレジスタンス運動と組み合わせなければ，筋肉の衰弱や身体虚弱の改善には有効ではないとしている。

2 肥満
Obesity

肥満の本質的な病理は，脂肪細胞サイズの増加などにみられる身体の脂肪量の増加である。日常の身体活動量の不足は，脂肪細胞からの脂肪放出の遅延を招く。これは，おそらく脂肪細胞におけるα-2およびβ-1アドレナリンレセプター間のバランス変化による脂肪組織のリポたんぱくリパーゼ活性低下に起因すると推定できる(Després 1994)。

A 肥満の評価

身長に対する標準体重，体格指数(Body mass index)，その他の肥満の判定法についてみてみよう。

● 身長に対する標準体重

一般に医療の現場では，体重が保険統計による理想体重をもととした基準より，10kgあるいは15kgのような任意の数値幅をもって上回っていれば肥満と診断される。この基準となる体重値は，身長に対して設定されており，いくつかの保険統計表では視覚的推定あるいは身体計測によった体型が考慮されている。The U.S. National Nutrition and Health Examination Surveysは，1961〜62年の20〜29歳の対象を用い，線形回帰式に基づき身長に対応した体重の理想値を算出している(Blair, Habicht, Alekel 1989)。

● Body mass index（BMI：体格指数）

近年，大集団の調査はケトレー指数(BMI, 体重/身長^2)を指標として選択し，健康体重の推定を行っている。この指数を採用した理論的根拠は，体脂肪の様々な指標とよい相関を示し，立位身長との相関がほとんどみられないことである。この指標には，異常と診断するための一定の合意に基づいたカットオフポイントがあるわけではない。虚血性心疾患のリスクは25.0(kg/m^2)を超えたとき増加するようである(表7.2)。The Canada Health Promotion Survey(Health and

表7.2 男性における肥満度別にみた主要疾患ごとの死亡率

疾患	肥満度 BMI(body mass index：kg/m²)						
	20	22	25	27	30	35	40
糖尿病	74	77	94	126	152	210	360
消化器疾患	97	93	93	97	127	187	295
腎疾患	96	86	90	108	170	280	—
脳血管疾患	114	106	104	106	114	152	200
心・循環器系疾患	87	89	93	100	120	155	206
冠状動脈性心疾患	88	91	96	108	124	158	206
高血圧性心疾患	134	128	134	157	230	345	—
肺炎 インフルエンザ	167	144	106	77	68	94	168
悪性新生物	114	104	93	86	90	108	170
事故・殺人	92	91	90	93	110	145	200
自殺	113	133	122	110	105	109	127

対象年齢が40〜69歳のデータであり，実際の死亡率の%として表示してある．ただし，数値は概数．
R. Andres (1990), Discussion: Assessment of health status. In *Exercise, fitness, and health*, edited by C. Bouchardら．(Champaign, IL: Human Kinetics) より，許可を得て引用．

Welfare, Canada 1985)では，ケトレー指数が20.0〜25.0(kg/m²)では「許容範囲」，20.0(kg/m²)未満は「低体重」，25.0〜27.0(kg/m²)は「過体重の疑い」，27.0(kg/m²)を超える水準では「過体重」とよんでいる．イギリスのRoyal College of Physicians in Britain(Truswell 1985)においては，30.0(kg/m²)を「肥満」の指標としており，40.0(kg/m²)は「重度肥満」としている．National Health and Nutrition Evaluation Survey(NHANES II)では，「過体重」と「重度過体重」の分岐点は，男性ではBMIが，それぞれ27.8，31.1(kg/m²)，女性では27.3，32.3(kg/m²)としている(Kuczmarskiら 1994)．これらの数値は，1960〜62年にかけて調査された20〜29歳の85，95パーセンタイル値に対応して任意に選ばれたものである．NHANES調査では，通常はBMIが40 kg/m²に達すると「重度肥満」，明らかな合併症をともなっている場合は35 kg/m²の値を採用している．

● その他の判定法

高齢者における標準体重の設定に関する問題は，第3章で議論した．若年成人でさえ，BMI 28〜30 kg/m²に対応する体脂肪率は15〜41％と広い範囲にある．さらに，BMIは体脂肪の分散の約2分の1を説明しているにすぎない．肥満診断のもう1つの方法は皮下脂肪厚，あるいは体脂肪率に基づくものである．その基準は，(1)若年成人の標準値より一定の割合で上回っていること，あるいは(2)その正規分布の特定のパーセンタイル値に達していることのどちらかの条件を満たしていなければならない．たとえば，Blair, Habicht, Alekel(1989)は，20〜29歳の集団の上腕と肩甲下の皮下脂肪厚の合計値が全体の85，90，95パーセンタイル水準を超えた群を肥満として扱い，Leon(1989)は，体脂肪率が男性では20％，女性では25％を超えるべきでないとしている．

しかし，NHANESの研究者たちは経験的に脂肪量を測る他の尺度よりケトレー指数のほうがより有用であるとしている．その理由として，ケトレー指数が収縮期血圧，血清コレステロール，および尿酸など既知の心疾患の危険因子とより密接に関連していることを挙げている(Blair, Habicht, Alekel 1989)．

● 肥満の健康予後

各種特定疾患の死亡リスクに対する肥満の影響を知るには，幅広い年齢層にわたる生命保険加入者を対象とした成績が有用である(Andres 1994)．40〜69歳の年齢層において，重度肥満は一般に，糖尿病，消化器疾患，腎炎，高血圧性心疾患，脳血管疾患，冠動脈性心疾患，ある種の悪性新生物(子宮内膜癌，閉経後の乳癌)など多くの疾患の死亡率を増加させる(表7.2)．大集団を解析すると，わずかなBMIの増加でも死亡率は明らかに増加する．しかし，表7.2に載っている疾病の多くにおいては，予後の悪化とそれによる人口寄与危険率(population attributable risk)の増加に先立ち，BMIの相当程度の増加があるに違いないということを強調しておく価値がある．

● 体脂肪の蓄積分布

中年期においては，健康への悪影響は体脂肪のうち腹腔内に脂肪が蓄積されたとき(指標として

ウエスト周径〈Lean Han, Morrison 1995〉，あるいはウエスト/ヒップ比〈U.S. Surgeon General 1996〉がある)にもっとも大きい。罹病あるいは死亡の相対危険度は，肥満でない人に比較すると，腹腔内脂肪蓄積型の場合，約2倍である(Bouchard, Després 1988)。ウエスト周径が男性で 94 cm，女性で 80 cm を超えることは，BMI が「>25(kg/m^2)」，およびウエスト/ヒップ比が男性で「>0.95」，女性で「>0.80」であることに対応している。さらに，ウエスト周径が男性で「>102 cm」，女性で「>88 cm」は，BMI の「>30(kg/m^2)」に対応している(Lean Han, Morrison 1995)。女性にみられる腰と大腿部の皮下への脂肪蓄積パターンの心疾患リスクやその他の疾患に対する影響は少ない。しかし，これら中年者で認められた腹腔内脂肪蓄積パターンによるリスクの差異が，高齢者においてもどの程度あてはまるのか明らかでない(Bouchard, Després 1988)。

腹腔内と腹部皮下の脂肪量は CT 検査で正確に測定できる(Ferland ら 1989)。高齢者では皮下脂肪は減少するが，腹腔内脂肪は増加する。CT 画像による成績は，総体脂肪に対する腹腔内脂肪の占める割合は，若年男性で約 20 %，46 歳男性で 38 %，69 歳男性で 47 %であるとしている。

● 体格の変動

Blair ら(1993)は MRFIT(the multiple risk factor intervention trial)において，月間の体重変動(体重の変動は，繰り返されるダイエットによって出現していると考えられる)が心疾患死亡と総死亡の両方のリスクを高めることを示している。

B 有病率と発生率

肥満の有病率に関する統計の多くは，集団を調査し身長と体重とに基づくケトレー指数の算出によっている。カナダでは(Health and Welfare,

表 7.3 65 歳以上のカナダ人の肥満度(body mass index)の分布

肥満度(body mass index : kg/m^2)	分布割合		
	男性	女性	全体
<20	7.7	14.6	11.6
20〜25	51.1	49.8	50.4
25〜27	21.1	14.8	17.5
>27	19.9	19.6	19.7

電話調査による靴を脱いだときの身長，体重の申告情報に基づく。施設入所者は除外されている。
Minister of Public Works and Government Services Canada 1997 より許可を得て，*Canada's Health Promotion Survey* (1985)より引用。

Canada 1985)，電話調査による情報収集が行われている。そのため，電話が利用できない人はただちに除外されてしまう。また高齢者では，実測値と申告値の間に強い相関関係が認められるものの(Boutier, Payette 1994)，電話申告による値は実測値より低く申告される傾向がある。それにもかかわらず，65 歳以上の成人の約 20 %は BMI が 27 以上である(表 7.3 参照)。この指数が高値を示す者の割合は年齢とともに高くなる。

すなわち，BMI「>30(kg/m^2)」の人は 20〜29 歳ではわずか 3 %であるのに対し，50〜70 歳では，15 %に達する(Fitness Canada 1986)。さらに腹腔内脂肪蓄積型を示す者の割合も，同じように高い年齢層ほど高くなる。

イギリスおける Lean, Han, Morrison (1995)による報告は，平均年齢が 51 歳の集団で，女性 48 %，男性 38 %が許容範囲のウエスト/ヒップ比(男性 0.80，女性 0.95)を超えており，全体の半数以上は BMI「>25(kg/m^2)」であったとしている。

アメリカにおいては，Penold(1981)が生命保険に加入しようとした高齢男性の 57 %，高齢女性の 68 %は保険統計による理想体重より 10 %以上高い水準であることを示している。同様に，Blair, Habicht, Alekel(1989)は，高齢者の多くが 20〜29 歳の人で設定された体重と皮下脂肪厚の標準値を超えていることを示している(表 7.4 参照)。より最近のデータでは，NHANES III は，25〜74 歳の 5,800 万人(アメリカの全人口の 33.4 %)が BMI の評価区分で過体重に属すると推定している。この割合は，黒人女性(48.7

表7.4 アメリカの高齢者集団(65〜74歳)における肥満の罹病率(20〜29歳の標準表との比較に基づいた過体重者と皮下脂肪厚高値者の分布割合)

指標区分	男性(%)	女性(%)
体重		
10％高値	32.5	49.1
20％高値	13.4	31.5
皮下脂肪厚		
85パーセンタイル	16.6	26.1
90パーセンタイル	10.0	23.2
95パーセンタイル	3.9	6.3

D. Blair, J. P. Habicht, and Alekel 1989 "Assessments of body composition, dietary patterns, and nutritional status in the National Health Examination Surveys and National Health and Nutrition Examination Surveys." In *Assessing physical fitness and physical activity in population based surveys*, edited by T. F. Drury, US PHS Publication No. 89-1253 (Hyattsville, MD: U.S. Department of Health and Human Services), 70-104 より転載。

％)が，白人女性(34％)より高い(Kuczmarskiら 1994)。過体重の有病率は，逆説的であるが，貧困層でもっとも高い。

高齢者集団に関するデータはわずかである。加齢にともなう除脂肪組織の減少のため，後期高齢者集団では過体重者の割合は減少するようである。Debry(1982)は，アメリカでは65歳の男性の30％，女性の40％は中等度あるいは重度の肥満であるとし，フランスにおいてもほぼ同水準の数値としている(60〜64歳の男性で31.9％，女性で35.3％)。しかし，90〜94歳になると，体重値から推定した肥満者の割合は両国とも10％に低下する。

C 一次予防と二次予防

肥満は治療より予防のほうがずっと容易であり，横断研究も縦断研究も，規則的な身体活動が肥満の一次予防に重要であることを示している。

● 横断研究

高齢者における活動的なグループと非活動的なグループとの比較研究(DiPietro 1995；Kohrtら 1992)や様々な年齢のマスターズ競技者に関する研究(Kavanaghら 1988)は，激しい持久性運動が加齢にともない進行する体脂肪の蓄積を抑えることを示している。日常運動の予防効果は，軽い負荷とみなされる運動より強い負荷運動のほうが大きいようである。これは，強い負荷のほうが運動後の代謝的刺激が大きいためと考えられるが，強い負荷運動に関するデータ情報が，軽度あるいは中等度のそれより精度が高いという可能性もある。1989年の The Behavioral Risk Factor Surveillance System によると，体格とウォーキング，ランニングおよびエアロビクスのような身体活動への参加との関連は，若年層より高齢層でより強い傾向にあることが示されている(DiPietro 1995；DiPietroら 1993)。一方で，高齢者では，習慣的な運動のレベルと体重の関係はほとんど認められないとする報告もある(Caspersenら 1991；Marti Pekkanenら 1989)。

活動的な人にみられるやせの利点のある部分は，肥満者と非肥満者における遺伝的差異にもよるものと考えられる。肥満になりやすい強い遺伝的素因を持つ実験動物を飼育することが可能となっている。ヒトにおいても，体脂肪を蓄積させ肥満になりやすくする"節約遺伝子"が存在するようである(Boucherd 1994；Lindpaintner 1995)。Boucherdら(1992)は，性，年齢を調整した形質伝達の分散は，BMIで35％，体脂肪量(水中体重測定法による)で50％と推定している。しかし，それぞれの分散の真の遺伝要因によるものは，それぞれの分散の5％，25％程度にすぎない。形質伝達分散の残りは，家族内で醸成されるライフスタイルによるものである(たとえば，習慣的な運動や食習慣が家族間では大きく異なる)。

横断研究の成績の解釈にはいくつかの問題がある。それは，肥満の進行が，非活発なライフスタイルに移行させてしまうという点である(Williamsonら 1993)。Voorips, van Staeveren, Hautvast(1991)は，70歳以上の肥満者と非肥満者を比較している。群間の体重の差は，25歳の年齢にさかのぼっても認められたが，成人期の前半では自己申告の身体活動度に差を認めていない。しかし，現在太っている高齢者は，やせてい

る高齢者よりも，その前からより不活発となっていたのである。

● 縦断研究

フィンランドにおける大規模な縦断研究は，5〜7年間の体重増加の有意な規定要因を評価している(Rissanenら 1991)。喫煙，カフェイン，アルコール摂取の影響を調整すると，体重が5kg超増加する危険度は，頻回に余暇活動をする人に対して，ほとんどしない人では男性で1.9，女性で1.6としている。

The National Health Examination and Fitness Survey(NHEFS)において，Williasonら(1993)は，余暇活動が低レベルであることが体重の大きな増加のリスク要因であることを示している(表7.5参照)。

● 肥満の悪影響

中高年者も若年者も肥満改善の重要性は同じである(Garrow 1994)。骨格は，過大な負荷のもとで移動できるように構築されてはいない。偏平足，膝，大腿骨および脊椎の変形性関節症など高齢期の整形外科的な問題の多くは，肥満によって悪化する(Silberberg 1979)。筋肉の機械的効率は変化しないが(Binkhorst, Heevel, Nordeloos 1984)，動作エネルギーコストは下肢重量が大きいほど，あるいは呼吸動作量が増加するほど上昇する(Binkhort, Heevel, Nordeloos 1984；Katchら 1984)。肥満者は動作が緩慢となり，事故に遭遇しやすくなる。さらに，転倒の際には体重が重いほど骨折のリスクが増加する(しかし一方で，脂肪組織は骨を直接衝撃から守るパッドとして効果的となり，過体重を支えるため骨は密度を増すかもしれない)。

胸と横隔膜下部への脂肪の蓄積は，呼吸を妨げる。これにより換気の不均等分布を招き，その結果二酸化炭素が貯まりやすくなり，眠気を誘い，呼吸器疾患に罹患しやすくなる。心仕事率は，移動による身体負荷，あるいは何らかの高血圧により増加する。前期高齢者では，BMIの高いことが日常生活動作能力の自立度を低下させる(Launerら 1994)。肥満者は，狭心症，心不全，突然死に罹りやすくなる。しかし，肥満指標としてBMIを用いたとき，65歳以上の高齢者ではこの傾向はやや弱くなる(Harrisら 1988)。

さらに，肥満は，成人型糖尿病，高コレステロール血症を発症させ，ある種の癌リスクや胆囊・胆道疾患のリスクを増加させる(Leon 1989, 1992)。また，しばしば心理的問題が取り上げられるが，これらが肥満の原因であるのか，結果であるのかを決めるのは容易でない。

いくつかの肥満の悪影響，とくに粥状硬化性疾患の危険因子と発癌性物質の合成亢進は，長期間に及ぶ。中等度の肥満であっても改善を怠ることでそのリスク要因への暴露は長期化する(Bouchard, Després 1988；Feileib 1985)。

● 軽度肥満の治療

肥満者では食事や運動に対する代謝反応が低下することを示すデータがある(Segalら 1987)。しかし，肥満者は階段よりエレベーターを選ぼうとする(Brownell 1984)。中等度の肥満者を対象とした身体組成を改善するための運動介入が，高齢者においても有効であることを示す研究がある(Ballor, Keesey 1991)。運動は，食事制限単独よりもいくつかの重要な利点を有している。運動により気分は高揚し，食物摂取量は必ずしも代償性に増加しない。事実，空腹を感じ始めたときに運動が行われるなら，短期間ではあるが食欲が抑制されることさえある。厳しい食事制限に対

表7.5 レクリエーション活動のレベル(低，中，高)に関連した10年間の体重増加(男性8〜13 kg，女性13 kg<)のオッズ比(ベースライン/追跡時)

	オッズ比	
	男性	女性
低い/高い	3.9	7.1
中等度/高い	2.0	3.4
高い/高い	1.0	1.0
減少	3.3	6.2
増加	2.4	3.4

D. F. Williamson, J. Madans, R. F. Auda, J. C. Kleinman, H. S. Kahn, and T. Byers 1993, "Recreational physical activity and ten-year weight change in a U.S. national cohort" International Journal of Obesity 17: 279-286.より許可を得て，引用。

して，中等度の運動は除脂肪組織の維持に有効である。しかし，運動が激しすぎると，エネルギーバランスは負に傾き除脂肪組織が減少する(Pavlouら 1985；Tremblay, Després, Bouchard 1985)。運動により心機能は改善し，また厳しい食事療法よりも心室細動を引き起こすリスクが下がる。

以上のことから，運動処方は漸進的に進め，新しいライフスタイルの実践を可能とする機会を与えるものでなければならい。視床下部における代謝平衡が再調整され，運動プログラムへの参加は新しい良好なライフスタイルを確立させることとなる。すぐれた運動プログラムは，肥満のコントロールの長期戦略として食事療法単独より有効である(Kayman, Bruvold, Stern 1990)。ひとつ残念なことは，運動が，食事療法単独で体重を減らそうとする試みを無効にしてしまう基礎代謝の低下をくいとめたとする研究が少ない(17のうちわずか 4 つ)ことである(Hill, Storandt, Malley 1993)。

体脂肪の減少を図るためには，相当の運動量が求められ，実施期間は長いほど好ましい。体脂肪の減少の最良の予知因子は，運動開始時の肥満水準とエネルギー消費の増加量である(Ballor, Keesey 1991)。65歳の人を対象とした研究成績は，14週間にわたる日常運動と強い運動負荷を組み合わせたプログラムにより，皮下脂肪厚が平均3.3mm減少することを示した(Sidney, Shepherd, Harrison 1977)。この研究では，食事のコントロールはいっさいしていない。この効果は，参加する頻度が少ないかあるいは低強度の運動を行った人ではより小さいものであった(表7.6)。

運動は体脂肪量にとどまらず，その分布にも好影響を及ぼす。いくつかの大規模な横断研究は(Kayeら 1990；Seidellら 1991；Slatteryら 1992；Tremblayら 1990；Triosiら 1993；Wingら 1991)，習慣的な運動(推定値)と体脂肪分布の指標(ウエスト/ヒップ比やウエスト/大腿部周囲長比など)との間に良好な関係を認めている。活発な運動により遊離されるエピネフリンの

表7.6　14週間のトレーニングプログラムにおける強度と頻度の選び方の違いによる皮下脂肪厚減少量の平均値の比較(65歳)

プログラムのタイプ	皮下脂肪厚の変化量(mm)	
	7週後	14週後
低頻度・弱い強度	−0.8	−1.4
低頻度・強い強度	−1.4	−1.9
高頻度・弱い強度	−1.5	−2.9
高頻度・強い強度	−2.4	−3.1

低頻度：2セッション未満/週の有酸素運動。高頻度：2〜4セッション未満/週の有酸素運動。弱い強度：心拍数<120/分。強い強度：心拍数130〜140/分。
K. H. Sidney, R. J. Shephard, and J. Harrison 1977, "Endurance training and body composition of the elderly," *American Journal of Clinical Nutrition* 30: 326-333, Table 3, © American Journal of Clinical Nutrition, American Society for Clinical Nutrition より許可を得て，引用。

分泌は選択的に，腹腔内脂肪の動員を促すことが示されている(Bouchard, Després, Tremblay 1993；Wahrenberg, Bolinder, Arner 1991)。この脂肪の動員は，女性より男性で起こりやすいようである。たとえば，Kohrt, Obert, Holloszy(1992)は，9〜12ヶ月の有酸素運動プログラム(最大心拍数の60〜85％の負荷での，30〜50分間の運動を3〜5回/週，期間9〜12ヶ月)により，男性では体幹部と上肢の皮下脂肪が選択的に減少した。これに対し，女性では概して全身の皮下脂肪がほぼ均等に減少したとしている。

D　三次予防と四次予防

すでに重度の肥満になった人でも体脂肪を減少させようと努力することにより好ましい結果がもたらされるようである。すなわち，成人発症型糖尿病の合併症や粥状硬化性の心血管疾患などの症状を低減することができる。

重度の肥満を改善するうえでウォーキング量を次第に増すような軽度な運動は，とくに食事制限を組み合わせたとき効果的な方法といえる(Bouchard, Després, Tremblay 1993；Wahrenberg, Leon 1989)。しかし，重度肥満者では体力レベルが一般的に低く(Atkinson, Wallberg-

Rankin 1994)，スポーツジムやスイミングプールに軽い服装で通うことには当惑するにちがいない(Brownell 1984)。十分な量の運動を課すことについて，重度肥満者から了解を得るのは難しい。Fossら(1975)による133～238 kgの肥満者を対象とした研究では，彼らが20分間で1.6 kmの歩行ができるようになるには，8週間ぐらいかけてゆっくりとトレーニングを増やすことが必要であった。歩行はジョギングより許容されやすい種目であるが，太った人は十分にエネルギーを消費できるほど長くは運動を続けられないことがしばしばある。体脂肪の減少の程度は，運動が中等度の寒気暴露と組み合わせて行われると大きくなる (O'Hara, Allen, Shephard 1977；Timmons, Araujo, Thomas 1985)。

肥満を治療している人は，次のことを銘記すべきである。それは高齢者の場合，参加している運動プログラム以外の日常の身体活動量を減らし，エネルギーバランスを保とうとする(体脂肪を保存しようとする)強い傾向があることである(Goran, Poehlman 1992 b)。おそらく，女性においては臀部と大腿部に脂肪蓄積しやすいため，男性より脂肪の減少を減らすことが難しいようである(Bouchard, Després, Tremblay 1993)。

体脂肪が減少しつつある期間は，食事はバラエティに富み，栄養のあるものにすべきである。もちろん，エネルギー摂取量はいくらか(400から800 kJ)は抑制しておくが，食事は規則正しくして，少しずつ食べるのではなく，1回に大量を食べることのないようにすべきである。このようにすると，血糖値の大きな起伏が避けられ，食べすぎは起こりにくい。運動量の増加と食事制限がうまく組み合わさって負のエネルギーバランスが達成されるなら，体脂肪の減少速度が食事の質の違いにより影響を受けるという事実はほとんどない。ダイエットミルクシェークのような特許減量食品はすすめられない。多くの高齢者にとってはそれらの食品は高額であり，誤って通常の食事のうえに追加して，その食品をとったりする高齢者もいる。高たんぱく食は，除脂肪組織の維持に有効かもしれない。高たんぱく食による特異動的作用を通して安静時代謝量の増加が引き起こされる。しかし，高齢者にとっては高価すぎる場合もある。

3 糖尿病
Diabetes Mellitus

糖尿病は，高血糖およびそれに関連した代謝異常と特徴づけられる。若年者では，この病気は膵ランゲルハンス島の物理的破壊により惹起される。自己免疫プロセスにより起こり，これはタイプI，あるいはインスリン依存型糖尿病と呼ばれる。中高年においては，一般に細胞におけるインスリン抵抗性の亢進により発症することが多い。インスリンレセプターの数ないし感受性の低下，あるいは細胞内グリコーゲン合成を起動するセカンドメッセンジャーシステムの不全が考えられる。発症原因は，きわめて複合的かつ複雑といえる(Gudat, Berger, Lefèbvre 1994)。本項では，発症に関連する要因として，①脂肪組織の量的増加，②除脂肪体重の減少，③日常の身体活動量の低下，④交感神経の緊張亢進について注目する。残念なことはインスリン感受性の低下は，通常，脂肪組織より筋肉組織で大きく，このため脂肪がさらに蓄積しやすくなる。これらの問題には，微量元素，とくにクロムの不足が寄与しているかもしれない(Hughes, Meredith 1989)。膵ランゲルハンス島は正常に機能していてインスリン分

泌を増やしても，末梢組織における糖の取り込み，あるいは肝臓におけるブドウ糖放出の調整に必要な十分量のホルモンを産出できない。これは，タイプⅡあるいは成人発症型糖尿病と呼ばれる。糖尿病患者の90％はタイプⅡであり(Kral, Besser 1989)，中高年者ではとくにありふれた疾患といえる(Everhart, Knowler, Bennett 1985)。

A 有病率と発生率

糖尿病は，罹病と早期死亡の双方の主要な要因であり急性入院の全日数の10％を占めている(Leon 1989)。診断は従来から糖負荷後の2時間後血糖値によっているが，糖負荷法や正常とされる血糖値の上限をどこに設定するかによって有病率は大きく変動する。The U.S. Surgeon General(1996)の最近の報告書では，経口75gブドウ糖負荷後の2時間後血糖値で11.1 mmol/l を越える水準を糖尿病とするWHO(1980)診断基準を採用している。また，7.8〜11.1 mmol/l を耐糖能異常としており，この水準にある人の相当数は糖尿病に移行する(Keen, Jarrett, McCartney 1982)。

最近の研究では，インスリン分泌が増加する過程で血糖値を一定に保つに必要なブドウ糖負荷量を測定している。インスリン反応性が，インスリンが最高レベル(たとえば1,000 μU/ml)に達したときの最大ブドウ糖取り込み量として測定される。

アメリカの都市集団の3〜5％は臨床診断された糖尿病を有し(Leon 1992)，20歳以上の糖尿病の年間発症率は人口10,000対32である(Everhart, Knowler, Bennett 1985)。しかし，ほぼ同数の糖尿病と診断されていないケースが存在する。有病率は高齢層ほど高くなり，70歳までには男性の約20％，女性の約30％は，若年者でみられる糖尿病型の耐糖能カーブを描くとする報告がある(Bennett 1984；Davidson 1982)。近年まで炭水化物の摂取が少なく身体活動度がきわめて高かったグループ，たとえば太平洋の島民やアメリカインディアンのような先住民族は，Ⅱ型糖尿病の発症年齢はより若く，発生率も高率である(Joosら 1984；Szathmary, Holt 1983；Youngら 1995)。

おそらく，インスリン作用障害と筋肉内グリコーゲンの貯蔵量の減少のためと考えられるが，Goldfarb, Vaccaro, Ostrove(1989)は，最高年齢層のマスターズのスイマーでは，トレッドミル走行を疲労困憊まで上げていく過程で血漿ブドウ糖濃度は，増加するよりもむしろ低下することを認めている。

B 一次予防と二次予防

肥満の判定基準によれば，タイプⅡの成人発症型糖尿病患者の60〜90％はすでに肥満である人に発症する(U.S. National Diabetic Data Group 1979)。しかし，肥満がなくても，高齢者では血漿インスリンレベルと糖利用との関係で右向きのシフトが起きる。肝性グルコース産生のコントロール能力も低下する(Finkら 1983)。

糖尿病の発症には遺伝と加齢要因が影響することを避けることはできないが，都市型ライフスタイルに急速に変貌した集団の研究によれば，定期的な運動と肥満回避が，重要な予防的手段である(Ravussinら 1992；Shephard, Rode 1996)。先進国内での横断的な比較研究は，身体活動が不活発なことと，臨床診断されたタイプⅡ糖尿病との間に関連性を認めている(Kriska, Blair, Pereira 1994；Ramaiyaら 1991)。また，身体的に活発な人に比べると，不活発な人では血糖値がしばしば有意に高く，インスリン分泌量が多い(Feskens, Loeber, Kromhout 1994；Kriska, Blair, Pereira 1994；Regensteiner 1991)。Pratleyら(1995)は，63歳を対象にグルコース処理能力を最大の2分の1まで増加させるのに要するインスリン濃度を測定し，平均年齢63歳のマスターズの運動競技者では，同年齢，同体脂肪率の不活発な人と比べて41％低かった

ことを認めている．さらに，マスターズの運動競技者はウエスト/ヒップが小さく，内臓蓄積脂肪が少ないことがうかがえる．

　予防手段として，習慣的な運動が有効なことは多くの前向き研究で示されている．大学の卒業生を14年間追跡した成績は，成人発症型糖尿病の発症率とベースライン時の習慣的な運動実施との間に負の関係を認めている(Helmrichら 1991)．この関係は，BMI，高血圧の既往，両親の糖尿病歴の影響を取り除いても認められた．運動の便益は，研究参加時のBMIが25.0 kg/m^{2}を超える人でもっとも高い．さらに，この研究はウォーキングのような中等度の運動より激しいスポーツの実施のほうが効果は大きいとしている．Kayeら(1991)は，55〜69歳の女性において身体活動度の高い群の糖尿病発症の相対危険度は，低い群の半分であることを示している．一方，看護婦を対象とした8年間の追跡研究(Mansonら 1991)や医師の5年間の追跡調査(Mansonら 1992)では，糖尿病の改善と運動の頻度との間には明瞭な関係を認めていない．ただし，一般的な便益は少なくとも週1回程度の運動から認められている．

　糖尿病の二次予防にとって運動は有用である．事実，肥満の改善と適切な身体活動量の増加によって成人発症型糖尿病の軽度なものをもっとドラスティックな治療法に頼ることなく，十分改善させることができよう(Leon 1992)．高齢層の3分の1程度は，単純な食事療法の理解さえも難しい．そのため，運動はとくに高齢者の糖尿病患者に有効である．耐糖能異常の男性を対象とした5年間の追跡調査は，週2回の専門家による運動指導プログラムへの参加者では，不参加者に比較して，体重が減少し耐糖能が改善され，その結果，糖尿病へ移行する人の割合が大きく減少することを示している(プログラム参加者では10.6%に対し，不参加者では28.6%であった；Eriksson, Lingärde 1991)．一般に定期的な運動は，耐糖能と組織のインスリン感受性を正常化するのに役立つ(Gudat, Berger, Lefèbvre 1994；Hespelら 1995)．しかし，この便益のうちどのくらいがトレーニング反応なのか，またどれくらいが運動プログラムの最後のセッション終了後のグリコーゲン貯蔵プールへの再補給によるのかなどの不明な点が残されている．食事療法単独と食事療法と運動療法を組み合わせる方法の大きな違いは，運動プログラムが組織へのグルコースの取り込みを促進するという点にある(Bogardusら 1984)．しかし，最大酸素摂取量の50〜60%の30分程度のわずかな運動負荷でも改善強度が認められることを考慮すると，運動が組織へのグルコースの取り込みを促進する効果のみではその便益のすべては説明できないようである．考えられるメカニズムとして，脂肪組織におけるインスリンレセプター活性の亢進，そして，骨格筋のグリコーゲン貯蔵容量の増加(除脂肪体重の増加，局所血流量の増加，筋細胞膜グルコース輸送蛋白の増加)が挙げられる(Gudat, Berger, Lefèbvre 1994；Horton 1991；Leon 1992)．

C　三次予防と四次予防

　臨床治療が施されている糖尿病患者では，日常の運動プログラムの実施により，インスリンの必要性はかなり減少し，食事療法は単純化される．持続的運動が血中脂質の改善と全身の血圧の低下をもたらし，糖尿病に起因する心血管疾患の合併症が起こりにくくする．

　運動の効果は，成熟した都市社会のみではなく，糖尿病発症の高いリスクを抱える田舎の先住民族でも認められている(Heathら 1988)．運動にいくらかの食事制限が加えられたときその効果は最大となる(Lampman, Schteingart 1991, Wingら 1988)．しかし，運動の効果は，臨床的な治療が必要な糖尿病患者では，まだそこまで進んでいない人より限られたものとなる．糖尿病が進行した糖尿病患者では，多くの合併症がつくる危険性に配慮した運動処方が求められる．運動には，インスリン吸収の亢進による低血糖ショックのリスクがある．一般に運動プログラムに参加する場合は，インスリン投与を減らさなければならない．食事摂取やインスリン投与を考慮した運動

のタイミングと同様，注意深い血糖値の自己モニタリングも重要である。運動時あるいは終了直後は，緊急グルコース投与ができる準備を整えておくべきである。末梢神経障害は，神経機能異常により，皮膚の損傷や潰瘍を起こしやすくする神経機能に異常があるため，骨や腱に対する負荷ストレスに気づかず，X線画像で予期せぬ複数箇所の骨折が明らかとなることがある。血管反射の低下は，起立性低血圧のリスクを上げ，糖尿病性の粥状硬化は，心筋梗塞と突然死につながることがある。増殖性網膜症では，網膜への出血や浸潤，白内障，緑内障，網膜はく離および失明に至ることもある。先の尖ったきつい靴は，潰瘍の治癒を遅らせる。末梢血管障害があれば，潰瘍は二次感染を起こし壊疽に進展することもある(Leon 1992)。もし，シャワーを浴び，清潔なタオルで拭きとることができない場合，発汗は避けるべきである。

こうした進行したタイプⅡ糖尿病患者であっても，このような注意を守れば，運動プログラムに参加することで改善効果は期待できる。

4 高コレステロール血症・脂質異常
Hypercholesterolemia and an Adverse Lipid Profile

　総コレステロールと血漿中性脂肪濃度は，思春期から中年期にかけて増加する。身体活動量の低下やリポたんぱくレセプターの親和性の低下が関係していると考えられる(Arbetter, Schaefer 1989)。高齢期は，総コレステロールと中性脂肪は高値で維持され，人生の終末期に低下する(Hazzard, Ettinger 1995)。高齢者の多くは利尿剤，α-ブロッカー，β-ブロッカー，あるいはコルチゾールなどを服用しており，これらの薬剤は，血漿リポたんぱくレベルに影響する(Ettingerら 1992；Henkin, Como, Oberman 1992)。Mancini, Lirato, Pauciullo(1993)は，男女の血漿コレステロールレベルの平均値は，60～64歳で各々222 mg/dl，238 mg/dl，75～79歳では203 mg/dl，226 mg/dl，80歳以上では186 mg/dl，223 mg/dlと低下することを認めている。HDLおよびLDLコレステロールレベルの加齢にともなう変化は，それほど明確ではない。男性の総コレステロール/HDLコレステロール比は，60～64歳で5.3，80歳以上では4.5と低下する。しかし，女性では一定した加齢変化は認めない。古典的なSeven Countries Study(Keys 1980)，Baltimore Study on Aging(Shockら 1984)，およびThomsen, Larsen, Schroll(1995)の最近の研究はすべて，退職後は総コレステロール/HDLコレステロール比は低下することを認めており，これは高コレステロール血症者の死亡淘汰と総コレステロールの低下によると考えられる。

　加齢にともなう性ホルモンレベルの低下は，脂質動態に影響する(Arbetter, Schaefer 1989)。テストステロンはHDLコレステロールを低下させ，エストロジェンは増加させる。これらの観察と符合して，閉経後女性への外因性エストロジェンの投与は，HDLコレステロールの増加とLDLコレステロールの低下をもたらし(Applebaum-Bowdenら 1989；Walshら 1991)，虚血性心疾患のリスクを低下させるのである(詳細は第5章参照)。

A 脂質レベルと心疾患のリスク

高齢者における脂質動態の心疾患へのリスクを検討するにあたり，診断基準を設定する前に，疫学研究と脂質改善のための介入研究のデータを考察する。

● 疫学データ

25の先行研究に基づくメタアナリシスによれば，総コレステロール，LDLコレステロール，中性脂肪レベルは，高齢男性の臨床的な虚血性心疾患の発症リスクと正の関係を示す。女性では，HDLコレステロールと心疾患発症リスクとの間に負の関係が認められる(Manolioら 1992)。The Honolulu Heart Studyにおいては，冠動脈性心疾患の相対危険率は，中年期でも高齢期でも血漿コレステロールの高い群で1.7倍である(Mancini, Lirato, Pauciullo 1993)。しかし，心疾患のリスクを高める脂質異常の影響は，高齢になるにしたがい，減弱あるいは消失することを示す研究が多い。これは脂質異常をともなう人は早期に死亡し，また血清コレステロールが低値では身体虚弱が促されるためと考えられる(Ivesら 1993；Manolioら 1993)。Lerner, Kannel(1986)は，Framingham研究の高齢者集団において，総コレステロール高値とHDLコレステロール低値が冠動脈性心疾患の独立した危険因子になることを示している。しかし，このリスクは70歳以降では消失する(Kronmalら 1993)。血清中性脂肪は，高齢女性では心疾患の独立した危険因子となるが，男性では関係が認められない。

● 脂質動態改善の推定される効果

血中脂質の高値が高齢者の心疾患リスクを上げるとする見解を認めるとして，運動，食事療法，薬物療法いずれかの組み合わせにより血清コレステロールを低下させることは，はたして有益なのだろうか。

FraminghamとMRFITの介入研究の成果から推定すると，血清コレステロールを285 mg/dlから200 mg/dlへ低下させることは，冠動脈性心疾患の相対危険度を35〜45歳の年齢層では77%減少させる。しかし，75〜85歳の対象では30%にすぎない。60歳以上の患者では，脂質動態を測定したり脂質異常を治療することはほとんど無益であると断じている研究者もいる(Canadian Consensus Conference on Cholesterol 1988；Kronmalら 1993；Krumholzら 1994)。しかし，寄与危険率に着目した議論がある。65歳，あるいは70歳以降では，高コレステロール血症の相対危険率は小さくなるが，高齢期では冠動脈性心疾患の有病率は高水準のため，脂質異常を改善し生存している人の数は相当数にのぼるはずである(Gordon, Rifkind 1989；Mancini, Lirato, Pauciullo 1993；Rubinら 1990)。

● 異常値の設定

血糖値の場合と同様，血中脂質の臨床的診断には様々な基準値がある。The U.S. National Cholesterol Education Program(1993)は，HDLコレステロール0.9 mmol/lを下限，およびLDLコレステロー4.1 mmol/lを上限とした条件をつけ，総コレテロールの上限値を6.2 mmol/l(240 mg/dl)とする提案をしている。体重と同様に，コレステロール値と総死亡の間にはJ-shapedの関係が認められる(Hazzard, Ettinger 1995)。低コレステロールは，総死亡のリスクを上げ(Ivesら 1993；Manolioら 1993)，平均年齢が82±9歳の女性を対象とした研究は，もっともよい5年生存率の血清コレステロール値は7.0 mmol/lの高値レベルであったとしている(Forette, Tortrat, Wolmark 1989)。一方，Harrisら(1992)は，健康水準の高い人に限定して分析すると総コレステロールが6.1 mmol/lを超える水準は，リスクは増加するとしている。

中性脂肪については，承認された明確な上限基準値はない。しかしながら，Thomsen, Larsen, Schroll(1995)は，デンマークの集団の90パーセンタイル値に相当する2.5 mmol/lを上限とする提案をしている。

B　有病率と発生率

　血清コレステロール値の平均水準は，その国々の経済水準によりかなり大きく異なる。男女の平均値は，北京では各々4.2，4.3 mmol/l，フランスのリールでは6.5，6.4 mmol/lとなる(Sans 1993)。

　血清脂質の測定値は，測定誤差と個人内日差変動によりかなり支配される。したがって，異常値を示す集団の割合は，複数測定より，1回測定による観測値のほうが高くなる(Feinleibら 1993)。Thomsen, Larsen, Schroll(1993)は，デンマーク成人集団の29％は血清コレステロールおよびリポたんぱくが正常域の上限水準まで上昇し，70歳の集団では女性の53％，男性の31％が異常値を示すとしている。さらに，NHANES IIIにおいては，Semposら(1993)が，アメリカ人男女の50％は改善治療が必要な脂質異常の状態にあると推定している。血清脂質異常者の有病率は，身体的に不活発なライフスタイル，肥満者，経済水準の低い人，糖尿病者，甲状腺機能低下および腎機能障害者の集団で増加する(Hazzard, Ettinger 1995)。

C　一次予防と二次予防

　冠動脈性心疾患の予防のため，高脂血症と他のリスクファクターをコントロールするプログラムによる介入がフィンランド東部で開始され，20年が経過している。公衆衛生と健康教育による一連の取り組みでは，飽和脂肪酸摂取量を低下させ，植物性油脂類と野菜類の摂取量を増加することに焦点を当てている。この介入により，集団の総コレステロールの平均値は約30％減少した(Vartiainenら 1994)。虚血性心疾患の年齢標準化死亡率は，男性で1969〜1972年では674/100,000であったのに対し，1992年には289/100,000に，女性では同年次で114/100,000から36/100,000へと劇的に減少した。

● 運動がもたらす体重減少

　持続的な運動プログラムは，血清脂質の改善に寄与する。しかし，運動の効果は体脂肪の変化をどの程度介したものなのか明らかでない(Tran, Weltman 1985)。Lokey, Tran(1989)による27の縦断研究のメタアナリシスは，運動は総コレステロールと中性脂肪の両方を低下させるが，体格の変化を調整すると運動による残差効果はないとしている。同様に，Kohrt, Obert, Holloszy(1992)は，9〜12ヶ月の有酸素運動プログラムによる血清脂質の改善は，体組成の変化によるとしている。Woodら(1988)は，体格減少の脂質異常に対する効果は，運動プログラムによるものでも食事プログラムによるものでもほぼ同様であるとしている。

　これらの統計データはあるが，血清脂質異常の改善に運動プログラムを取り入れることが重要である理由として少なくとも2つのことを挙げることができる。1つは，体脂肪を減少させるうえで他の手法より効果的であること，もう1つは，運動が食事コントロール単独では得られない重要な健康効果をもたらすことである。

● 横断研究

　Reavenら(1990)による横断研究は，習慣的かつ活発な運動への参加と年齢調整済の血中HDLコレステロール濃度との間に，正の関係を認めている。同様に，Nieman, Warrenら(1993)は，5年間にわたる1.6時間/日の運動とHDLコレステロールレベルとの間に正の関係を認めているが，総コレステロールやLDLコレステロールとは関係は認めていない。Nieman, Warrenら(1993)の67〜92歳の女性を対象とした調査では，活動的な群とそうでない群の間に脂質水準の差を認めていない。平均年齢71歳を対象としたDanielson, Cauley, Rohay(1993)の研究も，習慣的な運動と血中脂質との間に関係はないとしている。

　この2つの研究における日常の自己選択的な運動量は，おそらく血中脂質を変化させる域に達し

ていなかったと考えられる。

● 縦断研究

　運動の血中脂質改善への急性効果は，数時間にすぎない一時的なものである(Durstine, Haskell 1994)。運動プログラムによる縦断研究は，安静時の血中脂質の改善程度は初期値が高いときに大きいことを示している。運動の脂質動態への影響について考えられるメカニズムは，体脂肪の減少だけではなく，血中からの脂質とリポたんぱくの除去，脂質の合成，輸送の調整に関わるホルモンと酵素の活性変化などが挙げられる(Young, Steinhardt 1993)。しかし，統制された研究ではしばしば，運動によって引き起こされた血漿量，食事量および体組成の変化を正当に割引くと，ほとんど変化を示さない(Durstine, Haskell 1994)。

　Lindhein ら(1994)は，閉経後の女性を対象に週3回の30分のトレッドミル歩行の介入をしている。介入終了後の時点で血中コレステロールが5.2％，中性脂肪が2％，LDLコレステロールが10％減少したことを認めている。しかし，HDLコレステロールは増加していない。Schwartz ら(1992)は，67歳の男性を対象に，予備心拍数85％水準の専門家による45分間の運動プログラムを5回/週，6ヶ月間持続する介入を行っている。この介入により，HDLコレステロールは15％増加し，HDL2コレステロール分画は63％増加し，中性脂肪は21％，LDLコレステロールは13％減少した。

　これらの知見と対照的に，Coon ら(1990)は，60歳の男性を対象に有酸素能力を32％増加させる6ヶ月間の運動プログラムで血中脂質に変化を認めなかった。Seals ら(1984 a)もまた，軽い負荷の運動プログラムでは介入効果を認めていない。しかし，相当量の体脂肪の減少を引き起こした強い負荷運動では，HDLコレステロールが14％増加している。

　血中脂質の改善が期待できる身体活動の総量は，かなりの負荷になることが示されている(平均的な体重の人で最低4～6 MJ/週のエネルギー消費，16 km/週のジョギング；Stefanick, Wood 1994；Superko 1991)。この運動負荷量には，生活機能の自立性が低下した高齢者の多くは耐えられない。これが，これまで述べたネガティブデータの原因である。

D　三次治療と四次治療

　前期高齢者までの重度の高コレステロール血症は，活動的なライフスタイル，食事療法および薬物投与で改善は十分可能である。しかし，これらの管理が予後経過に好影響を及ぼすかどうかに関しては議論の余地がある(Hazzard, Ettinger 1995)。とくに，血清コレステロールを低下させることが致死性の心発作のみならず，非致死性のそれの減少にも有効なのか検証する必要がある。高齢者では致死性心疾患の割合は低下するが，非致死性の心発作の数が増加することが示されている(Bonneux ら 1994)。

5 癌
Cancers

　癌化は多段階の分子細胞学的過程を経る。しばしば，前癌的変化や異形成の始まりといった長い沈黙の期間が先行し，その後転移が生じる。多くのタイプの腫瘍においては，環境中の有害な物理的あるいは化学的因子への累積暴露もまた発生率を高める。したがって，当然のことながら，ほとんどのタイプの新生物で，その有病率や特に発生率が加齢とともに増加する。

　中等度の就労あるいは余暇活動は，全腫瘍の発生率と結腸癌，乳癌，生殖器官癌などいくつかの特定癌の発生リスクに好影響をもたらす。一方，野外活動は皮膚癌のリスクを増加させる（Greenwald ら 1995；Kohl, Laporte, Blair 1988；Shephard 1993e, 1996；Shephard, Shek 1995a）。

A　有病率と発生率

　癌死亡は，アメリカでは全死亡の 20％を占める。1994 年では，121 万人が新たに癌を発症し，54 万人が死亡している（Boring ら 1994）。イングランドとウエールズでは，1970 年に癌登録された 155,000 ケースのうち 67％が 60 歳以上であり，1982 年には 197,000 ケースの 75％となり，数値はかなり増加している（Wilkins 1991）。

　癌登録されるケース数の増加には，診断精度の向上や平均寿命の飛躍的な伸びが影響している。60 歳以上で一般的にみられる腫瘍は，男性では肺癌，前立腺癌，皮膚癌，胃癌，および結腸癌であり，女性では乳癌，皮膚癌，結腸癌，肺癌，および胃癌などである。

● 肺癌

　長期喫煙者が高齢期に達したコーホートでは，肺癌の有病率は次第に増加している。最近では，肺癌の発症のピーク年齢は 65 歳周辺にある。アメリカでは，毎年，男性 100,000 人，女性で 70,000 人が新たに発症している（Perry 1994），イギリスでは，毎年 30,000 人が肺癌で死亡している（Davies 1991）。

　イングランドとウエールズにおいては，65 歳以上の年齢層で男性の 23％，女性の 14％は呼吸器疾患で死亡している（Cullinan 1988）。男性では，呼吸器疾患死亡の半数が腫瘍である（631/100,000）。女性における腫瘍死亡の割合は，男性ほどの数ではないが 150/100,000 に達しており，喫煙習慣を持つ女性が高齢になっているため，急速に男性のレベルに近づいている。

● 前立腺癌

　毎年，イギリスでは 8,500 人が前立腺癌と診断されている。この部位の癌は，男性の癌死亡の約 10％に達する。アメリカでは前立腺癌は悪性腫瘍の第 2 位に位置し，55 歳以上の癌死亡の第 3 位である。アメリカ白人では人口 100,000 対 14，アメリカ黒人では 100,000 対 22 である（Brendler 1994）。

　虚弱な高齢男性における前立腺癌の有病率は，これらの数値よりかなり高い。80 歳以上の男性の 50％は前癌状態，あるいはすでに癌化状態にある。60〜80 歳の前立腺癌の有病率は，20〜39 歳の 200 倍である（Green 1991）。

● 皮膚癌

　過度に日光にあたると，皮膚に日焼けによる角質化，疣，グレーあるいはピンクの斑点ができる。65 歳以上の 25％はこの種の病変がある（Harvey 1989）。しかし，幸い皮膚の扁平上皮

が癌に移行するのはわずかである。紫外線を浴びる野外労働者，あるいはスポーツ従事者は，風や水による冷却が加わると（たとえば，船舶従事者，ウォータースポーツ競技者など），とくに皮膚癌に罹りやすい。

● 結腸癌

結腸の悪性腫瘍には，線腫，ポリープ，乳頭腫が先行する。大型のポリープの約50％は，将来癌化の経過をたどる。結腸腫瘍の発生率には，地理学的な差異が認められ，先進国では高率であり，開発途上国ではまれである。アメリカ国民の約6％が結腸癌に罹患する可能性があり，大腸腫瘍により毎年50,000人が死亡している。50歳以上の年齢層では10歳上昇する各に2倍の発生率となる（Cheskin, Schuster 1994）。

● 乳癌

乳癌の発症率は，過去30年以上増加し続けている。そして，現在は女性の主要な癌となっている。女性の12％は悪性の乳房腫瘍を発症し，これにより，毎年約50,000人が死亡する（Muss 1994）。リスクは閉経以降に急速に上昇し，発症者の60％は60歳以上で発症している。

B 一次予防と二次予防

習慣的な身体活動と腫瘍の一次予防との関連性は，疫学的にほぼ明白である。大規模集団において就労と余暇活動が調査されている（Kohl, Laporte, Blair 1988；Lee 1994；Shephard 1993 e, 1996；Shephard, Shek 1995 a；Sternfeld 1992）。これらの研究成果を説明するのは難しい。なぜならば，運動はおおむね自己選択的なものであり，就労ならびに余暇活動レベルには社会経済状況，喫煙，飲酒，肥満，食事，およびその他の健康制御要因などが関連しており，それらの中には調査されていないものもある。また，これらの交絡変数そのものが重要なのか，身体活動のマーカーにすぎないのかははっきりしない。

● 就労との関連

定期的な身体活動の指標として就労を用いることの利点は，それによるエネルギー消費が長年にわたり持続することである。進行が遅い癌発症プロセスでは，重要な項目である。しかし，アメリカの社会構造は，多くの職種でエネルギーコストを非常に低いレベルへと減少させている。一部の特殊な例を除いては，女性では家事労働，男性では余暇活動が1日のエネルギー消費量に大きな影響を与え，個人差は非常に大きくなる。さらに職業カテゴリーは，社会経済水準，活動的な余暇活動への参加度，就労場所と居住地域（家族の居住地は異なるため）における発癌物質への暴露度と密接に連関している。最後に，超高齢者は退職してから長時間経過している。

就労に関わる研究は，職業分類によっている。しかし，それは個人の就労における身体活動を把握しているにすぎない。疾病の発症は，記録上，あるいは実質的な従事職に変更をもたらすかもしれない。一部の研究者は，就労に費やす座位時間と歩行時間，あるいは就労時の安静時心拍数に着目している。高い心拍数は，残念なことに低い身体活動度（かつ，それによる体力不足）あるいは最近の喫煙のどちらかが反映されることがある。

● 余暇活動との関連

いくつかの先行研究は，過去の運動競技経験に着目し，運動競技経験者とそうではない人とを比較している。しかし，過去の学生時代（大学）の運動習慣がどの程度成人期以降まで継続されていたかについては，きわめて不明確である。もっと一般的には，身体活動の把握が，前向きのあるいは後ろ向きの質問票のどちらかに頼っていたことである。その運動習慣に関する質問様式は，単一の項目から多くのページを割いた詳細な項目まで様々である。たとえばNHANESとFramingham studyのデータは，当初より運動習慣と癌の発症の関連をみきわめるために収集されたものではないため，結局，情報は余暇活動のパターンに限定されている。

しかし，身体活動に関する数多くの項目で構成された質問票でさえ，個人の運動習慣パターンを大まかにしか把握できないことが次第に認識され始めている(Shephard 1994)。とくにほとんどの質問票は，女性が伝統的に担っている家事労働に関する項目を網羅していない。そして，多くの尺度は，高齢者にみられる伝統的で，活動的な仕事を無視している。わずかな例であるが，活動パターンを有酸素体力に関するいくつかの指標を用いて推定している研究がある(Blair, Kohl ら1989)。それは，いくつかの点において質問法より客観性はあるものの，遺伝的素質に影響され，体脂肪によっても負の影響を受ける。

● 全癌死亡率

身体活動度が総癌死亡率に及ぼす影響は，少なくとも5つの就労，10の余暇に関する研究で取り上げられている。

＊就労状況との関連

5つのうち2つの研究のみで，活動的なグループのほうが有利だとする結果が示されている。明瞭な関係を示している1つであるNHANES IにおけるAlbanes, Blair, Taylor(1989)の研究は，単純な身体活動の質問項目を採用し，交絡要因として年齢，人種，喫煙歴，社会経済状況，BMI，出産歴，家族歴を取り上げた多変量解析を行い，とくに説得性がある。この研究では，座業就労者の危険率は，男性で1.8(95％ CI 1.4～2.4)，女性で1.3(95％ CI 1.0～1.8)であった。

＊余暇活動との関連

過去の運動競技経験者に関する2つの研究は，大学時の競技スポーツの経験者とその後の癌発症予防との間には有意な関係はないとしている。この結果には，おそらく大学を卒業した後に競技スポーツを離れ余暇としての運動に移行したため，スポーツ競技で培われた効果が消失したことが反映していると考えられる。あるいは，いくつかの競技スポーツトレーニングの負の影響が癌発症のリスクを高めたことよるのかもしれない。

8つの研究は，身体的に活発な余暇活動をより広く測定して関連を分析している。そのうち5つの研究は，程度に違いはみられるもののすべての癌に対して抑制効果を認めている。Blair, Kohl ら(1989)による研究データがもっとも大きな効果を示しており，ベースライン時に習慣的な身体活動度をトレッドミルによる有酸素体力で測定している。この8年間の前向き研究では，5分位でもっとも低い群のリスクは，もっとも高い群の16.3倍であり，この関係は男女に共通して認められる。残念ながら，死亡者の55％が追跡されておらず，おそらく癌死亡者は少数のため，調整変数は年齢のみとなっている。Shephard(1992a)によるこのデータに対する再分析は，体力の規定要因として喫煙習慣の影響を調整しており，その結果においても体力の高い群で認められた抑制効果は消失していない。NHANES Iの解析では，多くの調整要因が投入されているが，余暇活動パターンの測定が限定的となっている(Albanes, Blair, Taylor 1989)。この研究データでは，男性の身体活動度の低い群でわずかながらリスクが高い傾向が示されている(危険度1.2 95％ CI 1.0～1.6)。しかし，女性では全癌のリスクと身体活動度の間に明確な関連は認められていない。

Wannamethee, Shaper, MacFarlane (1993)は，イギリスの一般医療機関受診者を対象とした研究で，全癌のリスク比は余暇活動の実施頻度の低い人を1.00にしたとき，中等度，あるいは頻回に行う人で0.59(95％ CI 0.38～0.92)としている。さらに同研究は，癌のリスク比が安静時心拍数60/分未満の人を1.00にしたとき80～90/分の人では2.25(95％ CI 1.34～2.28)へと上昇することを示している。この解析では年齢，喫煙習慣，コレステロール値，BMIの影響が調整されている。安静時心拍数の高値は，習慣的な運動の不足に起因していると考えられる。

＊結論

就労および余暇活動は，全癌死亡を予防すると結論づけられる。さらにこの関係は，BMIの影響を調整しても認められるため，運動は体脂肪変化を介さないメカニズムで効果をもたらしている

可能性がある。

一次予防において考えられる他のメカニズムとして，日常の中等度な身体活動によるナチュラルキラー細胞活性など免疫機能への直接的な刺激効果が挙げられる(Shephard 1996；Shephard, Shek 1995 a)。また，運動が誘導するライフスタイルの改善(喫煙の中断など)や定期的な運動と健康への全般的な関心との間接的な関連もあるのかもしれない。

● 結腸癌

習慣的な身体活動が持つ横行および下行結腸の腫瘍に対する有益性は，より納得できるものである。この予防効果は，直腸腫瘍には及ばないようである(Shephard 1993 e，1996)。結腸腫瘍の相対危険度の分析は，少なくとも 18 の就労状況に関する研究と 15 の余暇活動，あるいは身体活動総量を取り上げた研究で行われている。

＊就労状況との関連

就労状況に関連する研究から得られた知見は，とくに一貫性がある。18 の研究のうち 15 は活動量の高いことが有益であることを示している(表 7.7 参照)。しかし，これらの研究のいくつかは，調整変数がきわめて限られるため説明が難しい。

NHANES I (Albanes, Blair, Taylor 1989)では，わずかな身体活動量の男性就労者の平均危険度は，1.6 と有意ではないがハイリスクであることが示されている。

Peters ら(1989)によるケースコントロールスタディは，就労時の活動量の低いことが横行および下行結腸癌のリスクを高めることを示しており(危険度は 3.0 ⟨95％ CI 1.2〜7.2⟩)，年齢，人種，BMI，食事，および就労による発癌物質への暴露度の影響が調整されている。Gerhardsson ら(1986)は，スウェーデンにおいて 110 万人の調査対象を 19 年間追跡し，座位就労者の危険度が 1.3(95％ CI 1.2〜1.5)であることを示しており，年齢，人口密度，婚姻状況，社会経済学的要因，および宗教の影響をコントロールしている。

船渠従事者を対象とした研究は，有意ではないが身体活動の負の効果が示されている。扱われている職種は強い身体負荷があるが，調査開始後に活動強度が急速に減少した。したがって，調査対象者のベースライン時の従事職による身体活動とその後の身体活動パターンとの適合性にはおのずと限界があることを示している(Paffenbarger, Hyde, Wing 1987)。

＊余暇活動との関連

余暇活動に関する研究の大半は，運動の有益性を指摘している。15 の研究のうち 10 は，習慣的な身体活動と結腸癌リスクとの間に負の有意な関係を示している。残りの 5 つの研究のうち 4 つは，関係を認めておらず，身体活動の評価を大学時のスポーツの実施や習慣的な身体活動に関する単独の質問項目に依拠している。多くの研究では，調整変数の数が十分とはいえないが，運動の有益性は食事，体格，および両変数の影響を調整しても認められる。

＊結論

これまで取り上げた研究成果は，日常の身体活動が結腸癌を予防することを示す証左と考えられる。最も一般的と考えられている予防メカニズムは，運動が大腸における食物の通過速度を早め，癌化を引き起こす発癌物質への暴露を最小限に抑えることである。他に考えられるメカニズムとしては，活動的な人とそうでない人での食事の違い，強い負荷の運動実施者における多量のアスピリン摂取，運動による免疫機能の変化などが挙げられる。

● 乳癌

就労に関連する 3 つの研究と 10 の余暇活動に関する研究が，習慣的な身体活動と乳房の悪性腫瘍の関係を分析している。他の 1 つは乳房の良性腫瘍に関して分析している(表 7.8 参照)。

＊就労状況との関連

就労を扱った 3 つの研究のうち 2 つは，就労時の身体活動の高いことが好影響を及ぼすことを示している。いま 1 つの研究は，教師を対象としており，指導教科により身体活動を推定している。語学教師のリスク(標準化発症率でみている)は，

表7.7 身体活動の不足と結腸がん死亡との関連(その1)

研究者	対象	活動度の指標 (活動度区分)	リスク比 (95% CI)	調整変数
■職業性活動				
Albaneseら (1989)	12,554 NHANES 10〜12年 発症率	余暇以外の活動 高い 中等度 低い 中等度 低い	1.0 1.2(0.7〜2.2)(男) 1.6(0.7〜3.5)(男) 1.3(0.8〜2.2)(女) 1.3(0.3〜2.0)(女)	年齢
Brownsonら (1991)	1838 男 ケース 14,309 コントロール	職分類 高い 中等度 低い	1.0 1.1(1.0〜1.3) 1.2(1.0〜1.5)	年齢
Fredrikssonら (1989)	370 ケース 658 コントロール (発症率)	自己申告による職種 高い 中等度 低い	0.49(0.25〜0.93) 0.73(0.48〜1.2) 1.0	性 年齢
Garabrantら (1984)	3,779 男 (全結腸がん) ルイジアナ郡 1971/81	職分類 高い 中等度 低い	1.00 1.61 1.84(1.62〜2.2)	年齢 人種 社会経済要因
Gerhardssonら (1986)	110万 男 スウェーデン 19年間の発症率	職分類 活動的就労 座位就労	1.0 1.3(1.2〜1.5)	年齢 人口密度 社会経済要因 婚姻状況 宗教
Gerhardssonら (1988)	スウェーデン双子 14年間の結腸がん発生率	自己申告による職種 高い 中等度	1.0 1.6(1.0〜2.7)	年齢・性 肉・コーヒー摂取
Marti, Minder (1989)	1,995 男 ケース	職分類 活動的就労 静的就労	1.0 1.35	年齢
Paffenbargerら (1987)	6,351 港湾労働者 22年間の死亡 (男)	職種分類 高い 中等度 低い	1.0 0.43 0.85(有意差なし)	年齢 血圧 喫煙(強い)
Petersら (1989)	147 ケース 45歳未満 147 コントロール	職分類 高い 中等度 低い	0.8(0.2〜2.7) 1.0 3.0(1.2〜7.2)	年齢 人種 BMI 食事 職業性暴露
Venaら (1985)	486 男 ケース 1,431 コントロール (発症率)	座位就労の期間 経験なし 1-20年 20年超	1.00 1.49 1.97(p<0.001)	年齢
Venaら (1987)	455,000 男女 (死亡比)	日常就労 高い やや高い やや低い 低い	89男 80女 95男 106女 113男 — 120男 113女	年齢
Whittemoreら (1990)	905 ケース 2,448 コントロール (中国人)	自己申告による職種 活動的就労 静的就労(男) 静的就労(女)	1.0 1.4(0.6〜3.5) 1.7(0.6〜5.2)	年齢 性 体格 食事 移民後の期間

表7.7 身体活動の不足と結腸がん死亡との関連(その2)

研究者	対象	活動度の指標 (活動度区分)	リスク比 (95% CI)	調整変数
■余暇活動				
Albanes ら (1989)	12,554 NHANES 10〜11年 発症率	自己申告の活動度 高い 中等度(男) 低い(男) 中等度(女) 低い(女)	1.0 1.0(0.5〜1.9) 1.0(0.5〜0.9) 1.2(0.7〜1.3) 1.2(0.6〜2.8)	年齢 人種 社会経済要因
Ballard-Barbash ら (1990)	4,214 男女 28年 発症率	自己申告の活動度 高い 中等度(男) 低い(男) 中等度(女) 低い(女)	1.0 1.4(0.8〜2.6) 1.8(1.0〜3.2) 1.2(1.7〜2.1) 1.1(0.6〜1.8)	年齢 BMI 喫煙 学歴 コレステロール値 アルコール
Gerhardsson ら (1988)	16,447 双子 14年 発症率	自己申告の活動度 高い 軽い 低い/ない	1.0 1.7(1.0〜2.8) 1.3(0.6〜2.6)	年齢 性 肉とコーヒー摂取 地域
Gerhardsson ら (1990)	569 ケース 512 コントロール	自己申告の活動度 高い 中等度 活動ない	1.00 1.4(0.9〜2.2) 1.8(1.0〜3.4)	年齢 性 BMI
Kune ら (1990)	202(男) 190(女) 398,329 コントロール	申告による総活動量 有意な効果なし		
Lee ら (1991)	17,184 卒業生 11〜15年 発症率	自己申告による活動性 >10.5 MJ/週 >4.2 MJ/週 <4.2 MJ/週	0.50(0.27〜0.93) 0.52(0.28〜0.92) 1.00	年齢
Markowitz ら (1992)	440(男) 1,156 コントロール	自己申告による活動度 高い 低い	1.00 1.4(1.1〜2.0)	22〜44(歳)
Paffenbarger ら (1987)	56,683(男)	大学時代の運動競技 活動あり 活動なし	1.10 1.00	
Persky ら (1981)	1,233(男) 1,899(男) 5,784(男)	安静時心拍数 有意な効果なし		
Polednak (1976)	8,393 大学時代の運動競技	卒業生 有意な効果なし		
Severson ら (1989)	8,066 ハワイ在住の男性 発症率	自己申告による活動度 高い 中等度 低い	0.71(0.51〜0.99) 0.56(0.39〜0.80) 1.00	年齢 BMI 喫煙
Slattery ら (1988)	229 ケース 384 コントロール	自己申告による活動度 高い(男) 軽い(男) 高い(女) 中等度(女) 軽い(女) 活動なし(男女)	0.27(0.11〜0.65) 0.83(0.4〜1.75) 0.48(0.27〜0.87) 0.91(0.56〜1.60) 0.97(0.56〜1.69) 1.00	年齢 BMI
Whittemore ら (1990)	905 ケース 2,488 コントロール 北米 北米 中国 中国	自己申告の活動性 活動あり 活動なし(男) 活動なし(女) 活動なし(男) 活動なし(女)	1.0 1.6(1.1〜2.4) 2.0(1.2〜3.3) 0.85(0.39〜1.9) 2.5(1.0〜6.3)	脂肪摂取 体重/身長比 季節(time in North)
Wu ら (1987)	11,888 男女	自己申告の活動度 活動あり(男) 活動あり(女) 活動なし	0.4(0.2〜0.8) 0.89(0.5〜1.6) 1.0	喫煙 BMI アルコール

引用文献の詳細は,Shephard(1993e,1996)を参照.

平均的集団における水準と同等であるのに対し，体育教師では予想を下回る水準であった。

＊余暇活動との関連

余暇活動に関する研究の結果は，多少混乱している。3つの研究では，有益性は推計学的に有意である。しかし，他の2つの研究では，乳癌のリスクは運動する人のほうがそうでない人より高い（Dorganら 1994；Sternfeldら 1995）。このネガティブデータの2つの研究は，対象として高齢者を選んでいるため，結果に年齢が影響しているかもしれない。

他のよく統制された研究は，余暇の身体活動による一定の有益性を示唆さている（Albanes, Blair, Taylor 1989；Frischら 1987；Giglia 1992）。それぞれのリスク比は，1.8（有意差なし），1.5（有意差なし），1.35（ぎりぎり有意差あり）である。

＊結論

日常的な身体活動が乳癌のリスクを低減することを示したいくつかのデータがあるが，明確な結論を出すにはさらなる研究が必要である。考えられるメカニズムとして，日常的な運動の実施による体脂肪の減少が挙げられるかもしれない。しかし，3つの研究に認めた運動の実施者でリスクが低いという結果には，体格，肥満度の影響が酌量されている。

● 女性生殖器官の腫瘍

Frischら（1987）は，女性の生殖器官（卵巣，子宮〈体部〉，子宮頸部，腟）の腫瘍に関する研究を行っている。大学時の運動競技経験者群とそうでない人の群で，有病率を比較している。両群の習慣的な身体活動パターンは，その後も継続されている。運動競技経験のない人の群のリスクがかなり高い（2.5 ［95％ CI 1.2〜5.5］）。Albanes, Blair, Taylor（1989）は，簡潔な身体活動区分をNHANESデータに当てはめて，活動度の低い人の子宮頸部癌のリスクが高いことを示している（危険度 5.2）。しかし，この関係は有意ではない。これら2つの研究は，それぞれ体の大きさとBMIがコントロールされている。

Leviら（1993）は，総身体活動度の低いことが子宮癌の発生率を2.4〜8.6倍高めることを示している。一方，Zhengら（1993）は，就労時の活動度と子宮あるいは卵巣癌のリスクとの間には関係を認めていない。Minkら（印刷中）は，身体活動の高い群の卵巣癌リスクが2倍に達することを示している。

身体活動が，女性生殖器官の癌発生に及ぼす影響について結論を出すためには，より多くの研究が求められる。

● 男性生殖器官の腫瘍

6つの就労に関する研究のうち5つは，座位労働が前立腺癌のリスクを高めることを示している（Shephard 1996）。これらの研究のうち3つでは，その関係が有意水準に達している。しかし，LeMarchand, Kolonel, Yoshizawa（1991）は，逆の傾向を認めており，70歳を超える男性では有意な関係となっている。また，交絡要因がよく調整されている Albanes, Blair, Taylor（1989）の研究では，身体活動度の高い就労の有益性は，有意ではない（危険度 1.3 95％ CI 0.7〜2.4）。

余暇活動に関しては，前立腺癌を扱った7つの研究と睾丸癌を扱った2つの研究がある。このうち3つの研究は，活発な余暇活動の実施と前立腺癌の間に有意な負の関係を認めている（Albanes, Blair, Taylor 1989；Lee, Paffenbarger, Hsieh 1992 a；Seversonら 1989）。Thune, Lund（1994）の研究も，同様の傾向を示している。これらの結果に反する研究として，過去の運動競技経験者を対象とした2つの研究が挙げられる（Paffenbarger, Hyde, Wing 19877；Polednak 1976）。それら結果は，活動的な大学時代を経験した男性で前立腺癌リスクが高まることを示している。U.K. Testicular Cancer Study Group（1994）は，日常的な身体活動度の不足が睾丸の悪性腫瘍リスクを2倍にすることを認めている。Thune, Lund（1994）は，余暇活動ではなく就労時の高い身体活動が，睾丸癌リスクを高めることを示している。

表7.8 身体活動の習慣と乳癌死亡の関連

研究者	対象	活動指標	危険度(95% IC)	調整変数
■就労時活動性				
Vena ら (1987)	25,000 女	日常就労		年齢
		中等度から高い	1.0	
		軽い	0.97	
		座位	1.35	
Vihko ら (1992)	3,447 体育教師 997 語学教師	指導教科		年齢
		体育	1.3(有意差なし)+	
		語学	1.6(p<.001)	
Zheng ら (1993)			有意な負の関係	
■余暇活動				
Albanes ら (1989)	7,408 女	自己申告		年齢 人種 喫煙
		未閉経 活動あり	1.0	社会経済要因
		活動なし	0.4(0.1〜1.8)	BMI 食事 出産歴
		閉経 活動あり	1.0	
		活動なし	1.5(0.7〜2.8)	
Bernstein ら (1994)	545 ケース 545 コントロール	自己申告		
		高い活動度	1.0	
		活動なし	2.38(1.56〜3.70)	
Dorgan ら (1994)	2,307 女	医師による質問	1.6(活動あり 有意差なし)	出産歴
			1.0	
Frisch ら (1987)*	5,398 卒業生	大学時の活動度		初潮年齢 年齢
		活動あり	1.0	体格 妊娠回数
		活動なし	1.8(1.0〜3.5)	家族歴
Giglia (1992)	89,935 女 前向きケース コントロール 研究	自己申告		喫煙 肥満
		非常に強い	0.74(0.56〜0.99)	出産歴 家族歴
		中等度	0.87(0.78〜0.99)	
		活動なし	1.00	
		活動あり	0.88(0.78〜0.99)	
		活動なし	1.00	
Paffenbarger ら (1987)	4,706 卒業生	大学時の活動度		年齢
		活動あり	1.0	
		活動なし	1.04(有意差なし)	
Sternfeld ら (1995)	301 ケース 248 コントロール	自己申告		
		活動あり	1.00	
		活動なし	0.53(0.27〜1.02)	

*；罹患調査　　+；標準化発症率
引用文献の詳細については，Shepherd(1993 e, 1996)参照。

女性の場合と同様，結論を出すにはさらなる研究が必要であり，その取り組みにより男性生殖器官の腫瘍の予防と身体活動との関係が明らかにできる。

● その他の腫瘍

運動が他の部位の腫瘍を予防することを明確に示す知見は見当たらない。

C 三次予防と四次予防

進行期癌に対する身体活動の影響を扱った研究のほとんどは，動物モデルを採用している。それによれば，身体活動は総じて移植癌の進行を遅延させる。しかし，その効果は一般に中等度負荷の運動でもっとも大きいものとなり，より強い運動負荷をかけたとき効果は減弱する(Shephard 1993 e, 1996；Thompson ら 1988)。Hoffman-Goetz, Husted(1995)は，腫瘍が転移している場合，強い身体活動負荷は血管壁への腫瘍細胞の

接着とその後の内皮浸潤を促進させ，疾患プロセスを悪化させることを示している。

対象数がわずかな人間における研究では，腫瘍のサイズ，放射線療法あるいは化学療法による急性効果，ならびに全身衰弱の程度など交絡する要因の影響を調整するのが難しい。概して，腫瘍の代謝需要の高さ，腫瘍の壊死性因子の産生，心理的な抑うつ傾向，および食欲低下は，身体の除脂肪組織を消耗崩壊させ，身体活動度の低下を招き，身体虚弱を進行させる(Bruera ら 1984, 1987；Dewys, Kisner 1982)。ヘモグロビン 10 g/dl 未満，血小板 50,000/mm³ 未満の癌患者の初期運動能力は，3～6 METs(10.5～21.0 ml/[kg・分])とされている(American College of Sports Medicine 1995 a)。少なくとも腫瘍発症の初期における中等度の身体活動は，意気を高揚させ，食欲を促し，除脂肪組織の維持に寄与する(Dietz 1981；Whittaker ら 1991)。患者の身体状況を包括的に高めることで残された余命の質を向上させることができる。

しかし，指示した運動プログラムにより電解質の不均衡や脱水状態が引き起こされ，また，出血と病理的な骨折のリスクを高める恐れのあることに注意する必要がある。骨への転移，あるいはその可能性がある場合は，重量負荷をかけない運動をすすめるべきである。運動負荷に慎重な対応が必要となる他の指標として，重度の貧血や血小板減少が挙げられる(Winningham, MacVicar, Burke 1986)。時として，患者は化学療法や放射線療法による吐き気や不快感に襲われる。そのため，運動の処方と実施には，柔軟な態度で臨むことが重要となる。しかし，MacVicar, Winningham, Nickel(1989)は，ステージ II の乳癌患者を対象に予備心拍数の 60～85％の運動負荷を 3 回/週で 10 週間行ったところ，疾患症状により限定された有酸素能力が 40％増加したことを示している。

腫瘍を摘出したケースでは，患者あるい医師の不安により低い体力レベルが長期化するかもしれない。しかし，総じて運動プログラムを推し進めることで，患者の生理学的かつ心理学的状況は改善される。

6 | 結論
Conclusions

代謝的健康は，本質的にエネルギー摂取とその消費の適正なバランスの上に成り立っている。そのため，肥満，糖尿病，高コレステロール血症に関する問題は，食欲低下を起こす薬剤，自発的な食事摂取の制限，あるいは日常運動の増加によって解消できる。運動の推奨には，ビタミンやミネラルの適正摂取を維持しながら進められる長所がある。さらに，運動は，抑うつ傾向の解消が可能となるごく自然な行動である。

最後に，運動には食事療法や薬物治療からでは獲得できない多くの付加価値がある。それには，第5，6章で議論した心血管疾患や筋骨格系疾患に対する予防効果だけではなく，多数の悪性腫瘍，とくに結腸癌，女性では乳癌，生殖器官癌のリスク低下も含まれる。

第8章
身体活動，活動能力，良好な状態
Physical Activity, Function, and Well-Being

　加齢は，さまざまな身体的，心理的な機能障害(impairment)と関連している。このため，人はしばしばある行為をすることが困難になる(能力障害[disability]をもつ)。これは人々の動機，周囲の環境，能力障害への対応に左右される。そしてこの影響を強く受けている人々は，社会的不利(handicap：自分がしたい活動を成し遂げられないこと)をも被る。このような社会的不利の結果，QOL(生活の質)が低下する。

　平均的な高齢者は，相当の期間を何らかの能力障害をもちながら過ごす。男性で約10.8年，女性で約14.0年である(Spirduso 1995)。晩年には，高齢者はまったく手足の自由がきかないかもしれない。社会的不利の結果，だんだん自立が失われていくことになる(Health and Welfare, Canada 1982)。多くの後期高齢者は，QOLがかなり低下し，しかもその程度が大きくなっていくという事態に直面しており，そのため暦上の寿命と質を調整した余命との間に大きな不一致が生じている(Shephard 印刷中a)。高齢者向けの運動プログラムでとても重要な目的の1つは，このように参加者の「質を調整した余命」を伸長させることである。このことは，単に寿命を伸長させること(これはしばしば注目の的となっていたが)よりもずっと重要な目標である。本章では，能力障害とQOLについての問題がより詳細に述べられている。

1 身体的能力障害
Physical Disability

　虚弱な高齢者を対象とした身体的な能力障害についての研究では，基本的な日常生活活動(表8.1参照)を行うための個人の能力が一般的に調べられており，項目は食事，衣服の着脱，入浴，介助なしでの移動などである。しかし，QOLの視点からすると，中程度および高度な日常生活活動と名づけられた活動は少なくとも同様に重要である。中程度の活動には，家事，買い物，移動のような項目が含まれている。また高度な活動は，旅行，趣味およびレクリエーション的な運動，仕事(もし望むなら)，社会的および宗教的グループへの参加のような自発的な営みを表している(Reubenら 1990)。

　身体的な機能障害については，広範囲な病理学的な原因が存在する。たとえば，脳卒中や筋疾患，難聴，進行性の機能不全あるいは突然の視力喪失のような特定の神経学的な状態である。しかし，機能障害にはより単純な生理学的な基盤がある。筋力，心肺機能，あるいは柔軟性は望んだ活動をやり遂げるのに必要である最低値を下回るまで低下していく。社会的不利の程度は，配偶者や親類によって提供される支援や，身近な生活環境を適切に変えていくことによって機能障害を順応させていく能力に大きく左右される(Svänborg 1985)。

A　能力障害の広がり

　1985年にはアメリカの高齢者の約20％が機能的な能力障害を有しており，そのうち約3分の1は家に閉じこめられている。さらに，能力障害を持った人の割合は次第に増加し，2060年には30％へ，合計では1,000万人に近づくだろうと推定されている(Kunkel, Appelbaum 1992；Manton 1989)。アメリカ国民の150万人以上は老人ホームに住み，同数の国民が他の保護施設に収容されるか，在宅介護やデイケアのサービスを受けている(Ouslander 1994)。いくつかの研究では，さらに500万人の人々が家族や友人から(略式な)インフォーマル・ケアを受け，100万人にのぼる人が必要であるにもかかわらず，そのようなケアを受けていないことが指摘されている。

　カナダ健康調査(The Canada Health Survey, 1982)によれば，晩年の8年から10年の間，たいていの人に何らかのタイプの能力障害が出現し，その結果，生活の質が低下すると報告されている。これには，一般的な虚弱というだけでなく，時折生じる関節炎から脳卒中あるいは代償性の低いうっ血性心不全までの病理学的状態が含まれている。健康および活動制限調査(Statishics Canada 1986)は，75～84歳の成人の83％，および85歳以上の89％が，機敏さと移動性が制限される能力障害を有していると報告している。より最近の調査では，85歳以上のカナダ人の25％が中等度の能力障害があり，64％は重度の能力障害があると答えている(Health and Welfare, Canada 1993)。55歳という早い時期でも，カナダ人女性の約10％と同男性の2％は食料雑貨類を1人で持てないが，80歳以上ではこれらの特別な社会的不利を持つ率は女性の30％，男性の20％に上昇していた(Statishics Canada 1985)。

　イギリスでは，210万人の男性と520万人の女性が平地を時速4.8kmの速さで歩くことができない。緩やかな斜面でこのスピードを保つことができない人数は男性では560万人，女性では1,170万人に増加する。さらにこの総計には，65～74歳の全男性の81％，全女性の92％が含ま

表8.1 基本的な日常生活動作能力の遂行能力を評定する14項目
(バーセル・インデックスを修正したもの。Grangerら(1979)に一部基づいている)

- □コップで飲む
  コップで飲み、液体を注ぎ、カートンを開けることができる
- □皿で食べる
  肉を切り、パンにバターを塗り、普通の皿で食べることができる
- □上半身の衣服を着る
  タンスや押入から衣服を取り出し、前あきのベストやシャツを着て、ボタンをかけることができる
- □下半身の衣服を着る
  タンスや押入から衣服を取り出し、ズボンや靴下、あるいはストッキングをはくことができる
- □人工補綴物を着けることができる
  介助なしに人工補綴物(義肢・義足・義手など)を着けることができる
- □個人の衛生(身だしなみ)
  歯磨き、髪に櫛を通す、ひげ剃りあるいは化粧をすることができる
  洗うことと乾かすことを含めて、介助なしで入浴できる
- □尿意のコントロール
  完全に随意的にコントロールできる
- □便意のコントロール
  緩下剤、座薬、結腸洗浄、あるいは直腸刺激などをせずに、完全に随意的にコントロールできる
- □椅子への、および椅子からの移動
  介助なしに、安全に椅子への、および椅子からの移動ができる
- □便座への、および便座からの移動
  介助なしに、安全に便座への、および便座からの移動ができる
- □浴室への、および浴室からの移動
  介助なしに、安全に浴室への、および浴室からの移動ができる
- □歩行能力
  起きあがり、座り、補助用具があってもなくても50m歩くことができる
- □階段昇降能力
  介助や補助手段に頼らず、階段の上り下りができる
- □(手動)車椅子の操作能力
  歩くことができない人が、車椅子でテーブルの周囲を移動し、トイレへ行き、決まった範囲のスロープの傾斜路を上り下りできる

注:得点はそれぞれの活動に割り当てられており、個人の能力に左右される。範囲は7点(全体的に行える)から、何か介助が必要であったり行動の修正が必要であったり、あるいは行うのに長い時間がかかる(4点)から、完全に依存している(1点)までである。

れている(Sports Council and the Health Education Authority 1992)。

Coroni-Huntleyら(1986)は、中期高齢者(80〜84歳)と後期高齢者(85歳以上)における特定の能力低下の程度について、より詳細な情報を提供している(表8.2参照)。アメリカの3つの集団それぞれで、加齢と疾病の複合影響によって、有酸素能力、筋力、柔軟性、あるいはこれら3変数のいくつかの組み合わせは、調査された高齢者の多くで介助なしに日常の様々な活動を行うことができない程度まで低下してしまっていた。その過程は、有酸素能力の場合にもっとも容易に描けるであろう(その機能低下は10年間にほぼ5ml/[kg・分]の低下である)。日常生活上の労作の多くを遂行できる限界レベル(Shephard 1987a)は、おそらく12〜14ml/[kg・分]の範囲であ

表8.2 3集団において80歳代に特定の能力が制限された者の割合

	ボストン東部				ニューヘブン				アイオワ郊外			
	80〜84歳		85歳以上		80〜84歳		85歳以上		80〜84歳		85歳以上	
	男性	女性	男性	女性	男性	女性	男性	女性	男性	女性	男性	女性
部屋を横切って歩く	12	23	22	38	8	9	10	31	10	15	17	22
ベッドから椅子への移動	4	14	11	22	1	8	5	14	8	9	8	9
階段を昇る	15	31	29	50	12	12	10	30	12	17	16	26
きつい家事	57	70	74	89	31	54	53	68	43	56	68	69
トイレの使用	3	12	12	19	2	5	1	8	6	8	7	10

アメリカの3集団のデータ
Coroni-Huntleyら(1986)より作成

り，退職したばかりで 25 ml/[kg・分] の有酸素能力を有する高齢者にとっては，機能的非自立の閾値は 80〜85 歳のあたりで迎えることになる (Guralnik ら 1993)。同様に，筋力が徐々に低下することにより，びんを開けたり，小包を運んだり，椅子，トイレあるいはベッドから身体を持ち上げたりというような日常活動の際に問題が生じる (Bassey ら 1992)。

B 一次予防と二次予防

定期的な身体活動を行うことで，明らかに，生活の自立性が失われる臨界閾値まで活動能力が低下する時期を遅らせることができる。事実，習慣的な身体活動は中期および後期高齢者の寿命にはほとんど影響を及ぼさないので，活動的な高齢者は，自立した生活をもはや続けることができなくなる限界レベルまで機能が低下するよりも前に，なんらかの併発症で死亡するということは十分にあり得る (Shephard 1987 a)。

この点については，筋力や柔軟性でも同様の計算が成り立つが，有酸素能力という観点から改めて説明することができる。ある年齢で，活動的な人と不活発な人との有酸素能力の差が 10 ml/[kg・分] と仮定しよう。活動的な人の有酸素能力が 12〜14 ml/[kg・分] の臨界レベルまで下がるには 20 年長くかかるだろう。この人が施設に入る必要性が出てくるのは 80〜85 歳というよりも 100〜105 歳の頃であろう。この年齢までその人が生きられる可能性はきわめて低いといえよう。

● 横断的研究

Kohl, Moorefield, Blair (1987) は，中年期の人についてではあるが，有酸素能力と慢性疲労の有病率との関係について言及している。同様に Avlund ら (1994) は，75 歳のデンマーク人被験者群において，ステップ課題 (被験者が手すりなしで昇ることのできる最高の段) の成績の悪さは，男性では移動や他の日常生活動作における非自立と関連しており，女性では疲れやすさに関連していた，と述べている。歩行テストにおける成績の悪さはまた男女とも疲れやすさに関連していた。さらに，Avlund ら (1994) の結果は量-反応関係を示しており，すなわち ADL 低下の予防効果はより激しい身体活動を習慣的に行っていた人々ほど大きいことが明らかになった。

これらの様々な横断的調査の知見は，習慣的な身体活動は活動能力 (functional ability) を保持もしくは改善するということから説明されうるであろう (Manton 1989)。しかし，身体活動は慢性疾患を防いだり，あるいは気分を高めたりすることによって間接的に作用するということも十分にあり得る。第三の可能性は，活動能力が維持されていたりまたは疾病にかかっていたりしないために，その人々は他の仲間よりもより活発な習慣的な身体活動を維持できるというものである。Hawkins, Duncan (1991) は，構造方程式 (Lisrel VII 統計モデル) をデータに適用することによって，生活の質を高めた可能性のある様々な原因を分離しようと試みた。彼らは，定期的な身体活動は，生活満足度が大きいこと，うつ傾向が少ないこと，身体的な能力障害が少ないこと，自尊感情が大きいこと，より内的統制感があることと関連していると結論づけた。活動的なライフスタイルによるこれらの様々な効用については，本章の後の節でさらに詳しく述べている。

● 縦断的研究

Strawbridge ら (1992) は，6 年にわたる追跡調査で，当初は自立していた高齢者の 4 分の 1 が自立できなくなったと記している。しかし，後ろ向き調査 (Shephard, Montelpare 1988) および前向き調査 (Bokovy, Blair 1994；Morey ら 1991) の両データから，中年後期に活動的で体力のある人々は年をとっても能力障害を起こしにくいことが示唆されている。

Shephard, Montelpare (1988) は，高齢者について後ろ向き評価を行った。50 歳のときに習慣的な身体活動を高いレベルで行っていたと答えた人は，高齢になっても能力障害なしに存命し続

表8.3 後ろ向き調査で答えた高齢者における50歳時の身体活動のレベルと現在の能力低下のレベルとの関係

50歳時の活動性 (任意の単位,平均±標準偏差)	能力低下のレベル
9.3±9.8 (n=286)	全くない
8.1±8.9 (n=126)	少しある
7.7±9.4 (n=173)	かなりある
4.1±6.6 (n=25)	施設に入所

R. J. Shephard and W. M. Montelpare (1988) "Geriatric benefits of exercise as adult," *Journal of Gerontology* 43: M86-90. © The Gerontological Society of America. を許可を得て転載。

表8.4 それぞれの不健康の原因を取り除いた場合に期待される平均余命と能力障害のない平均余命の伸長年数

原因	平均余命 (年)	能力低下のない 平均余命(年)	合計 (年)
循環器疾患	4.1	4.2	8.3
骨運動器疾患	0.2	5.1	5.3
呼吸器疾患	0.5	2.2	2.7
悪性新生物	1.7	0.3	2.0
外傷	1.5	0.4	1.9
視覚・聴覚障害		1.1	1.1
精神障害	0.4	0.6	1.0
糖尿病	0.2	0.7	0.9
周産期死亡	0.7		0.7
感染症	0.1	0.2	0.3

J-M. Robine and K. Ritchie (1991) "Healthy-life expectancy. Evaluation of global indicator of change in population health," *British Medical Journal* 302: 457-460. を,許可を得て転載。

ける可能性が大きかった(表8.3参照)。

Kaplan, Feeny, Revicki(1993)は,カリフォルニアのアラメダ郡に住んでいる高齢者を対象とした縦断的研究を行った。6年間での活動能力障害の発生と,初回調査における5項目の習慣的な身体活動質問表への回答との間には関連性があった。LaCroixら(1993)は,研究開始時に65歳以上であった高齢者を対象に4年間の前向き研究を行った。最初の調査で,ウォーキング,ガーデニングあるいは活発な運動などの身体活動をしばしばしていると報告した人は,800mの距離を歩いたり,介助なしにひと続きの階段を昇り降りしたりするという能力を維持しやすかった。ライフスタイルのうち,活動能力の喪失に関連する要因は,喫煙やかなりの量のアルコール消費,BMIが高いことであった。

縦断的研究は,能力障害の発生が定期的な身体活動によって予防されるというより強い証拠を提供している。しかし,当初あまり活動的でなかった人のパフォーマンスが,潜在性の疾病によって低く抑えられていたかもしれないという疑念が残されている。また,運動に関連した能力障害の減少が,有酸素能力,筋力および柔軟性における能力が高いことをどこまで反映しているのか,それがどこまで気分の変化あるいは慢性疾患の減少によるものかもはっきりしていない。Robine, Ritchie(1991)は,通常観察される「能力障害を持たない余命」の喪失のすべてが,特定の疾患によるものであるとした(表8.4参照)。彼らの研究における能力障害の主要な原因は,心血管系,骨運動器系,呼吸器系の疾病であった。

● 二次予防

類似した理論的議論を発展させると,運動プログラムによる能力障害の二次予防の正当性が理解できよう。有酸素能力を高めるために運動プログラムを始めた高齢者は,最大酸素摂取量が少なくとも5ml/[kg・分]ほど改善し(第4章参照),並行して筋力や柔軟性においても改善がみられる。さらに,このような改善は能力障害の発生や施設入所を10年前後遅らせるだろう。

C 三次予防と四次予防

いったん能力障害が現れても自立できるほどに回復させる実現可能性については,比較的知られていない。

最初の印象では,椅子を使っての運動のような方法は,実際に役立つ歩行能力を回復するためには十分な強度と時間が確保できるようには思えない。ところが,得られたデータは,肯定的な結果を示している。Sulman, Wilkinson (1989)は,70歳以上の入院患者を対象に,統制されていない(対照群を設定しない)観察を行った。45分間の座った状態での運動を週に5回,6ヶ月間続けた結果,食事や衣服を着るというような活動の程度が大きく改善したのである。Fiataroneら(1994)は,老人ホームの居住者を対象に,ウェ

イトを持ち上げる筋力増強運動のプログラムによって，筋力が増加するという重要な効果を証明した。

O'Hagan, Smith, Pileggi(1994)は，老人ホームの虚弱な居住者を集めた小グループを対象に，1年間の統制された実験を行った。対象者平均年齢は83歳であった。1週間に1回1時間のクラスと1週間に2回10分間の運動クラスによって，実験群の機能が高まった。すなわち，座った状態から立った状態に移るのに必要な時間が短くなり，またその移る間に手で補助する必要が少なくなったのである。McMurdo, Rennie (1993)は，ダンディー市(訳者注：Dundee スコットランド東部の港市)の老人ホームに住む81歳の居住者を対象に調査を行った。活動群は，主要な関節の可動範囲を広げ，上肢と下肢を強化するように計画された座ったままでの運動を7ヶ月間行った。その結果，バーセルインデックス(ADL を得点化する方法)と座ったままで手を伸ばすテスト(背骨の柔軟性を示す指標)と椅子から立ち上がるテストで成績は改善した。対照的に，調査スタッフから同じような社会的な接触と交流を受けた対照群(回想群)では，パフォーマンスの低下がみられた。

2 生活の質(QOL)
Quality of Life

　おそらく，死は容易に測ることのできる終点であるため，多くの疫学者は活動的なライフスタイルを送ることによって得られる便益を測る手段として，総体的な寿命に焦点を当ててきた。しかしそのような評価は，若者の視点から調べたものであろうと，高齢者の視点から調べたものであろうと不十分である。多くの若者は，どのみち50～60年先にある死を運動によって遅らせることができるかもしれないという可能性によっては動機づけられない。虚弱な高齢者の場合，単なる寿命の伸長—運動によるものであろうと先端医療によるものであろうと—それ自体は，とくに魅力的で楽しい見通しではない。

　WHO(1948)は約50年前に，健康とは単に疾病がないことではなく，身体的，社会的，そして精神的にも完全に良好な状態であるとした。健康についてのこの広い定義は，医学および科学の分野で次第に受け入れられてきた。したがって，関心は，生存を単に最大限まで伸ばすことやそれと関連した平均余命という測度から，健康余命(Robine, Ritchie 1991)，活動的余命(Kinsella 1992)，(生活の)質を調整した余命(Butler 1992；Fitzpatrickら1992；Kaplan 1985；Shephard 1982a；Wood-Dauphinee, Küchler 1992)のような統計量に移ってきている。

A　質を調整した生存年

　(生活の)質を調整した生存年(Quality-Adjusted Life Years：QALY)という概念は，単純な例によってもっともよく説明される。ある人の総体的な QOL は，連続線上に描くことができる。尺度の一方の端は，最適な QOL である。これに 1.00 という値を与える。その場合，その個人は生存中の各暦年齢ごとに 1QALY を得ることができる。尺度のもう一方の端では，ゼロに近いところまで下がる。たとえば，人が安楽死することを祈ったり，食べることを拒否したり，あるいは別の方法で生きる意志がなくなったことを表明したりする場合である。そのような状態にはゼロの乗数が与えられる。言葉を換えて言えば，そうした生存の暦年を加えても QALY には影響しない

表8.5 運動プログラムの導入によって質を調整した生存年が延びる可能性を示した仮説的計算

年齢範囲 (歳)	起こり得る変化 (質係数)	QALYにおける利得 (歳)
30～65	0.9 → 1.0	(0.1)×35＝3.5
65～75	(0.5～0.8) → 1.0	([0.2～0.5])×10＝2.0～5.0
75～76	(0.2～0.5) → 1.0	([0.5～0.8])×1＝0.5～0.8

ということである。QOLは生涯を通じて様々な時点で評定されるので，QALYの合計は，個人の人生行路にわたる「暦年×QOL」の値を積分することで算出される。

平均的な成人の人生は理想郷ではないため，30～65歳の期間における質の乗数は1.0というよりも0.9であろう。次の10年の間に，生存の質は様々な慢性的な能力障害が進むので，係数は0.5～0.8に落ちるかもしれない。人生の最後の年に，完全に依存するようになってくると，生存暦年に質係数としてたった0.2～0.5を乗ずる必要があるかもしれない。運動や他の健康・ライフスタイルによってQALYを伸ばす可能性は，表8.5に示したようにまとめられる。この例では，定期的に運動している人は，暦寿命に何も変化がなかったと仮定して，全体としてQALYで6.0～10.3年長くなる可能性を有していることになる。これは，中年期で定期的な運動を始めたことによって得られる暦寿命の1～2年の伸長に比較して長い年数である（これについては，第4章で議論されている）。

多くの人にとって，QOLの大きな低下は退職の後に起きる。そのころは，活動能力の衰えと慢性疾患による影響が大きくなり，ふだんの日常活動の遂行能力が制限されるようになるからである。このように，質を調整した余命の問題は，身体活動と加齢を考えるうえでとくに重要である。

B QOLを測定する

初期の研究では，QOLは単一の数値として表された。最近では，ある瞬間に認知されたQOLは，個人が健康，機能，気分という広い範囲の認知に関して，現在の自分の状態を統合することによって形づくるゲシュタルト（経験の統一的全体）であると認識されてきている。QALYは，個人の全寿命にわたるある瞬間の認知を積分したものである。人生の晩年において，認知されたQOLとその人が生活をしなければならない環境との間には，強い相互作用がある。改修された住居や日常生活への支援が利用可能かどうか，それがこの人生段階の質に重要な差異をもたらすのである（Hartら 1990）。

● Kaplanの手法

Kaplan(1985)は，もっとも早くQOLを詳細に評価した研究者の一人である。彼は，認知された質は生活機能（functional status）と自覚症状とを適切に重みづけして組み合わせたものであるとした。

生活機能において重要なこととして，Kaplanは次のことを挙げている。

移動力：5段階の尺度で，車を運転するあるいはバスに乗ることができるから，病院での専門的なケアを長期的に受ける必要性があるまでの範囲

身体活動：4水準の尺度で，問題なく歩くことができるから，ベッドや椅子の回りに制限されているまでの範囲

社会活動：5段階の尺度で，雇用，家事およびその他の活動への参加から，身の回りの動作の最も基本的な項目で介助が必要であるまでの範囲

自覚症状は，首，手，足，腕，脚あるいはいくつかの関節における痛み，こり，しびれ，あるいは不快感のような35の症状を組み合わせた形式のリストが作成されている。

Kaplanはその後，0（死亡）から1.00（最適に機能している）の範囲にわたる尺度である移動力，身体活動，社会活動のそれぞれの組み合わせに望ましさの重みづけを与えるために，住民の無作為抽出標本を使用した。彼はそうして得られた得点を，回答のあった症状の組み合わせに対応する定数によって調整した。このスコアの時間積分（過

去に観察されたものと将来予測されるものの両者)が，ある人の質を調整した寿命の見込みを計算するのに使われた。

●包括的な調査票

Sickness Impact Profile(病気影響プロフィール；Bergnerら 1981)とNottingham Scale(Hunt, McEwen, McKenna 1986)のようないくつかの測度は，対象者に対して包括的な調査票に答えるように求めるものである。このような調査票は，健康(身体的，社会的，心理的な機能)，役割遂行能力，そして痛みや他の症状に関する広い範囲の要素を評定するものである。

調査票への回答は一般的に信頼性のあるものだが，起こり得る臨床的な問題を広い範囲でカバーするために，対象者は自身の状態とは無関係と思われるようなたくさんの質問に答えるように求められる。これは対象者の協力が得られにくく，測度の敏感度を弱めるものである(Patrick, Deyo 1989)。さらに，調査票は時間が長くかかるため，対象者は調査を繰り返し引き受けることに気が進まないものである。このような理由で，存命者の何年にもわたるQOLをまとめることが困難になっている。

Quality of Life Index(QOL指標；Spitzerら 1981)を除いて，これらの調査票では異なった領域の得点を合計することは想定されていない。事実，調査者がすべての年代，社会経済階層，疾病状態に適切な単一の重みづけの体系を見つけだす可能性は少ないということができる(Fletcherら 1992)。もし，ある測度の各下位尺度が矛盾した傾向を示しているならば，総体的なQOLを評価するのはとくに困難になる。

最後に，生活機能に関係しているようなQOL評価のいくつかの側面は，習慣的な身体活動が増えることによって影響を受けるようである。しかし，他のもの(社会的関係のような)については，ライフスタイルの変化から受ける効用はより起こりにくいように思われる(Fitzpatrickら 1992)。

●疾患特異的な測度

腰痛障害調査票(Back-Pain Disability Questionnaire；Roland, Morris 1983)や関節炎影響尺度(Arthritis Impact Scale；Meenanら 1982)のような疾患特異的な測度は，ある特定の病態を治療するいろいろな方法を比較するのに有用である。しかし，身体活動が集団の健康に与える一般的な影響を評価するのにはあまり有用ではない。

●機能特異的な測度

もう1つのアプローチは，気分プロフィール検査(POMS：Profile of Mood States)，心理的一般良好状態尺度(Psychological General Well-Being Index)，あるいは症状評定テスト(Symptom-Rating Test)のような，特定の機能に関する一連の質問項目を使うものである。このようなテストは，運動プログラムによる気分への効用を証明するのに有効であるが，その結果をQALYにおける総体的な増加に換算するのは困難である。

●ゲシュタルトアプローチ

最後の選択肢は，ゲシュタルトアプローチを用いるものである。たとえば「効用理論による尺度」であり，「時間得失法」，あるいは「基準的賭け法(Standard Gamble)」(Guyattら 1989；Spiegelhalterら 1992；Torrance 1987)がある。このアプローチの一例として，個人は現在の健康状態と，最適なQOLあるいは死のどちらかの結果になる魔法の処置とのどちらかを選ぶように求められる。各々の確率は，Pと(1-P)で表される。そして色のついた円板が，魔法の処置と現在の健康状態とが同じように魅力的であると評定するまで，P値(確率)を変えるために使われる。

●既存の測度の批評

個人のQOLについて外的判断をする際の主要な問題は，これらの回答はきわめて個人的だということである。個人が答えた得点は，なんらかの

身体的あるいは心理的な機能障害への個人の態度，積極的な態度によって能力障害を防ぐ程度，そして起こり得る社会的不利が回避できるように，身近な生活環境の調整が十分できるかどうかによって変動する。

いかなる水準の機能障害であっても，社会経済的地位が高く教養のある人は，限られた教育と経済的資源しか有しない人よりも一般的に社会的不利に苦しまず，QOLの低下を示さないであろう。しかし，観察された反応には多くの変数が入り込むのである。

いかなる処方（運動プログラムを含む）も，生活の質における1つの次元は高めるであろう。しかし，生活の質の総体的な評価を構成する他の要素については，変化がなかったり，低下したりすることさえあるかもしれない。評価には多変量の性質があり，そのために生じる困難さを克服する選択肢には，多次元測定の枠組みと"基準的賭け法(Standard Gamble)"を活用するやり方がある。その中で，対象者は生活・人生の理想的な質に比較して，質を調整した余命の現在の総体的な評価をする(Stewart, King, Haskell 1993)。Stewart, King, Haskell(1993)は，次のように報告している。すなわち，持久性運動のプログラムに参加している健康な高齢者は，非活動的な仲間よりも身体的な機能と健康状態をよいと評価し，痛みを自覚することが少ないが，活動的な人は身体的良好状態，気力，あるいは心理的良好状態における効用を得ているという証拠は少ない，ということである。ある状況では，QALYにおける予想された増加と暦寿命の期待された短縮との間に矛盾さえあるかもしれない（たとえば，マスターズの競技会に熱心に参加することを楽しみとしている90歳の人)。ゲシュタルトの測定手段を用いることへの反対理由の1つは，人生の質と期間を合併する得点によって，矛盾した結果があいまいになるからである(Fletcherら1992)。

天井効果は，さらなる問題を生じさせる。つまり，段階的な運動プログラムによって得られるQALYの延長分は，初めにほとんど愁訴がなく，したがってQALYを延長させる余地がほとんどない人よりも，慢性疾患のためにQOLが低い状態でプログラムに参加した人で大きいのである(Lennox, Bedell, Stone 1990)。

どのような評価方法を選んでも，得点化は比較的大雑把である。もし運動プログラムが何の反応ももたらさなかったとしても，運動処方は個人にとって重要な活動能力の向上をもたらしたのに，これらは測定方法の未熟さのために検出できないという可能性があるのである。

C　QOLに影響を与える要因

身体的，社会的，認知的，情緒的な機能，個人の生産性，そして交友関係はすべて，個人の総体的なQOLに影響を及ぼす。

簡潔にいえば，定期的な身体活動は以下の多くの領域に肯定的な効果がある(Rejeski, Brawley, Shumaker 1996)。すなわち，身体的良好状態（呼吸困難，疲労，元気さの程度，痛み，症状の知覚，食欲，睡眠パターン），心理的良好状態（自己概念，自尊感情，気分，情緒），身体的機能・社会的機能・（限定的範囲で）認知機能である。

D　身体的に良好な状態

現段階における身体的に良好な状態は，最適な健康から臨床的病気までの範囲にわたる連続体での個人の位置と考えることができる。この連続体における個人の位置は，生活機能，器質的な病理の有無，気分の状態に左右される。

疲労は，1日のうちかなりの部分で有酸素能力の40％以上を使う人によくあるものである。そのような状況は，有酸素能力が極端に低い水準まで低下してしまった多くの虚弱高齢者で起こりやすい。同様に，もし運動によって誘発された過換気が肺活量の50％以上を要するなら，呼吸困難が起きるであろう。定期的な身体活動は活動能力

を高めるのに有用であり，したがって上記のような問題を予防するかまたは治療する。コンディショニングの結果，個人の元気さが増し，身体的良好状態が高まる。多くの疾病状態においても，定期的な身体活動は残存機能を最大限にすることもできる（第5，6，7章参照）。また，この反応はふつう症状の軽減と身体的良好状態の向上をともなう。

何年か前に，65歳の被験者を対象にして，主観的健康感に及ぼす12ヶ月の有酸素運動プログラムの影響が調べられた（Sidney, Shephard 1977 a）。実験期間中，総得点ではほとんど変化はなかったが，種々雑多な疾病の報告数は有意に減少した（調査票のKセクション）。高頻度で低強度のトレーニングプログラムを選択した被験者は，12ヶ月の期間の終わりに再検査を受けたときに，（不安に関した）Oセクションへの回答も少なくなっていた（Sidney,Shephard 1977 a）。

Caspersen, Powell, Merritt (1994) は，高齢者の身体的に良好な状態に対する身体活動の肯定的な影響は十分に立証されていると結論づけた。McAuley, Rudolph (1995) は，10～20週間の身体活動のプログラムに参加した高齢者（平均年齢57歳）に関する38の研究を総説した。一般に，身体的良好状態に関しては評価が高まっており，この変化は性あるいは年齢にかかわらず高まっていた。しかし，Sidney, Shephard (1977 a) の初期の研究では，良好な状態に関する個人の利得はつねに体力における利得と密接に相関しているとは限らず，健康上の便益は，運動プログラムに対するあらゆる生理的な適応反応とは独立して，参加という肯定的な心理的効果から生じたものかもしれない。

定期的な身体活動は，しばしば虚弱高齢者の心配ごとである食欲と便通によい効果がある（Shephard 1986 d）。定期的な運動によって，摂取食物の量は増加するが，質は必ずしも向上しないとの報告がある（Butterworthら 1993；Pomrehn, Wallace, Burmeister 1982）。多くのことが，運動をすることの理由に依存している。マスターズの競技者やフィットネス施設の会員は健康に関心の高いグループであることが多い。そのため，疾病予防の観点から最適である「倹約の」食事療法を選ぶかもしれない（Blair, Kohl, Brill 1990；Niemanら 1989；Pateら 1990）。しかし，食物の摂取が極端に少ない虚弱な高齢者では，食欲へのいかなる刺激も栄養状態を高めることにつながる（第7章参照）。

睡眠障害は，高齢者の良好な状態が損われる理由の1つであり，もし運動が1日のうちの早い時間帯に行われるならば，この困難さをなおすのに役立つかもしれない（Hawkins, Duncan 1991；Horne, Minard 1985）。しかし，もし運動が夜遅く行われるならば，その覚醒効果により参加者はより入眠しにくくなるかもしれない

おそらくこれらの身体的変化の結果よりも重要なのは，一般的に運動が少なくとも一時的な気分の高揚を導くという証拠である。本章でこの問題についてさらに検討したい。事実，たくさんの人々が，彼らが運動するおもな理由は「よい気分を味わう」ためであると述べている。

E 心理的に良好な状態

心理的良好状態の測定手段は，不安，抑うつ，気分状態の検査だけでなく，肯定的感情，生活満足度，否定的感情，ストレス，情緒バランス，対処，楽しみの検査を含んでいる。残念なことだが，用いられてきた多くの検査は，健常な高齢者の研究というよりも臨床的な評価を意図したものである。これらの検査は，個人の特性というよりも心理状態を調べるものなので，検査間で得点は大きくは変わらないものである。肯定的感情は，習慣的な身体活動ともっとも一貫した関係を示している（McCauley 1994）。

習慣的な身体活動と心理的良好状態全般との関連についての証拠の多くは，子どもや若年成人を対象とした研究から得られている。現在，定期的な身体活動が多くの心理的効用を導くというかなり確かな証拠がある。肯定的な感情を増加させ，ボディイメージを大きくし，自尊感情，自己効力

感，生活満足度を高める。同時に，心理的苦悩を軽減し，ストレス，怒り，不安，抑うつを癒す。問題をかかえた人に，より内的統制の能力を与え，気分を変える薬物やアルコールの消費を減らすよう勇気づける。

　McCauley(1994)は，公表された研究の約69％において，身体活動と心理的良好状態との正の関係が示されていると述べている。Caspersen, Powell, Merritt(1944)はさらに，高齢者個人の自己概念(self-concept)と情緒的良好状態に対する身体活動の影響は十分に立証されていると結論づけている。マスターズの競技者についての2つの研究(Morrisら1982；Shephard, Kavanagh, Mertens 1995)では，彼らは自らのQOLを平均以上と認知していることが述べられている。Stephens(1988)は4つの主要な研究を横断的に分析して，身体活動と心理的健康との関係は，女性と高齢者でとくに強いと結論づけた。

● ボディイメージ

　ボディイメージは，退職後も運動をする人の関心を惹きつけ続けている。Hallinan, Schuler (1993)は60〜88歳の女性においては，地域行政サービスに関わっている対照群よりも，成人のフィットネスプログラムへの参加登録を選んだ人のほうが，主観的な体型と理想とする体型との間により大きな乖離があることを見出した。

　中年成人の研究では，運動プログラムへの参加はボディイメージを高めることが示されているが，この種の情報は高齢者に関してはとても少ない。Sidney, Shephard(1977a)は，教室に定期的に参加して，高い水準の身体活動を達成している65歳の人では，ボディイメージが向上することを報告している。ほとんど運動をしたことのない人は，統計的に有意でないわずかな改善しかしておらず，もっとも運動の少ない人では主観的なボディイメージと理想的なそれとの間で統計的な有意差はみられなかった。同様に，Barry D. McPhersonの"真実の私"テスト(Real Me Test)では，有酸素能力でほとんどあるいはまったく効果が得られなかった被験者では得点が低下

したが，最大酸素摂取量で中等度あるいは大きな効果を得た被験者では評点が改善した(McPherson, Yuhasz 1968)。同じ時期の別の報告では，8週間にわたるリズム呼吸，ゆっくりとしたストレッチ，直立した状態での運動は，老人ホーム居住者のボディイメージを有意に改善したとしている。

　Sidney, Shephard(1977a)は，もし熱心すぎるインストラクターが運動教室で過度な指導をしたら，自己概念とボディイメージの低下を導くだろうと注意している。楽しみは，高齢者のグループで心理的良好状態を高めるように計画されたプログラムの，もっとも重要な要素であると思われる(Berger, Owen 1986；Wankel, Kreisel 1985)。

● 自尊感情と自己効力感

　青年期と若年成人期においては，運動中の自信(この領域では，自己効力感)のような測度と身体的良好状態との間に非常に強い関連があることが示されてきた。しかし，この関係のある部分は，多くの若者はすぐれたスポーツパフォーマンスに高い価値を置くことや，そのようなパフォーマンスが引きつける仲間からの称賛に由来している。

　高齢者では，競技ですぐれたパフォーマンスを演じることはそれほど期待されていない。それでも多くの高齢者は，精力的な活動を十分に行える能力に満足を見出し続けるものであり，彼らは，身体的状態をうまく維持できなくなった仲間と比較して，この能力が与えてくれる生活の自立性を大切に思うのである。Voldenら(1990)は，自己受容(self-acceptance)においては年齢に関連した差はないことを見出した。

＊自尊感情(Self-esteem)

　自尊感情は，自分自身に対して抱く好ましい認知の度合い，あるいは自己概念(self-concept)の評価的要素であると定義される(McCauley 1994)。公表された研究の約60％に，習慣的な身体活動と自尊感情との間に正の関係がみられている。ただし，これらの研究の多くは，研究デザインと統制化が不十分である。案の定，自尊感情

が低い状態で運動を始めた人は，運動の効用がもっとも大きい(Sonstroem 1984)。さらに，あるメタ分析によると，有酸素運動のほうが他のタイプの身体活動よりも自尊感情への効果が大きい(Gruber 1986)。

いくつかの横断研究によると，高齢者の自尊感情と生活機能との間に関連がある(Duffy, Mac-Donald 1990；Weaver, Narsavage 1992)。Blumenthalら(1989)は，有酸素運動あるいはヨガに参加した実験群と，定員の空き待ちの人からなる対照群とを比較した(年齢範囲は60～83歳)。プログラムを継続していくと，有酸素運動をしている人の55％，ヨガ教室参加者の68％が，自信がついたと報告し，有酸素運動をしている人の61％，ヨガ教室参加者の38％が，容姿がよくなったとも報告している。対照群では，どちらの変数においても有意な変化がみられなかった。

Perri, Templar(1984，1985)は，1回30分，週に3回，14週間にわたる有酸素運動に，65歳のボランティアを参加させた。しかし，フィットネスの向上は残念ながら確認されなかった。実験群においては自己概念が有意に増加したが，任意に割りつけられ，ふだんのライフスタイルを維持した対照群では変化がなかった。Valliant, Asu(1985)は，50～80歳の被験者からなる4つのグループを調べた。12週間の運動プログラム(1週間に1時間のセッションを2回)に参加した人では，Coopersmithの自尊感情尺度には有意な変化はみられなかった。しかし，この研究においても，運動プログラムの生活機能に対する効果を評価する項目は含まれていなかった。

*自己効力感(Self-efficacy)

自己効力感とは，ある特殊な状況で必要とされる行為をうまくやり遂げる能力についての個人の自信を表したものである。これは，身体的機能，心理的機能ともに重要な決定要因と思われる。高齢者はしばしば自分の身体能力を低く評価するが，それは部分的にはアメリカ社会に特有の年齢差別のためである。そして，これが身体活動への取り組みが高齢者で減少する1つの理由である。

運動と自己効力感に関する多くの研究では，高齢の被験者よりも中年期の被験者が対象とされている。運動は中年期群の自己効力感を高めるようであり，このことがさらに積極的な運動の取り組みを促している(McCauley 1994)。

初期のある研究(Hogan, Santomier 1984)では，65歳の被験者に水泳を習わせた。実験群では，任意抽出された対照群と比較して，自己効力感で有意な改善があった。ただし，被験者が答えた主要な質問は，自己効力感の標準的な概念というよりは水泳の技術に関するものなので，このデータの一般化は多少困難である。それにもかかわらず，実験群の被験者の78％が水泳の技術だけでなく，もっと一般的なできるという感覚もまた高まったと述べているのである。Atkinsら(1984)は，慢性閉塞性肺疾患の被験者を有酸素運動3パターンのうちの1つ，あるいは経過観察する対照群に割り当てた。3ヶ月後，3つの運動群すべてで予想どおり歩行能力が高まったが，対照群の状態は変化しないままだった。これらの結果を確認するために，Toshima, Kaplan, Ries(1990)は，慢性閉塞性肺疾患の患者を対照群あるいは8週間の運動プログラム群に無作為に割り付けた。後者の運動群で自己効力感が高まり，初めの8週間で得られた効果は4ヶ月後のフォローアップ時の再評価でも維持されていた。

●生活満足度

高齢者における生活満足度と身体活動に関する研究のほとんどすべてが横断的なものである。

Loomis, Thomas(1991)は，オンタリオ州のウインザーにある老人ホームに住む80歳の女性25人と自宅に住む平均69歳の女性28人とを比較した。自立して生活している女性は，明らかに身体活動をする機会が多くあり，老人ホームの入居者よりも自らの活動水準に満足していた(しかし，自宅に住んでいる女性のほうがかなり若かったことや，彼女らの満足感は，身体活動が多いことと関連するのと同程度，生活自立しているという状況とも関係していたかもしれないことは強調しておくべきだろう)。

Kelly, Steinkamp, Kelly(1987)は，身体活動が主観的な統合(社会に所属しているという感覚)と客観的な統合(家族や友人の来訪数によって評価する)とに与える影響を調べた。余暇活動への関わりは両タイプの統合に関連していたが，65歳以上の高齢者では，とくに主観的統合に対して重要であると考えられた。

Riddick, Daniel(1984)はまた，高齢の女性では積極的な余暇活動への参加と生活満足度との間に強い関係があることを見出した。この研究では，収入は生活満足度に間接的だが大きな影響を及ぼすことが明らかになった。というのは，収入は多くの種類の余暇活動に参加できるか否かを左右するものだからである。

Ragheb, Griffith(1982)は，余暇活動への参加頻度が多くなれば，生活満足度も高くなると述べている。余暇の意味，余暇への態度，余暇の質は，単に参加することよりも生活満足度により密接に関連している。余暇活動のうちスポーツと屋外活動が，生活満足度ともっとも強いつながりを示している。

これらのすべての研究に関して，生活に満足している高齢者は，気分が高揚しており，したがって(談話というよりはむしろ)身体活動をより多くするのだという主張も成り立つ。この主張を部分的に支持するものとして，Sydney, Shephard(1977 a)は，Neugartenの生活満足度指標を用いて，生活満足度が激しい持久性運動のプログラムに参加する年数によって変化するのかどうかを調べた。得点の変化は観察されなかった。

● ストレス

高齢者はストレスとなる多くのライフイベントに直面する。たとえば，退職，身体能力の低下，慢性疾患，友人や伴侶の死，経済的問題，肉体的な外観における望ましくない変化である。様々な研究者が，運動は，激しい身体活動によって引き起こされる生化学的な変化(たとえば，β-エンドルフィンの分泌増加)や社会的支援ネットワークの発達を通して，あるいは個人の欲求不満と怒りのはけ口を与えることによって，ストレスを軽減するのに役立つであろうと述べている。

もし本当に運動が有用な治療的効果を有するならば，向精神薬(すべて副作用を有する)は回避できるかもしれない。定期的な身体活動から派生する重要な健康上の効用はたくさんある。しかし，運動プログラムとストレス軽減について唯一手に入るデータは，高齢者よりも中年後期の人々についてのものである。

その反応は，おそらく運動する環境と実施された運動の強度に大きく依存するであろう。運動競技は，生活の他の領域ですでにストレスを経験している人には一般的には好ましくない。もし必要とされる活動の強度がその高齢者の能力に比較して強いと感じられるならば，運動プログラムそれ自体がかなりのストレス源となり得る。自分のペースででき，予測可能で，リズミカルな活動は，参加者が「番組を切る(tune out)」(Berger 1989)ことができるので，ストレスを受けている人にはもっともすすめられるものである。

Long(1985)は，ウォーキング・ジョギングプログラムは20〜65歳までの被験者のストレスを軽減させるとしている。しかし，その効用は体力の改善とは無関係なため運動プログラムの生理的あるいは生化学的な効果というよりも心理的な効果によると考えられる。Norvell, Martin, Salamon(1991)は，閉経後の女性が，中程度の有酸素運動(最大心拍数の70〜85％で30分間の運動を週2回)を行う12週間のプログラムに参加しても，ストレス感は軽減しなかったとした。King, Taylor, Haskell(1993)は，自宅で行う運動プログラムと集団で行う運動プログラムとを比較した。その結果，運動強度が強くても弱くても，ストレスの軽減の程度は，集団で行うプログラムよりも自宅で行うプログラムのほうが大きいことを見出した。

● 不安

定期的な身体活動と不安の程度との関連を調べる様々な横断的研究が行われてきた。おそらくもっとも包括的な調査は，Stephens(1988)のものである。彼はカナダとアメリカの4つの全国的な

研究を考察し，申告された習慣的な身体活動のレベルが，個人の不安のレベルと負の関連を有することを見出した。

ストレスの場合と同じように，不安の軽減は参加者の体力に比して運動の強度がどの程度かといったプログラム環境に大きく依存すると予想するであろう。縦断研究においては，初めに高いレベルの不安が誘起されていたりすると(たとえば，様々な種類の慢性疾患によって)，不安の軽減はより大きいようである。したがって，Emery (1994)，Emery, Blumenthal (1991), Gayle ら(1998)はすべて，慢性閉塞性肺疾患の高齢者が，呼吸療法と有酸素運動(これは小グループで実施した)を含むプログラムに参加すると不安が有意に低下したことを認めている。Minor ら(1989)は同様に，被験者が週に3回1時間の歩行と，プールでの有酸素運動をする12週間のプログラムに参加することにより，関節炎影響測定尺度(Arthritis Impact Measurement Scale)の不安の下位尺度得点が有意に低下したことを示した。

健康な被験者を対象とした少なくとも3つの縦断研究で，運動後に不安の得点が低下したことが報告されている。Sidney, Niinimaa, Shephard(1983)は，65歳の被験者が1年間の激しい有酸素運動のプログラムに参加した際，テイラーの顕在性不安検査(Taylor Scale of Manifest Anxiety)の得点が総体的に少し低下したと述べている。しかし，運動における効用は有酸素能力での変化と関係しておらず，頻繁に参加したが弱い強度で運動した集団でもっとも大きかった。このことは，観察された効用の大部分は，グループサポートによることを示唆している。King, Taylor, Haskell(1993)は，比較的強い強度での研究を1年続けた。しかし，ここでも反応は，強い強度でのプログラムと弱い強度のプログラムとの間では差はなかった。Perri, Templar (1984, 1985)は，被験者を実験群と対照群に任意に割り付けた。そのため，被験者の期待が，彼らの研究でポジティブな結果がでたことに影響したかもしれない。

高齢者を対象とした他の多くの調査のうち，いくつかは体力の変化という視点から運動プログラムの効果を調べていないが，3ヶ月以上のコンディショニングプログラムで不安感に変化はみられなかった(Blumenthal, Emery, Madden, Schniebolk ら 1991；Emery, Gatz 1990；Gitlin ら 1992)。

要約すると，不安と運動に関する159の研究は，すべての年代の被験者を網羅していた。Landers, Petruzello(1994)は，体力のある人はそうでない人よりも特性不安(trait anxiety)が低いことを示す関連性(関連性の強さは弱いから中等度)があり，また運動プログラムは，運動を処方されなかった対照群と比較して，状態不安(state anxiety)をわずかに減少させるようであると結論づけた。さらに，どんな効用も有酸素性の運動でもっとも大きく，長く続けるとより増大した。そして，初めに不安を感じていた人にもっとも大きな反応が観察された。

● 抑うつ

身体能力の低下は，高齢者が直面している多くの問題の1つであり，抑うつ気分の一因となっている。臨床的に重大な抑うつは高齢者で次第に増えてくる。Kaplan, Feeny, Revicki(1993)は，高齢者の活動能力の低下と気分の落ち込みとの間には有意な関連があることを明らかにした。同様に，Weaver, Narsavage(1992)は，運動能力と抑うつの測定は，ともに個人の生活機能をよく予測するものであることを見出した。

若年成人でさえ(Morgan 1994)，定期的な身体活動が抑うつを和らげるという証拠は実に弱い。部分的に，これは天井効果によるものであり，もしその人が初めにかなりの抑うつ状態にあった場合には効用が大きくなるようである。Stephens(1988)の横断調査では，対象者が回答した習慣的な身体活動のレベルは，気分の抑うつと負の関連があり，この関連は40歳以上の女性でとくに強いことが明らかとなった。

Uson, Larrosa(1982)は，60〜80歳の被験者

を対象とした9ヶ月間の運動プログラムを実施し，運動した者の70％は抑うつが軽減したと報告した。Bennett, Carmack, Gardner (1982)は，臨床的な抑うつ状態にある50〜98歳までの老人ホーム入居者を対象として，バランスと柔軟性の運動からなる軽度のプログラムを用意した。8週間後抑うつは有意に減少したと報告された。

King, Taylor, Haskell (1993)は，十分に計画された1年間の前向き研究を完了した。これにより，運動した者は抑うつ症状が少なくなったことが示された。しかしこの結論は，心理検査の得点の変化と客観的な体力測定値の増加との間に相関がみられなかったために，説得力としては弱いものであった。

多くの実験で観察された反応の一部は，運動それ自体よりもその人が受けた気配りに帰すべきものである。たとえば，McMurdo, Rennie (1993)は，運動プログラムに参加しようが，それと同等の社会交流の機会を提供する回想グループに参加しようが，どちらも高齢者の抑うつ得点が低下することを見出した。しかし，抑うつ得点の変化は，運動をした対象者で有意に大きかった。McNeil, LeBlanc, Joyner (1991)は，抑うつ状態にある一群の高齢患者を調べた。抑うつ度は，参加の空き待ちの対照群の値と比較して，運動群においても社会的接触群においても減少した。ただ，運動群はベック抑うつ尺度（Beck Depression Inventory）の身体的な症状の得点でも減少を示した。

Minorら (1989)は，関節炎影響測定尺度（Arthritis Impact Measurement Scale）の抑うつの下位尺度で変化があったことを記している。高齢のリウマチ性関節炎や骨関節症の患者群では，12週間にわたる歩行とプール運動で，スコアが有意に減少した。

Blumenthalら (1989)もまた，4ヶ月間の有酸素運動のプログラムに応答して男性では抑うつが減少した（しかし女性では減少しなかった）ことを観察した。Blumenthal, Emery, Madden, Schniebolkら (1991)は，同じ被験者をさらに研究し，14ヶ月にわたる観察で抑うつの減少傾向が続くことを見出した。しかし，比較的標本サイズが大きかったにもかかわらず，統計的な有意差には達しなかった。気分は男性で改善するようであるが，女性で低下するようである。Gitlinら (1992)も，4ヶ月間以上の自転車エルゴメーターによるトレーニングプログラムで有意な変化を認めていない。被験者は，最大心拍数の70％で週3回，40分の運動をした。Emery, Gatz (1990)は，運動によって抑うつの得点に変化がないことを観察した。しかし彼らは，被験者は初めは実に正常な気分状態であったとし，彼らの身体活動プログラムが生理的あるいは心理的な効果を導くのに十分な強度であったかどうかを疑問視した。

● ローカス・オブ・コントロール（統制感）

よく適応している個人は，内的統制感を有している。言葉を換えれば，彼らはできごとのなすがままというよりも制御可能であると認識している。

驚くべきことではないが，Kaplanら (1993)は，外的統制感は活動能力が低いことと関連していることを明らかにした。Speake, Cowart, Stephens (1991)も，外的統制感を有する人は健康関連行動（運動を含む）をとりにくいことを報告している。

習慣的な身体活動を増やす手段として重りをつけたベストを着るという20週間のプログラムにより，58〜80歳の被験者が内的統制感のほうへものの見方が有意に変化した（Greendale, Hirsch, Hahn 1993）。Perri, Templar (1984, 1985)も，歩行とジョギングによる14週間のプログラムに応答して内的統制感が高まったことを認めた。

これらとは対照的に，Emery, Gatz (1990)は，12週間にわたるプログラムで統制感に変化を見出さなかった。ただし，選択された運動のレベル（最大心拍数の70％）では，体力の得点の変化を生じさせることができなかった。Valliant, Asu (1985)も，被験者が徒手体操と柔軟運動からなる12週間のプログラムに参加した際，統制感

に変化がなかったことを観察した。しかし彼らは，プログラムが体力を増進させるのに効果的であったか否かを確かめていない。

F　身体的機能

今のところ，定期的な身体活動が身体的機能の認知に及ぼす影響は，少なくとも中年期の人と前期高齢者においては非常に限られている。20世紀後半の自動化の時代以降，日常生活のたいていの仕事をやり遂げるのには，比較的あまり強くない体力と心肺機能で十分である。しかし，生活の質のこの側面は，中期高齢者と後期高齢者に注意が払われるにつれ徐々に重要になってきている。そしてこれらの人々においては，慢性疾患，とくに心疾患(Ewart 1989)と関節症(Fisher ら 1993)によって老化が加速されている。

G　社会的機能

身体活動と社会的機能との相互作用に関する情報は比較的少ない。しかし，多くの高齢者がとても孤独に，そして孤立して生活しているということは広く認識されている。この社会的孤立の1つの理由は，虚弱な高齢者は地域社会に出かけたり，他の人に会ったり，催しに参加したりするために必要な体力がないということである。身体状況を向上させることは，簡潔に言えばこの欲求を満たすのに役立つものであり，もし活動が集団プログラムの形をとれば，より直接的な社会的相互作用とソーシャルサポートの資源もまた提供することになる。

Rosenberg(1986)は，高齢者がスポーツ協会の会員であることと幸福の程度との間の関連を見出した。しかし，協会の会員であるということで身体活動は有意に増加するという直接的な証拠はなかった。また，いずれにしても，観察された社会的効用は，他タイプの社会組織の会員から得られたであろうものより大きいということはなかった。

H　認知機能

認知機能は，健康な成人では高齢中期あるいは後期に至るまでは低下しない。現段階では，横断的研究と縦断的研究の両者において(Dustman, Emmerson, Shearer 1994；Landers, Petruzello 1994；Rikli, Edwards 1991；Shephard, Leith 1990；Stones, Kozma 1988；Thomas ら 1994)，定期的な身体活動が認知機能のいくつかの客観的測度を向上させるという証拠は限られている。しかし，そのような効用に関連する身体活動の強度は実に高く，対象にできる被験者の標本にははっきりとした偏りがある。そして，精神運動機能についての特殊な実験室実験で観察された効用を，日常生活に関連する認知能力や満足度にどこまで一般化できるのかということはあまり明確ではない(Patrick, Erickson 1993)。

I　アルコール消費と他の薬物の使用

定期的な運動を，アルコール依存症，抑うつと不安の減少，気分の高揚，睡眠の質の改善のために治療的に用いることができるという証拠は限られている(Dupree, Broskowski, Schonfeld 1984)。

O'Brien-Cousins(1993)も，処方された薬物の使用と習慣的な身体活動との間に有意な負の関連があったことを記している。彼女は，子どものころに身体活動をしていなかったとの自己申告は，退職後の薬物使用の重要な予測因子であることを見出した。

3 結論
Conclusions

　定期的な身体活動は，身体的健康の様々な側面に作用することから，高齢者の活動能力，QOL，精神的健康に重要な影響を与える。平均的な高齢者は，次第に程度が増していく身体的な機能障害を患いながら10年以上過ごす。これに相応して自立して生活できる能力が低下する。この能力低下には多くの原因があるが，いろいろな生理系機能における正常な加齢低下（第3章）と，多くの慢性疾患の影響（第5，6，7章）のいずれも，適切な運動プログラムによって押しとどめることが可能である。定期的な身体活動の習慣によって個人の寿命は1～2年は延ばすことができるが，運動によるもっと重要な効用は，質を調整した余命が6～10年伸びるということである。QOLが高まったことによる直接的で実際的な結末は，良好な状態が増進し，自尊感情が増大し，自己効力感を自覚するということの他に，不安と抑うつのリスクが減少することである。

第3部
高齢化社会の経済的・社会的影響
Economic and Social Consequences of an Aging Society

　先進国，開発途上国を問わず多くの国々では，国民の平均年齢の上昇がもたらす経済的・社会的影響に関心をもつようなってきた。労働力の高齢化は，国の生産性の低下，事故の増加，不健康に起因した労働時間の大幅な損失につながるといった懸念が表明されてきた。

　第3部では，このような懸念の真偽を確かめ，就労者の高齢化にともなう問題が適当な運動やライフスタイルへの介入プログラムによってどの程度解決できるのかを探求する。

　また，次のようなトピックを取り上げながら，より広い視点から人口の高齢化の社会的意義について検討する。トピックとしては，雇用・昇進・退職における公平性，こうした決定を指示するために必要とされる職務遂行度の評価，従属人口指数の増加とその年金基金の安定性に与える影響，医療や施設ケアに対する需要の増加，高齢者を対象とした運動習慣の強化策についての費用と便益である。

第9章
労働力の高齢化
The Aging Labor Force

　本章では，高齢化によって課せられる労働力の年齢構成とその有効性における制約について説明する。また生産性が低い，事故率や欠勤率が高いといった高齢就労者に対するこれまでの誤った見方を批判する。
　特定のトピックとしては，高齢化が雇用予測に与える影響，生産性と加齢の関連，生産的な就労を延長するための能力などを取り上げる。導入可能な人間工学的な改善策には，一般的な労働条件の改善（パートタイム就労の導入〈Taeuber 1985〉や段階的な退職など），再訓練プログラムの導入，個人の適応能力や健康の改善などが含まれる。

1 労働力人口
Labor Force Demographics

国の労働力人口は，年齢構成だけでなく，就労を選択する，あるいは就労することが認められた人口の割合（労働力率）に影響を受ける。

A 人口

国の人口構成は，出生率，総移民率，死亡率に規定される。これらの変数は予測不可能な変化を示すことがあるため，人口構成の将来予測はいくらか不正確となる。先進国では中絶が容易になり，フェミニスト運動やビジネス分野への女性の進出にともなって，出生率が劇的に低下してきた。移民については，インド，アフリカ，中南米から先進国へ，若い家族とともに，あるいは単身で，そして合法・非合法というかたちで，移民する人が一定数存在してきた。死亡率の面では，中高年就労者の死亡は感染症の克服によって大きく減少してきた。

北米や他の先進国におけるこのような様々な動向の結果として，ここ数年，生産年齢人口の割合が一貫して低下してきた（Ilmarinen 1991, 1993；ILO 1992；Robinson, Livingston, Birren 1985）。ヨーロッパと北米ではいずれも現在，人口の大きな割合を 55 歳以上が占め，退職者数も増加している。

現在と 1950 年代とを比較すると，多くの国では 65 歳以上人口対比の 65 歳未満の就労者数の割合が 20～50％減少している（表 9.1 を参照）。2025 年までに，55 歳以上人口がヨーロッパでは全人口の 31.9％，北米では 29.6％，アジアでは 21.1％，中南米では 17.1％を占めると予測されている（ILO 1992）。

高齢就労者の割合の増加は，経済学者だけでなく社会学者や医療の専門家にとっても気になることである。とくに高齢就労者についての国際労働機関（ILO）の 1980 年の勧告（ILO Older Workers Recommendation of 1980〈162 号〉）は，高齢被雇用者に対する差別撤廃の必要性を強調している。また，高齢就労者に対する社会的保護の強化と退職を円滑に健康的に進めるための準備策も提案している。

表 9.1 65 歳以上人口対比の 65 歳未満の就労者数の割合*

国名	1950 年	1960 年	1970 年	1980 年	1990 年	1995 年	2000 年	2010 年
オーストリア	4.6	3.9	2.9	2.9	3.1	3.1	3.2	2.9
ベルギー	3.6	3.1	2.8	2.8	2.7	2.6	2.5	2.4
カナダ	4.9	4.8	5.0	5.2	4.6	4.4	4.2	3.7
フランス	3.8	3.6	3.2	3.1	3.1	2.9	2.8	2.6
ドイツ	4.7	4.1	3.2	3.0	3.3	3.3	3.1	2.7
日本	8.5	7.9	6.9	5.1	4.1	3.5	3.0	2.3
オランダ	4.9	3.9	3.6	3.4	3.6	3.5	3.4	2.9
スウェーデン	4.1	3.5	3.3	3.0	3.0	3.1	3.2	2.9
イギリス	4.1	3.8	3.5	3.1	3.1	3.1	3.1	3.0
アメリカ	4.9	4.2	4.2	4.2	4.0	3.9	4.0	3.9

特定の先進国における 1950～1990（1995, 2000, 2010 の推計値を含む）のデータ．
*旧版で示したように，ILO Bureau of Statistics は労働力の下限年齢を 10 歳に設定．
資料：Economically active population, 1950-2010, Forth edition, International Labour Office, Geneva, 1996 に基づき ILO Bureau of Statistics が推計．

B　就労率

　就労率の低下，とくに高齢の男性就労者の就労率の低下によって，高齢化社会の人口学的な影響は強められてきた。この就労率の低下傾向は20世紀を通じ一貫して続いてきた。この傾向は就労者の視点からみると，十分な年金の利用可能性が拡大したことを反映している。他方，政府の視点からは，若年者の就労機会を提供するために高齢就労者は強制的に退職させなければならないと認識された問題を浮き彫りにしている（Casey 1984）。

　1930年代には，アメリカでは65歳以上の男性の約半数が就労していた。アメリカの男性の就労率は1950年まで45～54歳で95.8％，55～64歳で86.9％，65歳以上では45.8％であった（U.S. Bureau of Labor Statistics 1982）。しかし，1995年までに各年齢階級の就労率は低下し，それぞれ91％，64％，13％となった。

　男性の就労率の低下は，ビジネス分野に進出する女性が増加することで埋め合わされ，最近まで総被雇用者数では増加傾向が続いた。アメリカでは25～54歳の女性のうち家庭外で就労していたのは1950年で36.8％のみであったが（Fullerton 1984），1995年までにその割合は79％になると推定される。たとえ女性の就労率が増加し続け，数年後に男性と同じ割合になったとしても，一層進む男性の就労率の低下を埋め合わせることはできない。なぜなら，女性予備群の数には限りがあるからである。

　高収入の人は社会経済階層が低い人と比べて，退職年齢が高い傾向にある。一方，いかなる労働力コホートにおいても，平均就労年数は，生涯賃金の平均と負の相関があることを示す研究も多い（Clark 1984）。20世紀における男性の就労率の漸進的な低下は，賃金の増加を反映している。就労率の将来の変化はこのように，定年退職の年齢とその導入時期，社会保障給付の充実度といった政府や企業の政策に加えて（Easterlin, Crimmins, Ohanian 1984），過去40年間にみられたように，平均的な就労者の生涯賃金が増加し続けるか否かに影響を受けるかもしれない。

C　退職の決定

　退職の決定は，就労者，事業主あるいは政府のいずれによって行われるのだろうか。高齢者の退職を促す巧拙様々な戦術があるため，この質問に対する回答は不明確なままである。

　就労者は定年退職を不快に思い，仕事を辞めることは「役割の喪失」感や社会的孤立を生じさせているということが，社会学者によって当然のこととして考えられてきた（Sheppard 1985）。しかし，これは楽しい仕事を持っているインテリ層によって作られた迷信かもしれない。自動車の生産ラインの騒音をともなう単調な仕事に従事する平均的な被雇用者，あるいは年下の上司による困難な目標に応えなければならない人は，退職時において生活満足度の低下がないということをはっきりと示すかもしれない（Vallery‐Massonら1981）。退職をとどまらせるのは，職業を通して得られる目に見えにくい社会的・心理的報酬とは別に，経済的な（ときには健康保険の給付などの）損失などもある。

　しかし，すべての年齢で，自発的に早期退職した人の数は，定年退職した人の数を上回っている（Poitrenaudら1982；U.S. National Council on Aging 1981）。ある初期の研究において，研究者はノルウェーの就労者に質問し，彼らの90％が現在の仕事に満足しているものの，51％の人が退職を希望しており，26％のみがこの人生の転換期を恐れていると報告されている。退職を歓迎している人は，男性よりも女性に，健康な人よりも病気の人に多かった。仕事を続けたいと希望している人の40％，退職を希望している人の60％は，現在就いている職業においては平均的な退職年齢まで，効率的な就業を行い続けることが医学的にみて無理ということであった（Beverfeldt 1971）。

　最近では，Kilbomら（1993）は，ノルウェーの

就労者の約半分が個人の選択，失業，病気という要因が重複して定年以前に退職していることを示唆している。ヨーロッパのいくつかの国では，あまりにも多くの健康な就労者が早期退職を選択するということが問題であった。たとえばフィンランドでは，55〜64歳の半数以上がすでに退職しており，就労者のうちの3分の2の人が年金を早期に受ける計画を持っていた(Gould, Takala 1993)。Tuomi, Järvinenら(1991)は，フィンランドの男性の年金受給者の約50％，女性の年金受給者の約70％が今もなお高い労働能力を持っていると推計していた。したがって，このような高い能力のある人たちは，たとえ常勤職がないとしてもパートタイムを通して社会に対して生産的な貢献をし続けることができるし，またすべきであると彼らは主張していた。

年金受給が可能な年齢に達した後においても，常勤やパートタイムで仕事を継続したいと考えている人がどのくらいの割合いるかということは，就労者の態度を測定する1つの有益で客観的な測度である。フィンランドでは，退職者の約18％が仕事を続けたいと答えている(Piispa, Huuhtanen 1993)。就労継続を希望するにあたって前提となる条件は，健康であることと高い経済的な報酬が得られることであった。退職を最初に考え始めたときには退職後の年金額が中心的な論点であるが，退職時期が現実に迫ってくるにつれて，激しい激務にともなう健康問題や困難の発生のほうがより重要な論点となる(Huuhtanen, Piispa 1993)。

おそらく北米では仕事の身体的負荷がより軽く，年金受給の権利が十分保障されていないために，全米高齢者問題協議会(U.S. National Council on Aging 1981)の調査によると，55歳以上の就労者のうち40％が現在の仕事とは異なる仕事に就きたいと思っているものの，約80％の人が常勤職を退職した後でもパートタイムなど何らかのかたちで就労継続を希望していた。55〜64歳の就労者は，中央値で65.5歳で退職するつもりであることを示唆した。しかし，65歳以上の就労者では，退職予定年齢の中央値はほぼ75歳であり，70歳以上においては就労者のうち84％が完全退職を希望していないと答えていた。

就労者の退職時期を延ばす要因には，労働環境を改善すること，作業速度を落とすこと，労働時間を柔軟にすること，リハビリテーションサービスを導入すること，経済的な報酬を高くすることなどがある。

2 加齢と雇用
Aging and Employment

　就労継続を希望する高齢者の雇用の見込みは，高齢就労者の人的資源の状態(教育程度や修得された技術)，またある部分，高齢就労者の健康や身体能力についての事業主の認識によって影響される。多くの国では，政府は(たとえば技術革新によって)，失業した高齢者は再就職が難しいと非公式ではあるが認めており，失業保険給付や年金は事実上，このような人たちの早期退職を容認する方向で数回にわたり修正されてきた(Casey 1984)。

　健康が労働能力に与える影響については緻密な議論が行われてきたが，就労を辞めることが健康に与えるであろう影響についてはあまり検討が行われてこなかった。

A 技術・技能

　一方では社会が豊かになり，他方では若年就労者に対する需要が低下したことによって，新規に就労しようとする一般的な資格要件は，この50年間に格段に厳しくなってきた。第二次世界大戦終了時の就学年数8年という基準から，現在では北米の学生の大多数が技術系の専門学校か大学に入学しており，たくさんの学生が博士号を取得したり，学位取得後の経験さえも積んでいる。

　これらの動向と並行して，人的資本の一部において価値の急速な低下がみられる。現在では，高齢就労者によって学校で修得された知識の多くが時代遅れになってきている。しかし，ある種の職業では，仕事を通じて獲得された個別の経験というものが，少なく見積もっても50歳くらいまで，多くの被雇用者の企業における価値を高めている(Andrisani, Sandell 1984)。

　高齢就労者の新しい技術に対する学習能力，および高齢就労者に対する現代技術のもっとも効果的な教育方法についての議論は継続して行われている(Shephard 1987 a)。しかし，退職間際の人が直面するもっとも大きな障害は学習能力とは無関係なものである。退職間際の人の賃金が高いこと，そして退職まで短い期間しか残っていないということが結びついて，集中的な再訓練に対する投資を行うことを事業主が非経済的なこととしてしまうのである。技術革新の速度が加速しているので，このことが50歳以上の雇用の見込みにより一層の制約をもたらしている。工場の自動化によって辞めさせられた，限られた技術しか持たないような多くの高齢就労者は，最近までサービス産業で職に就くことができた。現在，サービス産業が北米の被雇用者の多くを雇用している。しかし，サービス産業のさらなる成長は，主にファーストフードのような低賃金の領域の中で起こりうることである。現在就いている職業を失う高齢就労者の今後の世代は，代替となる就業は低賃金のものであり，そしてきわめて限られた手当しか提供されないものであることを知るであろう。

B 健康や活動能力についての事業主の認識

　労働市場，そして政府の政策は，就労者の個別の能力とは関係なく，特定の年齢の人たちの平均的な状態に対する先入観に基づいて決定されている。事業主は加齢を，職務の遂行に必要とされる身体能力や認知能力の漸進的な低下であり，その低下の速度は慢性疾患の蓄積的な負荷によって加速される，とみなす傾向がある。

● 加齢についての偏見的な比喩

　「消耗理論」という第2章で示された加齢に関する比喩のいくつかは，加齢の過程に対してたいへん否定的な評価を与えている。このような認識は，高齢就労者はほとんど屑鉄に近い状態であり，労働市場から早く排除されるべきであることを示唆するものである。高齢就労者がこのような偏見を受け入れることは，就労の場における身体的・精神的能力が低くなるという予言の自己達成によって自尊感情が低下することになる。事業主も老年学者も高齢就労者の肯定的な側面，とくに企業に対して貢献できる知識や経験を持っていることを認める必要がある。

　身体的あるいは精神的な能力の低下が，解雇の避けられない原因になるという考えを事業主は受け入れるべきでない。それよりも加齢にともなう労働能力の低下を事業主自身が補うことができると認識すべきである。対策としては，仕事量や労働時間を減らすための人間工学的方法の導入，残存能力を最大限生かすための就労者向けの生活習慣改善プログラムの開発などがある(Shephard 1986 b)。

● 断面的なデータに基づく誤った認識

　加齢の過程についての認識の多くは，断面的データの分析に基づいている。しかし，現在の高齢就労者の世代が有する労働の潜在的な能力を評価する際には，このような情報は誤った結論を導くことになる。なぜならば，様々な長期的傾向が健康や生物学的な機能において大きなコホート間の

差をもたらしたからである。

たとえば，高齢就労者の以前のコホートでは，大量の喫煙が上部呼吸器感染による平均欠勤期間を10日から20日へと倍増させ，平均寿命も8年間短縮していた。しかし，喫煙が過去30年間で劇的に変化し，北米では現在高学歴者のほんのひと握りのみが喫煙しているにすぎない。このような長期的な傾向は，健康的な就労期間を5年以上延長させてきた可能性がある。

同様に，女性の社会的役割の変化も若年女性と高齢女性との間の比較を難しくしている。若年の女性被雇用者の生産性，疲労度，そして欠勤率は，幼い子供という競合的なニーズによって頻繁にマイナスの影響を受けるため，この人たちの職務遂行度は高齢女性と比べて低いかもしれない。

最後に，職務の内容やその身体的負担も過去20～30年間に急速に変化してきた。最近まで残っていた，60歳の人の平均的な身体能力を超えるような労働は，現在では自動化され，身体的な問題はほとんどみられなくなっている。

● 健康の見通し

死亡曲線の漸進的な直角化にもかかわらず(Fries 1980 a)，高齢就労者の罹病率が若年就労者に比べて高い状態のままである。空気汚染物質への過剰な暴露などの物理的な問題，あるいは過度の精神的ストレスとその結果として生じる心身症か否かは別にして，職業は慢性疾患や早期死亡の発生に大きな役割を持ってきた。たとえばMarin(1986)は，家屋の塗装業で死亡率が高いのは，肝臓に有害作用のある煙霧に繰り返し暴露されているからであることを明らかにし，またVinni, Hakama(1980)は，地方自治体の管理部門においては，死亡率は低いものの不健康の人が多いと報告した。20世紀において職業保健の基準が徐々に強化されてきているので，今後の高齢就労者のコホートでは劣悪な労働環境によって健康破綻を示す可能性は低いであろう。

● 個人差

断面調査に基づく平均値のデータは，明らかに身体機能のほとんどが加齢にともなって漸進的に衰えていくことを示している(第3章参照)。さらに疾病に関連した高齢就労者の欠勤や早期死亡は，いずれも国全体の生産性にかなり大きな影響を持っている(Shephard 1986 b)。

しかし，平均値は，大きな個人差を隠してしまう。身体的健康の保持状態がきわめてよい65歳の就労者は，乏しい能力しか持っていない25歳の人よりすぐれた身体機能を持っている。採用の決定が単純に歴年齢に基づいて行われるならば，生産性についての個人の潜在的な能力に対する不満足な(たびたび不適切な)評価が下されることになる。個々の被雇用者を平等に処遇するためには，理想的には生物学的な年齢を考慮する必要がある。不幸にも第2章で示したように，身体的，生化学的，そして心理的データを組み合わせた，生物学的な年齢の有効な評価指標を生み出す妥当な方法は，これまでのところは開発することが困難なことがわかっている。

C 退職の健康への効果

退職の健康に対する短期的な効果は，最近までほとんど学術的に研究されてこなかった。筆者らの研究(Sidney, Shephard 1977 a)は，強制的に与えられた余暇時間を消化するためであると思われるが，(とくに男性の場合)退職直後の1年くらいは身体活動の増加がみられることを示唆した。常勤を辞めたときに重労働に従事していた労働者は，日常のエネルギー支出の減少による身体の変調に気づくかもしれない。しかし，一般的には，精神面での問題の方が深刻である。その問題には，社会的統合の喪失，孤独感や無用感，行動規範の欠如，高齢や死についての妄想などがある。時には，現実に，退職という行為が，労働能力が低いということを認識するきっかけとなるかもしれない(Bazzoli 1985)。

退職の即時的なショックが過ぎ去った後，余暇活動や休息の機会をより多く得ることができるという退職の利点がある。マイナス面としては，金

銭の不足と暇をつぶす困難さといったことがもっとも多く報告されている。現在では，就労者の約半数は，退職を楽しんでいる。より適当な仕事，希望者に対するパートタイム就労の提供，退職準備クラス，そして年金の改善を目指すといった高齢就労者の各側面への運動によって，この割合を高めることができるであろう(Shephard 1987 a；Taeuber 1985)。

研究は繰り返し行われているが，退職が健康を改善させるのか，それとも悪化させるのかは明確になっていない(Colsher, Dorfman, Wallace 1988, Palmore, Fillenbaum, George 1984)。ある少数の研究者は，退職と医学的な治療が必要な愁訴数の減少との間の関連を明らかにした。しかし，Cascells ら(1980)は，退職直後の期間に心疾患による死亡が有意に増加することも見出した。

退職を楽しむ人の割合は，高齢期のマイナス面とプラス面の両方を探るような退職準備プログラムを導入することで増加させることができる。全米高齢者問題協議会(U.S. National Council on Aging 1981)は，55〜64歳の48％，65歳以上の28％が新しい技術を学ぶことに関心があると報告している。このような人たちのクラスにおける話題としては，収入の管理，親族や自分の病気に対する対処方法，退職後に向いた新しい活動や趣味などが考えられる。新しい活動や趣味には，指導者のついた運動，オールドスタイルのダンスのような社会活動，そして身体的な活動をともなう工芸(たとえば孫のおもちゃの製作)などが役立つものとして挙げられる。

3　個人の生産性と加齢
Personal Productivity and Aging

高齢就労者の就労継続の見込みは，これまで議論してきたような事業主の認識だけでなく，個人の持って生まれた身体的・精神的素質，訓練や経験の年数，社会経済的地位，身体的健康，そしてこれらの要因の生産性に与える影響の大きさによって異なってくる。

A　生産性の定義

生産性とは，単に成果を最大限にすることではない。ある条件下では，ある個人によって達成される生産物の量と質との間には双曲線の関係が存在する。生産性は，人的，物的あるいはその両方の資源を最小限投資した場合の，この双曲線の関数の最適値と定義するのがもっともよい。

不幸にもこの等式の投資側が重要であり，高齢就労者が若年就労者と同じようにバリバリと労働できたとしても，この年齢まで蓄積されてきた給料や休暇が高齢被雇用者の1ドル当たりの生産性を低くしてしまう。労働力の高齢化にともなって，勤続年数によって自動的に給料や付加給付が上がるべきであるという現在の前提は，見直す必要があるかもしれない。

若年就労者は平均的には生産量が高いという外見的な魅力があるかもしれない。しかし，高齢就労者は若年就労者よりも作業速度がいくらか遅いものの，これまで積み重ねてきた長年の経験を生かして生産物の質をより一層高めることによって，たびたびこの作業速度の遅さを埋め合わせている。多くの労働は，一般的な退職年齢まで，またそれ以降においても潜在的な生産性やその成果

さえほとんど低下しない。

このような動向が認められて，ILO(1992)は，労働の報酬は生産された商品の量だけでなく，蓄積された「経験」と「ノウハウ」を反映すべきであると報告している。ILOの勧告は他に，高齢就労者は成績や出来高払いによってではなく，労働時間によって賃金が支払われるべきであるとしている。

B　生産性の測定

物的な最終生産物であるならば，生産性は時間当たりまたは総投資額対比の質的に問題のない生産物の数として直接的に測定可能である。また，個人の生産能力は，有酸素作業能力や筋力から間接的に推定可能である。なぜならば，最大酸素摂取量や最大随意筋力をある範囲を超えて使用することは，疲労に結びつくからである。身体の負担の強い労働に従事する人を評価するための他の測定方法には，筋肉の脆弱性の測定，労働日の手足の安定性の変動測定，あるいは交代制終了時の自覚的な疲労の記録などがある。

事務作業従事者の生産性は，占有性(個人が新たな職務を能動的に追求しているか，または指示を受動的に待っているか)，有効性(適した職務の選択)，効率性(最適な職務遂行方法の採用)によって規定されている。遂行度(performance)は，文書1ページのタイプ打ち，電話交換手の質問への応答，もしくは航空チケットの販売といった各職務ごとに，終了のために配分された標準時間を基準として比較することができる。コンピュータ端末の導入は，プライバシーの侵害であると強く批判されてきたが，職務遂行速度やリズムをモニターするために設置されるときもある。このような方法が，被雇用者に受け入れられたとしても，多くの現場では消費者に提供されたサービスの質を評価することは難しい状態にある。他の選択肢には，生産性の自己評価，職務遂行度に対する管理職の評価，表彰，賞与，あるいは過失スコアの計算などがある。

C　職務遂行度と加齢

被雇用者や公共の安全性を脅かす，たとえば心血管系機能や筋力の衰退，特定の感覚や知力の低下，身体不調，あるいは虚血性心疾患の危険性といった要因によって，高齢就労者の職務遂行度は脅かされていると，多くの事業家は信じている(Shephard 1992 b)。次のようなことが示唆されてきた。身体的負担の強い職務が，自由なペースで遂行される場合，疲労に関連した問題は50歳代後半から60歳代前半でみられるようになる。また，ペースが一定の場合には，もっと若い年齢でも疲労の問題が発生する。はたしてこのような懸念や否定的な先入観は，どのくらい正しいのであろうか。

● 心・呼吸器系機能

就労者が1日8時間にわたって最大酸素摂取量をわずかに超える程度の作業を行えば，疲労しやすくなる。その限度は，最大酸素摂取量の33～50％と見積もられており，この割合は，休息時間(Rutenfranzら 1990)，持続されなければならない最大負荷，労働環境の温度，劣悪な作業条件によって(たとえば遅いペースや頭上の作業)課せられる余計な作業姿勢への負担によって影響を受ける。

若年齢の男性被雇用者については，ほとんどの職業は有酸素の運動能力の閾値を超えてエネルギー支出をしなければならないというものはない。しかし，65歳の平均的な男女では，最大有酸素能が12～14 METsから約7 METs(25 ml/[kg・分])に低下するため，この数値の40％がやっと2.8 METs(10 ml/[kg・分])というエネルギー支出を可能にする。これが，後期高齢期の就労者を大変軽い肉体労働に制限しているようにみえるであろう。Leino, Hänninen(1993)は，建設労働者の身体能力に対する自己評価と運動能力の測定値との間に一定の関係があることを見出した。しかし，年齢に関連した疲労の訴えは，加齢にともなう身体的な労働能力の低下から予想されるより

も少ない。身体的負担の強い職務へはそれに適した人が，そしてこのような職務以外には身体的負担に適性のない人が就くという，自己選択がかなり作用している。さらに日常の職務負担は重労働下においても，身体状態を維持することに貢献したり，高齢でより多くの経験を積んだ就労者は，機械的熟練を生かして，多くの職務のエネルギー消費量を減らすことが可能である。最後に，年上であるということで，多くの高齢者が監督的な役割を任されたり，きつい仕事を若年被雇用者にゆだねることができる。

Suurnakki, Nygard, Ilmarinen(1991)は，身体的負担が強いにもかかわらず，仕事のペースを自分の裁量で決定できる職務では，加齢の理論的影響があるにもかかわらず，高齢被雇用者でも職務遂行度の低下がみられないことを明らかにしている。ただし，少数の高齢者では心・呼吸器系機能の低下によって最大有酸素運動の91％に匹敵する脈拍数に達していた。Fallentin, Nielsen, Sogaard(1993)はまた，高齢の事務室清掃婦の場合，労働時間は1日当たり平均8時間以下であるものの，脈拍数が最大有酸素運動能力の40％よりも50％に相当するレベルに達したことを明らかにしている。しかし，作業が単調であり，また労働環境が高温，高湿度であるならば，とくに脈拍数のデータは有酸素運動の強度を過大に見積もってしまうため，注意して考察されなければならない。

アメリカ労働安全衛生研究所(U.S. National Institute for Occupational Safety and Health〈NIOSH〉)によって1981年に設定された現在の就業基準では，エネルギー支出の平均が14.6 kJ/分を超える場合，人間工学的処置(職務のデザインの変更もしくは就労者の選別と訓練)の実施を求める「行動制限」を明記している。NIOSHの基準は，約10 ml/[kg・分]の酸素消費量に相当しており，この値は45歳男性の疲労の閾値の約80％，65歳ではこの閾値のほぼ100％に相当する。同じようにILO(1992)も閾値の上限を提案しており，エネルギー支出量が個人の最大酸素摂取量の33％を上限とすることを勧告している。

ヨーロッパと北米では現在，全体の就労の約20～25％が，身体的な負担が大きい仕事のままである。これらの職務は容易に自動化したり，除外することができないからである(Rutenfranzら 1990)。ILOの勧告150号(1992)は，このような状況におかれている高齢被雇用者の特別なニーズに合うように改善された労働方法，道具，そして装置の開発を求めている。人間工学の研究者による修正措置は，いまだに身体的に強い負担を求める労働現場のほとんどで65歳の平均的な人が1日8時間の労働に従事することを可能とするであろう。このような措置は，労働力が高齢化したときでも成果を維持するとともに，健康の保持や事故の回避にも貢献するであろう。しかし，(たとえば年金基金の財政負担を軽くするために)身体的負担の強い職業を65歳以上の年齢にまで拡大することを企てるならば，その職務の身体的な必要条件を満たす労働力の割合は急激に低下する。社会人口学的な動向が高齢者の就労を要求するならば，労働条件の改善は不可欠であろう。実行可能な修正としては，休息時間の延長，日や週当たりの労働時間の短縮，そしてパートタイムやフレックスタイムの導入などがある。

第3章で議論したように，すべての年齢において女性の最大酸素摂取量の絶対値の平均は，男性就労者の約3分の2であるため，有酸素労働能力の制限は高齢女性でとくに多くみられる。少数の人間工学の研究者は，高齢女性がきつい肉体労働から除外されるべきと忠告してきた(Rutenfrantz, Klimmer, Ilmarinen 1982)。しかし，このような決定は男性の高齢就労者と同じか，もしくはそれを超えるような身体的能力を持つ少数の高齢女性に対しては不当である。

● 筋力

職務遂行度は，一般的には反復して重い物を持ち上げることのできる能力についてによって左右される。Nottrodt, Celentano(1984)は，軍隊の若年新入隊員の中でさえ筋力についての問題が高い割合で出現していることを明らかにしてい

る。具体的には，カナダ軍が設定している最低限の持ち上げる能力の条件を男性の9％，女性の99％が満たすことができなかった。NIOSH(1981)は行動制限を，ILO(1992)は職務の改善が必要な閾値の上限を明記している。NIOSHの基準は，女性の75％程度，男性の99％未満が支障なく職務の必要条件を満たすならば達成されることになる。他方ILOは，平均的な負荷は個人の最大随意筋力の10％未満，最大負荷の場合は最大筋力の50％未満でなければならないと明記している。

第3章で検討したように，就労期間中に個人の筋力が平均25％低下するとするならば，平均的な被雇用者が一般的な退職年齢まで重労働である持ち上げ動作の要求を満たすことはきわめて難しい。しかし，人間工学的な処置(持ち上げ場所の設置，持ち上げ方法の指導，負担の軽減，職務の分散)がこの場合もそれを補うことができる。たとえば，Hopsu, Louhevaara(1993)は，工場の清掃作業の簡単な再設計が，高齢女性就労者の平均脈拍数を110から99まで減少させたことを明らかにしている。

● 生理学的機能における他の変化

高齢就労者のある領域の職務遂行度にマイナスの影響をともなう加齢の他の生理学的変化には，バランス機能の衰退，温度調節機能の低下，交代制勤務後における日内リズムの調節の困難などがある(Härmä, Hakola 1993)。

● 認知機能

認知機能の様々な側面は，減少する総神経細胞数よりも，加齢とともに増加する神経細胞間のつながりの程度に影響を受けている。70歳以前における脳機能の低下は，加齢の一般的な徴候というより，アルツハイマー病や多発性脳梗塞などの病気が原因となっている。腰部障害や冠動脈疾患のような慢性疾患は，身体機能に全般的なマイナスの効果をもたらすことがあるかもしれない(Eskelinenら 1991)。しかし，ある個人が良好な健康を保持しているならば，80歳より前に認知機能に低下がみられることはほとんどありえない(Berg 1993)。

感覚の低下，信号/騒音比の衰退，そして長期記憶情報の引き出しの遅延は，情報の中枢処理の速度を遅くする(Spirduso 1995)。したがって，複雑な選択反応時間は増加する。また高齢被雇用者は，若年就労者と比べて近時記憶も乏しく(Suvantoら 1991)，反応の一層の硬直性を示す。正常で決まりきった操作環境の下では職務遂行度の問題はみられないが，不慣れな問題の解決速度は遅くなる(Chown 1983)。したがって(たとえば小説に出てくる緊急事態のように〈Molander, Backman 1993〉)即断が必要とされる状況では，高齢者はかなり不利な立場に立たされるかもしれない。しかし，こうした限界とは対照的に，執筆速度や語彙は一般的に40～50歳に達するまでピークを迎えない。蓄積された知識や経験は，一部は新しい技術の急速な導入と第三世界への伝統的な職業の移転によってその潜在的利点を失いつつあるものの，高齢就労者の持つ別の財産といえる。

もはや役に立たない研磨技術のように，技術革新は高齢就労者を役立たずなものにしている。この問題を認識したうえでILOの142号と150号の協定(1992)では，職業のガイドライン，そして訓練に関する施策・プログラムは生活全体にわたって就労者を支援すべきだと提案している。訓練内容は年齢に合わせることが必要で，訓練や再訓練の指示書の作成には高齢者も関わるべきである。訓練は特殊な知識や技術の更新だけでなく，一般的な教育水準の向上をも含むかもしれない。高齢就労者はこのようなクラスへの参加を奨励される必要があり，企業の経営者はそれらの経済的・実践的な価値について教育されなければならない。

● 仕事満足度

高齢就労者は，「仕事量が多すぎる」「支援が乏しい」と不平を口にすることがある(Goedhard 1993)。しかし，Torgen, Nygard, Wahlstedt (1993)は若年の郵便事業の就労者と比較して高

齢の郵便事業の就労者が高い職務満足度を示していることを明らかにし，Nielsen(1993)の自治体の清掃人を対象とした研究でもこれと同様の知見を得ている．心理社会的対処が成功するかどうかは，仕事の性質，不満な人の配置転換の程度や，年齢に応じて興味をひく職務を選択できる機会の有無に依存している．

D 事故

新しい状況に直面した場合の反応の硬直性(Molander, Backman 1993)，複雑な反応の遅延，そして特殊感覚の鋭敏さの進行性の低下(Chown 1983)は驚くことに，高齢就労者の事故の危険率の増加とほとんど関係ない．このことは，バスの運転手のような公共の安全性が非常に懸念され，精神運動機能の低下が職務遂行度に対して重要であると思われている職業でさえも当てはまると考えられる(Shephard, Prien, Hughes 1988)．

高齢被雇用者の事故率が低いことの1つの理由は，通常の就労期間においては少なくとも不可避に起こる身体機能の低下に対し，それに対処したり，補ったりする方法を高齢就労者が修得していることにある．もっと重要なことは，ほとんどの事故が認知や特殊な感覚の低下からくるのではないということである．ほとんどの事故は，不注意，甘い判断，必要な技術の不十分な習得，あるいはアルコールやその他の薬物の乱用という理由で，「事故多発者」となっているほんのひと握りの人たちに帰因している．このような人々は一般的には職歴の早い段階で発見され，危険な職務からは外されている．

● 運転手の経験

多くの運輸会社では，バス運転手の人口学的特性と事故の経験に関する詳細な統計が利用可能である．北米のある中規模の公共交通機関管理所(transit authority)の1つの調査では(Shephard, Prien, Hughes 1988)，運転手のたった3.5％が60歳以上であったが，ロンドン運輸システムでは，一部の運転手は70歳に達するまで運転することになっている．

(運転経験の年数で調整したときの)事故の発生率は45歳以上の就労者でもっとも低い(表9.2参照)．データが就労期間で調整されていなければ，累積経験による成績を示すことになり，高齢運転手は若年運転手よりもはるかに成績優秀ということになる．高齢運転手は若い新人よりも注意深く，また中年で雇用されたとしてもその時点ですでにはるかに豊かな運転経験を持って運輸業務を開始するということがあるかもしれない．もう1つの要因は，ほとんどの事故が，事故多発運転手という一部の小集団に帰せられるものであり，この人たちのほとんどは雇用されてから最初の数年間に最悪の事故を経験するということである．その後，その小集団の多くが障害を持ったり，事故で亡くなったり，解雇されたり，または自発的に運輸会社を退職したりするのである．最後の要因としては，長年運送にたずさわっている運転手は，最悪の交通事故を避けるための道順を選択することができ，また1日2回あるラッシュアワーの時間帯に仕事をするということに若い被雇用者

表9.2 アメリカの都市部の中規模バス会社における加害的な立場の事故

(運転手・年あたり表記)

年齢 (歳)	運転歴（年）				
	0～5 年	6～15 年	16～25 年	26 年以上	合計
25～35	3.02	3.18			3.05
36～45	2.35	1.90			2.17
46～55	1.90	1.91	0.92	0.20	1.65
56～60	3.00	3.00	2.00	0.39	1.18
60 以上		4.33	0.00	0.88	1.43

R.J. Shephard, E.P. Prien, and G.L. Hughes, 1988, "Age restriction on bus driver selection", *Journal of Human Ergology*, 17, 119-138 から許可をえて改変．

を関わらせている交代制勤務に，通常では高齢の被雇用者は従事する必要がないということも関係している。

水晶体の混濁とそれによる照明の乱反射が視力と眩しい光に対する耐性の両方をかなり低下させるような夕闇や夜間という時間帯では，高齢運転手にとってもっとも大きな問題が起こりかねない。視力はトラック運転手の事故率と関連しているため，少数の区域では後期高齢者の夜間運転を制限している。にもかかわらず夜間の時間帯でもバス運転手の事故はまれにしか発生しない（Pokorny, Blom, Van Leeuwen 1987）。

高齢の運転手は注意深いので，若い運転手と比較して重大な事故に合うことが少ない（Shephard, Prien, Hughes 1988）。高齢運転手の間では，処理のための時間がもはやない信号は捨ててしまうという「部分的送電停止」（"load-shedding"）から事故が起こることがある。しかし，安全性に問題のあるような反応時間の遅延が生ずるのはかなり高齢になってからである。視野狭窄や脊椎動作の制約が視角の有効な範囲を狭め，その結果，ときには道路の路肩の確認を一層困難にする場合もある。しかし，この困難はバックミラーを効果的に配置することによって，ほとんど解決することができる。視角調節の遅延はまた，高速運転中に道路標識を読むことを困難にする。

理論的にみた場合，高齢運転手に不利なことがあるにもかかわらず，アメリカ自動車協会（American Automobile Association 1985）は，運転免許の取り消し総数が年齢とともに減少していることを示している。そのうえ，50～59歳の自動車運転手は，事故発生率がもっとも低い集団であった。

● 他の職業上の事故

多くの他の職業では加齢にともなう身体的・認知的な機能の低下が，事故の危険を高めていると考えられるかもしれない。退職以前の10年間には高齢被雇用者の反応速度の低下に合わせて機械のペースを落とすことが難しいということとともに，走行中の自動車を回避しそこなうことが事故の原因となりうる。しかし，多くの就労者に対する主要な問題は，怪我それ自身ではなく，自分がコントロールできない機械類によって怪我をさせられるという恐怖である。

繰り返しになるが，加齢による身体的な不利は通常，高齢就労者の用心深さと経験によって補うことができる。Salminen（1993）は，現実には職場における全事故は若い就労者と比べて高齢就労者で少ないと報告した。

E 一般的な健康

主要な健康問題の発生率は，疑いなく加齢とともに増加する。しかし，若い者と同じく高齢者の健康問題も環境的・心理的要因によって強く影響をうけている。身体的負担が大きい，極端な温熱や寒冷に暴露する，決定における裁量権がない，昇進の可能性がほとんどない，そして役割葛藤がある（Tuomi, Eskelinenら 1991）といった職務では，不健康であるとの訴えがもっとも頻繁にみられる。高齢者の身体的な健康は，部分的にはこれらの理由のため社会階層とも強く関連している（Black 1980）。

45～50歳という早い時期に，自分の健康をよいと評価する人とよくないと評価する人とに両極化する（Tuomi, Ilmarinenや 1991）。もっとも多いとみられる訴えは筋骨格系の問題，心血管系の疾患，そして精神疾患に関連するものである。加齢にともなって高いストレスレベルに対応する能力が低下することから（Kinnunen, Rasku, Parkatti 1993），いくつかの種類の職務（たとえば教育職）では，このことが高齢就労者の間で身体的疲労，ストレスが高いこと，欠勤が多いことの原因と考えられてきた。

健康に対する特別な懸念としては，医薬品の副作用や，たとえば心発作や脳卒中のような突然の重篤な疾患によって生じる安全性への危険などが挙げられる。

● 欠勤率

産業経済学者は一般に，労働力の高齢化が欠勤率を増加させ，ひいては生産性を低下させると推測してきた。

しかし，健康状態だけで，加齢が与える全体的な影響を分析することは，慢性疾患以外の，低い生産性の重要な個人的，組織的な要因を無視することになる。職場の欠勤率の半数近くは医学的な根拠を持っていない。北米の企業で組合に加盟していない就労者(年に4～5日の欠勤)とヨーロッパで組合に加盟している就労者(年に20～30日の欠勤)の欠勤率は4～5倍違うことを最近の統計データは示している(Shephard 1995 b)。この5～6年では多くの北米の企業は，生産物やサービスに対する需要が低いため，生産能力の70％くらいで操業してきた。カナダでは労働力の9～10％が，このほとんどの期間失業していた。個人的な努力が，管理の不備，労働組合の統制，仕事の面で関わりの深い同僚の欠勤，必要な材料の不足，新しい機械類や調査，開発への投資の不足などの要因によって無駄にされることがなかったならば，被雇用者はより大きな成果を達成することができたであろう(Shephard 1986 b)。生産はますますよい就労者と悪い就労者，若い被雇用者と高齢被雇用者の間のチーム作業となっている。そのため就労者個々の生産性の評価はきわめて困難となってきており，労働力の平均年齢を低下させることによって，欠勤率が減少し，生産性が増加すると主張するのは単純すぎるといえよう。

一部の若い被雇用者の職務遂行度を妨害するような秩序を乱す1～2日の欠勤については，高齢就労者はほとんどとらないようにみえる。他方，慢性疾患の悪化(たとえば，慢性気管支炎の発作や腰部障害の再発)によって欠勤がもたらされるならば，高齢就労者は相当の期間欠勤するかもしれない(Shephard 1986 c)。

● 医薬品の副作用

かなりの割合の高齢就労者は，生産性や事故の危険性に影響をもたらしかねない処方薬を服用している。たとえばIlmarinen(1991)は，身体的負担の大きな職務に従事している高齢就労者の多くが，心血管系の機能を低下させ，筋肉疲労をもたらしやすいβブロッカーを服用していることを明らかにしている。繰り返しになるが，降圧剤の服用は，うつと眠気を起こすかもしれない。

不幸にも現在までのところ，この問題の組織効率への影響については具体的な情報はほとんどない。

● 虚血性心疾患

公共の安全に関わる職業(たとえば，飛行機のパイロット，電車やバスの運転手，警官)に関しては，年齢が心筋梗塞や急性心停止，脳血管破綻や脳卒中の主要な危険要因であることから(第5章参照)，意識喪失や死により仕事中に事故が生じることを回避するために，一律の退職年齢が適用されるべきだと指摘されてきた。

心血管系疾患の発作は，もっとも大きな問題を引き起こす可能性がある。しかし，職務中の心臓発作からくる公共の安全性の危険はおどろくほど小さい。第1に，職務中に発生する障害を引き起こす心臓発作の頻度は，通常の労働日の長さから予想されるよりもかなり少ない(表9.3参照)。第2に，ほとんどの職務では8時間の労働日のうちわずかな時間のみが，公共の安全が危険にさらされる職務によって占められているにすぎない(Shephard 1992 d)。賃労働の大部分はペーパーワークと休息時間によって占められている。最後の点としては，多くの重要な場面では同僚や自動停止装置のようなシステムが利用可能である。トラックやバスを単独で運転する人でさえ，心臓発作が差し迫っているという十分な警告を感じ，自

表9.3　1日における致死的でない心臓発作の相対発生率

活　動	期　間 (分)	発作の期待数	発作の観測数
睡　眠	460	75	48
就　労	400	55	30
運　動	30	5	30
歩　行	20	3	13
その他の活動	30	5	21

R.J. Shephard, 1981, *Ischemic heart disease and exercise* (London：Croom Helm)から転載。

動車を安全に停止することができる(Shephard 1986 a)。

● **疾患と自発的な退職**

生産性と安全性の両方の観点からすれば，重要な論点は，被雇用者が，自分の身体的健康状態が特定の職業をつづけていく上で不十分となる時期を自覚できるのかどうか，また認識したときに自発的に退職することを選択するか否かにある。

Eskelinenら(1991)は，ほとんどの就労者が自分の労働能力について現実的な評価をしていると主張している。Tuomi(Tuomi, Järvinenら1991；Tuomi, Toikkanenら 1991)はまた，不健康であると訴えた人の多くは早期に退職していることを明らかにしている。転職がどの程度自発的か，また事業主によって何回くらい主導されたかについては，彼らの研究からははっきりとしないが，強靱な筋力，きつい姿勢への耐性，そして劣悪な物理的な環境の受容を要求する職務では，転職および早期退職が頻繁にみられた。

4 高齢就労者の生産性を高めること

Enhancing the Productivity of the Older Worker

遺伝的素質，個人の生活習慣，運動習慣という要因はすべて，ある年齢における生物学的な年齢，すなわち生産性の潜在的能力を大きく左右する。事業主が適切な初期の特性を持っている人を採用し，職場における体力や生活習慣のプログラムを開発し，そしてこのプログラムに参加することを被雇用者に奨励するならば，加齢のマイナスの効果は最小限にとどめられるかもしれない。このような処置にもかかわらず，高齢就労者はなお生物学的機能の残余不足を示すかもしれない。しかし，職場の設計を最適にすることを含め，適切な人間工学的な処置によって，マイナスを補うことはたいていの場合可能である。これらの様々なアプローチを組み合わせることによって，企業は被雇用者の生産性，有効性，そして安全性に関わる年齢幅をかなり広げることができる。

A 遺伝的素質

最近の推測では，遺伝的な要因が被雇用者の初時の有酸素能力と筋力の 30～40％ を説明していることを示唆している。体質的な要因はまた，計画的な訓練プログラムや重い肉体労働に対する個人の反応にかなりの影響を与えている(Bouchard 1994)。したがって，機械化を図ってもなお高い身体的負担を回避することができない場合，採用時に身体的なスクリーニングテストを実施することは有益である。このようなスクリーニングは，採用直後だけでなく，職業経歴の後半においても高い生産性を持つであろう被雇用者を選び出すことを可能にする。

採用の決定は体格の面から意識的に，あるいは無意識的に行われることがある。しかし，驚いたことに最近のデータは，身体的な負担の大きい職務に従事する人が，彼らの身体能力が職務の負担に適合するかという面から，被雇用者本人あるいは事業主のいずれかによって選択されたことを示す客観的な証拠をほとんど示していない(Ilmarinen 1991)。

B　訓練の効果

職務自体が被雇用者の身体状態を保持し，さらに増進することにさえ貢献しているケースもある。しかし多くの職業では，重い身体的負担はめったにないため，通常の職務上の負担では実質的な訓練効果を持つには十分でない。また，就労者の身体を強化するためには，職務の負担はあまりにも局所的で，一方の体側に偏り，また静的でありすぎる (Ilmarinen 1988, 1989)。

自動化がより広い領域で行われるようになるので，身体的健康は職務の遂行にともなう身体的活動よりも余暇活動にますます影響を受けることになるであろう。Suurnakki, Nygard, Ilmarinen (1991) の報告では，身体的に負担の大きい職務に従事している人と精神的に負担の大きい職務に従事している人とで，有酸素運動能力に違いがないことを明らかにしている。その他の研究者も，「重労働」に従事している人で通常以上の筋肉の発達を観察しなかった (Huuhtanen と Piispa 1993；Nygard ら 1987)。

理論的には身体検査あるいは単に職務遂行度を観察することによって，身体的な労働能力が不足している被雇用者を容易に特定することができる。このような人たちの能力を高めるための訓練プログラムの導入は，疲労とそれによる筋骨格系の障害発生の危険性を減らすために望ましいと思われる (Cady, Thomas, Karwaski 1985；Tuomi, Ilmarinen ら 1991)。中年や高齢の就労者に対する適切な運動プログラムは，最大酸素摂取量を 5〜10 ml/[kg・分] 向上させ，筋力を 10〜20％強化することができる（第 4 章参照）。こうした改善は，通常の加齢過程において 10〜20 年の若返りに相当し，身体的負担の大きい職務では日常業務への主観的耐久力と生産性のいずれに対しても相当な効果を持つであろう。

Suurnakki, Nygard, Ilmarinen (1991) は，職務中の心拍数を測定し，心・呼吸器系の作業能が高い就労者は，中程度もしくはそれ以下の身体的な作業能の人よりも 10％低い心・呼吸器系の負荷を示したこと，また，このような人はより早く職務を完了させることができたので，より低い身体能力しか持っていない同僚と比べて長い休息時間をとることができたことを明らかにしている。

C　訓練プログラムの間接効果

いくつかの報告は，運動訓練プログラムが有酸素能力や筋力の強化，そして肥満の予防に効果があることを示唆している。さらに研究者は，色彩の認識や反応，動作時間といった精神運動の測定値を改善させることを示している (Rikli, Edwards 1991；Spirduso 1995；Tomporowski, Ellis 1986)。

D　生活習慣の変容

定期的な運動や生活習慣プログラムに参加することにより，一般的な健康状態に関する多くの指標を改善させることができる。

プログラムに定期的に参加した人の間でみられる参加直後の欠勤数のわずかな減少は，健康度自己評価の改善と関係している可能性がある（第 8 章参照，Shephard 1986 b)。被雇用者が「良好である」と感じた結果として，より良好な状態で出勤日に臨むことが可能となる。身体の調子を整えるためのプログラムに継続的に参加するとき，より長期的な効果が得られる。生活習慣の改善は，禁煙 (Shephard 1989 a)，肥満の改善（成人型糖尿病や他の慢性疾患の発病の危険性を減らす），そして心臓病の危険因子を減らすことなどが挙げられる (Leon ら 1987)

すでに議論したように，禁煙は健康一般のみでなく身体機能にも影響する。大量に喫煙する人は，最大酸素摂取量の 5〜10％を胸筋の活動に振り向けているため，気管支の閉塞が回復することによって有酸素能力の一部あるいはすべてが外部の職務遂行に振り向けられる。体脂肪を 20 kg

以上余分につけている肥満の被雇用者は，体組織の代謝に必要なエネルギー消費量が25％高くなっている。食事制限と運動の適切な組み合わせによって体脂肪量を減らせることができるならば，それに応じて身体的な作業能力は改善する。禁煙の実施と肥満の改善により，就労期間中の加齢に帰因する機能低下に相当する有酸素能力の改善を図ることが可能である。

E 人間工学的な処置

高齢被雇用者の職務を援助するため人間工学的な処置の導入を企業が考えたとき，第1に必要なことは職務のどの部分がその遂行の支障となっているかを特定するための職務分析を行うことである。それによってその遂行過程が，危機的で，全体のスピードを制限する，また有害な段階を改善するために，再設計することができる。

● 有酸素能力

裁判所の公聴会では，被雇用者が重労働を行うためには，たとえば3 l/分，または42 ml/[kg・分]（12 METs）の最大酸素摂取量という恣意的な基準を満足しなければならないとの指摘がたびたび行われてきた。

このような必要条件を支持するデータは，職務に関わる一連の作業1つひとつを遂行する間に観察される酸素消費量に基づいていた。しかし，模擬的な職務がそのような高い代謝要求を示す職業からは自発的な早期退職が多いという証拠はほとんどない。この可能な説明は，多くの与えられた職務は1～2分で完了するということである。職務を遂行するために理論的に必要な酸素消費量のかなりの部分は，酸素運搬の安定した速度で対応するよりも酸素負債として蓄積させることができる（Shephard 1991 b）。

しかし，職務の中でもっともきつい部分は可能なかぎり自動化されるべきである。あるいは，高齢就労者は身体的な労働能力によるよりも，蓄積された経験が生かされる監督的な役割に昇進させることも可能である。このような調整が何らかの理由によって不可能であるとしても，人間工学の研究者はなお，高齢被雇用者に対して理論的な疲労の閾値内に仕事の職務をおさえるため（8時間の有酸素能力の40％），休息時間の追加や延長あるいは平均労働日の短縮といった選択肢を持っている。

● 筋力

現在の職務が高齢被雇用者の筋力を超えるような職場では，繰り返しになるが，人間工学的に望ましい解決法は自動化である。しかし，他の多くの選択肢によってもまた，許容限度内に高齢就労者の筋肉負担をとどめることができる。

人間工学の専門家は，よりよい姿勢をとること（Suurnakki, Nygard, Ilmarinen 1991）や持ち上げるやり方を改善する（たとえば2人以上で持ち上げる，重い箱の中味を軽くする，持ち上げる高さが減るように作業台を設置する，持ち上げの速度を遅くする，あるいはより長い休息を取るようにする）ことを教えることができる（Suurnakki, Nygard, Ilmarinen 1991）。

● 感覚機能

労働現場の照明を明るくする，補正レンズを使用する，環境の騒音を減らす，補聴器を使用するといった処置は，感覚機能が中程度に障害された多くの高齢就労者に有効である。近代的なオフィスビルで一般的に行われている職務のひとつは，端末の画面を操作することである。そこでは，視力の障害は姿勢を悪くし，腰痛の原因となる（Sundstrom 1986）。しかし，この問題は座席の改良や画面上の文字の大きさを変更するなどの簡単な人間工学的な処置によって緩和させることができる。

視力や聴力の低下によって生産性が低下するような少数の特殊な作業が残っている。これらは，次の章で議論される。テストを注意深く実施することは，このような職業の中では脆弱な個人を特定し，配置転換し，再教育するために必要である。

● 認知機能

　高齢就労者は自分の職務に対して，個人的あるいは社会的な困難な状況下において役立つ，情緒安定性と熟達した判断ができるという特性を有している。若い被雇用者と比較して高齢の被雇用者はまた，危険で保証がないことをいちかばちかやってみるという傾向は少ない。適切な配置転換によって彼らの持つ資質のよい点が活用されるならば，高齢就労者の生産性，有効性そして安全性は最大となる。

　高齢就労者は頻繁に技術進歩によって脅かされており，また新しい過程を修得することに対して消極的である。高齢者に必要な再訓練の時間は，部分的には新しいことを記憶する能力の低下によって，若い人と比べて若干長くなる。しかし，若い就労者では，再教育の修了後に転職する可能性が高いので，高齢者を再教育するために余分な費用がかかるという見方は正しくない。そのうえ，高齢者の修得の遅延は，職務を一度修得した場合には，より勤勉で正確であるということで補うことができるであろう。

5 結論
Conclusions

　加齢は身体と精神の機能のいずれをも低下させることになるが，これらの過程はかなり後期に出現する。そして，重要な職務遂行度の低下は，活動的な生活習慣を採用することで遅延させることができる。事業主は，高齢就労者が公共の安全性を脅かす，もしくは高い生産性を達成するために必要な労働能力に欠けているという懸念をもっているかもしれない。しかしこのことは，可能な処置のすべてを実施するための動機づけとなるべきである。重労働を可能なところまで自動化することを含め，労働現場は設計されるべきである。被雇用者は注意深く選抜され，また職場における効果的な体力や生活習慣のプログラムに参加することを奨励されるべきである。

　一般的には，若年と高齢の就労者の生産性の違いは小さい。しかし，たとえ違いがあるにしても，就労者の生産性を最大限にするという観念を批判することもまた適切かもしれない。再生産不可能な資源が減少する世界では，以前のように消費生産物を年々増産し，販売することを追求することは適当といえるだろうか。たとえ，熱狂した活動のみが社会が求めるすべてを供給できると主張する者がいても，自動化は，社会が求める商品やサービスすべてを生産するためであっても就労者が最大速度で8時間就労する必要のない時代を，わたしたちに急速にもたらしつつある。自動化はまもなく，尊敬と尊厳を持って高齢被雇用者の特別な必要条件に適合するための独自の機会を，社会に提供するかもしれない。

第10章
加齢の社会的意味
Implications of Aging for Society

　年齢差別は，北米社会に内在するもののように思われる。これは，とくに産業の雇用分野にあてはまる。そこでは，悪徳な事業主が採用，昇進，退職の際の年齢差別を通して，競争相手よりも競争力を得ようと画策してきた。そのため，雇用機会均等と人権委員会は，雇用機会の制限が仕事の性質上法律的に必要なものであるか否かを確認する作業を要求されてきた。同様に運動生理学や人間工学の専門家も，多くの職業の身体的負担を評価し，その情報を高齢の就労予備軍の身体能力と関連づけることを要求されてきた。

　多くの先進国の間でみられる，人口に占める高齢者割合の増加は，多くの経済的問題を引き起こしてきた。従属人口指数の変化は，年金基金の支払能力を不安定なものにした。とくに終末期の数ヶ月間においては，高コストで，技術的に高度な医療および関連の施設ケアに対する需要の急速な増加がみられた。若年または退職後の期間のいずれにおいても，定期的な身体運動を奨励することが，高齢化社会に関連した医療費の増加を抑えることに役立つかどうかについて，政治家は疑問視してきた。

　以上のことが，この最終章で検討される論点である。

1 採用,昇進そして退職における公平
Job Equity in Hiring, Promotion, and Retirement

　北米における雇用機会均等と人権委員会は頻繁に,求職者や就労者の差別の訴えを調査することを求められる。差別の対象には年齢,性や特定の身体や精神の障害がある。事業主はある年齢を過ぎた就労者の採用を拒否していたのかもしれない。たとえば最近,カナダ連邦裁判所(Canadian Federal Court of Appeal),およびアメリカの雇用機会均等委員会(U.S. Equal Employment Opportunity Commission)から裁定が出されるまで,多くのバス会社は40歳もしくは45歳以上のバスの運転手を採用したがらなかった。高齢者は年齢のために,十分な条件を備えているにもかかわらず昇進を否定されたり,移動の希望が受け入れられなかったり,また再訓練の機会が与えられなかったことを示す証拠が時にはあるかもしれない。もっとも多くみられる訴えは,就労者が希望する前に,フルタイムの雇用からの退職を強要されたということである。

　一般的には,このような様々な年齢差別は連邦,州,地方の法律(たとえば,雇用年齢差別法〈U.S. Federal Age Discrimination in Employment Act〉)で禁止されている。しかし,少数の裁判では,雇用に対して適当な年齢制限を設けることができるという判決が出された(たとえば,カナダ オンタリオ州では大学教授は65歳まで)。また,職業上の資格を必要とする仕事では採用と退職における差別がいずれも容認されている(Leon 1987)。すなわち個人の年齢,性あるいは障害が,仕事を遂行するうえで重要な作業の1つ以上を妨げていると証明可能な職業がそれにあたる。このような判決は,多くの一般人の安全に対して責任を持つ航空機のパイロットや鉄道の運転士のような単独で働く就労者などにあてはまる(Bruce, Fisher 1987)。

　いくつかの仕事では,困難性は特定の感覚器の衰えからくるかもしれない。時計製造者が,微細な機能を修理するために必要な視力を失うかもしれない。鉄道の運転士が,緑と赤の信号を区別することができなくなるかもしれない。生産工程の掃除機の点検者が,故障したモーターから発せられる警告のような騒音を聞き逃すことになるかもしれない。また,建築作業者が,強風の中で高いビルの上を歩くときに必要なバランス感覚を失うことになるかもしれない。困難性はたびたび高齢就労者の身体的,あるいは主観的な退行から起こる。しかし本章では,加齢のもっとも重大な影響はこれまでと同じように身体的な作業能力の側面(有酸素能力,非有酸素能力または筋力)にあらわれるとみる。

A 採用の制限

　採用年齢の制限を正当化するために出される議論の特徴は,バス運転手という個別なケースを通して示すことができる。

●安全性への懸念

　採用時の年齢を40歳や45歳以下とした現行の規定を正当化するために運輸業者によって示されるおもな理由は,採用された高齢者はバスの運転手に必要な様々な操作(安全運転の方法など)を修得することに支障があるというものであっ

た。明らかに様々な企業における事故統計は，この見方に対して強く異議を唱えるものとなっている(Shephard, Prien, Hughes 1988によって要約)。自動車の運転経験が豊富なためという理由もあるが，高齢運転手が事故に巻き込まれる件数がもっとも少ない(表9.2参照)。

● 不規則な労働時間への適応

通常，運輸業の新規採用者は余分な仕事を割り当てられる。すなわち，きつい，そして突然スケジュールが入るような交替制勤務で働くことを要求される。しかし，加齢は疲労に耐えたり，睡眠不足や交代制勤務に適応する能力の低下と関連している(Morgan 1987；Webb 1981)。高齢就労者はしたがって，要求される仕事のスケジュールに適応することに支障をきたしがちである。

● 身体的な負担

運転手の仕事は，中くらい以上の筋力を必要とする(たとえば，車椅子の乗客を乗せるとか，あるいはパワーステアリングを装備していないバスを運転するといったように)。事業主は，力のない，閉経後の女性運転手に，このような責任のある仕事を任せることは非現実的であると主張してきた。しかし，若い年で雇用された運転手が70歳代まで働き続けること(ロンドンの中心部において許可されてきたように)ができるという事実は，40歳や45歳で採用された人が，仕事に必要な筋力を欠いていることがほとんどありえないことを示している。

● 腰痛

多くの職業では，腰痛の有訴率は年齢とともに増加する。公共交通機関管理所(transit authority)は，高齢者が市街地のでこぼこの道路を走るバスを運転する運転手として採用されたとするならば，このような問題はより深刻化するであろうと指摘してきた。問題は累積的な性格をもっているため，高齢者で採用された人では若い時からバスを運転してきた人と比べて支障は少ないようにみえる。さらにイスラエル人のバス運転手を対象とした研究では(Barak, Djerassi 1987)，震えの原因になるような病理的な脊椎変化の証拠を見出すことはできなかった。運転手の経験によれば，スリップ，転倒および手荷物の不適切な取り扱いが，バス運転手の間で腰部の傷害の原因としてもっとも頻度の高いものであった。

● 感覚器の衰え

加齢にともなう聴力の衰えは，乗客の要望に応えたり，車の故障を見つけたり，車の内外で起こる危険な状況についての警告音を察知することを困難にするかもしれない。聴力テストは，バス運転手に対して毎年行われる有益な健康診査の項目かもしれない。しかし，70歳代まで公共輸送機関である車を安全に運転し続けるために現役の運転手が証拠として示した能力をもう一度みてみるならば，聴力の衰えは40〜45歳の中年運転手の採用を一様に制限することの正当な理由として承認されえない。

● 認知機能

公共交通機関管理所は，公共輸送機関の車を安全に運転するための研修期間が延長されてきており，そのため，高齢での採用者は退職年齢に近くなるまでに作業に必要なことを十分に修得できないかもしれないと主張してきた。この主張は，すでに示した事故統計(表9.2参照)によってすぐに反論されてしまう。

● あいまいな理由

このような明らかな理由に加えて，運輸業者は次のような漠然とした不安を持っている。その不安とは，高齢の運転手は旅行者から安全でないとみられていたり，病気によくかかり，かかれば長くなるであろうから欠勤，健康保険，長期の傷害，あるいは年金給付に関連する費用の増加をともなうといったものである。

● 仕事の要件を満たす能力

本章の後半に示すように，詳細な作業分析は年齢差別を正当化するあからさまな主張のほとんど

に反論するものとなっている(Shephard, Prien, Hughes 1988)。このような分析は，45歳という遅い年齢で採用された人でも仕事に必要な要件を十分に満たすことができることを証明している。現に基礎的な指標である交通事故の発生率の面からみると，45歳という年齢がバス運転手の最適採用年齢に近いという明確な証拠がある。

したがって，高齢の運転手の採用にあたり年齢制限を設ける職業上の正当な理由はない。そして米国雇用機会均等委員会(U.S. Equal Employment Opportunity Commission)は，このような制限が撤回されるべきであると定めた。

B 定年退職

定年退職についての議論は，その基礎としていつも，次のような事業主の主張が存在してきた。その主張とは，有酸素能力，筋力もしくは暑熱耐性の衰えは，高齢者が仕事に必要な身体的な要件を満たすための身体機能的な能力を大きく低下させるというものである。また，少数ではあるが，重大な障害をもたらす疾患や突然死の危険性が増加することが，就労者や一般の人の安全性を脅かすかもしれないという懸念も表明されてきた(Leon 1987；Shephard 1991 b)。

高齢就労者を労働力から排除することを意図する明確な理由は，一般的には採用年齢を制限することと関連して示される理由と共通している。

定年退職を正当化する理由として機能低下が提出されるとすれば，仕事に必要な要件を注意深く評価することが，まず必要となる。このような分析は，郵便物の入った重いバックを持ちながら毎日長い距離を歩かなければならない郵便配達人(Shephard 1982 b)，あるいは船の出港許可が出される前に船倉への出入りのためにいくつもの長いハシゴを登らなければならない海上検査官(Shephard 1983 b)の例のように，限られた職種のみが大きな有酸素能力を必要とすることを示すかもしれない。あるいは，フェンスやその他の障害物を乗り越えて犯罪者を追跡しなければならない警察官(Davis, Dotson 1987)のような仕事は，敏捷性とともに大きな有酸素能力を必要とするかもしれない。また，簡易な酸素供給装置を装着し，燃えさかる建物から意識を失っている犠牲者を運び出さなければならない消防士などは，強い筋力と忍耐力を必要とするかもしれない。

真に必要な職業上の要件が明確に示されるならば，現実に適用する際の選択肢は，この要件を高齢就労者の平均的な能力，あるいは個別の就労者の能力のいずれに結びつけて考えるかにある。個々の人の仕事に対して，信頼性と妥当性が確保された実践向きの機能評価法を開発することはたいへん難しい(Davis, Dotson 1987)。評価方法そのものの問題や，テストの不合格が職歴を中止するための方法として不十分であるなどの理由から，身体機能が遂行度を妨げるような職場では，平均的な労働能力によって設定された一律の定年退職年齢を適用することがベストであると主張する人がいる。他方，この方法は，職歴を通じて体力や健康を高いレベルに維持し，何歳も若い人と同じくらい良好な活動能力を保持している就労者にとっては不当であると主張する人もいる。

●不十分な有酸素能力

郵便配達人という特別なケースによって，特定の仕事に対する最低限必要な有酸素能力を決定する際の問題点の多くが明らかにされる。この職業では組合の規制によって，運搬可能な最大重量(17 kg)と最大許容歩行速度(約5 km/時の速度であり，この数値は8時間交替でもっとも長い配達ルートを担当した際に，配達人が郵便物の仕分けと配達を完了できるように決められた)が両方決められている。通常の交替制勤務においては，荷物やコード貼付されていない郵便物の仕分けを予備的に行うために，2～3時間という時間が当てられている。残りの時間は，郵便物の配達のために用いられている。

＊エネルギー支出の計算：

一見したところ，17 kgの肩掛けカバンを5 km/時で運搬するためのエネルギー消費量を計算し，この数値を就労者の有酸素能力(Shephar-

表 10.1 作業時間および自分のペースで行える作業に従事する就労者の任意の選択に関連した職業上の許容強度（いずれも個人の最大有酸素消費量の割合で示した）

有酸素的作業時間（時間）	Bonjer (1968) の勧告	自由選択(Bonjer 1968；Hughes, Goldman 1970)
1	63%	76%
2	53%	—
4	47%	—
8	33%	40%

一部, F. H. Bonjer 1968, Relationship between working time, physical working capacity, and allowable calorie expenditure. In *Muskelarbeit und Muskeltraining*, edited by W. Rohmert (Stuttgart：Gentner Verlag)によって収集されたデータに基づいている。

d 1993 a)と，過度な疲労をもたらすことなく5～6時間続けて仕事をするために費やされる有酸素能力の一定割合（約40％）の両方に関係づけることは簡単なことのようにみえる（表10.1参照）。

Bonjer(1968)は，有酸素能力の割合として表現された許容負荷度が仕事時間の関数であり，次のような等式からそれを求めることができるとしている。

許容負荷度(%) = 32.3(log 5700 − log t)
t は仕事時間(分)

＊エネルギー消費量に影響する要因：

郵便物を入れた郵便カバンを運搬するために必要な配達を開始しはじめた時の消費量は，ほとんどの生理学の報告から推測されるよりもわずかに高い。なぜならカバンは（重量が最適に分散されるような）背中の中心で運搬されるよりも，左の肩からぶら下げられているからである。この方法は，配達人が歩行中でも右手で郵便物をとることを可能にしている。運搬の負担に関する多くの軍事上の研究で明らかにされてきたように，負荷は17 kgのままではない。事実，たとえば福祉の小切手が配達される日など，最大量の郵便物の配達がある数日を除いてはまれにしか，カバンの重量は許容されている最大重量に達することはない。そのうえ，カバンの重量は郵便物が配達されるたびに減っていく。

配達人は，普段のルートで配達している間にもたくさんの坂を昇ったり，降りたりしなければならないので，作業をこなすための消費量は同じ速度で歩行したときに比べていくらか高い値である。しかし，前もって配達プランを立てることで，行きの下り坂では郵便物が一杯のバッグを，帰りの上り坂ではほとんど空のバッグを運ぶようにすることができる。ある歩行速度のときのエネルギー消費量は，雪の場合には増加する。だから，悪天候の中を配達する際には配達時間の延長が認められている。

＊作業時間に影響する要因：

歩行距離は，管理者によって公道を利用した場合として決められるが，配達人は芝生を横切ったり垣根を無理やり突っ切ったりすることで予定された歩行距離をかなり短縮することが可能かもしれない。そのうえ，個々の配達ルートごとに距離や昇らなければならない戸口までの上り階段の数が異なる。したがって，もっとも長い配達ルートが交替制を組むために用いられる。

仕事の密度や長さのいずれにも影響するこのような要因は，郵便配達人の平均的なエネルギー消費量の計算をたいへん難しくしている。若年者と比較し高齢就労者は，明らかに年齢を重ねたという長所によって，より容易なルートを選ぶための見識をたくさん持っている。

＊有酸素能力との関連：

必要な日常のエネルギー消費量が決められるならば，次いでこれと個人の有酸素能力の許容範囲とを関係づけることになる。1日4時間の作業に対して適切な消費量の上限が47％であるとするならば，必要な最大酸素摂取量が求められる（表10.2参照）。このような試算は，多くの高齢女性と少数の高齢男性が，軽い労働以上の重い労働を

表 10.2 作業のエネルギー消費量(Brown, Crowden 1963によって定義)と4時間の活動持続に必要な最大酸素摂取量(有酸素能力の47％に作業を限定)との関連

作業	エネルギー消費量 (kJ/分)	最大酸素摂取量 (ℓ/分)
軽い労働	<14	<1.42
中くらいの労働	14〜23	1.42〜2.33
重い労働	23〜38	2.23〜3.85
極めて重い労働	>38	>3.85

1日4時間持続することが困難であることを示唆している。配達のルート中もっとも大きな負荷は，配達人が21 kJ/分の平均的なエネルギー消費支出を少なくとも4～5時間持続するというものであり，(47％の上限を適用するならば)最大酸素摂取量は少なくても2.13 l/分でなければならないことになる。

この摂取量から，郵便配達が高齢の就労者の耐性を上回るものであると結論づけることは早急すぎる。わたしたちは特定集団における有酸素能力の年齢分布曲線を必要とする。わたしたちは，現在郵便配達人に関するこのような情報を持っておらず，他のたくさんの職種に関してもこのような数値をほとんどもっていない。郵便配達のような作業は，その高い有酸素負荷のために，それに適合した個人が就く傾向にある。このような適性はまた，日常の重い有酸素エネルギー支出によって保持されている。一般集団のデータからの計算に基づくことは認められない。就労者に特異的な有酸素能力の測定結果が必要とされる。

● 就労の延長

就労者の年齢範囲を拡大するという観点からすると，いくつかの戦術により，年功に基づいて「簡単な」ルートを選ぶという方法を補うことができる。禁煙や体重調節のプログラムはそれぞれ，多くの就労者の実効ある有酸素能力を増やすことができ，パートタイムでの雇用は，高齢者が配達ルートの一部のみを担当することを可能にする。

自動化は，個人的な努力よりも重要であろう。高い有酸素能力を必要とする他の作業のエネルギー消費量が表10.3に要約されている。この表は，搾乳機，電動のこぎり，あるいは植樹機の導入と同様，つるはしとシャベルから地ならし機へ，トウモロコシを束ね，皮をむく作業をコンバインに，鎌による干し草づくり作業をトラクターにというように，いかに機械化によって，企業が高齢者を雇用できる範囲が除々に拡大してきたのかを示している。このような開発のすべてが，就労者のエネルギー消費量を大幅に低下させた。そのうえ，機械がより精密になり，人間の力に依存しなくなってきているので，就労者のエネルギー消費量の低下は継続している。

● 不十分な筋力

年齢や性による差別が問題となってきたカナダ軍を対象とした調査でNottrodt, Celentano (1984)は，肉体的な負荷が大きく，また，かなりの割合の人員が頻繁に行っている作業の95％は，持続的な有酸素的作業ではなく，重い物を持ち上げたり運搬したりするようなものであることを明らかにした。

軍隊の新入隊員が行うもっとも負荷の大きな作業は，36 kgの荷物を持ち上げることであり，ある部門の人員は18 kgの荷物を頻繁に持ち上げなければならなかった。持ち上げ作業のほとんどは，地面から腰や肩の高さまでの間で行われ，持ち上げ作業の15％は肩の上まで荷物を持ち上げる必要があった。第8章で示したように，多くの高齢者は，明らかにこのような負荷に耐えることができないであろう。現に，軍隊の基本的な訓練を修了した人でさえ新入隊の若い女性の99％，そして若い男性の9％がこの課題をクリアーすることができなかったと報告されている(Nottrodt, Celentano 1984)。

他の仕事に就いている高齢就労者の場合も，持ち上げ作業は問題となりうる。しかし，前線の兵士の作業環境は多様で，予見しにくいことがあるので，持ち上げ作業を援助もなく遂行する必要性は，一部の場面に限られている。対照的に，工場での持ち上げ作業は，作業台の設置によって効果的に行うことができる。また，作業速度を低下させたり，作業工程を変更したり(箱の持ち上げ作

表10.3 特定の作業を対象とした伝統的な方法と機械化された場合のエネルギー消費量の比較(Durnin, Passmore 1967によって収集されたデータからほとんど引用)

仕事	伝統的方法(kJ/分)	機械化(kJ/分)
採掘	20～42	15.5～30.5
穀物の収穫	21～36	8.3～13.0
干し草作り	23～43	7.5～18.8
搾乳	9.2～21.3	6.3
伐採	30	22.6
植樹	27	11.7

業の間に，箱にラベルを貼る作業を組み入れる），持ち上げる負荷を減らしたり，また多くの肉体労働を可能とする機械装置を設置することも可能である．

● 暑熱耐性

わたしたちは以前，高齢者の場合，高温環境に対する耐性が弱いことを指摘した．湿球温度が32°Cを超えるならば，若者でさえ生産性は低下し，事故の危険性が増加する．直腸の温度が38°Cを超えた場合には肉体労働が徐々に困難になり，39.2°Cを超えたときには温熱によって死に至る危険性もある．

高齢者の暑熱耐性が低下することに関連する要因には，身体的健康の衰え，体熱放出を妨げる皮下脂肪の蓄積，そして末梢血管における血流調節の不良がある．平均的な退職年齢においては，脂肪の蓄積は明らかに不利である．皮脂厚が平均4 mm増加すると，体の中心部と外部の温度差が，軽めの労働のときに0.8°C，中くらいの労働では1.2°C，重めの労働では2.0°Cまで広がる．深部の体細胞と外気温度との差が7°Cという極限に近い環境条件を考えるとき，上記の3つの負荷の程度の場合，それぞれ仕事効率の11％，17％，28％を低下させるという犠牲を払うことによってようやく皮脂厚が4 mm厚い人の温度の平衡状態を回復させることができる．

● 作業の標準的な速度

多くの合同作業工程において，標準的な作業速度が決められてきている．一般に認められている基準以上の速度を達成した就労者は，ボーナスに対する資格が与えられる．標準的な速度は一般的には，雇用されている男性の80％が受け入れられるように決められてきた．

労働者の年齢の中央値は，産業によって様々である．一般に，身体的な負荷が強いままの状態が続いている歴史の古い産業では，年齢中央値が高い．まず近似値として，所定の課題の標準的な作業速度は，平均的な45歳の就労者に妥当なレベルを1標準偏差下回るところに設定されるかもしれない．この標準を設定する際には歴史的に，男性就労者が使われてきた．

平均的な45歳の男性の有酸素能力から1標準偏差を引くならば，わたしたちは軽めの労働を1日8時間行うために必要な1.62 l/分という絶対的な標準値を得る（表10.2参照）．この数値は，70 kgの男性においては最大酸素摂取量23.1 ml/[kg・分]に相当し，55 kgしかない体重の女性では同29.4 ml/[kg・分]に相当する．このような計算は，なぜ65歳男性の半数以上がまだ作業の標準的な速度に対応することができるのに65歳の女性では少数例を除き対応することができないのかという1つの理由を示している．

かなりの筋力を必要とする作業に同じような枠組みを適用したとき，第3章で議論したように男性は45歳までに若者の筋力の約5％を失うと仮定できる（第3章参照）．また，平均点では約18％の変動係数があるため，許容される標準的な負荷は，もし地面から1.8 mの高さに持ち上げられるなら240 N，1.1 mのところに持ち上げられるなら335 Nとなるであろう．65歳までに筋力がさらに20％低下すると仮定しても，65歳男性の約半数はまだ標準的な負荷を持ち上げることができるであろう．しかし，筋力は平均的に25％の性差があるため（Shephard 1982c），ほとんどの高齢女性はこの同じような条件に対応することができないであろう．

● 訓練の効果

いくつかの仕事は時折肉体的に重い負荷をともなうけれども，ほとんどの職業ではその負荷は身体的な健康を維持するにはあまりにも少ない回数である．重い肉体労働の場合でさえ，就労者向けの健康プログラムに頼らなければ耐久力は強化されない．

しかし，健康増進が就労による通常の負荷によって図られるか，または就労の場や余暇時間において行われる運動プログラムへの参加を推進することによって図られるかは別にして，定期的で強い身体活動は，それがなければ高齢就労者の生産性を低下させているであろう多くの身体的な問題

の解決に貢献することができる。訓練することによって有酸素能力と筋力のいずれも20％改善させることができる（第4章参照）。この改善は，生物学的な年齢を10歳から20歳ほど若返らせることに相当し，ほとんどの高齢就労者を有用な労働力として働かせることができる状態にする。

● **重大な疾患の危険性**

死に至る，または重篤な障害の原因となる疾患を発生する危険性は，いくつかの輸送機関のオペレーター（航空機のパイロット，バスの運転手，鉄道の運転士）や公共の安全を維持する公務員（たとえば，心臓発作の発生が危険な犯罪者を逃がしてしまう恐れがある警察官や，心臓発作のために救助活動が失敗するかもしれない消防士；Shephard 1992 d）に対する定年退職を正当化するための理由とされてきた。

＊運転手

加齢は心臓発作の危険性の増加と関連している（第5章；Leon 1987）。心臓発作は理論的には，自動車事故の原因となりうる。しかし，実際の場面では有効活用できる意識のある時間（通常は5秒以上，たいていの場合20分くらい）がある。これは通常，運転手が自動車を安全に駐車させるには十分な時間である（Fox 1986；Robinson, Mulcahy 1986；Shephard 1986 a）。

イギリスで行われたある初期の研究では，健康上の理由による交通事故が1年間に992件のみであったことが明らかになった（Norman 1960）。営業用の自動車の運転手がこのような事故の大半を占めていた。これはそのとおりである。なぜなら彼らが1日8時間以上自動車を運転していたからである。50～70歳のロンドンバスの運転手2,130名を対象とした定期的な医学検診では，調査した年の一年間に73名の運転手が医学的にみて運転することが適当ではないと判断された。その内訳は，51名が心血管系の問題，7名が視力低下，2名が糖尿病，2名が関節炎，11名が他の健康上の問題であった。計220,000年を超える総運転年数に対して，自動車の運転手が意識を失ったケースが46件，このうち26件が事故につながった（てんかん8件，めまい5件，心臓発作3件）。12件の狭心症の発作はバスの走行中に発生したが，そのうち7件で完全に自動車を止めることができ，自動車が少し破損したのは3件のみであったと報告された。

以上の他に，Robinson, Mulcahy（1986）は，営業用の自動車の運転手1,031名のうち初回の心臓発作後に仕事に復帰することが許可されたのは少数であったものの，運転中に死亡した例を見出すことはできなかったとしている。Shephard, Prien, Hughes（1988）もまた，中規模の運輸業社を対象にした調査において，冠状動脈疾患に起因した運転中の自動車事故の例を発見することができなかった。

心疾患に起因する事故が営業用の自動車の運転手の定年退職を正当化する理由ではないことは，これまで示したデータから明らかである。

＊公共の安全を守る公務員

緊急の場面ではカテコールアミンの分泌によって，老化した心筋の問題がより深刻化すると指摘されてきた。また，緊急事態が強い身体的な努力を要求するものであるならば，加齢とともにカテコールアミンの分泌は増加する傾向にある。なぜなら，一般的には高齢者は若年者よりも筋力や有酸素能力が低いからである。

消防士を対象としたいくつかの研究は，心臓発作の発生率が比較的高いことを示している。しかし，これは緊急時の救助活動の際の身体的負荷よりも，一酸化炭素への暴露，大量の喫煙，そして待機時間の運動不足に起因する肥満の増加が複合した結果とみることができる。公共の安全を守る公務員の突然死の割合は，明らかに同じ年齢の一般人と大差はない。

警察と消防のいずれも，高齢就労者は現場から管理的な仕事に移動する傾向にある。その結果，緊急の場面の予期される危険にさらされる就労者数は加齢とともに減少していく。重大な事故の危険性は，緊急時においては座って休息しているときと比較して，5倍さらには10倍

に増加するかもしれない(Shephard 1981, Vuori 1995)。しかし，平均的な消防士は就業時間のたった3％しか緊急時の活動に就いていない(Davis, Dotson 1987)。生命に危険がおよぶような場面で単独で行動する頻度は，現場の消防士でさえまれなことであるため，就労者が緊急時に心臓発作を起こす可能性は，公衆の安全性に対しては無視しうる脅威といえる。

喫煙，高血圧，高血清コレステロール，運動不足のような，変化させることができる危険要因のほうが，年齢よりも心疾患による死亡の危険性により強く関係していると，Leon(1987)は力説している。したがって，心臓の突然の異変が公共の安全を危険にさらすかもしれないと懸念する事業主は，高齢就労者を排除するよりも，健康づくりプログラムを実施するなどの取り組みを強めていくべきである。

2 仕事の負荷と就労者の職務遂行度の評価
Assessment of Job Demands and Worker Performance

雇用機会均等と人権委員会の準法律的な性格を考えると，仕事の負荷と就労者の職務遂行度の2つについての証拠書類の収集は，訴訟に適切に対処するために重要なことである。

A　仕事の負荷

仕事における負荷の性質や強度を分析するために用いられる諸技術は，ある都市の運輸会社の調査に基づいて例示することが可能である(Shephard, Prien, Hughes 1988)。作業の解析担当者はまず，過去の裁判所の議事録を含む刊行された文献，アメリカ運輸省(U.S. Department of Transportation)のマニュアル，運輸省からの各種書類を詳細に検討した。その後，運転手をトレーニングする者と車に同乗したり，監督者に質問したりした。これらの情報に基づき，バス運転手に要求される各種の作業や技術を解明するために職務分析に関する質問票が開発された。

3名の鑑定人は，典型的なバス路線に乗車し，同定された職務の出現頻度を記録し，各種職務を遂行するために必要な技術や身体能力を測定するために，延べ80時間を費やした。全体的な職務遂行度に対する個々の項目の重要性は，6点満点で評価された。3点以上の評価が与えられた項目は，最終的に自動車運転手の職務特性とみなされた。もっとも高い点数が与えられた項目には，道路や他の自動車との関係でバスの位置を予測すること，道路標識をすばやく読むこと，障害物や危険要素を認知すること，走行中の車の流れに合流するときに距離と速度を判断することなどが含まれていた。

筋力と精神運動性の面で必要な能力が，Fleishmenの能力分析マニュアル(Abilities Analysis Manual〈Hogan, OgdenおよびFleishmen 1978〉)を用いて評価された。手足の運動の速さ(これは緊急停止時におけるブレーキの使用および狭い道路を運転する技術に反映)については，7.0点満点中6.67点と高く配点されていた(この

271

値は，警察官と消防士の間に位置する）。しかし，動的強度（1.73点）は平均的であり，それは会計士とソーシャルワーカーの間に位置する。耐久力の必要性（4.40点）はまた平均的であり，塗装業や守衛に近い値であった。

B 就労者の遂行度

　第2章で議論したように，生物学的年齢には大きな個人差があるため，年齢単独ではある職務のすべての領域にわたる遂行度を予測するには不十分である（Davis, Dotson 1987）。もう一つのやり方は，採用時に，そしてその後は定期的に，すべての就労者を対象に遂行度を客観的に評価することである。

　就労者の遂行度を評価する理想的なテストとは，頻繁に直面する仕事の負荷に対して信頼性や妥当性が保障され，技術や試験に関する知識に影響されないものである。それは，客観的に高い職務遂行能力を持つと思われる人と職務の遂行に重大な障害を持つ人の両者を同定する。それは，またケガをしやすい人を排除する（Brownlie，その他 1982；Shephard 1990）。可能ならば，テストは，ある人にとってもっとも適当な職務を示唆するべきものである。この評価法は，安全で限定的な試験技術しかもたない人でも容易に行うことができ，経済的で，法的な異議申し立てに対しても堅固なものであるべきである。しかし現実には，残念ながらこのようなテストは存在しない。

● 実験室でのテスト

　実験室でのテストには，トレッドミルによる最大酸素摂取量の測定，等張性の持ち上げテスト，負荷心電図がある。しかし，このようなテストは費用が高く，技術者が必要であり，通常は就労者の一部に対してしか実施することができない。そのうえ，このようなテストは費用の割にその結果は正確さに欠けるところがある。実験室においてでさえその正確さに欠ける。労働の現場で毎年50歳以上の全就労者に対して実施しようとすればなおのこと，その正確さはより一層低下することになる（Louhevaara, Lusa 1993）。

＊有酸素能力：

　トレッドミルによって最大酸素摂取量を測定するとき，身体的条件の日間変動，急性疾患の影響，技術的なミスなどが原因で，就労者の真の有酸素能力を40回に1回の割合で最大で10 ml［kg・分］ほど過小評価することになる。これは，生物学的年齢を決定する際の20歳の誤差に相当し，仮定的な退職年齢の客観的判定に重大な誤りをもたらすであろう。もし，より簡単に自転車エルゴメーターや階段昇降テストを用いて有酸素能力を最大下で推定するならば，最大心拍数や運動の機械的効率の個人差が，体力の評価により大きな誤差さえもたらす。

　実験室におけるテストの正確さが改善されたとしても，得られた情報は，行われた運動（たとえば，トレッドミルでの上り勾配の歩行や自転車エルゴメーターを踏むこと）にいまだ特異的なものであろう。このような実験室でのテストの成績と職場における各種職務の遂行度との相関はきわめて低い。

＊筋力：

　多くの職業では，有酸素能力の不足，そしてその結果として歩行速度が低下するということよりも，重い荷物の運搬の支障と，その結果生じる腰の傷害のほうが大きな懸念材料である。しかし，現場での遂行度を推定するために実験室での筋力評価方法を用いることのほうが，有酸素能力の測定よりも有益ということはない。Nottrodt, Celentano（1984）は，等張性の持ち上げテストの成績は，体重という簡単な判定に比べても，就労者の遂行度についてのほんのわずかに精度の高い判定でしかないことを明らかにした。いずれの評価法も，職務遂行度の変動の25％程度しか説明できなかった。

＊心臓の異常：

　運動負荷心電図は，作業中に心臓発作の危険がある航空機のパイロットやトラックの運転手のような就業者を発見するために頻繁に用いられる。しかし，生理学者が用いる他の方法と同

様に，心電図は個人に適用されたときには限られた予知的価値しか持たない。負荷心電図は，本来的には症状のない集団の診断に適用されるべきものであり，心電図に明らかな異常がある人の3分の2はベイズ理論から予測されるように偽陽性である(Shephard 1981)。心疾患の通常の危険因子の存在(Leon 1987)が考慮され，心エコー図，シンチグラム，血管造影のような他のテストが続いて実施されるならば，評価の正確さは向上する。しかし，結局のところ病気になりやすい就労者を発見することはたいへんに困難であり，コスト的にも問題となる。

● 現場におけるテスト

現場における模擬実験は，実験室の精巧なテストと比べて，審査員を前にその正当性を弁護しやすい場合もある。とくにテストに含まれる項目が職務分析によって同定され，引き続いて職務の遂行度に対する妥当性が確保されてきたものであるならば，その現場における測定方法は構成概念，内容的および表面的な妥当性を持っているということになる(Davis, Dotson 1987；Wilson, Bracci 1982)。警察官に対するテストコースとして提案されたものには，自動車から脱出すること，6m走ること，1.5mの壁を登ること，30m走ること，1.8mのフェンスを登ること，模擬で逮捕すること，75kgのマネキンを46m以上引きずることなどが組み込まれていた。

このタイプの遂行度テストの成績は，体格に大きく左右されるため，女性では低くなる。もし遂行度テストの予測的価値が職業上認められた方法によって実証されず，また，それが想定される仕事場でよくみられる状態と高い相関がなければ，このような判別テストは不適切である(Bard，その他 1985)。また，地面や天候の違い，テストに関する知識の多寡といった要因によっても現場でのテストの成績に大きな日間変動が生じる。

● 体重の測定

有酸素能力や筋力を評価するにあたり，実験室と現場のいずれにも問題があるとするならば，1つの簡単な代替案としては単に体重を調査することが求められるかもしれない。

体重は消防士の職務遂行度とかなり相関が高く(Davis, Dotson, Santa-Maria 1982)，そして軍隊の人材を選考するにあたっては，実験室での筋力測定とほとんど同じように有効なものである(Nottrodt，およびCelentano 1984)。他方，体重と警察の能動的な活動領域における職務遂行度との間にはほとんど関係がない。なぜならば，体重は肥満と同じように，筋骨のたくましさによって影響されるからと思われる。

若年者では，体重は筋肉の量と強く相関しているため，大きな筋力を必要とする作業を遂行するための潜在能力を評価する有効な指標となる。しかし，高齢者においては，体重は体脂肪と強く関連しているため，高齢就労者の身体的な能力を評価するために用いられた場合，とくに裕福で肥満が多いアメリカにおいては，その予測的な価値はきわめて低くなる。

● 職務遂行度

実験室と現場での作業能力の評価はいずれも限定的な価値しかないので，事業主はたびたび労働現場における生産性を評価するための方策に立ち戻ることを余儀なくされる。そのとき注意しなければならないことは，評価者の一部にある年齢差別を除外することである。若年と高齢の評価者によって行われた評価を比較することは，ときどき有益な結果をもたらす(Mehrotra 1985)。職務遂行度を評価するための客観的な方法を開発することは，個々の就労者がいつ退職するかを決める際に役に立つはずである。また遂行度を高めたり，さらには平均的な就労期間を延長したりする方法を示唆するはずである。

C　従属人口指数と年金基金の支払能力

医療経済学者の多くが，次のことを警告してきた。日常的な身体活動が余命を延長させるとすれば，このことは高齢者や後期高齢者の人数の増加によって，すでに重い負担となっている年金計画の破綻を早めることになるであろう(Warner 1987；Warnerら 1988)。このシナリオがたとえ正しいとしても，そのことが高齢者の健康と余命を改善しないという正当な理由にはなりえない。しかし，わたしたちがさらに深く検討するように，体力向上が経済に与えるマイナスの効果についての懸念は大変に誇張されたものであり，多分に根拠のないものである。

D　従属の費用

Aが生産年齢の成人数，Pがそのうちの労働力人口の割合，Wがその労働人口のうちで現在就労している人の割合，Cが年少人口，Eが高齢者人口であるとするならば，与えられた人口集団における全従属人口指数(D)は，次のように算出できる。

$$D = ([1-APW]+C+E)/APW$$

時々，高齢者従属人口指数(E/APW)についてのデータが示される。また後期高齢者が全高齢者中でもっとも費用がかかる部分であるため，後期高齢者従属人口指数を計算することも有益である。

全体の従属人口指数は，過去20年間の出生率，教育の修了時期(第二次世界大戦以前では平均14歳，現在では博士課程や博士課程修了後の学生については30歳以上にまで延長)，平均就労者割合(現在では不況のサイクルによって低下しつつあるようにみえる)，高齢者人口，退職年齢(多くの計算では65歳と仮定。しかし，実は20世紀の間中，連続的に低下)によって影響される。

アメリカの全従属人口指数は，1950年では0.64であった。ベビーブームのため1960年までに0.82に上昇したが，1976年には0.69に低下した(Decker 1980)。対照的に高齢者従属人口指数は，1950年の0.13から1976年には0.18と，さらに2030年には0.32と予測されているように，安定的に上昇してきた。高齢者従属人口指数についてのカナダの数値も1976年の0.18, 2031年には0.33と予想されており，アメリカの数値とかなり類似している(Danton, Spencer 1980)。より厳密な経済的な計算では，子供，就労している成人，高齢者における異なった経済ニーズを考慮している。子供や高齢者を扶養する諸費用は，就労している成人への支出の約70％である。

諸費用は，大学生と後期高齢者についてはとくに高い。最近，後期高齢者人口の急速な増加に起因する諸費用の増加の一部は，高等教育を受けさせるための支出の減少によって調整されてきた。しかし，その調整効果はすぐになくなるであろう。したがって，政府は高齢者従属人口指数の増加にともなう経済的総費用に対処することが必要となろう。

E　保険数理的考察

国民経済に対して見かけ上貢献することのないこれまでの高齢者の割合の一貫した増加は，保険数理上重大な問題を起こしてきた。主として私的な年金をあてにしている国では，高い保険料が45歳以上の従業員を採用することを事業主が控える主な要因になっている(Sheppard 1985)。年金が国庫から支払われるところでは，停滞傾向にある国民総生産と，医療と年金への支払いの増加による貨幣供給量の増加とが相まって，インフレーションや(年金が生活費に対して指数化されている国を除いては)高齢者の貧困の増加を不可避にもたらしてきた。

就労収入の一部(F)を高齢者(E)に提供する

という，年金基金の支払能力を保証するために，提供されなければならない収入の割合(P)は，次の式によって算出できる。

$$P = F(E)/(F(C+E)+A)$$

各記号は，従属人口指数の等式と同じであり，Aは被雇用，求職，自営業あるいは就労しているか否かに関係なく，すべての生産年齢の成人のことを示している。

1970年に行われた西ヨーロッパの研究では，Pの値が5.4〜9.0％である場合には，年金給付は賃金の28〜37％になることが明らかにされている。50％の年金給付になるならば，Pが11.2％へと増加することが必要となるであろう。そして，高齢者が75％の年金給付を与えられるならば，Pは16.8％になるであろう。

高齢者人口割合が不変であったとしても，平均就学終了年齢が15歳から20歳へと上昇したり，退職年齢が65歳から60歳へと低下することは，従属人口指数をほぼ倍加させることになることから，今後の年金基金の不安定性がうかがえるだろう。人口の高齢化にともなう社会的諸費用の増加への解決策には，次のようなものが挙げられる。

- 自動化によって国民総生産を拡大させる
- 労働力を効果的に養成する
- 失業や不完全就業を減少させる
- 女性就労者を継続的に増加させる
- 若くよく訓練された移民を開発途上国から受け入れる

過去20年間に，アメリカとカナダの両政府はこれらの対応策の多くに取り組んできた。その結果，高齢者の多くが生活水準の向上を享受してきた。しかし，現在における人口動向と再生産不可能な資源の枯渇に直面するなかで，このような生活水準の向上が継続されるか否かははっきりしない。

他の選択肢としては，国庫支出の詳細な点検がある。その結果，たとえば国防のような非生産的な経済分野からお金をまわすことができるかもしれない。また，現在多くの西欧民主主義諸国で起こっているように，他の社会サービスの減額があるかもしれない。

第3の，そしてより苦しい選択としては，たとえば富裕層に特別な課税をしたり，インフレーションによって年金の事実上の価値を下げるなど，社会のある層に対する経済的な負担を増加させるということがある。この最後の「方法」は，現実的でなくなりつつある。なぜなら，高齢者は特に投票率が高く強力でよく組織化され，そして増加しつつある有権者の集団を形成しているからである。

F 運動と保険数理的ジレンマ

Warner(1987)が示唆しているように，(35歳時点で開始されたならば，そのケースに該当する：Paffebarger 1988)，定期的な運動が余命を2年間延ばすならば，Warner(1987)が示唆したように，そのことが保険数理的，また健康保険のジレンマを15〜20％悪化させることはないのだろうか。

このような主張にはいくつかの間違いがある。第1の間違いは，高齢者に対する給付は年金計画の一部にすぎないということである。カナダでは，年金の総費用の大きな割合は，（1）慢性疾患患者に対して支給されている障害給付，（2）死亡給付，（3）孤児や障害を持った被

表10.4　1986年におけるカナダとケベックの年金計画のもとでの支払い(1995年当時のアメリカドルで換算)

支出先	金額(億ドル)	総支出中の割合
生存者の年金	13.36	50.4
障害年金		
筋骨格系	2.75	10.4
心血管系	2.47	9.3
その他の疾患	4.27	16.1
死亡給付	1.60	6.0
孤児年金	1.31	4.9
障害者の子供	0.77	2.9
総額	26.52	100.0

Economic Burden of Illness in Canada, Supplement to *Chronic Diseases in Canada*, Vol. 12(3), Health Canada 1991 から改変。Minister of Public Works and Government Services Canada より許可を得て転載。

保険者の子供に対する給付が占める(表10.4参照)。これらの給付のほとんどは，若年者と中年期の成人をも対象としていることから，その集団がより健康的で活動的なライフスタイルを受け入れるならば，このような費用は減少するであろう。

第2の間違いは，多くの計算では活動的な個人と非活動的な個人とで退職年齢が同じであるという単純な仮定をもとにしていることである。しかし，第9章で示したように，不健康は退職の決定に影響する主な要因であり，定期的運動は余命を延ばすだけでなく，罹病率をも低下させるので，活動的な人は非活動的な人に比べて，より長期にわたり就労を継続することができる。

第3の間違いは，高齢者を扶養する総費用のうち，大半が後期高齢者に対する終末期医療に課されるということである。運動は，早すぎる死亡を予防するけれども，後期高齢者の余命を延長することはほとんどないことを主張することは重要である(Paffenbarger 1988, Pekkanenら 1987)。運動は，80歳以上では寿命の短縮という，まさに保険数理が求めてきた効果を持っているかもしれない(Linsted, Tonstad, Kuzma 1991；Paffenbargerら 1994)。

最後に，保険数理的な計算は，高齢者が社会に貢献していないと仮定しているという間違いがある。非活動的で依存的な虚弱高齢者の貢献は，きわめて限られているかもしれないが，健康な高齢者はパートタイム就労，ボランティア，そして孫の世話を通して，地域に対して多くの貢献をしている。

運動プログラムへの高齢者の参加は，現在の保険数理上や健康保険が抱える問題のすべてを解決することにはならない。他方，定期的な運動を奨励することは，現在の財政難をより悪化させるという明らかな証拠もない。

3 | 医療と施設ケアの需要
Demand for Medical Services and Institutional Support

医療および施設ケアを高齢者に提供するための費用は非常に大きいと考えられている。高齢者は急性疾患によってそれほど影響を受けていないが，障害をもつ可能性とそれによる医療に対する持続的なニーズは若い人たちよりも大きい(Davidson, Marmor 1980)。

慢性疾患の有病率とその結果生じる医療需要は，加齢とともに増加する。アメリカ保健統計局(U.S. National Center for Health Statistics, 1991)によれば，1人当たりの1年間の医師への受診回数の平均は，45歳〜64歳では3.1回，65歳〜74歳では4.6回，75歳以上では5.4回であった。人口1,000人当たりの1年間の延べ入院日数はこの3つの年齢階級ではそれぞれ903日，2,115日，4,087日であった。

高齢者に医療と病院ケアを提供するための1人当たりの費用は，時系列的にみて増加している。それには，消費者物価指数の増加を上回る医療費の増加と利用可能なサービスの高度化だけでなく，多くの例で不適切なあるいは不必要な治療が行われているからである(Chassinら 1987)。65歳以上のメディケア(医療保険)とメディケイト(貧しい人々を対象にした医療扶助)の諸費用は1975年，1980年，1985年でそれぞれ20億ドル，42億ドル，87億ドルであった(Pawlson 1994)。1995年当時でのアメリカドルで換算するならば，1970年におけるアメリカの高齢者1人当たりの費用は平均3,077ドルであり，

19歳～64歳の人たちの1,148ドルの2.67倍であった（U.S. Senate Special Committee on Aging 1972）。この費用のうち約2,077ドルは，各種の健康保険から拠出され，残りの1,000ドルは個人のささやかな家計から支出されている。Gibson, Fisher (1979)は，1979年までに65歳以上1人当たりの個人の医療費支出は年間3,630ドルに増加し，それ未満の年齢階級の平均と比べて約3.3倍となると見積もっている。

　冠状動脈再建術，心臓，肺や肝臓の移植，腎透析などの新しい技術の導入が，ここ数年において若年者と高齢者の間の医療費の格差をより一層拡大する原因となってきた。一部の研究者は，65歳以上の医療費は若年者よりも4～5倍高いと見積もっている。高齢者に関連する支出の多くは，終末期に集中している。このことには，少なくとも3つの力が作用している。年齢に関係なく4分の1の人は，死の2ヶ月間前に入院する。半数ほどの人が最後の1ヶ月間入院する（Fries 1980b）。高齢者は若年者と比較して罹病率が高く，また異なった疾患に罹患している。心血管系の疾患や癌という高齢者によくみられる健康問題は，現在のところ複雑で高価な診断や治療方法の適用対象となっている（Collishaw, Myers 1984）。そのうえ適用された方法の多くは，費用対効果が低いものである。死の直前において高度な技術の適用があまりにも頻繁に標準とされるようなアメリカと，高額な治療を適用する前に費用対効果の慎重な評価が行われるイギリス（表10.5参照）との間で高齢者における医療支出を比較することは有益である。

　Fries (1980b)の結論は現在にもあてはまる。アメリカでは病院における高齢者に対する医療の高コストは，終末期を先に延ばすための，苦痛にみち，非尊厳的で苦悶を与える治療にほとんど起因している。終末期の後期高齢者の多くに対して費用が割かれていることを考えるならば，他の高齢者に対する医療の提供は若年者よりも高額であるという証拠はほとんどない。

　1995年当時のアメリカドルで換算するならば，カナダでは疾患の総費用の推計は1986年では約97億ドルであった（Health and Welfare, Canada 1986）。約2,900万人の人口で割るならば，1人当たり3,345ドルとなる（表10.6参照）。しかし，総額の約半分は早期死亡，短期および慢性の障害による労働の損失といった間接的費用にあてられている。このような間接的な費用が，高齢者の費用計算からどれほど除外されるべきかははっきりしない。なぜなら，9章で示したように，たくさんの高齢者はパートタイム就労やボランティアを通して社会に対してかなりの貢献をしているからである。直接的な費用（疾病がない場合に他にまわせた資源の量，Rice, Hodgson, Kopstein 1985）は501.7億ドルであり，1人当たり1,730ドルとなる。65歳以上では，この費用が4.5倍となるとすれば，この年齢階級の直接費用は年間1人当たり7,266ドルになるであろう。カナダとアメリカの違いの主な要因は，カナダの数値が新しいことによる。なぜなら，医療費がインフレーションの割合よりも格段に速く上昇したからである。1995年当時のドル換算でみると，アメリカでは毎年の医療費支出は，1970年から1995年の間に1人当たり766ドルから1,645ドルに増加した。高齢者に対する費用計算のために4.5倍の法則を適用すれば，1995年では1人当たり7,403ドルとなる。

　年金，給付，健康診査，雑費を除いたとき，カナダにおける直接的な医療費は，年間総額351.9億ドルになる。総計に対するそれぞれの割合は，48.6％（入院），28.4％（専門サービス），12.9％（ナーシングホーム），10.2％（薬剤）である。費用の項目別割合は，アメリカに似ている。1つの研究では，65歳以上に対しては，それぞれの割合が49.4％（入院），22.3％（専門サービス），17.1％（ナーシングホーム），11.2％（薬剤）であることが明らかにされている。アメリカとカナダのいずれの国においても直接費用のうち，もっとも大きな割合を占める項目は入院費である。カナダの数字では，年間171億ドルであった。運動の効果が大きい2つの疾患（心血管系の疾患35億ドル，癌15億ドル）が入院支出の約30％を占めている。

　国庫費用の中で大きな割合を占めている他の項目は，入院施設以外に，入所施設がある（Health and Welfare, Canada 1986）。この総費用の部分は間違いなく，虚弱高齢者に対するものである（表10.7参

照）。入所者のほとんどが，親族と接触がない。家族員が地理的に広範囲に散らばるようになり，また中年期の女性のより大きな割合が常勤の職に就くようになってきているため，高齢者に対する入所のニーズは増加しつつある。

表 10.5　イギリスにおける高齢者に対する医療に関連する費用

入院費用	27.03 億ドル
専門サービス	0.67 億ドル
在宅ケア	21.31 億ドル
デイケアと家事援助	11.10 億ドル
医療扶助	0.88 億ドル
総計	64.84 億ドル

注：65 歳以上の人口は 658 万人。国民保健サービスの費用は 1 日当たり，入院 84 ドル，ナーシングホーム 52 ドル，専用住宅 38.5 ドル，訪問ケア 27.8 ドル。Report from Social Services committee, Session 1985-86, 1985-1986, (London：Her Majesty's Stationary Office)より許可を得て転載

表 10.6　カナダにおける 1986 年の疾病の総費用（1995 年当時のアメリカドルで換算）

直接費用	
入院	170.97 億ドル
専門サービス	99.78 億ドル
年金と給付	68.56 億ドル
病院以外の施設	45.50 億ドル
薬剤	35.84 億ドル
健康診査	4.53 億ドル
その他*	76.55 億ドル
小計	501.72 億ドル
間接費用	
早期死亡	255.66 億ドル
慢性障害	190.07 億ドル
短期的障害	24.47 億ドル
小計	470.20 億ドル
総額	971.92 億ドル

*その他の医療費には，救急，往診，医療用具，病院や関連施設の人件費，公衆衛生用具，医学と歯学の学校，健康保険計画の管理費用，雑費が含まれる。
Economic Burden of Illness in Canada, Supplement to *Chronic Diseases in Canada*, Vol. 12(3), Health Canada 1991 から改変。Minister of Public Works and Government Services Canada 1997 より許可を得て転載

表 10.7　カナダにおける 1975 年の高齢者に対する施設ケアの種類と費用

ケアの種類	高齢者中の割合（％）	総数（人）	1 日の費用（ドル：1 人当たり[a]）	年間総額（億ドル）
急性期治療	1.47	24,990	223	20.36
慢性期治療	0.89	15,130	61	3.37
精神医療	0.32	5,440	61	1.22
拡大医療	4.17	70,890	34.5	8.93
他の居住ケア	2.37	39,100	32.5[b]	4.63

注：1995 年当時のアメリカドルで換算。施設の人件費は含まれていない。
[a] 1975 年のオンタリオ州ロンドン市の推計値。病院や施設の費用の増加は標準的な消費価格指数の約 2 倍であった。
[b] 外来ケア施設の職員に対する支払いは 1 日当たり 20 ドルで計算するが，その額は必要とされる看護の量によって異なる。許可のもとで K. H. Sidney 1975（トロント大学，博士論文）より許可を得て転載

4 | 身体活動を推進することの費用と便益
Costs and Benefits of Greater Physical Activity

高齢者に対する運動の費用と便益について直接的に言及した情報は，残念ながらほとんどない。

A 費用予測

費用は，企画されたプログラムの強度に大きく影響される。たとえば椅子を使った軽い運動は，最小限の道具しか用いないのでボランティアでも簡単に行うことができる。そのうえ，このような運動は，柔軟性を向上させたり，情緒を改善させるなど，虚弱高齢者に対して有益な効果をもたらす可能性がある。

他方，集団を対象としたより激しいプログラムは，有酸素能力を強めたり，筋力を回復させたり，体脂肪や血清コレステロール，さらには血圧を低下させたり，骨密度を強化するために必要である。このプログラムは，定期的な体力評価(年に4回程度)，よく訓練された運動指導者によるクラス指導(週に少なくても3回1時間の指導)を必要とする。運動のための適当な空間としては，ナーシングホームが利用可能かもしれない。しかし，地域に居住する高齢者については，ホールを借りたり，施設への送迎を行なうことが必要かもしれない。1クラス当たりの費用は，グループの規模によって異なる。しかし，その費用は，送迎を加え1回当たり4〜5ドルを下回ることはないであろう。多くの中年期の人々は，この金額を楽しい運動に対して高額であるとみなさないであろう。しかし，限られた収入で生活している人の場合には，この額の支出ははなはだ意欲を低下させることにつながりかねない。

集団を対象としたプログラムを支持する2つの主張がある。まず，個人的に運動をする場合よりも安全性が高いということ。さらに，空調の効いたショッピングモールをきびきびと歩くなどの自己管理的な運動よりも，集団プログラムは社会とのつながりやプログラムの安全性や効果に対する主観的な評価が組み合わさって，定期的な参加を促進させる可能性があるということである。しかし，この2つの利点と集団プログラムの費用や(地域の高齢者に対する)施設への適当な送迎手段を準備することの困難さを天秤にかけなければならない。

B 便益予測

健康破綻の原因となる病理的な変化の多くは，3次，4次の医療を必要とするので，運動習慣を推進することによる経済的な効果は，若年者よりも高齢者で低い傾向であろう。

● 急性および慢性期の病院ケア

活動的なライフスタイルは引き続き，短期および長期の入院者の数に影響を与えている(Shephard 1986 b)。高齢患者の短期および長期の入院者に多くみられる疾患を，表10.8にまとめた。もし，定期的な運動の心血管系に対する効果が若年者の半分ほどであると仮定すれば，高齢者

表 10.8 急性および慢性期のケアを受けている高齢患者の入院時の診断名

診断名	急性期ケア	慢性期ケア
心血管系疾患	42%	34%*
脳卒中	22%	18%
慢性呼吸器疾患	8%	22%
急性感染症	11%	15%
昏睡	0%	4%
その他	17%	7%

*慢性的な脳症状での入院の28%が精神病院で治療されたと仮定し，データを再計算。
J. C. Brocklehurst 1973, Geriatric services and the day hospital. In *Textbook of geriatric medicine and gerontology*, edited by J. C. Brocklehurst (Edinburgh：Churchill Livingstone), 676 より許可を得て転載。

表 10.9 移動力の障害および閉じこもりや寝たきりの原因

障害の原因	割合(%)
関節炎，リウマチ	36.2
肺疾患	17.2
脳卒中，麻痺	14.9
失明，視力の低下	14.4
循環器の状態	13.8
心臓の状態，血圧	13.2
事故の影響	9.8
高齢	6.9
神経の状態	4.6
その他の疾患	29.9

注：1つ以上の疾患名がつけられている人がいるため，総計は100%を超える。
A. Hunt 1978, *The elderly at home* (London：Her Majesty's Stationary Office)より許可を得て転載。

では心血管系の疾患による入院が25%低下すると予測できる。同じように，定期的な運動が血圧を低下させたり，筋肉の衰えを予防したり，回復させたりすることに効果があるならば，脳卒中と慢性呼吸器疾患を少なくても10%減少させ，全体としては，短期の入院を約13.5%低下させるであろう。長期入院の疾患に対しても同じように試算すれば，費用が12.5%減少すると予想される。

● 慢性的な精神疾患

老年期痴呆の発生が定期的な運動によってどのように影響されるのかについては，確かな情報はない。精神の問題は，脳の変性病変，粥状動脈硬化，脳出血が結びついて惹起される。したがって，定期的に運動している人に対しては，いくらかの利点があるとみることができる。すなわち，粥状動脈硬化症が減少したり，安静時の血圧が約5 mm Hg下がったり，また運動時の血圧が低下したりする(第5章参照)。入院への効果についてみると，新規入院の約10%は減少すると見積もることができる。

● 在宅ケアおよび家事援助

計算にあたってもっとも興味深いのは，在宅ケアと家事援助に対する需要を減少させる可能性である。移動能力が落ちる原因と家事援助に対するニーズに関する1つの分析結果を，表10.9に示した。この分析のなかでは，全身的な虚弱は相対的に小さな役割しか与えられていない。このことは，高齢者全体を考慮するならば正しいであろう。しかし，後期高齢者の場合には，有酸素能力，筋力，そして柔軟性が漸進的に低下していくことが，入院に対するニーズに大きな影響を与える可能性がある(第8章参照)。

定期的な運動は移動能力の低下の原因となる多くの特異的な疾患の影響を減らすことに対して，効果を発揮することができる(第5〜8章参照)。それは，また全身的な虚弱発生の年齢に大きな影響をもたらす。一般の高齢者については，有酸素能力の低下は79歳までに日常動作に障害をもたらす可能性がある。なぜならば，この年齢では最大酸素輸送量が疲労や呼吸困難をともなうことなく日常動作を行うために必要な閾値(1 l/分〈14 ml/[kg・分]〉)を下回ってしまうからである。しかし，Sidney, Shephard(1978 b)によって観察されたように，訓練プログラムが有酸素能力を3.6 ml/[kg・分]増加させることができるならば，強度の大きな訓練プログラムに参加した高齢者では(第4章参照)，有酸素能力はさらに8〜9年長く閾値以上を維持することになる。第4章で示したように，運動プログラムが寿命にほとんど影響しないと仮定できるので，生存者の割合は，79歳時点の約30%から88歳時点では10%に低下すると推定できる。したがって，完全に虚弱状態になった活動的な高齢者に対する在宅ケアにかかる費用は，非活動的な集団に対する費用の3分

の1にすぎないことになる。

　真の成果は，このような計算が示すようなものよりも多少小さいかもしれない。なぜなら，かなり年齢が進んでも，器質的な病変がケア付きホームへの入所とまだある程度関連しているからである。

C　実証的研究

　高齢者の医療費に対する運動および健康教育プログラムの効果を調べた研究は，ほとんどない。驚くことではないが，これまでの報告はまた，規模や研究の期間において限界をもっている。

　Schauffler, Agostino, Kannel(1993)は，心血管系疾患の危険因子をもつFraminghamコホート(63～93歳)の高齢者では，危険因子を持っていない高齢者よりも健康保険の支払い請求が19％も高いことを明らかにした。増加した費用は1人当たり年間371ドルという額であった。喫煙は16％，160 mmgを超える収縮期血圧は11％，260 mg/dlを超える血清コレステロールは9％の割合で請求額を増加させた。しかし，非活動的なライフスタイルの影響についてのデータは報告されていない。Friesら(1993)は，銀行(Bank of America)の退職者に対して低予算で健康教育を始めた。このプログラムには，開始時点における危険因子の評価，郵送による強化策の実施，管理のための資料が含まれていた。実験に参加した人の医療費の推計値は，対照群よりも約20％減少した。そのうえ，健康の危険因子や医療費の低下は，実験開始時に55～65歳，65～75歳，75歳以上のいずれのコホートでも共通してみられた。同じ研究者たちによる次の報告(Friesら. 1994)では，公務員と公務員を退職した人，計12,102名を対象に健康保険請求額を調査した。実験的な介入には，6ヶ月ごとの健康の危険因子の評価，(習慣的な運動を含む)ライフスタイル全体の改善をねらいとした郵送による教育プログラムが位置付けられていた。継続的に参加した人では，週当たりの運動回数がわずかではあるが有意に増加していた(まだ就労している人では185分から200分へ，退職者では213分から222分へ，高齢者では184分から192分へと増加)。また介入群では，対照群と比較して年間当たりの受診費用，入院日数，有病日数の減少がみられた(表10.10参照)。これらの効果は，現役の被雇用者(平均年齢50歳)と退職者(平均年齢63歳)では有意な差があり，高齢者(平均年齢73歳)では有意な差はなかった。Bell, Blanke(1992)は，被雇用者健康プログラムに参加した人としない人の間で入院日数，医療費，健康保険支払い請求額を比較した。この研究では，両群では統計的に有意な差はみられなかった。しかし，40歳以

表10.10　18ヶ月間の健康教育プログラムによる1人当たりの年間医療費の変化

群	開始前の費用（ドル）	開始後の費用（ドル）	増加額（ドル）
現役の被雇用者			
能動的な参加者	1604	2074	470
受動的な参加者	1295	1727	432
対照群	1206	1836	630
退職者			
能動的な参加者	1645	1948	303
受動的な参加者	1624	1989	365
対照群	1854	3060	1206
高齢者			
能動的な参加者	609	702	93
受動的な参加者	614	748	134
対照群	データが提供されていない		

J. F. Fires et al, 1994, "Randamized controlled trial of cost reduction from a health education program：The California Public Employees' Retirement Scheme(PERS) Study", *American Journal of Health Promotion*, 8, 216-223 より許可を得て転載

表 10.11 高齢者人口が身体的に活動的なライフスタイルを採用した場合の施設ケアコストの削減の見積もり額

ケアの種類	費用	削減割合	削減合計
急性期および慢性期のケア	23.73 億ドル	13 %	3.09 億ドル
精神医療	1.22 億ドル	10 %	0.12 億ドル
在宅ケアおよび家事援助	13.56 億ドル	67 %	9.09 億ドル
総計	38.51 億ドル		12.30 億ドル

データはすべて，1995 年当時のアメリカドルで換算。

上の男性では認められなかった効果が，40歳未満の男性ではみられた。

わたしたちはすでに，Shephard, Montelpare(1988)によって行われた振り返り法による観察結果を示した。それは，50歳当時における習慣的な運動の程度と高齢者用の家事援助を必要とする確率との間に関係があることを示した(表 8.3 参照)。

D 便益

老人専門の施設ケアにかかる費用の減少がどの程度可能であるのかについては，表 10.11 に要約されている。推計はかなり雑であるが，全体の費用の約 30 % を削減できる可能性を示しており，この値は，厳密に管理された運動プログラムにかかる費用よりもずっと大きい値である。

5 結論
Conclusions

ここ数年，高齢者の雇用，昇進，退職における公平性を保障することにおいては相当の前進がある。しかし，解消されなければならないたくさんの偏見も残っている。ほとんどの高齢者は，安全性と生産性の面ですぐれた就労者である。雇用機会均等と権利委員会によって示された方法は，現在，遂行度の低下や安全性の問題から善意の年齢基準を就労者に課してもよいであろう特別な職業を見極めるために用いられている。

年金基金の財政難は，大きな社会問題となっている。従属人口指数は高齢者割合の増加だけでなく，若年者における訓練期間の延長や退職年齢が漸次的に低下することによっても高まっている。高齢者に対する医療の提供が高額であるというのはほとんど俗説であり，それは終末期の数週間に提供される過剰で不適切な治療によって生み出されている。これまでの費用－便益分析は，高齢者に対する簡単な運動プログラムへの支出が，医療費への支出と施設ケアへの需要のいずれをも減らすことによって支出以上のものをもたらすことを示唆している。

要約すれば，適度な運動の定期的なプログラムは，ほとんどすべての高齢者に対して非常に適切な提案である。そのように安全にかつ効果的に生物学的年齢を低下させ，生活の質を考慮した余命を延長することができるような薬物療法は存在しない。

参考文献
References

A

Abbas, A.K., Lichtman, A.H., and Pober, J.S. (1995). *Cellular and molecular immunology* (2nd ed.). Toronto, ON: Saunders.

Abourezk, T. (1989). The effects of regular aerobic exercise on short-term memory efficiency in the older adult. In A.C. Ostrow (Ed.), *Aging and motor behavior* (pp. 105-113). Indianapolis: Benchmark Press.

Abrams, M. (1977). *Three score years and ten*. London: Age Concerns.

Achenbaum, W.A. (1991). "Time is the messenger of the Gods." A gerontological metaphor. In G.M. Kenyon, J.E. Birren, and J.J.F. Schroots (Eds.), *Metaphors of aging in science and the humanities* (pp. 83-102). New York: Springer.

Adair, N. (1994). Chronic airflow obstruction and respiratory failure. In W.R. Hazzard, E.L. Bierman, JR Bass, W.H. Ettinger, and J.B. Halter (Eds.), *Principles of geriatrics and gerontology* (3rd ed., pp. 583-595). New York: McGraw-Hill.

Ades, P.A., Waldmann, ML., Poehlman, ET., Gray, P., Horton, E.D., Horton, ES., and LeWinter, MM. (1993). Exercise conditioning in older coronary patients. Submaximal lactate response and endurance capacity. *Circulation* 88: 572-577.

Adler, W.H., and Nagel, JE. (1994). Clinical immunology and aging. In W.R. Hazzard, E.L. Bierman, J.P. Blass, W.H. Ettinger, and J.E. Halter (Eds.), *Principles of geriatric medicine and gerontology* (pp. 61-76). New York: McGraw-Hill.

Adrian, M.J. (1981). Flexibility in the aging adult. In E.L. Smith and R.C. Serfass (Eds.), *Exercise and aging. The scientific basis* (pp. 45-58). Hillside, NJ: Enslow.

Aggleton, J.P., Bland, J.M., Kentridge, R.W., and Neave, N.J. (1994). Handedness and longevity: Archival study of cricketers. *British Medical Journal* 309: 1681-1684.

Albanes, D., Blair, A., and Taylor, PR. (1989). Physical activity and risk of cancer in NHANES I population. *American Journal of Public Health* 79: 744-750.

Albanese, A.A. (1980). *Nutrition for the elderly*. New York: Liss.

Allen, S.J., Benton, J.S., Goodhardt, M.J., Haan, E.A., Sims, N.R., Smith, C.C.T., Spillane, JA., Bowen, D.M., and Davison, AM. (1983). Biochemical evidence of selective nerve cell changes in the normal aging human and rat brain. *Journal of Neurochemistry* 41: 256-265.

Alnaqeeb, MA., Zaid, N.S., and Goldspink, G. (1984). Connective tissue changes and physical properties of developing and ageing skeletal muscle. *Journal of Anatomy* 139: 677-689.

Aloia, J.F. (1989). *Osteoporosis: A guide to prevention and treatment*. Champaign, IL: Lei-sure Press.

Aloia, J.F., Vaswani, A.N., Yeh, J., and Cohn, S.H. (1988). Premenopausal bone mass is related to physical activity. *Archives of Internal Medicine* 148: 121-123.

American Automobile Association. (1985). *Safe driving for mature operators*. Falls Church, VA: Traffic Safety Department.

American College of Sports Medicine. (1990). The recommended quantity and quality of exercise for developing and maintaining fitness in healthy adults. *Medicine and Science in Sports and Exercise* 22: 265-274.

American College of Sports Medicine. (1995a). *Guidelines for graded exercise testing and exercise prescription* (5th ed.). Philadelphia: Lea & Febiger.

American College of Sports Medicine. (1995b). Position stand on osteoporosis and exercise. *Medicine and Science in Sports and Exercise* 27: i-vii.

Amiel, D., Kuiper, S.D., Wallace, C.D., Harwood, F.L., and VandeBerg, J.S. (1991). Age-related properties of medial collateral ligament and anterior cruciate ligament: A morphologic and collagen maturation study in the rabbit. *Journals of Gerontology* 46: B159-B166.

Anacker, S.L., and Di Fabio, R.P. (1992). Influence of sensory inputs on standing balance in community-dwelling elders with a recent history of falling. *Physical Therapy* 72: 575-582.

Anderson, T.W., Brown, JR., Hall, J.W., and Shephard, R.J. (1968). The limitations of linear regressions for

the prediction of vital capacity and forced expiratory volume. *Respiration* 25: 465-484.
Andreotti, L., Bussotti, A., Cammelli, D., Aiello, E., and Sampognaro, S. (1983). Connective tissue in aging lung. *Gerontology* 29: 377-387.
Andres, R. (1985). Normal aging versus disease in the elderly. In R. Andres, E.L. Bierman, and W.R. Hazzard (Eds.), *Principles of geriatric medicine* (pp. 38-41). New York: McGraw-Hill.
Andres, R. (1994). Mortality and obesity: The rationale for age-specific height-weight tables. In W.R. Hazzard, E.L. Bierman, J.P. Blass, W.E. Ettinger, and J.B. Halter (Eds.), *Principles of geriatric medicine and gerontology* (pp. 847-853). New York: McGraw-Hill.
Andrews, J.R., and St. Pierre, R.K. (1986). Osteoarthritis, athletes and arthroscopic management. In J.R. Sutton and R.M. Brock (Eds.), *Sports medicine for the mature athlete* (pp. 279-286). Indianapolis: Benchmark Press.
Andrisani, P.J., and Sandell, S.H. (1985). Technological change and the labor market situation of older workers. In P.K. Robinson, J. Livingston, and J.E. Birren (Eds.), *Aging and technological advances* (pp. 99-112). New York: Plenum Press.
Aniansson, A., and Gustafsson, E. (1981). Physical training in elderly man with special reference to quadriceps muscle strength and morphology. *Clinical Physiology* 1: 87-98.
Aniansson, A., Hedberg, M., Henning, G.B., and Grimby, G. (1986). Muscle morphology, enzyme activity and muscle strength in elderly men: A follow up study. *Muscle and Nerve* 9: 585-591.
Aniansson, A., Sperling, L., Rundgren, A., and Lehnberg, E. (1983). Muscle function in 75 year-old men and women. A longitudinal study. *Scandinavian Journal of Rehabilitation Medicine* 9 (Suppl.): 92-102.
Aoyagi, Y., and Shephard, R.J. (1992). Aging and muscle function. *Sports Medicine* 14: 376-396.
Applebaum-Bowden, D., McLean, P., Steinmetz, A., Fontana, D., Matthys, C., Warnick, G.R., Cheung, M., Albers, J.J., and Hazzard, W.R. (1989). Lipoprotein, apolipoprotein, and lipolytic enzyme changes following estrogen administration in postmenopausal women. *Journal of Lipid Research* 30: 1895-1906.
Applegate, W.B. (1994). Hypertension. In W.R. Hazzard, E.L. Bierman, J.P. Blass, W.H. Ettinger, and J.E. Halter (Eds.), *Principles of geriatric medicine and gerontology* (3rd ed., pp. 541-554). New York: McGraw-Hill.
Araujo, D.M., Lapchak, P.A., Meaney, M.J., Collier, B., and Quirion, R. (1990). Effects of aging on nicotinic and muscarinic autoreceptor function in the rat brain: Relationship to presynaptic cholinergic markers and binding sites. *Journal of Neurosciences* 10: 3069-3078.
Arbetter, J.A., and Schaefer, E.J. (1989). Lipoproteins, nutrition, exercise and aging. In R. Harris and S. Harris (Eds.), *Physical activity, aging and sports* (pp. 239-250). Albany, NY: Center for Studies of Aging.
Arking, R. (1987). Successful selection for increased longevity in Drosophila: Analysis of the survival data and presentation of a hypothesis on the genetic regulation of longevity. *Experimental Gerontology* 22: 199-220.
Arking, R., Buck, S., Wells, R.A., and Pretzlaff, R. (1988). Metabolic rates in genetically based long-lived strains of Drosophila. *Experimental Gerontology* 23: 59-76.
Armbrecht, H.J., Perry, H.M., and Martin, K.J. (1993). Changes in mineral and bone metabolism with age. In H.M. Perry, J.E. Morley, and R.M. Coe (Eds.), *Aging and musculoskeletal disorders* (pp. 68-77). New York: Springer.
Armstrong, D. (1991). Ceroid-lipofuscinosis: A natural model for studying lipopigments and the ageing process. In M.S.J. Pathy (Ed.), *Principles and practice of geriatric medicine* (2nd ed., pp. 55-68). Chichester: Wiley.
Aronow, W.S., and Epstein, S. (1988). Usefulness of silent myocardial ischemia detected by ambulatory electrocardiographic monitoring in predicting new coronary events in elderly patients. *American Journal of Cardiology* 62: 1295-1296.
Arvan, S. (1988). Exercise performance of the high risk acute myocardial infarction patient after cardiac rehabilitation. *American Journal of Cardiology* 62: 197-201.
Asano, K., Ogawa, S., and Furuta, Y. (1978). Aerobic work capacity in middle- and old-aged runners. In F. Landry and W.R. Orban (Eds.), *Exercise physiology* (pp. 465-471). Miami, FL: Symposia Specialists.
Åstrand, P.O. (1986). Exercise physiology of the mature athlete. In J.R. Sutton and R.M. Brock (Eds.), *Sports medicine for the mature athlete* (pp. 3-13). Indianapolis: Bench-mark Press.
Åstrom, J., Ahnqvist, S., Beertema, J., and Jonsson, B. (1987). Physical activity in women sustaining fractures of the neck of the femur. *Journal of Bone and Joint Surgery* 69B: 381-383.
Atkins, C.J., Kaplan, R.M., Timms, R.M., Reinsch, S., and Lofback, K. (1984). Behavioral exercise programs in the management of chronic obstructive pulmonary disease. *Journal of Consulting and Clinical Psychology* 52: 591-603.
Atkinson, R., and Wallberg-Rankin, J. (1994). Physical activity, fitness and severe obesity. In C. Bouchard, R.J. Shephard, and T. Stephens (Eds.), *Physical activity, fitness and health* (pp. 696-771). Champaign, IL: Human Kinetics.
Avlund, K., Schroll, M., Davidsen, M., Levborg, B., and Rantanen, T. (1994). Maximal isometric muscle strength and functional ability in daily activities among 75-year-old men and women. *Scandinavian Journal of Medicine, Science and Sports* 4: 32-40.
Ayalon, J., Simkin, A., Leichter, I., and Raifmann, S. (1987). Dynamic bone loading exercises for postmenopausal women: Effect on the density of the distal radius. *Archives of Physical Medicine and Rehabilitation* 68: 280-283.

B

Babcock, M.A., Paterson, D.H., Cunningham, D.A., and Dickinson, JR. (1994). Exercise on-transient gas exchange kinetics are slowed as a function of age. *Medicine and Science in Sports and Exercise* 26: 440-446.

Baber, R.J., and Studd, J.W.W. (1989). Hormone replacement therapy and cancer. *British Journal of Hospital Medicine* 41: 142-149.

Bäckman, L., and Molander, B. (1989). The relationship between level of arousal and cognitive operations during motor behavior in young and older adults. In A. C. Ostrow (Ed.), *Aging and motor behavior* (pp. 3-33). Indianapolis: Benchmark Press.

Badenhop, D.T., Cleary, P.A., Schaal, S.F., Fox, E.L., and Bartels, R.L. (1983). Physiological adjustments to higher- or lower-intensity exercise in elders. *Medicine and Science in Sports and Exercise* 15: 496-502.

Bagge, E., Bjelle, A., Eden, S., and Svänborg, A. (1991). Osteoarthritis in the elderly. Clinical and radiographic osteoarthritis in two elderly European populations. *Annals of the Rheumatic Diseases* (London) 50: 535-539.

Bagge, E., Bjelle, A., and Svänborg, A. (1992). Radiographic osteoarthritis in the elderly: A cohort comparison and longitudinal study of the 70-year old people in Göteborg. *Clinical Rheumatology* (Brussels) 11: 486-491.

Balady, G.J. (1992). Exercise therapy in patients with angina and silent ischemia. In R.J. Shephard and H.J. Miller (Eds.), *Exercise and the heart in health and disease* (pp. 369-396). New York: Marcel Dekker.

Balcomb, A.C., and Sutton, J.R. (1986). Advanced age and altitude illness. In JR. Sutton and R.M. Brock (Eds.), *Sports medicine for the mature athlete* (pp. 213-224). Indianapolis: Benchmark Press.

Ballard, J.E., McKeown, B.C., Graham, H.M., and Zinkgraf, S.A. (1990). The effect of high level physical activity (8.5 METS or greater) and estrogen replacement therapy upon bone mass in postmenopausal females, aged 50-68 years. *International Journal of Sports Medicine* 11: 208-214.

Ballor, D.L., and Keesey, R.E. (1991). A meta-analysis of the factors affecting exercise-induced changes in body mass, fat mass and fat-free mass in males and females. *International Journal of Obesity* 15: 717-726.

Barak, D., and Djerassi, L. (1987). Musculo-skeletal injuries among bus drivers due to motor vehicle accidents and hazardous environmental conditions. *Ergonomics* 30: 335-342.

Bard, C., Fleury, M., Jobin, J., Lagassé, P., and Roy, B. (1985). Elaboration des norms physiques d'admission aux corps d'agents de la paix [Development of physicalentry norms for peace officers]. Laval University Faculty of Physical Education, unpublished manuscript.

Barnard, R.J. (1994). Physical activity, fitness and claudication. In C. Bouchard, R.J. Shephard, and T. Stephens (Eds.), *Physical activity, fitness and health* (pp. 622-632). Champaign, IL: Human Kinetics.

Barnes, C.A., Forster, M.J., Fleshner, M., Ahanotu, E.N., Laudenslager, M.L., Mazzeo, R.S., Maier, S.F., and Lal, H. (1991). Exercise does not modify spatial memory, brain auto-immunity, or antibody response in aged F-344 rats. *Neurobiology of Aging* 12: 47-53.

Barnes, R.F., Raskind, M., Gumbrecht, G., and Halter, J. B. (1982). The effects of age on the plasma catecholamine response to mental stress in man. *Journal of Clinical Endocrinology and Metabolism* 54: 64-69.

Barnes, R.W., Thornhill, B., Nix, L., Rittgers, SE., and Turley, G. (1981). Prediction of amputation wound healing. Roles of Doppler ultra-sound and digit plethysmography. *Archives of Surgery* 116: 80-83.

Baron, D.T., Bergfeld, M.A., Teitelbaum, S.L., and Avioli, L.V. (1978). Effect of testosterone therapy on bone formation in an osteoporotic hypogonadal male. *Calcified Tissue International* 26: 103-106.

Barrett-Connor, E. (1995). The economic and human costs of osteoporotic fracture. *American Journal of Medicine* 98 (2A): 35-85.

Barrett-Connor, E., and Palinkas, L.A. (1994). Low blood pressure and depression in older men: A population based study. *British Medical Journal* 308: 446-449.

Baslund, B., Lyngberg, K., Andersen, V., Kristensen, J. H., Hansen, M., Klokker, M., and Pedersen, B.K. (1993). Effect of 8 wk of bicycle training on the immune system of patients with rheumatoid arthritis. *Journal of Applied Physiology* 75: 1691-1695.

Basmajian, J.V. (1987). Therapeutic exercise in the management of rheumatic diseases. *Journal of Rheumatology* 14 (Suppl. 15): 22-25.

Bass, A., Gutmann, E., and Hanzlikova, V. (1975). Biochemical changes in energy sup-ply pattern of muscle of the rat during old age. *Gerontologia* 21: 31-45.

Bassey, E.J., Bendall, M.J., and Pearson, M. (1988). Muscle strength in the triceps surae and objectively measured customary walking activity in men and women over 65years of age. *Clinical Science* 74: 85-89.

Bassey, E.J., Fiatarone, M.A., O'Neill, E.F., Kelly, M., Evans, W.J., and Lipsitz, L.A. (1992). Leg extensor power and functional performance in very old men and women. *Clinical Science* 82: 321-327.

Bassey, E.J., and Harries, U.J. (1993). Normal values for handgrip strength in 920 men and women over 65 years, and longitudinal changes over four years in 620 survivors. *Clinical Science* 84: 331-337.

Bates, W.T. (1982). Selecting a running shoe. *Physician and Sportsmedicine* 10 (3): 154-155.

Baylink, D.J., and Jennings, J.C. (1994). Calcium and bone homeostasis and changes with aging. In W.R. Hazzard, E.L. Bierman, J.P. Blass, W.H. Ettinger, and J.B. Halter (Eds.), *Principles of geriatric medicine and gerontology* (pp. 879-896). New York: McGraw-Hill.

Bazzoli, G.J. (1985). The early retirement decision: New empirical evidence on the influence of health. *Journal of Human Resources* 20: 315-330.

Beaglehole, R., and Stewart, A. (1983). The longevity of international rugby players. *New Zealand Medical Journal* 96: 513-515.

Beck, L.H. (1994). Aging changes in renal function. In W. R. Hazzard, E.L. Bierman, J.P. Blass, W.H. Ettinger, and J.B. Halter (Eds.), *Principles of geriatric medicine and gerontology* (3rd ed., pp. 615-624). New York: McGraw-Hill.

Belchetz, P.E. (1985). Idiopathic hypopituitarism in patients over 65. *British Medical Journal* 291: 247-248.

Bell, B.C., and Blanke, D.J. (1992). The effects of an employee fitness program on healthcare costs and utilization. *Health Values* 16: 3-13.

Bell, N.H., Godsen, R.H., Henry, D.P., Shary, J., and Epstein, 5. (1988). The effects of muscle building exercise on vitamin D and mineral metabolism. *Journal of Bone and Mineral Research* 3: 369-373.

Bellamy, D. (1991). Mechanisms of ageing. In M.S.J. Pathy (Ed.), *Principles and practice of geriatric medicine* (2nd ed., pp. 13-30). Chichester: Wiley.

Belman, M.J., and Gaesser, G.A. (1991). Exercise training below and above the lactate threshold in the elderly. *Medicine and Science in Sports and Exercise* 23: 562-568.

Bemben, M.G., Massey, B.H., Bemben, D.A., Boileau, R. A., and Misner, J.E. (1995). Age-related patterns in body composition for men aged 20-79 yr. *Medicine and Science in Sports and Exercise* 27: 264-269.

Bemben, M.G., Massey, B.H., Bemben, D.A., Misner, J.E., and Boileau, R.A. (1991). Isometric muscle force production as a function of age in healthy 20- to 74-yr-old men. *Medicine and Science in Sports and Exercise* 23: 1302-1310.

Bemben, D.A., Massey, B.H., Boileau, R.A., and Misner, J.E. (1992). Reliability of isometric force-time curve parameters for men aged 20- to 79 years. *Journal of Applied Sport Science Research* 6: 158-164.

Ben Ari, E., Rothbaum, D.A., Linnemeier, T.J., Landin, R.J., Steinmetz, E.R., Hilles, S.J., Noble, J.R., Hallam, C.C., See, M.R., and Shiner, R. (1987). Benefits of a monitored rehabilitation program versus physician care after percutaneous transluminal coronary angioplasty. Follow-up of risk factors and rate of restenosis. *Journal of Cardiopulmonary Rehabilitation* 9: 281-285.

Benestad, A.M. (1965). Trainability of old men. *Acta Medica Scandinavica* 178: 321-327.

Bengele, H.H., Mathias, R.S., Perkins, J.H., and Alexander, E.A. (1981). Urinary concentrating defect in the aged rat. *Clinical Journal of Physiology* 240: 147-150.

Benham, T., and Heston, M. (1989). Memory retrieval in the adult population. In A.C. Ostrow, *Aging and motor behavior* (pp. 87-104). Indianapolis: Benchmark Press.

Bennett, J., Carmack, M.A., and Gardner, V.J. (1982). Effect of a program of physical exercise on depression in older adults. *Physical Educator* 39 (1): 21-24.

Bennett, P.H. (1984). Diabetes in the elderly: Diagnosis and epidemiology. *Geriatrics* 39: 37-41.

Ben-Yehuda, A., and Weksler, M.E. (1992). Immune senescence-mechanisms and clinical implications. *Cancer Investigations* 10: 525-531.

Berg, S. (1993). Psychological indicators of healthy aging. In E. Heikkinen and S. Harris (Eds.), *Physical activity and sports for healthy aging*. Albany, NY: Center for Studies of Aging.

Berger, B.G. (1989). The role of physical activity in the life quality of older adults. In W. Spirduso and H.M. Eckert (Eds.), *Physical activity and aging* (pp. 42-58). Champaign, IL: Human Kinetics.

Berger, B.G., and Owen, R.D. (1986). Mood alteration with swimming: A re-evaluation. In L. Vander Velden and J.H. Humphrey (Eds.), *Current selected research in the psychology and sociology of sport*: Vol. 1 (pp. 97-114). New York: AMS Press.

Bergner, M., Bobbitt, R., Carter, W., and Gilson, B. (1981). The sickness impact profile: Development and final revision of a health status measure. *Medical Care* 19: 787-805.

Bergstrom, G., Bjelle, A., Sorensen, L.B., Sundh, V., and Svänborg, A. (1986). Prevalence of rheumatoid arthritis, osteoarthritis, chondrocalcinosis and gouty arthritis at age 79. *Journal of Rheumatology* 13: 527-534.

Berlin, J.A., and Coldlitz, G.A. (1990). A meta-analysis of physical activity in the prevention of coronary heart disease. *American Journal of Epidemiology* 132: 612-628.

Berman, N.D. (1982). *Geriatric cardiology*. Lexington, MA: Collamore Press.

Beverfeldt, E. (1971). Psychic behavior of the worker facing old age. In J.A. Huet (Ed.), *Work and aging* (pp. 135-146). Paris: International Center for Social Gerontology.

Bidlack, W.R., and Wang, W. (1995). Nutrition requirements of the elderly. In J.E. Morley, Z. Click, and L.Z. Rubenstein (Eds.), *Geriatric nutrition: A comprehensive review* (pp. 25-50). New York: Raven Press.

Biewener, A.A. (1993). Safety factors in bone strength. *Calcified Tissue International* 53 (Suppl. 1): S68-S74.

Biggemann, M., Hilweg, D., Seidel, S., Horst, M., and Brinckmann, P. (1991). Risk of vertebral insufficiency fractures in relation to compressive strength predicted by quantitative computed tomography. *European Journal of Radiology* 13: 6-10.

Bild, J.E., Fitzpatrick, A., Fried, L.P., Wong, N.D., Haan, M.N., Lyles, M., Bovill, E., Polak, J.E, and Schulz, R. (1993). Age-related trends in cardiovascular morbidity and physical functioning in the elderly: The Cardiovascular Health Study. *Journal of the American Geriatric Society* 41: 1047-1056.

Binder, E.F., Brown, M., Craft, S., Schechtman, K.B., and Birge, S.J. (1994). Effects of a group exercise program on risk factors for falls in frail older adults. *Journal of Aging and Physical Activity* 2: 25-37.

Binkhorst, R.A., Heevel, J., and Nordeloos, AM. (1984). Energy expenditure of (severe) obese subjects during submaximal and maximal exercise. *International Journal of Sports Medicine* 5: 71-73.

Birge, S.J. (1993). Factors contributing to falls and fractures. In H.M. Perry, J.E. Morley, and R.M. Coe (Eds.), *Aging and musculoskeletal disorders* (pp. 101-122). New York: Springer.

Birren, J.E., and Lanum, J.C. (1991). Metaphors of psychology and aging. In G.M. Kenyon, J.E. Birren, and J.J.F Schroots (Eds.), *Metaphors of aging in science and the humanities* (pp. 103-130). New York: Springer.

Birren, J.E., Woods, A.M., and Williams, M.V. (1980). Behavioral slowing with age. Causes, organization and consequences. In L.W. Poon (Ed.), *Aging in the 1980s* (pp. 293-308). Washington, DC: American Psychological Association.

Bjorksten, J. (1974). Cross-linkage and the aging process. In M. Rockstein (Ed.), *Theoretical aspects of aging*. New York: Academic Press.

Björntorp, P., Smith, U., and Lonnroth, P. (1988). Health implications of obesity. *Acta Medica Scandinavica* 223 (Suppl. 723): 121-134.

Black, D. (1980). *Inequalities in health: Report of a research working group*. London: Department of Health and Social Services.

Black, J.E., Polinsky, M., and Greenough, W.T. (1989). Progressive failure of cerebral angiogenesis supporting neural plasticity in aging rats. *Neurobiology of Aging* 10: 353-358.

Black, M. (1979). More about metaphor. In A. Ortony (Ed.), *Metaphor and thought* (pp.19-43). London: Cambridge University Press.

Blackman, M.R., Kowatch, M.A., Wehmann, R.E., and Harman, SM. (1986). Basal serum prolactin levels and prolactin responses to constant infusions of thyrotropin release in old and young male rats. *Journal of Gerontology* 41: 699-705.

Black-Sandler, R., LaPorte, R.E., Sashin, D., Kuller, L.H., Sternglass, E., Cauley, J.A., and Link, M.M. (1982). Determinants of bone mass in menopause. *Preventive Medicine* 11: 269-280.

Blair, D., Habicht, J-P., and Alekel, L. (1989). Assessment of body composition, dietary patterns, and nutritional status in the National Health Examination Surveys and National Health and Nutrition Examination Surveys. In T. Drury (Ed.), *Assessing physical fitness and physical activity in population-based surveys* (Publication No. US PHS 89-1253, pp. 79-104). Hyattsville, MD: U.S. Department of Health and Human Services.

Blair, S.N., Brill, P.A., and Kohl, H.W. (1988). Physical activity patterns in older individuals. In W.W. Spirduso and H. Eckert (Eds.), *Physical activity and aging* (pp.120-139). Champaign, IL: Human Kinetics.

Blair, S.N., Kohl, H., and Brill, P. (1990). Behavioral adaptation to physical activity. In C. Bouchard, R.J. Shephard, T. Stephens, J. Sutton, and B. McPherson (Eds.), *Exercise, fitness and health* (pp. 385-398). Champaign, IL: Human Kinetics.

Blair, S.N., Kohl, H.W., and Barlow, C.E. (1993). Physical activity, physical fitness, and all-cause mortality in women: Do women need to be active? *Journal of the American College of Nutrition* 12: 368-371.

Blair, S.N., Kohl, H.W., Paffenbarger, R.S., Clark, D.G., Cooper, K.H., and Gibbons, L.W. (1989). Physical fitness and all-cause mortality: A prospective study of healthy men and women. *Journal of the American Medical Association* 262: 2395-2401.

Blair, S.N., Shaten, J., Brownell, K., Collins, G., and Lissner, L. (1993). Body weight change, all-cause mortality, and cause-specific mortality in the multiple risk factor intervention trial. *Annals of Internal Medicine* 119: 749-757.

Blaxter, M. (1990). *Health and lifestyles*. London: Tavistock Routledge.

Block, J.E., and Genant, H.K. (1989). Strategies and risk identification for the prevention of osteoporotic fractures. In R. Harris and S. Harris (Eds.), *Physical Activity, aging and sports* (pp. 295-300). Albany, NY: Center for Studies of Aging.

Bloomfield, R.L., Nivikov, S.V., and Ferrario, C.M. (1994). Hypertension in the elderly. *American Journal of Geriatric Cardiology* 3: 39-44.

Bloomfield, S.A. (1995). Bone, ligament and tendon. In D.R. Lamb, C.V. Gisolfi, and E. Nadel (Eds.), *Exercise in older adults* (pp. 175-236). Carmel, IN: Cooper.

Bloomfield, S.A., Williams, N.I., Lamb, D.R., and Jackson, R.D. (1993). Non-weight-bearing exercise may increase lumbar spine bone mineral density in healthy post-menopausal women. *American Journal of Physical Medicine and Rehabilitation* 72: 204-209.

Blumberg, J.B., and Meydani, M. (1995). The relationship between nutrition and exercise in older adults. In C.V. Gisolfi, D.R. Lamb, and E. Nadel (Eds.), *Exercise in older adults* (pp. 353-394). Carmel, IN: Cooper.

Blumenthal, J.A., Emery, C.F., Madden, D.J., Coleman, R.E., Riddle, M.W., Schniebolk, S., Cobb, F.R., Sullivan, M.J., and Higginbotham, M.B. (1991). Effects of exercise training on cardiorespiratory function in men and women >60 years of age. *American Journal of Cardiology* 67: 633-639.

Blumenthal, J.A., Emery, C.F., Madden. D.J., George, L.K., Coleman, R.E., Riddle, M.W., McKee, D.C., Reasoner, J., and Williams, R.S. (1989). Cardiovascular and behavioral effects of aerobic exercise training in healthy older men and women. *Journals of Gerontology* 44: M147-M157.

Blumenthal, J.A., Emery, C.F., Madden, D.J., Schniebolk, S., Walsh-Riddle, M., George, L.K., McKee, D.C., Higginbotham, M.B., Cobb, F.R., and Coleman, R.E. (1991). Long-term effects of exercise on psychological functioning in older men andwomen. *Journals of Gerontology* 46: P352-P361.

Bogardus, C., Ravussin, E., Robbins, D.C., Wolfe, R.R., Horton, E.S., and Sims, E.A.H. (1984). Effects of physical training and diet therapy on carbohydrate metabolism in patients with glucose intolerance and non-insulin dependent diabetes mellitus. *Diabetes* 33: 311-318.

Böhm, M., Dorner, H., Htun, P., Lensche, H., Platt, D., and Erdmann, E. (1993). Effects of exercise on myocardial adenylate cyclase and $G_i$alpha expression in senescence. *American Journal of Physiology* 264: H805-H814.

Böhm, M., and Erdmann, E. (1989). Regulation of force of contraction in the aged and diseased myocardium. In D. Platt (Ed.), *Gerontology* (pp. 107-120). Berlin: Springer-Verlag.

Bokovoy, J.L., and Blair, S.N. (1994). Aging and exercise: A health perspective. *Journal of Aging and Physical Activity* 2: 243-260.

Bonita, R., and Beaglehole, R. (1989). Increased treatment of hypertension does not explain the decline in stroke mortality in the United States, 1970-1980. *Hypertension* 13 (Suppl. 1): 169-173.

Bonjer, F.H. (1968). Relationship between working time, physical work capacity and allowable caloric expenditure. In W. Rohmert (Ed.), *Muskelarbeit und Muskeltraining* (pp. 86-99). Stuttgart: Gentner-Verlag.

Bonneux, L., Barendredegt, J.J., Meeter, K., Bonsel, G.J., and van der Maas, P.J. (1994). Estimating clinical morbidity due to ischemic heart disease and congestive heart failure: The future rise of heart failure. *American Journal of Public Health* 84: 20-28.

Booth, F.W., Weeden, S.H., and Tseng, B.S. (1994). Effect of aging on human skeletal muscle and motor function. *Medicine and Science in Sports and Exercise* 26: 556-560.

Borchelt, M.F., and Steinhagen-Thiessen, E. (1992). Physical performance and sensory functions as determinants of independence in activities of daily living in the old and the very old. *Physiopathological Processes of Aging* 673: 350-361.

Borg, G., and Linderholm, H. (1967). Perceived exertion and pulse rate during exercise in various age groups. *Acta Medica Scandinavica* (Suppl. 472): 194-206.

Boring, C.C., Squires, T.S., Tong, T., and Montgomery, S. (1994). Cancer statistics. *Cancer* 44: 7-26.

Borkan, G.A., and Norris, A.H. (1980). Assessment of biological age using a profile of physical parameters. *Journal of Gerontology* 35: 177-184.

Borst, S.E., Millard, W.J., and Lowenthal, D.T. (1994). Growth hormone, exercise and aging: The future of therapy for the frail elderly. *Journal of the American Geriatric Society* 42: 528-535.

Bortz, W.M. (1982). Disuse and aging. *Journal of the American Medical Association* 248: 1203-1208.

Bouchard, C. (1992). Genetics, physical activity and energy balance. In V.S. Hubbard (Ed.), *NIH Workshop on Physical Activity and Obesity* (pp. 54-56). Washington, DC: National Institutes of Health.

Bouchard, C. (1994). Genetics of human obesities: Introductory notes. In C. Bouchard (Ed.), *The genetics of obesity* (pp. 1-15). Boca Raton, FL: CRC Press.

Bouchard, C., and Després, J-P. (1988). Variation in fat distribution with age and health implications. In W. Spirduso and H.M. Eckert (Eds.), *Physical activity and aging: The Academy Papers* 22 (pp. 78-106). Champaign, IL: Human Kinetics.

Bouchard, C., Després, J-P., and Tremblay, A. (1993). Exercise and obesity. *Obesity Research* 1: 133-147.

Bouchard, C., Dionne, F.T., Simoneau, J-A., and Boulay, M.R. (1992). Genetics of aerobic and anaerobic performances. *Exercise and Sport Sciences Reviews* 20: 27-58.

Bouchard, C., Shephard, R.J., and Stephens, T. (Eds.). (1994). *Physical activity, fitness and health*. Champaign, IL: Human Kinetics.

Bouchard, C., Shephard, R.J., Stephens, T., Sutton, J., and McPherson, B. (1990). *Exercise, fitness and health*. Champaign, IL: Human Kinetics.

Bourlière, F. (1982). *Gérontologie: Biologie et clinique*. Paris: Flammarion.

Boutier, V., and Payette, H. (1994). Validity of weight and height given from memory in an elderly population. *Age & Nutrition* 5: 17-21.

Bovens, I.M.P.M., van Baak, M.A., Vrencken, J.G.P.M., Wijnen, J.A.G., Saris, W.H.M., and Verstappen, F.T.J. (1993). Maximal aerobic power in cycle ergometry in middle-aged men and women, active in sports, in relation to age and physical activity. *International Journal of Sports Medicine* 14: 66-71.

Brash, D.E., and Hart, R.W. (1978). Molecular biology of aging. In J.A. Behnke, G.E. Finch, and G.B. Moment (Eds.), *The biology of aging* (pp. 247-261). New York: Plenum Press.

Braunwald, E. (1988). *Heart disease: A textbook of cardiovascular medicine*. Philadelphia: Saunders.

Bray, G. (Ed.) (1979). *Obesity in America*. Washington, DC: Department of Health, Education and Welfare.

Brendler, C.B. (1994). Disorders of the prostate. In W.R. Hazzard, E.L. Bierman, J.P. Blass, W.H. Ettinger, and J.B. Halter (Eds.), *Principles of geriatric medicine and gerontology* (pp. 657-664). New York: McGraw-Hill.

Brenner, I., Shek, P.N., and Shephard, R.J. (1994). Infection in athletes. *Sports Medicine* 17: 86-107.

Bristow, M.R., Hershberger, R.E., Port, J.D., Gilbert, E.M., Sandoval, A., Rasmussen, R., Cates, A.E., and Feldman, A.M. (1990). Beta-adrenergic pathways in nonfailing and failing human ventricular myocardium. *Circulation* 82 (Suppl. I): I12-I15.

Brody, H. (1976). An examination of cerebral cortex and brainstem aging. In R.D. Terry and S. Gershon (Eds.), *Aging 3. Neurobiology of aging* (pp. 177-181). New York: Raven Press.

Brody, S.J. (1985). Formal health support systems. In R. Andres, E.L. Bierman, and W.R. Hazzard (Eds.), *Principles of geriatric medicine* (pp. 187-198). New York: McGraw-Hill.

Brooks, S.V., and Faulkner, J.A. (1994). Skeletal muscle weakness in old age: Underlying mechanisms. *Medicine and Science in Sports and Exercise* 26: 432-439.

Brown, A.B., McCartney, N., and Sale, D.G. (1990). Positive adaptations to weightlifting training in the elderly. *Journal of Applied Physiology* 69: 1725-1733.

Brown, C.F., and Oldridge, N.B. (1985). Exercise-induced angina in the cold. *Medicine and Science in Sports and Exercise* 17: 607-610.

Brown, D.R. (1992). Physical activity, ageing, and psychological well-being: An overview of the research. *Canadian Journal of Sport Sciences* 17: 185-193.

Brown, J.P., Delmas, P.D., Malaval, L., Edouard, C., Chapuy, M.C., and Meunier, P.J.M. (1984). Serum bone Gla protein: A specific marker for bone formation in postmenopausal osteoporosis. *Lancet* 1: 1091-1093.

Brown, J.R., and Crowden, G.P. (1963). Energy expenditure ranges and muscular work grades. *British Journal of Industrial Medicine* 20: 277-283.

Brown, M. (1985). Long-term endurance exercise effects on skeletal muscle in agingrats [Abstract]. *Medicine and Science in Sports and Exercise* 17: 245.

Brown, M., and Holloszy, J.O. (1991). Effects of a low intensity exercise program on selected physical performance characteristics of 60- to 71-year olds. *Aging* 3: 129-139.

Brown, M., and Rose, S.J. (1985). The effects of aging and exercise on skeletal muscle—clinical considerations. *Topics in Gerontology and Rehabilitation* 1: 20-30.

Brown, W.T., Zebrower, M., and Kieras, F.J. (1985). Progeria, a model disease for the study of accelerated aging. In A.V. Woodhead, A.D. Blackett, and A. Hollaender (Eds.), *Molecular biology of aging* (pp. 375-396). New York: Plenum Press.

Brown, W.W., Davis, B.B., Spry, L.A., Wonsurat, N., Malone, J.D., and Donoto, D.T. (1986). Aging and the kidney. *Archives of Internal Medicine* 146: 1790-1796.

Brownell, K.D. (1984). Behavioral and psychological aspects of motivation to exercise. *International Journal of Sports Medicine* 5 (Suppl.): 69-70.

Brownlie, L., Brown, S., Diewert, J., Good, P., Holman, G., Laue, G., and Banister, E. (1982). The evaluation of firefighter recruits [Abstract]. *Canadian Journal of Sport Sciences* 7: 231.

Bruce, RA., and Fisher, L.D. (1987). Exercise-enhanced risk factors for coronary heart disease versus age as criteria for mandatory retirement of healthy pilots. *Journal of Cardiopulmonary Rehabilitation* 7: 383-384.

Bruera, E., Brenneis, C., Michaud, M., Chadwick, S., and MacDonald, R.N. (1987). Association between involuntary muscle function and asthenia, nutritional status, lean body mass, psychometric assessment and tumor mass in patients with advanced cancer. *Proceedings of the American Society of Clinical Oncology* 6: 261.

Bruera, E., Carraro, S., Roca, E., Cedaro, L., and Chacon, R. (1984). Association between malnutrition and calorie intake, emesis, psychological depression, glucosetaste and tumor mass. *Cancer Treatment Reports* 68: 873-876.

Buchner, D.M., Beresford, S.A., Larson, E.B., LaCroix, A.Z., and Wagner, E.H. (1993). Effects of physical activity on health status in older adults II. Intervention studies. *Annual Review of Public Health* 13: 469-488.

Bugiardini, R., Borghi, A., and Pozzati, A. (1993). Treatment of ischemic heart disease in the elderly: Focus on unstable angina. *American Journal of Geriatric Cardiology* 2: 41-46.

Buist, A.S., Ghezzo, H., Anthonisen, N.R., Cherniack, R. M., Ducic, S., Macklein, P.T., Manfreda, J., Martin, R. R., McCarthy, D., and Ross, B.B. (1979). Relationship between the single breath N_2 test and age, sex and smoking habit in three North American cities. *American Review of Respiratory Diseases* 120: 305-318.

Buono, M.J., McKenzie, B.T., and Kasch, F. (1991). Effects of ageing and physical training on the peripheral sweat production of the human eccrine sweat gland. *Ageand Ageing* 20: 439-441.

Burch, G.E., and Collot, C. (1972). *Elderly people in their towns*. Paris: International Center for Social Gerontology.

Burr, M.L., Phillips, K.M., and Hurst, D.N. (1985). Lung function in the elderly. *Thorax* 40: 54-59.

Burrows, B., Lebowitz, M.D., Camilli, A.E., and Knudson, R.J. (1986). Longitudinal changes in forced expiratory volume in one second in adults. *American Review of Respiratory Diseases* 133: 974-980.

Buskirk, E.R., and Hodgson, J.L. (1987). Age and aerobic power: The rate of change in men and women. *Federation Proceedings* 46: 1824-1829.

Butler, R.N. (1992). Quality of life: Can it be an endpoint? *American Journal of Clinical Nutrition* 55: 1267S-1270S.

Butterworth, D.E., Nieman, D.C., Perkins, R., Warren, B. J., and Dotson, R.G. (1993). Exercise training and nutrient intake in elderly women. *Journal of the American Dietetic Association* 93: 653-657.

Buysse, D.J., Reynolds, C.F., Monk, T.H., Hoch, C.C., Yeager, A.L., and Kupfer, D.J. (1991). Quantification of subjective sleep quality in healthy elderly men and women using the Pittsburgh Sleep Quality Index (PSQI). *Sleep* 14: 331-338.

C

Cable, N.T., and Green, J.H. (1990). The influence of bicycle exercise with or without hand immersion in cold water, on forearm sweating in young and middle-aged women. *Experimental Physiology* 75: 505-514.

Cady, L.D., Thomas, P.C., and Karwasky, R.J. (1985). Program for increasing health and physical fitness of firefighters. *Journal of Occupational Medicine* 27: 110-114.

Calkins, E., and Challa, H.R. (1985). Disorders of the joints and connective tissues. In R. Andres, E.L. Bierman, and W.R. Hazzard (Eds.), *Principles of geriatric medicine* (pp. 813-843). New York: McGraw-Hill.

Calkins, E., Reinhard, J.D., and Vladutiu, A.O. (1994). Rheumatoid arthritis and autoimmune rheumatic diseases in the older patient. In W.R. Hazzard, E.L. Bierman, J.P. Blass, W.E. Ettinger, and J.B. Halter (Eds.), *Principles of geriatric medicine andgerontology* (pp. 961-964). New York: McGraw-Hill.

Canada Health Survey. (1982). Ottawa: Health and Welfare, Canada.

Canadian Consensus Conference on Cholesterol. (1988). Final Report. The Canadian Consensus Conference on the prevention of heart and vascular disease by altering serum cholesterol and other risk factors. *Canadian Medical Association Journal* 139 (Suppl.): 1-8.

Cannon, J.G., Meydani, S.N., Fielding, R.A., Fiatarone, M.A., Meydani, M., Farhangmehr, M., Orencole, S.F., Blumberg, J.B., and Evans, W.J. (1991). Acute phase response in exercise. II. Associations between vitamin E, cytokines, and muscle proteolysis. *American Journal of Physiology* 260: R1235-R1240.

Capuano-Pucci, D., Rheault, W., and Rudman, D. (1987). Relationship between plasma somatomedin C and muscle performance in a geriatric male population. *American Journal of Physical Medicine* 66: 364-370.

Carlos, J.P., and Wolfe, M.D. (1989). Methodological and nutritional issues in assessing the oral health of aged subjects. *American Journal of Clinical Nutrition* 50: 1210-1218.

Carmelli, D. (1982). Intrapair comparisons of total lifespan in twins and pairs of sibs. *Human Biology* 54: 525-537.

Carroll, J.F., Pollock, M.L., Graves, J.E., Leggett, S.H., Spitler, D.L., and Lowenthal, D.T. (1992). Incidence of injury during moderate and high-intensity walking training in the elderly. *Journals of Gerontology* 47: M61-M66.

Cartee, G.D. (1994). Aging skeletal muscle: Response to exercise. *Exercise and Sport Sciences Reviews* 22: 91-120.

Carter, D.R. (1984). Mechanical loading histories and cortical bone remodelling. *Calcified Tissue International* 36: S19-S61.

Carter, D.R., Fyhrie, D.P., and Whalen, R.T. (1987). Trabecular bone density and loading history: Regulation of connective tissue biology by mechanical energy. *Journal of Biomechanics* 20: 785-794.

Carter, R., and Coast, J.R. (1993). Respiratory muscle training in patients with chronic obstructive pulmonary disease. *Journal of Cardiopulmonary Rehabilitation* 13: 117-125.

Carter, R., Coast, J.R., and Idell, S. (1992). Exercise training in patients with chronic obstructive pulmonary disease. *Medicine and Science in Sports and Exercise* 24: 281-291.

Casaburi, R., Patessio, A., Ioli, F., Zanaboni, S., Donner, C.F., and Wasserman, K. (1991). Reductions in exercise lactic acidosis and ventilation as a result of exercise training in patients with obstructive lung disease. *American Review of Respiratory Diseases* 143: 9-18.

Cascells, W., Hennekens, C.H., Evans, D., Rosener, B., de Silva, R.A., Lown, B., Davies, J.E., and Jesse, M.J. (1980). Retirement and coronary mortality. *Lancet* 1: 1288-1289.

Casey, B. (1984). Recent trends in retirement policy and practice in Europe and the U.S.A.: An overview of programmes directed to the exclusion of older workers and a suggestion for an alternative strategy. In P.K. Robinson, J. Livingston, and J.E. Birren (Eds.), *Aging and technological advances* (pp. 125-138). New York: Plenum Press.

Caspersen, C.J., Bloemberg, B.P.M., Saris, W.H.M., Merritt, R.K., and Kromhout, D. (1991). The prevalence of selected physical activities and their relation with coronary heart disease risk factors in elderly men: The Zutphen Study, 1985. *American Journal of Epidemiology* 133: 1-15.

Caspersen, C.J., Christenson, G.M., and Pollard, R.A. (1986). Status of the 1990 physical fitness and exercise objectives—evidence from NHIS 1985. *Public Health Reports* 101: 587-592.

Caspersen, C.J., Powell, K.E., and Merritt, R.K. (1994). Measurement of health status and well-being. In C. Bouchard, R.J. Shephard, and T. Stephens (Eds.), *Physical activity, fitness and health* (pp. 180-202). Champaign, IL: Human Kinetics.

Castelli, W.P. (1993). Risk factors in the elderly: A view from Framingham. *American Journal of Geriatric Cardiology* 2: 8-19.

Cavanaugh, D.J., and Cann, C.E. (1988). Brisk walking does not stop bone loss in postmenopausal women. *Bone* 9: 201-204.

Cavanagh, P. (1980). *The running shoe book*. Mountain View, CA: Anderson World.

Celli, R. (1986). Respiratory muscle function. *Clinics in Chest Medicine* 7: 757-784.

Chappard, D., Plantard, B., Petitjean, M., Alexandre, C., and Riffat, G. (1991). Alcoholic cirrhosis and osteoporosis in men: A light and scanning electron microscopy study. *Journal of Studies in Alcohol* 52: 269-274.

Charette, S.L., McEvoy, L., Pyka, G., Snow-Harter, C., Guido, D., Wiswell, R.A., and Marcus, R. (1991). Muscle hypertrophy response to resistance training in older women. *Journal of Applied Physiology* 70: 1912-1916.

Charness, N. (1991). Cognition and aging. In C. Blais (Ed.), *Aging into the twenty-first century* (pp. 204-222). North York, ON: Captus University Publications.

Chassin, M.R., Kosecoff, J., Park, R.E., Winslow, C.M., Kahn, K.L., Merrick, N.J., Keesey, J., Fink, A., Soloman, D.H., and Brook, R.H. (1987). Does inappropriate use explain geographic variations in the use of health care services? *Journal of the American Medical Association* 258: 2533-2537.

Chauhan, J., Hawrysh, Z.J., Gee, M., Donald, E.A., and Basu, T.K. (1987). Age-related olfactory and taste changes and interrelationships between taste and nutrition. *Journal of the American Dietetic Association* 87: 1543-1550.

Cheng, S., Suominen, H., Rantanen, T., Parkatti, T., and Heikkinen, E. (1991). Bone mineral density and physical activity in 50-60-year old women. *Bone and Mineral* 12: 123-132.

Cheng, S., Suominen, H. Era, P., and Heikkinen, E. (1994). Bone density of the calcaneus and fractures of the calcaneus and fractures in 75- and 80-year-old men. *Osteoporosis International* 4: 48-54.

Chernoff, R., and Silver, A.J. (1993). Nutritional intervention in the frail elderly In H.M. Perry, J.E. Morley, and R.M. Coe (Eds.), *Aging and musculoskeletal disorders* (pp. 243-254). New York: Springer.

Cheskin, L.J., and Schuster, M.H. (1994). Colonic disorders. In W.R. Hazzard, E.L. Bierman, J.P. Blass, W. H. Ettinger, and J.B. Halter (Eds.), *Principles of geriatric medicine and gerontology* (3rd ed., pp. 723-732). New York: McGraw-Hill.

Chestnut, C.H. (1994). Osteoporosis. In W.R. Hazzard, E. L. Bierman, J.P. Blass, W.H. Ettinger, and J.B. Halter (Eds.), *Principles of geriatric medicine and gerontology* (pp. 897-909). New York: McGraw-Hill.

Chi, M.M., Hintz, C.S., Coyle, E.F., Martin, W.H., Ivy, J. L., Nemeth, P.M., Holloszy, J.O., and Lowry, O.H. (1983). Effects of detraining on enzymes of energy metabolism in individual human muscle fibers. *American Journal of Physiology* 244: C276-C287.

Chiang, A.N., and Huang, P.C. (1988). Excess energy and nitrogen balance at protein intakes above the requirement level in young men. *American Journal of Clinical Nutrition* 48: 1015-1022.

Chick, T.W., Cagle, T.G., Vegas, F.A., Poliner, J.K., and Murata, G.H. (1991). The effect of aging on submaximal exercise performance and recovery. *Journals of Gerontology* 46: B34-B38.

Chilibeck, P.D., Sale, D.G., and Webber, C.E. (1995). Exercise and bone mineral density. *Sports Medicine* 19: 103-122.

Chillag, S., Bates, M., Voltin, R., and Jones, D. (1990). Sudden death: Myocardial infarction in a runner with normal coronary arteries. *Physician and Sportsmedicine* 18 (3): 89-94.

Chodzo-Zajko, W.J. (1991). Physical fitness, cognitive performance and aging. *Medicine and Science in Sports and Exercise* 23: 868-872.

Chodzo-Zajko, W.J., and Moore, K.A. (1994). Physical fitness and cognitive functioning in aging. *Exercise and Sport Sciences Reviews* 22: 195-220.

Chow, R., Harrison, J.E., Brown, C.F., and Hajek, V. (1986). Physical fitness effect on bone mass in postmenopausal women. *Archives of Physical Medicine and Rehabilitation* 67: 231-234.

Chow, R., Harrison, J.E., and Notarius, C. (1987). Effect of two randomised exercise programmes on bone mass of healthy post-menopausal women. *British Medical Journal* 295: 1441-1444.

Chow, E., Harrison, J.E., Sturtbridge, W., Josse, R., Murray, T.M., Bayley, A., Dornan, J., and Hammond, T. (1987). The effect of exercise on bone mass of osteoporotic patients in fluoride treatment. *Clinical and Investigative Medicine* 10: 59-63.

Chown, S.M. (1983). Profiles of abilities. In J.E. Birren, J. M.A. Munnichs, H. Thomae, and M. Minors (Eds.), *Aging: A challenge to science and society* (pp. 2264-2275). Oxford: Oxford University Press.

Chrétien, R., Simard, C.P., and Dorion, A. (1987). Effects of relaxation on the peripheral chronaxie of persons having multiple sclerosis. In G. Ward and M. Berridge (Eds.), *International perspectives on adapted physical activity* (pp. 65-72). Champaign, IL: Human Kinetics.

Chumlea, W.C., and Baumgartner, R.N. (1990). Bioelectric impedance methods for the estimation of body composition. *Canadian Journal of Sport Sciences* 15: 172-179.

Chumlea, W.C., Roche, A.F., and Mukherjee, D. (1984). *Nutritional assessment of the elderly through anthropometry*. Columbus, OH: Ross Laboratories.

Ciocon, J.O., Galindo-Ciocon, D., and Galindo, D.J. (1995). Raised leg exercises for leg edema in the elderly. *Angiology* 46: 19-25.

Clark, R.L. (1984). Aging and labor force participation. In P.K. Robinson, J. Livingston, and J.E. Birren (Eds.), *Aging and technological advances* (pp. 39-54). New York: Plenum Press.

Clarke, D.H., Hunt, M.Q., and Dotson, C.O. (1992). Muscular strength and endurance as a function of age and activity level. *Research Quarterly* 63: 302-310.

Clarke-Williams, M.J. (1978). The management of aged amputees. In J.C. Brocklehurst (Ed.), *Textbook of geriatric medicine and gerontology* (2nd ed., pp. 556-569). Edinburgh: Churchill Livingstone.

Clarkson-Smith, L., and Hartley, A.A. (1989). Relationships between physical exercise and cognitive abilities in older adults. *Psychology and Aging* 4: 183-189.

Clarkson-Smith, L., and Hartley, A.A. (1990). Structural equation models of relationships between exercise and cognitive abilities. *Psychology and Aging* 5: 437-446.

Clement, F.J. (1974). Longitudinal and cross-sectional assessments of age changes in physical strength as related to sex, social class and mental ability. *Journal of Gerontology* 29: 423-429.

Coats, A.J.S. (1993). Physical exercise and training in elderly patients with heart failure. *Cardiology in the Elderly* 1: 569-573.

Coats, A.J.S., Adamopoulos, S., Radaelli, A., McCance, A., Meyer, T.E., Bernardi, L., Solda, P.L., Davey, P., Ormerod, O., Forfar, C., Conway, J., and Sleight, P. (1992). Controlled trial of physical training in chronic heart failure: Exercise performance, hemodynamics, ventilation and autonomic function. *Circulation* 85: 2119-2131.

Coe, C.I., Watson, A., Joyce, H., and Pride, N.B. (1989). Effects of smoking on changes in respiratory resistance with increasing age. *Clinical Science* 76: 487-494.

Coggan, A.R., Spina, R.J., King, D.S., Rogers, M.A., Brown, M., Nemeth, P.M., and Holloszy, J.O. (1992). Skeletal muscle adaptations to endurance training in 60- to 70-yr-old men and women. *Journal of Applied Physiology* 72: 1780-1786.

Colandrea, M.A., Friedman, G.D., Nichaman, M.Z., and Lynd, C.N. (1970). Systolic hypertension in the elderly: An epidemiologic assessment. *Circulation* 41: 239-245.

Cole, K.J. (1991). Grasp force control in older adults. *Journal of Motor Behavior* 23: 251-258.

Cole, K.J., and Beck, C.L. (1994). The stability of precision grip force in older adults. *Journal of Motor Behavior* 26: 171-177.

Cole, T.R., and Meyer, D.G. (1991). Aging, metaphor and meaning: A view from cultural history. In G.M. Kenyon, J.E. Birren, and J.J.F. Schroots (Eds.), *Meta-*

phors of aging in science and the humanities (pp. 57-82). New York: Springer.

Coles, R.R.A. (1981). *Tinnitus*. London: CIBA Foundation.

Collins, K.J. (1987). Effects of cold on old people. *British Journal of Hospital Medicine* 38: 506-514.

Collins, K.J., Exton-Smith, A., and Doré, C. (1981). Urban hypothermia: Prefered temperature and thermal perception in old age. *British Medical Journal* 282: 157-177.

Collishaw, N.E., and Myers, G. (1984). Dollar estimates of the consequences of tobacco use in Canada, 1979. *Canadian Journal of Public Health* 75: 192-199.

Colsher, P.L., Dorfman, L.T., and Wallace, R.B. (1988). Specific health conditions and work-retirement status among the elderly. *Journal of Applied Gerontology* 7: 485-503.

Colvez, A., and Blanchet, M. (1983). Potential gains in life expectancy free of disability: A tool for health planning. *International Journal of Epidemiology* 12: 86-91.

Comfort, A. (1979) *The biology of senescence* (3rd ed.). New York: Elsevier Science.

Conn, E.H., Williams, R.S., and Wallace, R.G. (1982). Exercise responses before and after physical conditioning in patients with severely depressed left ventricular function. *American Journal of Cardiology* 49: 296-300.

Connidis, I. (1989). *Family ties and aging*. Toronto, ON: Butterworths.

Cononie, C., Graves, J.E., Pollock, M.L., Phillips, I., Summers, C., and Hagberg, J.M. (1991). Effect of exercise training on blood pressure in 70- to 79-year-old men and women. *Medicine and Science in Sports and Exercise* 23: 505-511.

Cononie, C.C., Goldberg, A.P., Rogus, A., and Hagberg, J.M. (1994). Seven consecutive days of exercise lowers plasma insulin responses to an oral glucose challenge in sedentary elderly. *Journal of the American Geriatric Society* 42: 394-398.

Coon, P.J., Bleecker, E.R., Drinkwater, D.T., Meyers, D.A., and Goldberg, A.P. (1990). Effects of body composition and exercise capacity on glucose tolerance, insulin and lipoprotein lipids in healthy older men: A cross-sectional and longitudinal intervention study. *Metabolism* 38: 1201-1209.

Cooper, C., Barker, D.J.P., and Wickham, C. (1988). Physical activity, muscle strength and calcium intake in fracture of the proximal femur in Britain. *British Medical Journal* 297: 1443-1446.

Cooper, C.B. (1995). Determining the role of exercise in patients with chronic pulmonary disease. *Medicine and Science in Sports and Exercise* 27: 147-157.

Copeland, K.C., Colletti, R.B., Devlin, J.D., and McAuliffe, T.L. (1990). The relationship between insulin-like growth factor-1, adiposity and aging. *Metabolism* 39: 584-587.

Coroni-Huntley, J., Brock, D.B., Ostfeld, A.M., Taylor, J.O., and Wallace, R.B. (1986). *Established populations for epidemiological studies of the elderly: Resource data book* (NIH Publication No. 86-2443). Washington, DC: U.S. Public Health Service, National Institute on Aging.

Costa, P.T., and McCrae, R.R. (1985). Concepts of functional or biological age: A critical view. In R. Andres, E.L. Bierman, and W.R. Hazzard (Eds.), *Principles of geriatric medicine* (pp. 30-37). New York: McGraw-Hill.

Cotes, J.E. (1993). *Lung function* (5th ed.). Oxford: Blackwell Scientific.

Cottreau, M., Chambers, L.F., Gordon, C.L., Martin, J., Hicks, A.L., McCartney, N., and Webber, C.E. (1995). Lumbar spine and total body bone mass in healthy elderly men and women. *Canadian Journal on Aging* 14: 553-563.

Courtois, Y. (1982). Vieillissement cellulaire et moléculaire [Cellular and molecular aging]. In F. Bourlière (Ed.), *Gérontologie: Biologie et clinique*, (pp. 5-25). Paris: Flammarion.

Cox, J.R., Macias-Nunez, J.F., and Dowd, A.B. (1991). Renal disease. In J.S. Pathy (Ed.), *Principles and practice of geriatric medicine* (2nd. ed., pp. 1159-1163). Chichester: Wiley.

Cox, J.R., and Shalaby, WA. (1981). Potassium changes with age. *Gerontology* 27: 340-344.

Crapo, R.O. (1993). The aging lung. In D.A. Mahler (Ed.), *Pulmonary disease in the elderly* (pp. 1-25). New York: Marcel Dekker.

Crepaldi, G., and Manzato, E. (1993). Cardiovascular risk factors in the elderly in Italy. *American Journal of Geriatric Cardiology* 2: 20-23.

Cress, M.E., Byrnes, W.C., Dickinson, A.L., and Foster, ML. (1984). Modification of Type II fiber atrophy and LDH isozyme component of an 8 week endurance training program in elderly women [Abstract]. *Medicine and Science in Sports and Exercise* 16: 105.

Cress, M.E., and Schultz, E. (1985). Aging muscle: Functional, morphologic, biochemical and regenerative capacity. In E.L. Smith (Ed.), *Exercise and Aging. Topics in Geriatric Rehabilitation* 1: 11-19.

Cress, M.E., Thomas, D.P., Johnson, J., Kasch, F.W., Cassens, R.G., Smith, E.L., and Agre, J.C. (1991). Effect of training on $\dot{V}O_2$max, thigh strength, and muscle morphology in septuagenarian women. *Medicine and Science in Sports and Exercise* 23: 752-758.

Crilly, R.G., Richardson, L.D., Roth, J.H., Vandervoort, A.A., Hayes, K.C., and Mackenzie, R.A. (1987). Postural stability and Colles' fracture. *Age and Ageing* 16: 133-138.

Crilly, R.G., Willems, D.A., Trenholm, K.J., Hayes, K.C., and Delaquierre-Richardson, L.F.O. (1989). Effect of exercise on postural sway in the elderly. *Gerontology* 35: 137-143.

Crimi, E., Bartalucci, C., and Brusasco, V. (1996). Asthma, exercise and immune function. *Exercise Immunology Review* 2: 45-64.

Crist, D.M., Mackinnon, L.T., Thompson, R.F., Atterbom, H.A., and Egan, P.A. (1989). Physical exercise increases natural killer-cell mediated tumor cytotoxicity in elderly women. *Gerontology* 35: 66-71.

Cristofalo, V.J., Phillips, P.D., and Brooks, K.M. (1985). Cellular senescence: Factors modulating cellular proliferation in vitro. In A.V. Woodhead, A.D. Blackett, and A. Hollaender (Eds.), *Molecular biology of aging* (pp. 241-254). New York: Plenum Press.

Cruts, H.E.P., Van Alste, J.E., de Vries, J., and Huisman, K. (1985). Cardiac loads during prosthetic training in leg amputees. In J.H. Haeberigs and H. Vorsteveld (Eds.), *Workshop on Disabled Sports* (pp. 60-78). Amersfoort, Netherlands: Nederlandse Invaliden Sportbond.

Cullinan, P. (1988). Respiratory disease in England and Wales. *Thorax* 43: 949-954.

Culver, B.H., and Butler, J. (1985). Alterations in pulmonary function. In R. Andres, E.L. Bierman, and W.R. Hazzard (Eds.), *Principles of geriatric medicine* (pp. 280-287). New York: McGraw-Hill.

Cummings, S.R., Black, D., Arnaud, C., Browner, W.S., Cauley, JA., Genant, H.K., Mascioli, S., Nevitt, MC., Scott, J., Seeley, D., Sherwin, P., Steiger, P., and Vogt, T. (1989). Appendicular densiometry predicts hip fractures. *Journal of Bone and Mineral Research* 4: S327.

Cummings, S.R., Kelsey, J.L., Nevitt, MC., and O'Dowd, K. (1985). Epidemiology of osteoporosis and osteoporotic fractures. *Epidemiological Reviews* 7: 178-208.

Cunningham, D.A., Montoye, H.J., Metzner, H.L., and Keller, J.B. (1969). Physical activity at work and at leisure as related to occupation. *Medicine and Science in Sports* 1: 165-170.

Cunningham, D.A., Paterson, D.H., Himann, J.E., and Rechnitzer, P.A. (1993). Determinants of independence in the elderly. *Canadian Journal of Applied Physiology* 18: 243-254.

Cunningham, D.A., Rechnitzer, P., Howard, J.H., and Donner, A.P. (1987). Exercise training of men at retirement: A clinical trial. *Journals of Gerontology* 42: 17B-23B.

Cunningham, D.A., Rechnitzer, P.A., and Donner, A.P. (1986). Exercise training and the speed of self-selected walking pace in men at retirement. *Canadian Journal on Aging* 5: 19-26.

Cutler, R.G. (1985). Evolutionary biology of senescence. In R. Andres, E.L. Bierman, and W.R. Hazzard (Eds.), *Principles of geriatric medicine* (pp. 22-29). New York: McGraw-Hill.

D

Dalsky, G.P., Stocke, KS., Ehsani, A.A., Slatopoisky, E., Lee, W.C., and Birge, S.J. (1988). Weight-bearing exercise training and lumbar bone mineral content in post-menopausal women. *Annals of Internal Medicine* 108: 824-828.

Danielson, M.E., Cauley, J.A., and Rohay, J.M. (1993). Physical activity and its association with plasma lipids and lipoproteins in elderly women. *Annals of Epidemiology* 3: 351-357.

Dannefer, D. (1991). The race is to the swift: Images of collective aging. In G.M. Kenyon, J.E. Birren, and J.J.F. Schroots (Eds.), *Metaphors of aging in science and the humanities* (pp. 155-172). New York: Springer.

Danneskold-Samsoe, B., Kofod, V., Munter, J., Grimby, G., Schnohr, P., and Jensen, C. (1984). Muscle strength and functional capacity in 78-81-year-old men and women. *European Journal of Applied Physiology* 52: 310-314.

Dardevet, D., Sornet, C., Attaix, D., Baracos, V.E., and Grizard, J. (1994). Insulin-like growth factor-1 and insulin resistance in skeletal muscles of adults and old rats. *Endocrinology* 134: 1475-1484.

Davey, P., Meyer, T., Coats, A., Adamopoulos, S., Casedi, B., Conway, J., and Sleight, P. (1992). Ventilation in chronic heart failure: Effects of physical training. *British Heart Journal* 68: 473-477.

Davidson, M.B. (1982). Diabetes in the elderly. Diagnosis and treatment. *Hospital Practice* 17: 113-129.

Davidson, S.M., and Marmor, T.R. (1980). *The cost of living longer*. Lexington, MA: Lexington Books.

Davidson, W.A.S. (1991). Metaphors of health and aging: Geriatrics as metaphor. In G.M. Kenyon, J.E. Birren, and J.J.F. Schroots (Eds.), *Metaphors of aging in scienceand the humanities* (pp. 173-184). New York: Springer.

Davidson, W.R., and Fee, E.C. (1990). Influence of aging on pulmonary hemodynamics in a population free of coronary artery disease. *American Journal of Cardiology* 65: 1454-1458.

Davies, B.H. (1991). The respiratory system. In M.S.J. Pathy (Ed.), *Principles and practice of geriatric medicine* (2nd ed., pp. 663-681). Chichester: Wiley.

Davies, C.T.M., Thomas, D.O., and White, M.J. (1986). Mechanical properties of young and elderly human muscle. *Acta Medica Scandinavica* 711 (Suppl.): 219-226.

Davies, H.E.F. (1975). Respiratory changes in heart rate, sinus arrhythmia in the elderly. *Gerontologia Clinica* 17: 96-100.

Davis, A. (1987). Epidemiology of hearing disorders. In A. Kerr (Ed.), *Scott Brown's otolaryngology* (5th ed., Vol. 2, pp. 90-126). London: Butterworths.

Davis, M.A. (1988). Epidemiology of OA. *Clinics in Geriatric Medicine* 4: 241-255.

Davis, M.A., Ettinger, W.H., and Neuhaus, J.M. (1991). Obesity and osteoarthritis of the knee: Evidence from the National Health & Nutrition Examination Survey (NHANES I). *Seminars in Arthritis and Rheumatology* 20 (Suppl.): 34-41.

Davis, P.O., and Dotson, C.O. (1987). Job performance testing: An alternative to age discrimination. *Medicine and Science in Sports and Exercise* 19: 179-185.

Davis, P.O., Dotson, C.O., and Santa-Maria, D.L. (1982). Relationship between simulated firefighting tasks and physical performance measures. *Medicine and Science in Sports and Exercise* 14: 65-71.

Debry, G. (1982). Nutrition: De la carence à la surcharge [Nutrition: From famine to over-eating]. In F. Bourlière (Ed.), *Gérontologie: Biologie et clinique* (pp. 191-212). Paris: Flammarion.

Debry, G., Bleyer, R., and Martin, J.M. (1977). Nutrition of the elderly. *Journal of Human Nutrition* 31: 195-203.

Decker, D.L. (1980). *Social gerontology. An introduction to the dynamics of aging.* Boston: Little, Brown.

Delafuente, M., Ferrandez, M.D., Miguel, J., and Hernanz, A. (1992). Changes with aging and physical exercise in ascorbic acid content and proliferative response of murine lymphocytes. *Mechanisms of Ageing and Development* 65: 177-186.

del Roso, A., de Tata, V., Gori, Z., and Bergamini, E. (1990). Lipofuscin pigment accumulation across the free wall of the left ventricle of the aging rat. In H.L. Segal, M. Rothstein, and E. Bergamini (Eds.), *Protein metabolism in aging* (pp. 371-374). New York: Wiley-Liss.

De Meersman, R.E. (1993). Heart rate variability and aerobic fitness. *American Heart Journal* 125: 726-731.

Dempsey, J.A., Powers, S., and Gledhill, N. (1990). Discussion: Cardiovascular and pulmonary adaptation to physical activity. In C. Bouchard, R.J. Shephard, T. Stephens, J. Sutton, and B. McPherson (Eds.), *Exercise, fitness and health* (pp. 205-216). Champaign, IL: Human Kinetics.

Dempsey, J.A., and Seals, D.R. (1995). Aging, exercise and cardiopulmonary function. In D.R. Lamb, C.V. Gisolfi, and E. Nadel (Eds.), *Perspectives in exercise science and sports medicine: Vol. 8. Exercise in older adults* (pp. 237-297). Indianapolis: Benchmark Press.

Denahan, T., Barney, J.A., Sheldahl, L.M., and Ebert, T.J. (1993). Lack of changes in cardiac vagal activity in older males following 12 weeks of aerobic training [Abstract]. *Medicine and Science in Sports and Exercise* 25: S55.

Denis, C., and Chatard, J.-C. (1992). Entrainabilité du sujet agé [Trainability of the elderly subject]. In La *revue de gériatrie, Proceedings of Euromedicine* 92 (pp. 203-204). Montpellier: Le Corum.

Denton, F., and Spencer, B. (1980). Canada's population and labour force. Past, present and future. In V.W. Marshall (Ed.), *Aging in Canada. Social perspectives* (pp. 232-247). Toronto, ON: Fitzhenry & Whiteside.

Department of Health and Social Security. (1972). Nutrition survey of the elderly. *Reportson Public Health and Medical Subjects* 123. London: Her Majesty's Stationery Office.

Department of Health and Social Security (1979). *Reports on Health and Social Subjects* 16. London: Her Majesty's Stationery Office.

Dequeker, J., Tobing, L., Rutten, V., Geusens, P., Medos Study Group. (1991). Relative risk factors for osteoporotic fracture: A pilot study of the MEDOS questionnaire. *Clinical Rheumatology* 10: 49-53.

Derks, C.M. (1980). Ventilation/perfusion distribution in young and old volunteers during mild exercise. *Bulletin Européan de Physiopathologie Respiratoire* 16: 145-154.

D'Errico, A., Scarani, P., Colosimo, E., Spina, M., Grigoni, W.F., and Mancini, A.M. (1989). Changes in the alveolar connective tissue of the ageing lung. *Virchow's Archives. A. Pathological Anatomy and Histopathology* 415: 137-144.

Després, J.-P. (1994). Physical activity and adipose tissue. In C. Bouchard, R.J. Shephard, and T. Stephens (Eds.), *Physical activity, fitness and health* (pp. 358-368). Champaign, IL: Human Kinetics.

DeStephano, F., Coulehan, J., and Wiant, J.K. (1979). Blood pressure survey on the Navajo Indian reservation. *American Journal of Epidemiology* 109: 335-345.

de Vries, J.H., Noorda, R.J.P., Voetberg, C.A., and van der Veen, E.A. (1991). Growth hormone release after the sequential use of growth hormone releasing factor and exercise. *Hormone and Metabolic Research* 23: 397-398.

Dewys, W., and Kisner, D. (1982). Principles of nutritional care of the cancer patient. In K. Carter, E. Glatstein, and R.B. Livingston (Eds.), *Principles of cancer treatment* (pp. 252-259). New York: McGraw-Hill.

Diamond, M.C., Johnson, R.E., Protti, A.M., Ott, C., and Kajisa, L. (1985). Plasticity in the 904-day-old rat cerebral cortex. *Experimental Neurology* 87: 309-317.

Di Bello, V., Lattanzi, F., Picano, E., Talarico, L., Caputo, M.T., Di Muro, C., Santoro, G., Lunardi, M., Distante, A., and Giusti, C. (1993). Left ventricular performance and ultrasonic myocardial quantitative reflectivity in endurance senior athletes: Anechocardiographic study. *European Heart Journal* 14: 358-363.

Diesel, W., Noakes, T.D., Swanepoel, C., and Lambert, M. (1990). Isokinetic muscle strength predicts maximum exercise tolerance in renal patients on chronic hemodialysis. *American Journal of Kidney Diseases* 16: 109-114.

Dietz, J.H. (1981). *Rehabilitation oncology.* New York: Wiley.

Dill, D.B., Hillyard, S.D., and Miller, J. (1980). Vital capacity, exercise performance and blood gases at altitude as related to age. *Journal of Applied Physiology* 48: 6-9.

Dill, D.B., Robinson, S., and Ross, J.C. (1967). A longitudinal study of 16 champion runners. *Journal of Sports Medicine* 7: 4-27.

Dillard, S. (1983). *Durée ou qualité de la vie. Conseil des affaires sociales et de la famille* [Duration or quality of life. Council of Social and Family Affairs]. Québec, PQ: Les Publications de Québec.

DiPietro, L. (1995). Physical activity, body weight, and adiposity: An epidemiologic perspective. *Exercise and Sport Sciences Reviews* 23: 275-303.

DiPietro, L., Williamson, D.F., Caspersen, C.J., and Eaker, E. (1993). The descriptive epidemiology of selected physical activities and body weight among adults trying to lose weight: The Behavioral Risk Factor Surveillance System Survey, 1989. *International Journal of Obesity* 17: 69-76.

Dobbs, R.J., Charlett, A., Bowes, S.G., O'Neill, C.J.A., Weller, C., Hughes, J., and Dobbs, S.M. (1993). Is this walk normal? *Age and Ageing* 22: 27-30.

Doherty, T.J., Vandervoort, A.A., and Brown, W.F. (1993). Effects of ageing on the motor unit: A brief review. *Canadian Journal of Applied Physiology* 18: 331-358.

Domino, E.F. (1988). Present status of tardive dyskinesia. In R. Strong, W.G. Wood, and W.J. Burke (Eds.), *Aging: Vol. 33. Central nervous system disorders of aging. Clinical intervention and research* (pp. 117-126). New York: Raven Press.

Donahue, R.P., Abbott, R.D., Reed, D.M., and Yano, K. (1988). Physical activity and coronary heart disease in middle-aged and elderly men: The Honolulu Heart Study. *American Journal of Public Health* 78: 683-685.

Donaldson, C., and Mooney, G. (1991). Needs assessment, priority setting, and contracts for health care: An economic view. *British Medical Journal* 303: 1529-1530.

Donnelly, J.E. (1992). Role of physical activity in short-term weight loss. In V.A. Hubbard (Ed.), *NIH Workshop on Physical Activity and Obesity* (pp. 75-79). Washington, DC: National Institutes of Health.

Dorgan, J.F., Brown, C., Barrett, M., Splansky, G.L., Kreger, B.E., D'Agostino, R.B., Albanes, D., and Schatzkin, A. (1994). Physical activity and risk of breast cancer in the Framingham Heart Study. *American Journal of Epidemiology* 139: 662-669.

Douglas, P.S., and O'Toole, M. (1992). Aging and physical activity determine cardiac structure and function in the older athlete. *Journal of Applied Physiology* 72: 1969-1973.

Downes, T.R., Nomeir, A., Smith, K.M., Stewart, K.P., and Little, W.C. (1989). Mechanism of altered pattern of left ventricular filling with aging in subjects without cardiac disease. *American Journal of Cardiology* 64: 523-527.

Drenick, E.J., Bale, G.S., Seltzer, F.S.A., and Johnson, D.G. (1980). Excessive mortality and causes of death in morbidly obese men. *Journal of the American Medical Association* 243: 443-445.

Drinkwater, B. (1994). Physical activity, fitness and osteoporosis. In C. Bouchard, R.J. Shephard, and T. Stephens (Eds.), *Physical activity, fitness and health* (pp. 724-736). Champaign, IL: Human Kinetics.

Dublin, L.I., Lotka, A.J., and Spiegelman, M. (1949). *Length of life: A study of the life table* (chap. 6). New York: Ronald Press.

Duffy, M.E., and MacDonald, E. (1990). Determinants of functional health of olderpersons. *Gerontologist* 30: 503-509.

Dugan, D., Walker, R., and Monroe, D.A. (1995). The effects of a 9-week program of aerobic and upper body exercise on the maximal voluntary ventilation of chronic obstructive pulmonary disease patients. *Journal of Cardiopulmonary Rehabilitation* 15: 130-133.

Dummer, G.M., Clarke, D.H., Vaccaro, P., Velden, L.V., Goldfarb, A.H., and Sockler, J.M. (1985). Age related differences in muscular strength among female masters swimmers. *Research Quarterly* 56: 97-110.

Duncan, J.J., Gordon, N.F., and Scott, C.B. (1991). Women walking for health and fitness. How much is enough? *Journal of the American Medical Association* 266: 3295-3299.

Duncan, P.W., Chandler, J., Studenski, S., Hughes, M., and Prescott, B. (1993). How do physiological components of balance affect mobility in elderly men? *Archives of Physical Medicine and Rehabilitation* 74: 1343-1349.

Dupler, T.L., and Cortes, C. (1993). Effects of whole-body resistive training in the elderly. *Gerontology* 39: 314-319.

Dupree, L., Broskowski, H., and Schonfeld, L. (1984). The gerontology alcohol project: A behavioral treatment program for elderly alcohol abusers. *Gerontologist* 24 (5): 510-516.

Durak, E. (1989). Exercise for specific populations: Diabetes mellitus. *Sports Training, Medicine and Rehabilitation* 1: 175-180.

Durenberg, P., van der Kooy, K., Hulshof, T., and Evers, P. (1988). Body mass index as a measure of body fatness in the elderly. *European Journal of Clinical Nutrition* 43: 231-236.

Durnin, J.V.G.A., and Passmore, R. (1967). *Energy, work, and leisure. London*: Heinemann.

Durnin, J.V.G.A., and Womersley, J.A. (1974). Body fat assessed from total body density and its estimation from skinfold thickness: Measurements on 481 men andwomen aged from 16-72 years. *British Journal of Nutrition* 32: 77-97.

Durstine, J.L., and Haskell, W.L. (1994). Effects of exercise training on plasma lipids and lipoproteins. *Exercise and Sport Sciences Reviews* 22: 477-521.

Dustman, R.E., Emmerson, R., and Shearer, D. (1994). Physical activity, age, and cognitive neuropsychological function. *Journal of Aging and Physical Activity* 2: 143-181.

E

Easterlin, R.A., Crimmins, E.M., and Ohanian, L. (1984). Changes in labor force participation of persons 55 and over since World War II: Their nature and causes. In P.K. Robinson, J. Livingston, and J.E. Birren (Eds.), *Aging and technological advances* (pp. 89-98). New York: Plenum Press.

Effros, R.B., and Walford, R.W. (1983). The immune response of aged mice to influenza: Diminished T-cell proliferation, interleukin-2 production and cytotoxicity. *Cellular Immunology* 81: 298-305.

Ehsani, A.A. (1993). Physiologic adaptations to exercise in the hypertensive elderly. *Cardiology in the Elderly* 1: 558-563.

Ehsani, A.A., Ogawa, T., Miller, T.R., Spina, R.J., and Jilka, S.M. (1991). Exercise training improves left ventricular systolic function in older men. *Circulation* 83: 96-103.

Ekblöm, B. (1982). Short and long-term physical training

in patients with rheumatoid arthritis. *Annals of Clinical Research* 14 (Suppl. 34): 109-110.

Ekblöm, B. (1985). Exercise and rheumatoid arthritis. In P. Welsh and R.J. Shephard (Eds.), *Current therapy in sports medicine 1985-6* (pp. 108-110). Burlington, ON: BC Decker.

Ekdahl, C., and Broman, G. (1992). Muscle strength, endurance, and aerobic capacity in rheumatoid arthritis: A comparative study with healthy subjects. *Annals of the Rheumatic Diseases* 51: 35-40.

Elahi, D., Herschoff, R., Muller, D.C., Tobin, J.D., and Andres, R. (1982). Insulin sensitivity and age. *Diabetes* 32: 195A.

Ellestad, M.H. (1985). *Stress testing—principles and practice* (2nd ed.). Philadelphia: Lea & Febiger.

Ellis, B., and Ries, A.L. (1991). Upper extremity exercise training in pulmonary rehabilitation. *Journal of Cardiopulmonary Rehabilitation* 11: 227-231.

Ellis, K.J., Yasumura, S., Vartsky, A.N., and Cohn, S.H. (1982). Total body nitrogen in health and disease: Effects of age, weight, height and sex. *Journal of Laboratory and Clinical Medicine* 99: 917-926.

Elveback, L., and Lie, J.T. (1984). Combined high incidence of coronary artery disease in Olmstead County, Minnesota, 1950-1979. *Circulation* 70: 345-349.

Elwood, P.C. (1971). Epidemiological aspects of iron deficiency in the elderly. *Gerontological Clinics* 13: 2-11.

Emery, C.F. (1994). Effects of age on physiological and psychological functioning among COPD patients in an exercise program. *Journal of Aging and Health* 6: 3-16.

Emery, C.F., and Blumenthal, J.A. (1991). Effects of physical exercise on psychological and cognitive functioning of older adults. *Gerontologist* 30: 516-521.

Emery, C.F., and Gatz, M. (1990). Psychological and cognitive effects of an exercise program for community-residing older adults. *Gerontologist* 30: 184-188.

Emmett, J.D., and Hodgson, J.L. (1993). Cardiovascular responses to snow-shoveling in a thermoneutral, cold and cold with wind environment. *Journal of Cardiopulmonary Rehabilitation* 13: 43-50.

Era, P., and Heikkinen, E. (1985). Postural sway during standing and unexpected disturbance of balance in random samples of men of different ages. *Journals of Gerontology* 40: 287M-295M.

Era, P., Jokela, J., and Heikkinen, E. (1986). Reaction and movement time in men of different ages. A population survey. *Perceptual and Motor Skills* 63: 111-130.

Era, P., Lyra, A.L., Viitasalo, J.T., and Heikkinen, E. (1992). Determinants of isometric muscle strength in men of different ages. *European Journal of Applied Physiology* 64: 84-91.

Era, P., Rantanen, T., Avlund, K., Gause-Nilsson, I., Heikkinen, E., Schroll, M., Steen, B., and Suominen, H. (1994). Maximal isometric muscle strength and anthropometry in 75-year-old men and women in three Nordic localities. Scandinavian Journal of Medicine, *Science and Sports* 4: 26-31.

Erickson, A.V., Isberg, B.O., and Lindgren, J.U. (1989). Prediction of vertebral strength by dual photon absorptiometry and quantitative computed tomography. *Calcified Tissue International* 44: 243-250.

Ericsson, K.A. (1990). Peak performance and age: An examination of peak performance in sports. In P.B. Baltes and M.M. Baltes (Eds.), *Successful aging: Perspectives from the behavioral sciences*. Cambridge: Cambridge University Press.

Eriksson, K-F, and Lindgärde, F (1991). Prevention of Type 2 (non-insulin-dependent) diabetes mellitus by diet and physical exercise. *Diabetologia* 34: 891-898.

Erschler, W.B. (1988). Biomarkers of aging: Immunological events. *Experimental Gerontology* 23: 387-389.

Eskelinen, L., Kohvakka, A., Merisalo, T., Hurri, H., and Wägar, G. (1991). Relationship between the self-assessment and clinical assessment of health status and work ability. *Scandinavian Journal of Work, Environment & Health* 17 (Suppl. 1): 40-47.

Etnier, J.L., and Landers, D.M. (1995). Brain function and exercise. Current perspectives. *Sports Medicine* 19: 81-85.

Ettinger, W.H., and Fried, L.P. (1991). Aerobic exercise as therapy to prevent functional decline in patients with osteoarthritis. In M. Ory and R. Weindruch (Eds.), *Preventing frailty and falls in the elderly* (pp. 210-218). Springfield, IL: Charles C Thomas.

Ettinger, W.H., Wahl, P.W., Kuller, L.H., Bush, T.L., Tracy, R.P., Manolio, T.A., Borhani, N.O., Wong, N.D., and O'Leary, D.H. (1992). Lipoprotein lipids in older people: Results from the Cardiovascular Health Study. *Circulation* 86: 858-869.

Evans, D.M.D. (1971). Haematological aspects of iron deficiency in the elderly. *Gerontologia Clinica* 13: 12-30.

Evans, J.G. (1991). Challenge of aging. *British Medical Journal* 303: 408-409.

Evans, R.W., Manninen, D.L., Garrison, L.P., Hart, L.G., Blagg, C.R., Gutman, R.A., Hull, A.R., and Lowrie, E.G. (1985). The quality of life of patients with end-stage renal disease. *New England Journal of Medicine* 312: 553-559.

Eveleth, P. (1994). *Uses and interpretation of anthropometry in the elderly for the assessment of physical status*. Geneva: World Health Organization.

Everhart, J., Knowler, W.C., and Bennett, P.H. (1985). Incidence and risk factors for non-insulin dependent diabetes. In M.I. Harris and R.F Hamman (Eds.), *Diabetes in America* (US DHHS, National Diabetes Data Group, NIH Publication No. 85-1468, pp. 1-35). Washington, DC: U.S. Government Printing Office.

Ewart, C.K. (1989). Psychological effects of resistance weight training: Implications for cardiac patients. *Medicine and Science in Sports and Exercise* 21: 683-688.

Exton-Smith, A.N., and Collins, K.J. (1991). The autonomic nervous system. In M.S.J. Pathy (Ed.), *Principles and practice of geriatric medicine* (2nd ed., pp. 817-

840). Chichester: Wiley.

Eyre, D.R., Paz, M.A., and Gall, P.M. (1984). Cross-linking in collagen and elastin. *Annual Reviews of Biochemistry* 53: 717-748.

F

Fagard, R., Thijs, L., and Amery, A. (1993). Age and the hemodynamic response to posture and to exercise. *American Journal of Geriatric Cardiology* 2 (2): 23-30.

Fagard, R., and Tipton, C.M. (1994). Physical activity, fitness and hypertension. In C. Bouchard, R.J. Shephard, and T. Stephens (Eds.), *Physical activity, fitness and health* (pp. 633-655). Champaign, IL: Human Kinetics.

Fallentin, N., Nielsen, J., and Sogaard, K. (1993). Physical work load and functional capacity among cleaning workers. A case of age-related mismatch and disproportion [Abstract]. In J. Ilmarinen (Ed.), *Aging and work* (p. 41). Helsinki: Institute for Occupational Medicine.

Farrar, R.P., Martin, T.P., and Ardies, C.M. (1981). The interaction of aging and endurance exercise upon the mitochondrial function of skeletal muscle. *Journal of Gerontology* 36: 642-647.

Feibusch, J.M., and Holt, P.R. (1982). Impaired absorption capacity for carbohydrate in the aging human. *Digestive Disease Science* 27: 1095-1100.

Feinleib, M. (1985). Epidemiology of obesity in relation to health hazards. *Annals of Internal Medicine* 106: 1019-1024.

Feinleib, M., Rifkind, B., Sempos, C., Johnson, C., Bachorik, P., Lippel, K., Carroll, M., Ingster-Moore, L., and Murphy, R. (1993). Methodological issues in the measurement of cardiovascular risk factors: Within person variability in selected serum lipid measures—results from the third National Health and Nutrition Examination Survey (NHANES III). *Canadian Journal of Cardiology* 9 (Suppl. D): 87D-88D.

Feldman, M.L. (1976). Aging changes in the morphology of cortical dendrites. In R.D. Terry and S. Gershon (Eds.), *Neurobiology of aging* (pp. 211-227). New York: Raven Press.

Feldman, R.D. (1986). Physiological and metabolic correlates of age-related changes in the human beta-adrenergic receptor system. *Federation Proceedings* 45: 48-50.

Ferland, M., Després, J-P., Tremblay, A., Pinault, S., Nadeau, A., Moorjani, S., Lupien, P.J., Thériault, G., and Bouchard, C. (1989). Assessment of adipose tissue distribution by computed axial tomography in obese women: Association with body density and anthropometric measurements. *British Journal of Nutrition* 61: 139-148.

Ferretti, G., Narici, M.V., Binzoni, T., Gariod, L., Le Bas, J.F., Reutenauer, H., and Cerretelli, P (1994). Determinants of peak muscle power: Effects of age and physical conditioning. *European Journal of Applied Physiology* 68: 111-115.

Feskens, E.J., Loeber, J.G., and Kromhout, D. (1994). Diet and physical activity as determinants of hyperinsulinemia: The Zutphen elderly study. *American Journal of Epidemiology* 140: 350-360.

Fiatarone, M., O'Neill, E.F., Ryan, N.D., Clements, K.M., Solares, G.R., Nelson, M.E., Roberts, S.B., Kehayias, J. J., Lipsitz, L.A., and Evans, W.J. (1994). Exercise training and nutritional supplementation for physical frailty in very elderly people. *New England Journal of Medicine* 330: 1769-1775.

Fiatarone, M.A., Marks, E.C., Ryan, N.D., Meredith, C. N., Lipsitz, L.A., and Evans, W.J. (1990). High-intensity strength training in nonagenarians: Effects on skeletalmuscle. *Journal of the American Medical Association* 263: 3029-3034.

Fiatarone, M.A., Morley, J.E., Bloom, E.T., Benton, D., Solomon, G.F., and Makinodan, T. (1989). The effect of exercise on natural killer cell activity in young and old subjects. *Journals of Gerontology* 44: M37-M45.

Fields, K.B., DeLaney, M., and Hinckle, J.S. (1990). A prospective study of type A behavior and running injuries. *Journal of Family Practice* 30: 425-429.

Fiessinger, J.N., Carmer, J.M., and Housset, E. (1982). Artériopathies athéroscleroteuses des membres inférieures [Atherosclerotic arteriopathology of the lower limbs]. In F. Bourlière (Ed.), *Gérontologie: Biologie et clinique* (pp. 157-163). Paris: Flammarion.

Finch, C.E., Johnson, S., Kohama, S., Lerner, S., Masters, J., May, P., Morgan, D., Nichols, N., Pasinetti, G., and Telford, N. (1987). Physiological approaches to the roles of gene regulation in the brain during aging. In P. Davies and C. Finch (Eds.), *Molecular neuropathology of aging* (pp. 143-158). Plainview, NY: Cold Spring Harbor Laboratory Press.

Fink, R.I., Kolterman, O.G., Griffin, J., and Olefsky, J.M. (1983). Mechanisms of insulin resistance on aging. *Journal of Clinical Investigation* 71: 1523-1535.

Fisher, E., Nelson, M., and Evans, W. (1989). Effects of diet and exercise on bone health. In R. Harris and S. Harris (Eds.), *Physical activity, aging and sports* (pp. 301-315). Albany, NY: Center for Studies of Aging.

Fisher, N.M., Gresham, G.E., Abrams, M., Hicks, J., Horrigan, D., and Pendergast, D.R. (1993). Quantitative effects of physical therapy on muscular and functional performance in subjects with osteo-arthritis of the knees. *Archives of Physical Medcine and Rehabilitation* 74: 840-847.

Fisher, N.M., Kame, V.D., Rouse, L., and Pendergast, D. R. (1994). Quantitative evaluation of a home exercise program on muscle and functional capacity of patients with osteoarthritis. *American Journal of Physical Medicine and Rehabilitation* 73: 413-420.

Fisher, N.M., and Pendergast, D.R. (1994). Effects of a muscle exercise program on exercise capacity in subjects with osteoarthrosis. *Archives of Physical Medicine and Rehabilitation* 75: 792-797.

Fisher, N.M., Pendergast, D.R., and Calkins, E.C. (1990). Maximal isometric torque of knee extension as a function of muscle length in subjects of advancing age. *Archives of Physical Medicine and Rehabilitation* 71: 729-734.

Fisher, N.M., Pendergast, D.R., and Calkins, E.C. (1991). Muscle rehabilitation in impaired elderly nursing home residents. *Archives of Physical Medicine and Rehabilitation* 72: 181-185.

Fisher, N.M., Pendergast, D.R., Gresham, G.E., and Calkins, E.C. (1991). Muscle rehabilitation: Its effect on muscular and functional performance of patients with knee osteoarthritis. *Archives of Physical Medicine and Rehabilitation* 72: 367-374.

Fitness Canada. (1983). *Fitness and lifestyle in Canada*. Ottawa, ON: Government of Canada.

Fitness Canada. (1986). *Canadian Standardized Test of Fitness (CSTF) operations manual* (3rd ed.). Ottawa, ON: Government of Canada.

Fitzpatrick, R., Fletcher, A., Gore, S., Jones, D., Spiegelhalter, D., and Cox, D. (1992). Quality of life measures in health care: 1. Applications and issues of assessment. *British Medical Journal* 305: 1074-1077.

Fleg, J.L., Schulman, S., Gerstenblith, G., Goldberg, A., Tankersley, C., Becker, L., Clulow, J., Drinkwater, D., Lakatta, L., and Lakatta, E.G. (1988). Central versus peripheral adaptations in highly trained seniors [Abstract]. *Physiologist* 31: A158.

Fleg, J.L., Schulman, S., O'Connor, F., Becker, L.C., Gerstenblith, G., Clulow, J.F., Renlund, D.G., and Lakatta, E.F (1994). Effects of acute beta-adrenergic receptor blockade on age-associated changes in cardiovascular performance during dynamic exercise. *Circulation* 90: 2333-2341.

Fleg, J.L., Schulman, S.F., Gerstenblith, G., Becker, L.C., O'Connor, F.C., and Lakatta, E.G. (1993). Additive effects of age and silent myocardial ischemia on the left ventricular response to upright cycle exercise. *Journal of Applied Physiology* 75: 499-504.

Fleg, J.L., Tzankoff, S.P., and Lakatta, E.G. (1985). Age-related augmentation of plasma catecholamines during dynamic exercise in healthy males. *Journal of Applied Physiology* 59: 1033-1039.

Fletcher, A., Gore, S., Jones, D., Fitzpatrick, R., Spiegelhalter, D., and Cox, D. (1992). Quality of life measures in health care: II. Design, analysis and interpretation. *British Medical Journal* 305: 1145-1148.

Florini, J.R., and Roberts, S.B. (1980). Effect of rat age on blood levels of somatomedinlike growth factors. *Journal of Gerontology* 35: 23-30.

Flynn, M.A., Nolph, G.B., Baker, A.S., Martin, W.M., and Krause, G. (1989). Total body potassium in aging humans: A longitudinal study. *American Journal of Clinical Nutrition* 50: 713-717.

Fogelholm, M., Kaprio, J., and Sarna, S. (1994). Healthy lifestyles of former Finnish world class athletes. *Medicine and Science in Sports and Exercise* 25: 224-229.

Folgering, H., and Van Herwaarden, C. (1994). Exercise limitations in patients with pulmonary diseases. *International Journal of Sports Medicine* 15: 107-111.

Forbes, G.B. (1987). *Human body composition: Growth, aging, nutrition and activity*. New York: Springer-Verlag.

Forbes, G.B., Brown, M.R., Welle, S.L., and Lipinski, B.A. (1986). Deliberate overfeeding in women and men: Energy cost and composition of weight gain. *British Journal of Nutrition* 56: 1-9.

Ford, G.A., Blaschke, T.F., Wiswell, R., and Hoffman, B.B. (1993). Effect of aging on changes in plasma potassium during exercise. *Journals of Gerontology* 48: M140-M145.

Forette, B., Tortrat, D., and Wolmark, Y. (1989). Cholesterol as risk factor for mortality in elderly women. *Lancet* i: 868-870.

Forette, F., Henry, F.-J., and Hervy, M.-P. (1982). Hypertension. In F. Bourlière (Ed.), *Gérontologie: Biologie et clinique* (pp. 131-142). Paris: Flammarion.

Foreyt, J. (1992). Psychological issues in obesity and physical activity. In V.A. Hubbard (Ed.), *NIH Workshop on Physical Activity and Obesity* (pp. 83-84). Washington, DC: National Institutes of Health.

Forman, D.E., Manning, W.J., Hauser, R., Gervino, E.V., Evans, W.J., and Wei, J.Y. (1992). Enhanced left ventricular diastolic filling associated with long-term endurance training. *Journals of Gerontology* 47: M56-M58.

Forster, A., and Young, J. (1995). Incidence and consequences of falls due to stroke: A systematic enquiry. *British Medical Journal* 311: 83-86.

Forwood, M.R., and Burr, D.B. (1993). Physical activity and bone mass: Exercises infutility? *Bone and Mineral* 21: 89-112.

Foss, M.L., Lampmann, R.M., Watt, E., and Schteingart, D.E. (1975). Initial work tolerance of extremely obese patients. *Archives of Physical Medicine and Rehabilitation* 57: 63-67.

Foster, V.L., Hume, G.J.E., Byrnes, W.C., Dickinson, A.L., and Chatfield, S.J. (1989). Endurance training for elderly women: Moderate vs low intensity. *Journals of Gerontology* 44: M184-M188.

Fotherby, M.D., Harper, G.D., and Potter, J.F. (1992). General practitioners' management of hypertension in elderly patients. *British Medical Journal* 305: 750-752.

Fouillot, J-P., Benaoudia, M., Blum, R., and Rieu, M. (1992). Modification de la variabilité du rhythme cardiaque au cours du vieillissement [Modification of the variability of the heart rhythm during aging]. *La Revue de Gériatrie, Proceedings of Euromedicine* 92 (pp. 196-197). Montpellier: Le Corum.

Fox, S.M. (1986). Heavy duty truck drivers and cardiac disorders. *Proceedings of the Medical/Industry Interchange Conference*. Washington, DC: American College of Cardiology.

Fozard, J.L. (1972). Predicting age in the adult years from psychological assessment of abilities and personality. *Aging and Human Development* 3: 175-182.

Frändin, K., Grimby, G., Mellström, D., and Svänborg, A. (1991). Walking habits and health-related factors in a 70-year-old population. *Gerontology* 37: 281-288.

Franklin, B., and Kahn, J.K. (1995). Detecting the individual prone to exercise-related sudden cardiac death. *Sports Science Review* 1: 85-105.

Franklin, B.A., Bonzheim, K., Gordon, S., and Timmis, G.C. (1991). Resistance training in cardiac rehabilitation. *Journal of Cardiac Rehabilitation* 11: 99-107.

Freedson, P.S., Gilliam, T.B., Mahoney, T., Maliszewski, A.F., and Kastango, K. (1993). Industrial torque levels by age group and gender. *Isokinetics and Exercise Science* 3: 34-42.

Fries, J.F. (1980a). Aging, natural death and the compression of morbidity. *New England Journal of Medicine* 303: 130-135.

Fries, J.F. (198Gb). *Aging well*. Reading, MA: Addison-Wesley.

Fries, J.F. (1992). Strategies for reduction of morbidity. *American Journal of Clinical Nutrition* 55: 1257S-1262S.

Fries, J.F., Bloch, DA., Harrington, H., Richardson, N., and Beck, R. (1993). Two-year results of a randomized controlled trial of a health promotion program in a retiree population: The Bank of America Study. *American Journal of Medicine* 94: 455-462.

Fries, J.F., Harrington, H., Edwards, R., Kent, L.A., and Richardson, N. (1994). Randomized controlled trial of cost reductions from a health education program: The California Public Employees' Retirement System (PERS) Study. *American Journal of Health Promotion* 8: 216-223.

Frisancho, A.R., and Flegel, P.N. (1983). Elbow breadth as a measure of frame size for U.S. males and females. *American Journal of Clinical Nutrition* 37: 311-314.

Frisch, R.E., Wyshak, G., Witschi, J., Albright, N.L., Albright, T.E., and Schiff, I. (1987). Lower lifetime occurrence of breast cancer and cancers of the reproductive system among former college athletes. *British Journal of Fertility* 32: 217-225.

Frishman, W.H. (1993). Hyperlipidemia in the elderly. *American Journal of Geriatric Cardiology* 2 (4): 22-27.

Froelich, C.J., Burkett, J.S., Guiffaut, S., Kingsland, R., and Brauner, D. (1988). Phytohemagglutinin induced proliferation by aged lymphocytes: Reduced expression of high affinity interleukin-2 receptors and interleukin-2 secretion. *Life Sciences* 43: 1583-1590.

Froelicher, V.F., Jensen, D., Gentner, F., Sullivan, M., McKirnan, M.D., Witztum, K., Scharf, J., Strong, M.L., and Ashburn, W. (1984). A randomized trial of exercise training in patients with coronary heart disease. *Journal of the American Medical Association* 252: 1291-1297.

Frontera, W.R., Hughes, V.A., Dallal, G.E., and Evans, W.R. (1993). Reliability of isokinetic muscle strength testing in 45 to 78-year old men and women. *Archives of Physical Medicine and Rehabilitation* 74: 1181-1185.

Frontera, W.R., Hughes, V.A., Lutz, K.J., and Evans, W.J. (1991). Across-sectional study of muscle strength and mass in 45- to 78-yr old men and women. *Journal of Applied Physiology* 71: 644-650.

Frontera, W.R., Meredith, C.N., O'Reilly, K.P., and Evans, W.J. (1988). Strength conditioning in older men: Skeletal muscle hypertrophy and improved function. *Journal of Applied Physiology* 64: 1038-1044.

Fuchi, T., Iwaoka, K., Higuchi, M., and Kobayashi, S. (1989). Cardiovascular changes associated with increased aerobic capacity and aging in long-distance runners. *European Journal of Applied Physiology* 58: 884-889.

Fuller, J.J., and Winters, J.M. (1993). Assessment of 3-D joint contact load predictions during postural/stretching exercises in aged females. *Annals of Biomedical Engineering* 21: 277-288.

Fullerton, H.N. (1984). Demographic trends affecting the age structure of the labor force: 1950-2000. In P.K. Robinson, J. Livingston, and J.E. Birren (Eds.), *Aging and technological advances* (pp. 55-74). New York: Plenum Press.

Furberg, C.D., and Black, D.M. (1988). The systolic hypertension in the elderly pilot program: Methodological issues. *European Heart Journal* 9: 223-227.

Furukawa, T. (1994). Assessment of the adequacy of the multiple regression model to estimate biological age. In A.K. Balin (Ed.), *Practical handbook of human biologic age determination* (pp. 471-484). Boca Raton, FL: CRC Press.

G

Gafni, A., and Yu, K. (1989). A comparative study of the Ca^{2+}-Mg^{2+} dependent ATPase from skeletal muscles of young, adult and old rats. *Mechanisms in Ageing and Development* 49: 105-117.

Gaido, M.L., Schwartzman, R.A., Caron, L-A. M., and Cidlowski, J.A. (1990). Glucocorticoids and cell death: Biochemical mechanisms. In C.E. Finch and T.E. Johnson (Eds.), *Molecular biology of aging* (pp. 299-310). New York: Liss.

Gardsell, P., Johnell, O., and Nilsson, B.E. (1991). The predictive value of bone loss for fragility fractures in women: A longitudinal study over 15 years. *Calcified Tissue International* 49: 90-94.

Garn, S.M. (1975). Bone loss and aging. In R. Goldman and M. Rockstein (Eds.), *The physiology and pathology of human aging* (pp. 39-58). New York: Academic Press.

Garn, S.M., Leonard, W.R., and Hawthorne, V.M. (1986). Three limitations of the bodymass index. *American Journal of Clinical Nutrition* 44: 996-997.

Garn, S.M., Sullivan, T.V., and Hawthorne, V. (1988). Evidence against functional differences between central and peripheral fat. *American Journal of Clinical Nutrition* 47: 836-839.

Garrow, J.S. (1994). Should obesity be treated? Treatment is necessary. *British Medical Journal* 309: 654-656.

Garry, P.J. (1994). Nutrition and aging. In W.R. Faulkner and S. Meites (Eds.), *Geriatric clinical chemistry*. Washington, DC: American Association for Clinical

Chemistry.

Gavras, I., and Gavras, H. (1980). Special considerations in treating hypertension in the elderly. *Geriatrics* 35: 34-40.

Gayle, R.C., Spitler, D.L., Karper, W.B., Jaeger, R.M., and Rice, S.N. (1988). Psychological changes in exercising COPD patients. *International Journal of Rehabilitation Research* 11: 335-342.

Gelman, R., Watson, A., Bronson, R., and Yunis, E. (1988). Murine chromosomal regions correlated with longevity. *Genetics* 118: 693-704.

Genant, H.K., Cann, G.E., and Faul, D.D. (1982). Quantitative computed tomography for assessing vertebral bone mineral. In J. Dequecker and C.C. Johnston (Eds.), *Non-invasive bone measurements: Methodological problems* (pp. 215-249). Oxford: IRL Press.

General Mills (1979). *Family health in an era of stress.* Survey conducted by Yankevitch, Skelly & White, Inc. for General Mills, Minneapolis. Minneapolis: Author.

Gensler, H.L., and Bernstein, H. (1981). DNA damage as the primary cause of aging. *Quarterly Review of Biology* 56: 279-303.

Geographic profile of the aged. *Statistical Bulletin* 74 (1): 2-9.

Gerhardsson, M., Norrell, S.E., Kiviranta, H., Pederssen, N.L., and Ahlbom, A. (1986). Sedentary jobs and colon cancer. *American Journal of Epidemiology* 123: 775-780.

Gerstenblith, G. (1980). Non-invasive assessment of cardiac function in the elderly. In M.L. Weisfeldt (Ed.), *The aging heart* (pp. 247-267). New York: Raven Press.

Gerstenblith, G., Fredericksen, J., Yin, F.C., Fortuin, N.J., Lakatta, E.G., and Weisfeldt, M.L. (1977). Echocardiographic assessment of a normal adult aging population. *Circulation* 56: 273-278.

Gerstenblith, G., Weisfeldt, M.L., and Lakatta, E.G. (1985). Disorders of the heart. In R. Andres, E.L. Bierman, and W.R. Hazzard (Eds.), *Principles of geriatric medicine* (pp. 515-526). New York: McGraw-Hill.

Ghigo, E., Goffi, S., Nicolosi, M., Arvat, E., Valente, F., Mazza, E., Ghigo, M.C., and Camanni, F. (1990). Growth hormone (GH) responsiveness to combined administration of arginine and GH-releasing hormone does not vary with age in man. *Journal of Clinical Endocrinology and Metabolism* 71: 1481-1485.

Gianuzzi, P., Tavazzi, L., Temporelli, P.L., Corra, U., Imparato, A., Gattone, M., Giordano, A., Sala, L., Schweiger, C., and Malinverni, C. (1993). Long-term physical training and left ventricular remodelling after anterior myocardial reinfarction: Results of the Exercise in Anterior Myocardial Infarction (EAMI) Trial. *Journal of the American College of Cardiology* 22: 1821-1829.

Gibson, M.C., and Schultze, E. (1983). Age-related differences in absolute numbers of skeletal muscle satellite cells. *Muscle and Nerve* 6: 574-580.

Gibson, R.F., and Fisher, C.R. (1979). Age differences in health care spending, Fiscal Year 1977. *Social Security Bulletin* 42 (1): 12.

Giglia, L. (1992). *The relationship between physical activity and the risk of developing breast cancer.* Unpublished M.Sc. dissertation, University of Toronto, Toronto, ON.

Gilders, R.M., and Dudley, G.A. (1992). Endurance exercise training and treatment of hypertension. The controversy. *Sports Medicine* 13: 71-77.

Giraud, G.D., Morton, M.J., Davis, L.E., Paul, M.S., and Thornburg, K.L. (1993). Estrogen-induced left ventricular chamber enlargement in ewes. *American Journal of Physiology* 264: E490-E496.

Gitlin, L.N., Lawton, M.P., Windsor-Landsberg, L.A., Kleban, M.H., Sands, L.P., and Posner, J. (1992). In search of psychological benefits: Exercise in healthy olderadults. *Journal of Aging and Health* 4: 174-192.

Glaser, R.M. (1985). Exercise and locomotion for the spinal cord injured. *Exercise and Sport Sciences Reviews* 13: 263-304.

Goedhard, W.J.A. (1993). Psycho-social stress in relation to age in a working population. In J. Ilmarinen (Ed.), *Aging and work.* Helsinki: Institute for Occupational Medicine.

Going, S.B., Williams, D.P., Lohman, T.G., and Hewitt, M.J. (1994). Aging, body composition, and physical activity: A review. *Journal of Aging and Physical Activity* 2: 38-66.

Goldberg, A.P., Andres, R., and Bierman, E.L. (1985). Diabetes mellitus in the elderlyIn R. Andres, E.L. Bierman, and W.R. Hazzard (Eds.), *Principles of geriatric medicine* (pp. 750-763). New York: McGraw-Hill.

Goldberg, A.P., and Harter, H.R. (1994). Physical activity, fitness and kidney disease. In C. Bouchard, R.J. Shephard, and T. Stephens (Eds.), *Physical activity, fitness and health* (pp. 762-773). Champaign, IL: Human Kinetics.

Goldberg, P.B., Kreider, M.S., McLean, M.R., and Roberts, J. (1986). Effects of aging at the adrenergic cardiac neuroeffector junction. *Federation Proceedings* 45: 45-47.

Goldfarb, A.H., Vaccaro, P., and Ostrove, S.M. (1989). Effects of age and body composition on the blood glucose response during exercise. In R. Harris and S. Harris (Eds.), *Physical activity, aging and sports* (pp. 251-258). Albany, NY: Center for Studies of Aging.

Goldstein, R.S., Gort, E.H., Stubbing, D., Avendano, M.A., and Guyatt, G.H. (1994). Randomized controlled trial of respiratory rehabilitation. *Lancet* 344: 1394-1397.

Goldstein, S. (1990). Replicative senescence: The human fibroblast comes of age. *Science* 249: 1129-1133.

Goldstein, S., Murano, S., Benes, H., Moerman, E.J., Jones, R.A., Thweatt, R., Shmookler-Reis, R.J., and Howard, B.H. (1990). On the molecular-genetic mechanism of the human fibroblast senescence. In H.L. Segal, M. Rothstein, and E. Bergamini (Eds.), *Protein metabolism in aging* (pp. 189-194). New York: Wiley-Liss.

Goldstein, S., Wojtyk, R.I., Harley, C.B., Pollard, J.W., Chamberlain, J.W., and Stanners, C.P. (1985). Protein synthetic fidelity in aging human fibroblasts. In D. Salk, Y. Fujiwara, and G.M. Martin (Eds.), *Werner's syndrome and human aging*. New York: Plenum Press.

Gompertz, B. (1825). On the nature of the function expressive of the law of human mortality and a new method of expressing the value of life contingencies. *Philosophical Transactions of the Royal Society of London A* 15: 513-585.

Goodman, J. (1995a). Exercise and congestive heart failure. In J. Torg and R.J. Shephard (Eds.), *Current therapy in sports medicine* (3rd ed., pp. 658-663). Philadelphia: Mosby-Yearbook.

Goodman, J. (1995b). Exercise and sudden cardiac death. Etiology in apparently healthy individuals. *Sports Science Review* 4: 14-30.

Goodrick, C.L., Ingram, D.K., Reynolds, M.A., Freeman, J.R., and Cider, N.L. (1983). Differential effects of intermittent feeding and voluntary exercise on body weight and lifespan in adult rats. *Journal of Gerontology* 38: 36-45.

Goodwin, T.S., Searles, R.P., and Tung, S.K. (1982). Immunological responses of a healthypopulation. *Clinical and Experimental Immunology* 48: 403-410.

Goran, M.I., and Poehlman, E.T. (1992a). Endurance training does not enhance total energy expenditure in healthy elderly persons. *American Journal of Physiology* 263: E950-E957.

Goran, M.I., and Poehlman, E.T. (1992b). Total energy expenditure and energy require-ments in healthy elderly persons. *Metabolism* 41: 744-753.

Goranzon, H., and Forsum, E. (1985). Effect of reduced energy intake versus increased physical activity on the outcome of nitrogen balance experiments in man. *American Journal of Clinical Nutrition* 41: 919-928.

Gordon, D.J., and Rifkind, B. (1989). Treating high blood cholesterol in the older patient. *American Journal of Cardiology* 63: 48H-63H.

Gosselin, L.E., Bohlmann, T., and Thomas, D.P. (1988). Effects of age and endurance training on capillary density and fiber type distribution in rat diaphragm muscle [Abstract]. *Medicine and Science in Sports and Exercise* 20: S9.

Gotfredsen, A., Jensen, J., Borg, J., and Christiansen, C. (1986). Measurement of lean bodymass and total body fat using dual photon absorptiometry. *Metabolism* 35: 88-93.

Gottfries, C.G. (1986). Monoamines and myelin components in aging and dementia disorders. In D.F. Swaab, E. Fliers, W. Miriam, W.A. Van Gool, and F. Van Haaren (Eds.), *Progress in brain research* 70 (pp. 133-140). New York: Elsevier.

Gould, R., and Takala, M. (1993). Pension or work—the preferences of older workers. In J. Ilmarinen (Ed.), *Aging and work* (pp. 67-73). Helsinki: Institute for Occupational Medicine.

Govindasamy, D., Paterson, D.H., Poulin, M.J., and Cunningham, D.A. (1992). Cardiorespiratory adaptation with short term training in older men. *European Journal of Applied Physiology* 65: 203-208.

Graham, P.A. (1991). The eye. In M.S.J. Pathy (Ed.), *Principles and practice of geriatric medicine* (2nd ed., pp. 985-993). Chichester: Wiley.

Grand, A., Groscaude, P., Bocquet, J., Pous, J., and Albarede, J.L. (1990). Disability, psychosocial factors and mortality among the elderly in a rural French sample. *Journal of Clinical Epidemiology* 43: 773-782.

Granger, C.V., Albrecht, G.L., and Hamilton, B.B. (1979). Outcome of comprehensive medical rehabilitation measurements by PULSES profile and Barthel Index. *Archives of Physical Medicine and Rehabilitation* 60: 145-154.

Granger, C.V., Hamilton, B.B., and Fiedler, R.C. (1992). Discharge outcome after stroke rehabilitation. *Stroke* 23: 978-982.

Granhed, H., Johnson, R., and Hansson, T. (1987). The loads on the lumbar spine during extreme weight-lifting. *Spine* 12: 146-149.

Green, M.F. (1991). The endocrine system. In M.S.J. Pathy (Ed.), *Principles and practice of geriatric medicine* (2nd ed., pp. 1061-1121). Chichester: Wiley.

Green, J.S., and Crouse, S.F. (1993). Endurance training, cardiovascular function and the aged. *Sports Medicine* 16: 331-341.

Green, J.S., and Crouse, S.F (1995). The effects of endurance training on functional capacity in the elderly: A meta-analysis. *Medicine and Science in Sports and Exercise* 27: 920-926.

Greendale, G.A., Barrett-Connor, E., Edelstein, S., Ingles, S., and Haile, R. (1995). Lifetime leisure exercise and osteoporosis. *American Journal of Epidemiology* 141: 951-959.

Greendale, G.A., Hirsch, S.H., and Hahn, T.J. (1993). The effects of a weighted vest on perceived health status and bone density in older persons. *Quality of Life Research* 2: 141-152.

Greenwald, P., Kelloff, G., Bruch-Witman, C., and Kramer, B.S. (1995). Chemoprevention. *CA: A Cancer Journal for Clinicians* 45: 31-49.

Griffiths, A., and Pathy, M.S.J. (1991). Neurological disorders of the elderly In M.S.J. Pathy (Ed.), *Principles and practice of geriatric medicine* (2nd ed., pp. 683-801). Chichester: Wiley.

Grigliatti, T.A. (1987). Programmed cell death and aging in Drosophila melanogaster. In A.D. Woodhead and K.H. Thompson (Eds.), *Evolution of longevity in animals. A comparative approach* (pp. 193-208). New York: Plenum Press.

Grimby, G., Danneskold-Samsoe, B., Hvid, K., and Saltin, B. (1982). Morphology and enzymatic capacity in arm and leg muscles in 78-81 year old men and women. *Acta Physiologica Scandinavica* 115: 125-134.

Grimby, G., and Saltin, B. (1966). A physiological analysis of physically well-trained middle-aged and old athletes. *Acta Medica Scandinavica* 179: 513-526.

Grove, K.A., and Londeree, B.R. (1992). Bone density in post-menopausal women: High impact vs low impact exercise. *Medicine and Science in Sports and Exercise* 24: 1190-1194.

Grover, R.F., Tucker, C.E., McGroarty, S.R., and Travis, R.R. (1990). The coronary stress of skiing at high altitude. *Archives of Internal Medicine* 150: 1205-1208.

Gruber, J.J. (1986). Physical activity and self-esteem development in children: A metaanalysis. In G.A. Stull and H.M. Eckert (Eds.), *Effects of physical activity on children* (pp. 30-48). Champaign, IL: Human Kinetics.

Gudat, U., Berger, M., and Lefèbvre, P. (1994). Physical activity, fitness and non-insulin dependent (Type II) diabetes mellitus. In C. Bouchard, R.J. Shephard, and T. Stephens (Eds.), *Physical activity, fitness and health* (pp. 669-683). Champaign, IL: Human Kinetics.

Guenard, H., and Emeriau, J-P. (1992). Le vieillissement des fonctions cardiorespiratoires [Aging of cardiorespiratory functions]. *La Revue de Gériatrie, Proceedings of Euromedicine* 92 (pp. 195-196). Montpellier: Le Corum.

Guigoz, Y., Vellas, B., and Garry, P.J. (1994). Mini nutritional assessment: A practical assessment tool for grading the nutritional state of elderly patients. *Facts and Research in Gerontology* (Suppl.: Nutrition, pp. 15-59). Paris: Serdi.

Gunby, M.C., and Morley, J.E. (1995). Calcium, vitamin D, and ostopenia. In J.E. Morley, Z. Glick, and L.Z. Rubenstein (Eds.), *Geriatric nutrition: A comprehensive review* (2nd ed., pp. 107-114). New York: Raven Press.

Guralnik, J.M., LaCroix, A.Z., Abbott, R.D., Berkman, L.F., Satterfield, S., Evans, D.A., and Wallace, R.B. (1993). Maintaining mobility in late life. *American Journal of Epidemiology* 137: 845-857.

Guralnik, J.M., LaCroix, A.Z., Everett, D.F., and Kovar, M.G. (1989). Aging in the eighties: The prevalence of comorbidity and its association with disability. *Advance Data from Vital and Health Statistics Series 3*, No. 170. Hyattsville, MD: National Center for Health Statistics.

Gutin, B., and Kasper, M.J. (1992). Can vigorous exercise play a role in osteoporosis prevention? A review. *Osteoporosis International* 2: 55-69.

Guyatt, G., Keller, J., Singer, J., Halcrow, S., and Newhouse, M. (1992). Controlled trial of respiratory muscle training in chronic airflow limitation. *Thorax* 47: 598-602.

Guyatt, G.H., Dego, R.A., Charlson, M., Levine, M.N., and Mitchell, A. (1989). Re-sponsiveness and validity in health status measurement: A clarification. *Journal of Clinical Epidemiology* 42: 403-408.

Gwathmey, J.K., Slawsky, M.T., Perreault, C.L., Briggs, G.M., Morgan, J.P., and Wei, J.Y. (1990). Effect of exercise conditioning on excitation-contraction coupling in aged rats. *Journal of Applied Physiology* 69: 1366-1371.

H

Hagberg, J.M. (1987). Effect of training on the decline of $\dot{V}O_2$ max with aging. *FASEB Journal* 46: 1830-1833.

Hagberg, J.M. (1989). Patients with end-stage renal disease. In B.A. Franklin, S. Gordon, and G.C. Timmis (Eds.), *Exercise in modern medicine* (pp. 146-155). Baltimore: Williams & Wilkins.

Hagberg, J.M., Allen, W.K., Seals, D.R., Hurley, B.F., Ehsani, A.A., and Holloszy, J.O. (1985). A hemodynamic comparison of young and older endurance athletes during exercise. *Journal of Applied Physiology* 58: 2041-2046.

Hagberg, J.M., Graves, J.E., Limacher, M., Woods, D.R., Leggett, S.H., Cononie, C., Gruber, J.J., and Pollock, M.L. (1989). Cardiovascular response of 70 to 79-yr-old men and women to exercise training. *Journal of Applied Physiology* 66: 2589-2594.

Hagberg, J.M., Montain, S.J., Martin, W.H., and Ehsani, A.A. (1989). Effect of exercise training in 60- to 69-year-old persons with essential hypertension. *American Journal of Cardiology* 64: 348-353.

Hagberg, J.M., Seals, D.R., Yerg, J.E., Gavin, J., Gingerich, R., Premachandra, B., and Holloszy, J.O. (1988). Metabolic responses to exercise in young and older athletes and sedentary men. *Journal of Applied Physiology* 65: 900-908.

Hagberg, J.M., Yerg, J.E., and Seals, D.R. (1988). Pulmonary function in young and older athletes and untrained men. *Journal of Applied Physiology* 65: 101-105.

Haggmark, T., Jansson, E., and Svane, B. (1978). Cross-sectional area of the thigh muscle in man measured by computed tomography. *Scandinavian Journal of Clinical and Laboratory Investigation* 38: 355-360.

Hajduczok, G., Chapleau, M.W., and Abboud, F.M. (1991). Increase in sympathetic activity with age. II. Role of impairment of cardiopulmonary baroreflexes. *American Journal of Physiology* 260: H1121-H1127.

Häkkinen, K., and Häkkinen, A. (1991). Muscle cross-sectional area, force production and relaxation characteristics in women at different age. *European Journal of Applied Physiology* 62: 410-414.

Halhuber, M.J., and Humpeler, K.J. (1985). Does altitude cause exhaustion of the heart and circulatory system? *Medicine and Science in Sports and Exercise* 19: 192-202.

Hall, D.A., Middleton, R.S.W., El-Ridi, S.S., and Zajac, A. (1980). Serum elastase levels following a stroke in elderly subjects. *Gerontology* 26: 167-173.

Hall, J.A., Dixson, G.H., Barnard, R.J., and Pritikin, N. (1982). Effects of diet and exercise on peripheral vascular disease. *Physician and Sportsmedicine* 10 (5): 90-101.

Hallinan, C.J., and Schuler, P.B. (1993). Body shape perceptions of elderly women exercisers and nonexercisers. *Perceptual and Motor Skills* 77: 451-456.

Halter, J.B. (1985). Alterations of autonomic nervous system function. In R. Andres, E.L. Bierman, and W.R. Hazzard (Eds.), *Principles of geriatric medicine* (pp. 218-230). New York: McGraw-Hill.

Hamdorf, P.A., Withers, R.T., Penhall, R.K., and Plummer, J.L. (1993). A follow-up study on the effects of training on the fitness and habitual activity patterns of

60- to 70-year-old women. *Archives of Physical Medicine and Rehabilitation* 74: 473-477.

Hamilton, M., Pickering, W.G., Fraser-Roberts, J.A., and Sowry, G.S.C. (1954). The etiology of essential hypertension. 1. The arterial pressure in the general population. *Clinical Science* 13: 11-35.

Hanawalt, P.C., Gee, P., and Ho, L. (1990). DNA repair in differentiating cells in relation to aging. In C. Finch and T.E. Johnson (Eds.), *Molecular biology of aging* (pp. 45-51). New York: Wiley-Liss.

Härmä, M., and Hakola, T. (1993). Ageing decreases sleep length and alertness after consecutive night shifts. In J. Ilmarinen (Ed.), *Aging and work* (pp.226-231). Helsinki: Institute of Occupational Health.

Harman, D. (1981). The aging process. *Proceedings of the National Academy of Science, USA* 78: 7124-7128.

Harper, A.B., Laughlin, W.S., and Mazess, R.B. (1984). Bone mineral content in St. Lawrence Island Eskimos. *Human Biology* 56: 63-78.

Harries, U.J., and Bassey, E.J. (1990). Torque-velocity relationships for the knee extensors in women in their 3rd and 7th decades. *European Journal of Applied Physiology* 60: 187-190.

Harrill, I., and Kylen, A. (1980). Protein intake and serum protein in elderly women. *Nutrition Reports International* 21: 717-720.

Harris, E.D. (1990). Rheumatoid arthritis: Pathophysiology and implications for treatment. *New England Journal of Medicine* 322: 1277-1289.

Harris, T., Cook, E.F., Garrison, R., Higgins, M., Kannel, W., and Goldman, L. (1988). Body mass index and mortality among non-smoking older persons: The Framingham Heart Study. *Journal of the American Medical Association* 259: 1520-1524.

Harris, T., Feldman, J.J., Kleinman, J., Ettinger, W.H., Makuc, D., and Schatzkin, A.G. (1992). The low cholesterol mortality association in a national cohort. *Journal of Clinical Epidemiology* 45: 595-601.

Hart, D., Bowling, A., Ellis, M., and Silman, A. (1990). Locomotor disability in very elderly people: Value of a programme for screening and provision of aids for daily living. *British Medical Journal* 301: 216-220.

Hartley, A.A., and Hartley, J.T. (1986). Age differences and changes in sprint swimming performances. *Experimental Aging Research* 12: 65-70.

Harvey, I., Frankel, S.J., Shalam, D., and Marks, R. (1989). Non-melanoma skin cancer: Questions concerning its distribution and natural history. *British Medical Journal* 299: 118-120.

Haskell, W.L. (1994). The efficacy and safety of exercise programs in cardiac rehabilitation. *Medicine and Science in Sports and Exercise* 26: 815-823.

Haslam, D.R.S., McCartney, N., McKelvie, R.S., and MacDougall, J.D. (1988). Direct measurements of arterial blood pressure during formal weight-lifting in cardiac patients. *Journal of Cardiopulmonary Rehabilitation* 8: 213-225.

Hasling, C., Sondergaard, K., Charles, P., and Mosekilde, L. (1992). Calcium metabolism in post-menopausal osteoporotic women is determined by dietary calcium and coffee intake. *Journal of Nutrition* 122: 1119-1126.

Hassi, J., Vironkannas, H., Anttonen, H., and Järvenpää, I. (1985). Health hazards in snowmobile use. In R. Fortuine (Ed.), *Circumpolar health '84*. Seattle: University of Washington Press.

Hassmen, P., Ceci, R., and Backman, L. (1992). Exercise for older women: A training method and its influences on physical and cognitive performance. *European Journal of Applied Physiology* 64: 460-466.

Hatori, M., Hasegawa, A., Adachi, H., Shinozaki, A., Hayashi, R., Okano, H., Mizunuma, H., and Murata, K. (1993). The effects of walking at the anaerobic threshold level on vertebral bone loss in postmenopausal women. *Calcified Tissue International* 52: 411-414.

Haut, R.C., Lancaster, R.L., and DeCamp, C.E. (1992). Mechanical properties of the canine patellar tendon: Some correlations with age and the content of collagen. *Journal of Biomechanics* 25: 163-173.

Havenith, G., Inoue, Y., Luttikholt, V., and Kenney, W.L. (1995). Age predicts cardiovascular, but not thermoregulatory, responses to humid heat stress. *European Journalof Applied Physiology* 70: 88-96.

Hawkins, H.L., Kramer, A.F., and Capaldi, D. (1992). Aging, exercise, and attention. *Psychology and Aging* 7: 643-653.

Hawkins, W.E., and Duncan, T. (1991). Structural equation analysis of an exercise /sleep health practices model on quality of life of elderly persons. *Perceptual and Motor Skills* 72: 831-836.

Hayflick, L. (1985). Theories of biological aging. In R. Andres, E.L. Bierman, and W.R. Hazzard (Eds.), *Principles of geriatric medicine* (pp. 9-19). New York: McGraw-Hill.

Hazzard, W.R. (1985). The practice of geriatric medicine. In R. Andres, E.L. Bierman, and W.R. Hazzard (Eds.), *Principles of geriatric medicine* (pp. 3-5). New York: McGraw-Hill.

Hazzard, W.R., and Ettinger, W.H. (1995). Aging and atherosclerosis: Changing considerations in cardiovascular disease prevention as the barrier to immortality is approached in old age. *American Journal of Geriatric Cardiology* 4 (4): 16-36.

Health and Welfare, Canada. (1982). *The Canada Health Survey*. Ottawa, ON: Author.

Health and Welfare, Canada. (1985). *Canada's Health Promotion Survey*. Ottawa, ON: Author.

Health and Welfare, Canada. (1986). Economic burden of illness in Canada. *Chronic Diseases in Canada* 12 (3): Suppl.

Health and Welfare, Canada. (1989). *The active health report on seniors*. Ottawa: Author.

Health and Welfare, Canada. (1993). *Aging and independence: Overview of a national survey*. Ottawa, ON: Author.

Heaney, R.P. (1989). Osteoporotic fracture space: An hypothesis. *Bone and Mineral* 6: 1-13.

Heath, G.W., Hagberg, J.M., Ehsani, A.A., and Holloszy, J.O. (1981). A physiological comparison of young and older endurance athletes. *Journal of Applied Physiology* 51: 634-640.

Heath, G.W., Leonard, B.E., Wilson, R.H., Kendrick, J.S., and Powell, K.E. (1987). Community-based exercise intervention: Zuni diabetes project. *Diabetes Care* 10: 579-583.

Hefton, J.M., Darlington, G.J., Casazza, B.A., and Weksler, M.E. (1980). Immunological studies of aging 5. Impaired proliferation of PHA responsive human lymphocytes in culture. *Journal of Immunology* 125: 1007-1110.

Hegsted, D.M. (1989). Recommended dietary intakes for elderly subjects. *American Journal of Clinical Nutrition* 50 (Suppl.): 1190-1194.

Heifets, M., Davis, T.A., Tegtmeyer, E., and Klahr, S. (1987). Exercise training ameliorates progressive renal disease in rats with subtotal nephrectomy. *Kidney International* 32: 815-820.

Heikkinen, E., Suominen, H., Era, P., and Lyra, A-L. (1994). Variations in aging parameters, their sources, and possibilities of predicting physiological age. In A. K. Balin (Ed.), *Practical handbook of human biologic age determination* (pp. 71-92). Boca Raton, FL: CRC Press.

Heinonen, A., Oja, P., Sievänen, H., and Vuori, I. (1993). Effects of equivolume strength training programmes of low, medium and high resistance on maximal isometric strength in sedentary women. Scandinavian Journal of Medicine, *Science and Sports* 3: 104-109.

Heislein, D.M., Harris, B.A., and Jette, A. (1994). A strength training study for postmenopausal women: A pilot study. *Archives of Physical Medicine and Rehabilitation* 75: 198-204.

Heitmann, B.L. (1991). Body fat in the adult Danish population aged 35-65 years: An epidemiological study. *International Journal of Obesity* 15: 535-545.

Helderman, J.H., Vestal, R.E., Rowe, J.W., Tobin, J.D., Andres, R., and Robertson, G.L. (1978). The response of arginine vasopressin to intravenous ethanol and hyertonic saline in man: The impact on aging. *Journal of Gerontology* 33: 39-47.

Helfman, P.M., and Bada, J.L. (1976). Aspartic acid racemisation in dentine as a measure of ageing. *Nature* 262: 279-281.

Helmrich, S.P., Ragland, D.R., Leung, R.W., and Paffenbarger, R.S. (1991). Physical activity and reduced occurrence of non-insulin dependent diabetes mellitus. *New England Journal of Medicine* 325: 147-152.

Henkin, Y., Como, J., and Oberman, A. (1992). Secondary dyslipidemia. Inadvertent effects of drugs in clinical practice. *Journal of the American Medical Association* 267: 961-968.

Hernandez-Avila, M., Coldlitz, G.A., Stampfer, M.J., Rosner, B., Roberts, W.N., Hennekens, C.H., and Speizer, F.E. (1992). Caffeine, moderate alcohol intake, and risk of fracture of the hip and forearm in middle-aged women. *American Journal of Clinical Nutrition* 54: 157-163.

Hespel, P., Vergauwen, L., Vandenberghe, K., and Richter, E.A. (1995). Important role of insulin and flow in stimulating glucose uptake in contracting skeletal muscle. *Diabetes* 44: 210-215.

Heuser, I.J.E., Wark, H-J., Keul, J., and Holsboer, F. (1991). Hypothalamic-pituitary-adrenal axis function in elderly endurance athletes. *Journal of Clinical Endocrinology and Metabolism* 73: 485-488.

Hiatt, W.R., Regensteiner, J.G., Hargarten, M.E., Wolfel, E.E., and Brass, E.P. (1990). Benefit of exercise conditioning for patients with peripheral arterial disease. *Circulation* 81: 602-609.

Higginbotham, M.B., Morris, K.G., Williams, R.S., Coleman, R.E., and Cobb, F.R. (1986). Physiological basis for the age-related decline in aerobic work capacity. *American Journal of Cardiology* 57: 1374-1379.

Hill, R.D., Storandt, M., and Malley, M. (1993). The impact of long-term exercise training on psychological functioning in older adults. *Journals of Gerontology* 48: P12-P17.

Hlatky, M.A., Pryor, D.B., Harrell, F.E., Califf, R.M., Mark, D.B., and Rosati, R.A. (1984). Factors affecting sensitivity and specificity of exercise electrocardiography. *American Journal of Medicine* 77: 64-71.

Hodge, G. (1987). *The elderly in Canada's small towns*. Vancouver, BC: University of British Columbia, Centre for Human Settlements.

Hoffman-Goetz, L., and Husted, J. (1995). Exercise and cancer: Do the biology and the epidemiology correspond? *Exercise Immunology Review* 1: 81-96.

Hogan, J.C., Ogden, G.D., and Fleishman, E.A. (1978). Assessing physical requirements for establishing medical standards in selected benchmark jobs. Final Report (3012/R78-8). Washington, DC: Advanced Resources Organization.

Hogan, P.I., and Santomier, J.P. (1984). Effect of mastering swim skills on older adults' self-efficacy. *Research Quarterly* 55: 294-296.

Hoiseth, A., Alho, A., Husby, T., and Engh, V. (1991). Are patients with fractures of the femoral neck more osteoporotic? *European Journal of Radiology* 13: 2-5.

Hollenbach, K.A., Barrett-Connor, E., Edelstein, S.L., and Holbrook, T. (1993). Cigarette smoking and bone mineral density in older men and women. *American Journal of Public Health* 83: 1265-1270.

Hollingsworth, D.R., Hollingsworth, J.W., Bogitsch, S., and Keehn, R.J. (1969). Neuromuscular tests of ageing in Hiroshima subjects. *Journal of Gerontology* 24: 276-283.

Holloszy, J.O. (1993). Exercise increases average longevity of female rats despite increased food intake and no growth retardation. *Journals of Gerontology* 48: B97-B100.

Holloszy, J.O., and Schectman, K.B. (1991). Interaction between exercise and food restriction: Effects on longevity of male rats. *Journal of Applied Physiology* 70: 1529-1535.

Holubarsch, C., Goulette, R.P., Litten, R.Z., Martin, B.J.,

Mulieri, L.A., and Alpert, N.R. (1985). The economy of isometric force development, myosin isoenzyme pattern and myofibrillar ATPase activity in normal and hypothyroid rat myocardium. *Circulation Research* 56: 78-86.

Hombach, V., Höher, M., Höpp, H.W., Peper, A., Osterhues, H-H., Eggeling, T., Kochs, M., Weismuller, P., Welz, A., Hannekum, A., and Hilger, H.H. (1990). Was leistet die hochverstärkte Elektrokardiographie zur Identifikation von gefährdeten Patienten? [Value of high resolution electrocardiography in identification of patients at risk]. *Herz* 15: 28-41.

Hopkins, D.R., Murrah, B., Hoeger, W.W.K., and Rhodes, R.C. (1990). Effect of low impact aerobic dance on the functional fitness of elderly women. *Gerontologist* 30: 189-192.

Hopsu, L., and Louhevaara, V. (1993). The developmental work research and aging incleaning work. In J. Ilmarinen (Ed.), *Aging and work* (pp. 166-169). Helsinki: Institute for Occupational Medicine.

Hornbrook, M.C., Stevens, V.J., Wingfield, D.J., Hollis, J.F., Greenlick, M.R., and Ory, M.G. (1994). Preventing falls among community-dwelling older persons: Results from a randomized trial. *Gerontologist* 34: 16-23.

Horne, J.A. (1988). *Why we sleep: The functions of sleep in humans and other mammals.* Oxford: Oxford University Press.

Horne, J.A., and Minard, A. (1985). Sleep and sleepiness following a behaviorally "active" day. *Ergonomics* 28: 567-575.

Horowitz, D.L. (1986). Nutrition, aging and diabetes. In E.A. Young (Ed.), *Nutrition, aging and health* (pp. 145-163). New York: Liss.

Horowitz, M., Maddem, G.J., Chatterton, B.E., Collins, P.J., Harding, P.E., and Shearman, D.J.C. (1984). Changes in gastric emptying rates with age. *Clinical Science* 67: 213-218.

Horowitz, M., Need, A.G., Morris, H.A., and Nordin, B.E.C. (1993). Osteoporosis in postmenopausal women. In H.M. Perry, J.E. Morley, and R.M. Coe (Eds.), *Aging and musculoskeletal disorders* (pp. 78-98). New York: Springer.

Horstmann, T., Mayer, F., Fischer, J., Maschmann, J., Röcker, K., and Dickhuth, H.H. (1994). The cardiocirculatory reaction to isokinetic exercises in dependence on the form of exercise and age. *International Journal of Sports Medicine* 15 (Suppl. 1): S50-S55.

Horton, E.S. (1991). Exercise and decreased risk of NIDDM [Editorial]. *New England Journal of Medicine* 325: 196-197.

Horvath, S.M., and Borgia, J.F. (1984). Cardiopulmonary gas transport and aging. *American Review of Respiratory Diseases* 129: 568-571.

Howe, M.L., Stones, M.J., and Brainerd, C.J. (1990). *Cognitive and behavioral performance in atypical aging.* New York: Springer.

Howze, E.H., Smith, M., and DiGilio, D.A. (1989). Factors affecting the adoption of exercise behavior among sedentary older adults. *Health Education Research* 4: 173-180.

Hoyer, W.J., and Plude, D.J. (1980). Attention and perceptual processes in the study of cognitive aging. In L.W. Poon (Ed.), *Aging in the 1980s: Psychological issues* (pp. 207-238). Washington, DC: American Psychological Association.

Hu, M-H., and Woollacott, M.H. (1994). Multisensory training of standing balance in older adults. I. Postural stability and one-leg stance balance. *Journals of Gerontology* 49: M52-M61.

Hubert, H.B., Feinleib, M., McNamara, P.M., and Castelli, W.P. (1983). Obesity as an independent risk factor for cardiovascular disease: A 26-year follow-up of participants in the Framingham Heart Study. *Circulation* 67: 968-977.

Hughes, V.A., and Meredith, C.N. (1989). Effects of aging, exercise and diet on glucose metabolism. In R. Harris and S. Harris (Eds.), *Physical activity, aging and sports* (pp. 259-270). Albany, NY: Center for Studies of Aging.

Hugonot, R., Dubos, G., and Mathes, G. (1978). Etude expérimentale des troubles de la soif chez le vieillard [Experimental study of thirst disturbances in the old person]. *Révue de Gériatrie* 4: 179-181.

Hui, S.L., Slemenda, C.W., and Johnston, C.C. (1989). Baseline measurement of bone mass predicts fracture in white women. *Annals of Internal Medicine* 111: 355-361.

Hunt, A. (1978). *The elderly at home.* London: Her Majesty's Stationery Office.

Hunt, S., McEwen, J., and McKenna, S. (1986). *Measuring health status.* London: CroomHelm.

Hutchins, E.B. (1994). Aging and the appraisal of health risks. In A.K. Balin (Ed.), *Practical handbook of human biologic age determination* (pp. 55-67). Boca Raton, FL: CRC Press.

Huuhtanen, P., and Piispa, M. (1993). Attitudes on work and retirement by occupation. In J. Ilmarinen (Ed.), *Aging and work* (pp. 152-156). Helsinki: Institute for Occupational Medicine.

I

Ilmarinen, J. (1988). Physiological criteria for retirement age. *Scandinavian Journal of Work, Environment & Health* 14 (Suppl. 1): 88-89.

Ilmarinen, J. (1989). Work and cardiovascular health: Viewpoint of occupational physiology. *Annals of Medicine* 21: 209-214.

Ilmarinen, J. (1991). The aging worker. *Scandinavian Journal of Work, Environment & Health* 17 (Suppl. 1): 1-141.

Ilmarinen, J. (1993). *Aging and work.* Helsinki: Institute of Occupational Health.

Institutional care and elderly people. (1993). *British Medical Journal* 306: 806-807.

International Labor Organization. (1977). *Labor force estimates and projections* (2nd ed.). Geneva: Author.

International Labor Organization. (1992). *The ILO and the elderly.* Geneva: Author.

Israel, S. (1992). Age-related changes in strength and special groups. In P. Komi (Ed.), *Strength and power in sport* (pp. 319-328). Oxford: Blackwell Scientific.

Iverson, B.D., Gossman, M.R., Shaddea, S.A., and Turner, M.E. (1990). Balance performance, force production, and activity levels in noninstitutionalized men 60 to 90 years of age. *Physical Therapy* 70: 348-355.

Ives, D., Bonino, P., Traven, N., and Kuller, L.H. (1993). Morbidity and mortality in rural community-dwelling elderly with low total serum cholesterol. *Journals of Gerontology* 48: M103-M107.

J

Jackson, A.S., Beard, E.F., Wier, L.T., Ross, R.M., Stuteville, J.E., and Blair, S.N. (1995). Changes in aerobic power of men ages 25-70 yr. *Medicine and Science in Sports and Exercise* 27: 113-120.

Jackson, J.A., Kleerekoper, M., Parfitt, A.M., Rao, D.S., Villanueva, A.R., and Frame, B. (1987). Bone histomorphometry in hypogonadal and eugonadal men with spinalosteoporosis. *Journal of Clinical Endocrinology and Metabolism* 65: 53-58.

Jackson, R. (1986). The Masters knee-past, present and future. In J.R. Sutton and R.M. Brock (Eds.), *Sports medicine for the mature athlete* (pp. 257-263). Indianapolis: Bench-mark Press.

Jackson, R.A., and Finucane, P. (1991). Diabetes mellitus. In M.S.J. Pathy (Ed.), *Principles and practice of geriatric medicine* (pp. 1123-1143). Chichester: Wiley.

Jaglal, S.B., Kreger, N., and Darlington, G. (1993). Past and recent physical activity and risk of hip fracture. *American Journal of Epidemiology* 138: 107-118.

Jahng, J.S., Kang, K.S., Park, H.W., and Han, M.H. (1991). Assessment of bone mineral density in postmenopausal and senile osteoporosis using quantitative CT. *Orthopedics* 14: 1101-1105.

James, S.L., Bates, B.T., and Osternig, L.R. (1978). Injuries to runners. *American Journal of Sports Medicine* 6: 40-50.

Jarvik, L., Falek, A., Kallman, F.J., and Lorge, I. (1960). Survival trends in a senescent twin population. *American Journal of Human Genetics* 12: 170-179.

Jarvik, L.F., and Neshkes, R.E. (1985). Alterations in mental function with aging and disease. In R. Andres, E.L. Bierman, and W.R. Hazzard (Eds.), *Principles of geriatric medicine* (pp. 237-247). New York: McGraw-Hill.

Jee, W.S., Wronski, T.J., Morey, E.R., and Kimmel, D.B. (1983). Effects of spaceflight on trabecular bone in rats. *American Journal of Physiology* 244: R310-R314.

Jenkins, R.R. (1988). Free radical chemistry. Relationship to exercise. *Sports Medicine* 5: 156-170.

Jensen, E.W., Espersen, K., Kanstrup, I.L., and Christensen, N.J. (1992). Age-related changes of exercise-induced plasma catecholamines and neuropeptide Y responses in normal human subjects. *Acta Physiologica Scandinavica* 144: 129-133.

Jensen, E.W., Espersen, K., Kanstrup, I-L., and Christensen, N.J. (1994). Exercise-induced changes in plasma catecholamines and neuropeptide Y: Relation to age and sampling times. *Journal of Applied Physiology* 76: 1269-1273.

Jeppesen, B.B., and Harvald, B. (1985). Low incidence of urinary calculi in Greenland Eskimos explained by a low calcium/magnesium ratio. In R. Fortuine (Ed.), *Circumpolar health '84* (pp. 288-290). Seattle: University of Washington Press.

Jette, A.M., and Branch, L.G. (1981). The Framingham Disability Study: II. Physical ability among the aging. *American Journal of Public Health* 71: 1211-1216.

Jirovec, M.M. (1991). The impact of daily exercise on the mobility, balance and urine control of cognitively impaired nursing home residents. *International Journal of Nursing Studies* 28: 145-151.

Joffres, M.R., Hamet, P., Rabkin, S.W., Gelskey, D., Hogan, K., Fodor, G., and Canadian Heart Health Surveys Research Group. (1992). Prevalence, control and awareness of high blood pressure among Canadian adults. *Canadian Medical Association Journal* (Special Suppl., June 1, pp. 28-36).

Johansson, G., and Jarnio, G.B. (1991). Balance training in 70-year-old women. *Physiotherapy Theory and Practice* 7: 121-125.

Johnson, B.D., and Dempsey, J.A. (1991). Demand vs capacity in the aging pulmonary system. *Exercise and Sport Sciences Reviews* 19: 171-210.

Johnson, B.D., Reddan, W.G., Pegelow, D.F., Scow, K.C., and Dempsey, J.A. (1991). Flow limitation and regulation of functional residual volume in a physically active aging population. *American Review of Respiratory Diseases* 143: 960-967.

Johnson, B.D., Reddan, W.G., Scow, K.C., and Dempsey, J.A. (1991). Mechanical constraints on exercise hyperpnea in a fit aging population. *American Review of Respiratory Diseases* 143: 968-977.

Johnson, L.E. (1995). Vitamin malnutrition in the elderly. In J.E. Morley, Z. Glick, and L.Z. Rubenstein (Eds.), *Geriatric Nutrition* (2nd ed., pp. 79-105). New York: Raven Press.

Johnson, R.K., Goran, M.I., and Poehlman, E.T. (1994). Correlates of overreporting and underreporting of energy intake in healthy older men and women. *American Journal of Clinical Nutrition* 59: 1286-1290.

Jones, N.L. (1984). Dyspnea in exercise. *Medicine and Science in Sports and Exercise* 16: 14-19.

Jones, P.N. (1991). On collagen fibril diameter distributions. *Connective Tissue Research* 26: 11-21.

Joos, S.K., Mueller, W.H., Hanis, C.L., and Schull, W.J. (1984). Diabetes alert study: Weight history and upper body obesity in diabetic and non-diabetic Mexican-American adults. *Annals of Human Biology* 11: 167-

171.
Jorgensen, L.G., Perko, G., and Secher, N.H. (1992). Regional cerebral artery mean flow velocity and blood flow during dynamic exercise in humans. *Journal of Applied Physiology* 73: 1825-1830.

Jose, A.D., and Collison, D.L. (1970). The normal range and determinants of the intrinsic heart rate in man. *Cardiovascular Research* 4: 160-167.

Judge, J.O., Lindsey, C., Underwood, M., and Winsemius, M. (1993). Balance improvements in older women: Effects of exercise and training. *Physical Therapy* 73: 254-265.

Judge, T.E. (1980). Potassium and magnesium. In A.N. Exton-Smith and F.l. Caird (Eds.), *Metabolic and nutritional disorders in the elderly* (pp. 39-44). Bristol: Wright.

Jugdutt, B.I., Mickorowski, B.L., and Kappadoga, C.T. (1988). Exercise training after anterior Q wave myocardial infarction: Importance of regional left ventricular function and topography. *Journal of the American College of Cardiology* 12: 362-372.

K

Kabisch, D., and Funk, S. (1991). Todesfälle im organisierten und angeleiten Sport. [Cases of death in organized and unorganized sport]. *Deutsche Zeitschrift für Sportmedizin* 42: 464-468.

Kalache, A. (1991). Ageing in developing countries. In M.S.J. Pathy (Ed.), *Principles and practice of geriatric medicine* (2nd ed., pp. 1517-1528). Chichester: Wiley.

Kallinen, M., and Alén, M. (1994). Sports-related injuries in elderly men still active in sports. *British Journal of Sports Medicine* 28: 52-55.

Kallinen, M., and Markku, A. (1995). Aging, physical activity and sports injuries: An overview of common sports injuries in the elderly. *Sports Medicine* 20: 41-52.

Kallman, D.A., Plato, C.C., and Tobin, J.D. (1990). The role of muscle loss in age-related decline of grip strength: Cross-sectional and longitudinal perspectives. *Journal of Gerontology* 45: M82-M88.

Kallman, D.A., Wigley, F.M., Scott, W.W., Hochberg, M.C., and Tobin, J.D. (1989). New radiographic grading scales for osteoarthritis of the hand: Reliability for determining prevalence and progression. *Arthritis and Rheumatism* 32: 1584-1591.

Kallman, F.G., and Sander G. (1948). Twin studies on ageing and longevity. *Journal of Heredity* 39: 349-357.

Kanis, J.A., Johnell, O., Gullberg, B., Allander, E., Dilsen, G., Gennari, C., Vaz, A.A.L., Lyritis, G.P., Mazzuoli, G., Miravet, L., Passeri, M., Cano, R.P., Rapado, A., and Ribot, C. (1992). Evidence for efficacy of drugs affecting bone metabolism in preventing hip fracture. *British Medical Journal* 305: 1124-1128.

Kannel, W.B. (1980). Host and environmental determinants of hypertension. Perspective from the Framingham Study. In H. Kesteloot and J. Joossens (Eds.), *Epidemiology of high blood pressure* (pp. 265-295). The Hague: Martinus Nijhoff.

Kannel, W.B. (1994). Rationale for treatment of hypertension in the elderly. *American Journal of Geriatric Cardiology* 3: 33-45.

Kannel, W.B., and Agostino, R.B. (1995). The importance of cardiovascular risk factors in the elderly. *American Journal of Geriatric Cardiology* 4 (2): 10-23.

Kannel, W.B., and Brand, F.N. (1985). Cardiovascular risk factors in the elderly. In R. Andres, E.L. Bierman, and W.R. Hazzard (Eds.), *Principles of geriatric medicine* (pp. 104-119). New York: McGraw-Hill.

Kannel, W.B., Gagnon, D.R., and Cupples, L.A. (1990). Epidemiology of sudden coronary death: Population at risk. *Canadian Journal of Cardiology* 6: 439-444.

Kannel, W.B., and Gordon, T. (1978). Evaluation of cardiovascular risk in the elderly: The Framingham Study. *Bulletin of the New York Academy of Medicine* 54: 573-591.

Kannel, W.B., Plehn, J.F., and Cupples, L.A. (1988). Cardiac failure and sudden death in the Framingham Study. *American Heart Journal* 115: 869-875.

Kannel, W.B., Skinner, J.J., Schwartz, M.J., and Shurtleff, D. (1970). Intermittent claudication incidence in the Framingham Study. *Circulation* 41: 875-883.

Kannus, P., and Józsa, L. (1991). Histopathological changes preceding spontaneous rupture of a tendon: A controlled study of 891 patients. *Journal of Bone and Joint Surgery* 73A: 1507-1525.

Kaplan, G.A., Seeman, T.E., Cohen, R.D., Knudsen, L.P., and Guralnik, J. (1987). Mortality among the elderly in the Alameda County study: Behavioral and demographic risk factors. *American Journal of Public Health* 77: 307-312.

Kaplan, R.M. (1985). Quantification of health outcomes for policy studies in behavioral epidemiology. In R.M. Kaplan and M. Criqui (Eds.), *Behavioral epidemiology and disease prevention* (pp. 31-54). New York: Plenum Press.

Kaplan, R.M., Feeny, D.A., and Revicki, D.A. (1993). Methods for assessing relative importance in preference based outcome measures. *Quality of Life Research* 2: 467-475.

Karlsson, M.K., Johnell, O., and Obrant, K.J. (1993). Bone mineral density in weight-lifters. *Calcified Tissue International* 52: 212-215.

Kasch, F.W., Boyer, J.L., Van Camp, S.P., Verity, L.S., and Wallace, J.P. (1990). The effect of physical activity and inactivity on aerobic power in older men (a longitudinal study). *Physician and Sportsmedicine* 18 (4): 73-83.

Kasch, F.W., Boyer, J.L., Van Camp, S.P., Verity, L.S., and Wallace, J.P. (1993). Effect of exercise on cardiovascular ageing. *Age and Ageing* 22: 5-10.

Kasch, F.W., Wallace, J.P., Van Camp, S.P., and Verity, L. (1988). A longitudinal study of cardiovascular stability in active men aged 45 to 65 years. *Physican and Sportsmedicine* 16 (1): 117-125.

Kasperczyk, W.J., Rosocha, S., Bosch, U., Oestem, H.J.,

and Tscheme, U. (1991). Alter, Aktivität und die Belastbarkeit von Kniebanden [Age, activity and elasticity of knee tendons]. *Umfallchirurgie* 94: 372-375.

Kasperk, C.H., Wergedal, J.E., Farley, J.R., Linkhart, T.A., Turner, R.T., and Baylick, D.J. (1989). Androgens directly stimulate proliferation of bone cells in vitro. *Endocrinology* 124: 1576-1578.

Kastello, G.M., Sothman, M.S., and Murthy, V.S. (1993). Young and old subjects matched for aerobic capacity have similar noradrenergic responses to exercise. *Journal of Applied Physiology* 74: 49-54.

Katch, V.L., Becque, M.D., Rocchini, A.B., and Allen, W. (1984). The energy cost of walking for obese and non-obese adolescents [Abstract]. *Medicine and Science in Sports and Exercise* 16: 135.

Kauffman, T.L. (1985). Strength training effect in young and aged women. *Archives of Physical Medicine and Rehabilitation* 65: 223-226.

Kavanagh, T. (1983). Exercise in cold. *Journal of Cardiac Rehabilitation* 3: 70-73.

Kavanagh, T. (1989). Does exercise training improve coronary collateralization? A new look at an old belief. *Physician and Sportsmedicine* 17 (1): 96-114.

Kavanagh, T., Lindley, L.J., Shephard, R.J., and Campbell, R. (1988). Health and sociodemographic characteristics of the Masters competitor. *Annals of Sports Medicine* 4: 55-64.

Kavanagh, T., Mertens, D.J., Matosevic, V., Shephard, R.J., and Evans, B. (1989). Health and aging of Masters athletes. *Clinical Sports Medicine* 1: 72-88.

Kavanagh, T., Myers, M.G., Baigrie, R.S., Mertens, D.J., and Shephard, R.J. (1996). Quality of life and cardiorespiratory function in congestive heart failure: Effects of 12 months of aerobic training. *Heart* 76: 42-49.

Kavanagh, T., Pandit, V., and Shephard, R.J. (1973). The application of exercise testing to the elderly amputee. *Canadian Medical Association Journal* 108: 314-317.

Kavanagh, T., and Shephard, R.J. (1977). The effects of continued training on the aging process. *Annals of the New York Academy of Sciences* 301: 656-670.

Kavanagh, T., Shephard, R.J., Doney, H., and Pandit, V. (1973). Intensive exercise in coronary rehabilitation. *Medicine and Science in Sports and Exercise* 5: 34-39.

Kavanagh, T., Shephard, R.J., Lindley, L.J., and Pieper, M. (1983). Influence of exercise and lifestyle variables upon high density lipoprotein cholesterol after myocardial infarction. *Arteriosclerosis* 3: 249-259.

Kawashima, T., and Uhthoff, H.K. (1991). Pattern of bone loss of the proximal femur: A radiologic, densitometric and histomorphometric study. *Journal of Orthopedic Research* 9: 634-640.

Kaye, S.A., Folsom, A.R., Prineas, R.J., Potter. J.D., and Gapstur, S.M. (1990). The association of body fat distribution with lifestyle and reproductive factors in a population study of premenopausal women. *International Journal of Obesity* 14: 583-591.

Kaye, S.A., Folsom, A.R., Sprafka, J.M., Prineas, R.J., and Wallace, R.B. (1991). Increased incidence of diabetes mellitus in relation to abdominal adiposity in older women. *Journal of Clinical Epidemiology* 44: 329-334.

Kayman, S., Bruvold, W., and Stern, J.S. (1990). Maintenance and relapse after weight loss in women: Behavioral aspects. *American Journal of Clinical Nutrition* 52: 800-807.

Keen, J., Jarrett, R.J., and McCartney, P. (1982). The ten year follow-up of the Bedford survey (1962-72). Glucose tolerance and diabetes. *Diabetologia* 22: 73-78.

Keene, G.S., Parker, M.J., and Prtor, G.A. (1993). Mortality and morbidity after hip fractures. *British Medical Journal* 307: 1248-1250.

Keesey, R.E. (1992). Exercise as a modifier of body weight set-point. In V.A. Hubbard (Ed.), *NIH Workshop on Physical Activity and Obesity* (pp. 70-74). Washington, DC: National Institutes of Health.

Keh-Evans, L., Rice, C.L., Noble, E.G., Paterson, D.H., Cunningham, D.A., and Taylor, A.W. (1992). Comparison of histochemical, biochemical and contractile properties of triceps surae of trained aged subjects. *Canadian Journal on Aging* 11: 412-425.

Keller, H.H. (1995). Weight gain impact morbidity and mortality in institutionalized older persons. *Journal of the American Geriatric Society* 43: 165-169.

Kelly, J., and O'Malley, K. (1984). Adrenoceptor function and aging. *Clinical Science* 66: 509-515.

Kelly, J.R., Steinkamp, M.W., and Kelly, J.R. (1987). Later-life satisfaction: Does leisure contribute? *Leisure Sciences* 9: 189-200.

Kelly, P.J., Eisman, J.A., Stuart, M.C., Pocock, N.A., Sambrook, P.I., and Gwinn, T.H. (1990). Somatomedin-C, physical fitness and bone density. *Journal of Clinical Endocrinology and Metabolism* 70: 718-723.

Kempeneers, G.L.G., Noakes, T.D., van Zyl Smit, R., Myburgh, K.H., Lambert, M., and Wiggins, T. (1990). Skeletal muscle limits the exercise tolerance of renal transplant recipients: Effects of a graded exercise training programme. *American Journal of Kidney Diseases* 16: 57-65.

Kennedy, R.D., Andrews, G.R., and Caird, F.l. (1977). Ischaemic heart disease in the elderly. *British Heart Journal* 39: 1121-1127.

Kenney, R.A. (1982). *Physiology of aging*. A synopsis. Chicago: Yearbook, 1982.

Kenney, W.L. (1995). Body fluid and temperature regulation as a function of age. In D.R. Lamb, C.V. Gisolfi, and E. Nadel (Eds.), *Exercise in older adults* (pp. 305-351). Carmel, IN: Cooper.

Kenney, W.L., and Zappe, D.H. (1994). Effect of age on renal blood flow during exercise. Aging, *Clinical and Experimental Research* 6: 293-302.

Kenyon, G.M. (1991). Homo viator: Metaphors of aging, authenticity and meaning. In G.M. Kenyon, J.E. Birren, and J.J.F. Schroots (Eds.), *Metaphors of aging in science and the humanities* (pp. 17-36). New York: Springer.

Kenyon, G.M., Birren, J.E., and Schroots, J.J.F. (1991). *Metaphors of aging in science and the humanities*. New York: Springer.

Kesteloot, H. (1991). Life expectancy and nutrition: The epidemiological evidence. In M.S.J. Pathy (Ed.), *Principles and practice of geriatric medicine* (2nd ed., pp. 165-178). Chichester: Wiley.

Keys, A. (1980). *Seven countries: A multivariate analysis of death and coronary heart disease.* Cambridge, MA: Harvard University Press.

Kiebzak, G.M. (1991). Age-related bone changes. *Experimental Gerontology* 26: 171-187.

Kilbom, Å., Baltzari, L., Ilmarinen, J., Nygard, C-H., Nörregaard, C., Solem, P.E., and Westerholm, P. (1993). Aging and retirement: An international comparison. In J. Ilmarinen (Ed.), *Aging and work* (pp. 54-62). Helsinki: Institute for Occupational Health.

Killian, K.J. (1987). Limitation of exercise by dyspnea. *Canadian Journal of Sport Sciences* 12 (Suppl. 1): 53S-60S.

Killian, K.J. (1995). Exercise-induced bronchial obstruction. In J. Torg and R.J. Shephard (Eds.), *Current therapy in sports medicine* (3rd ed., pp. 676-678). Philadelphia: Mosby-Yearbook.

Killian, K.J., and Jones, N.L. (1988). Respiratory muscles and dyspnea. *Clinics in Chest Medicine* 9: 237-248.

King, A.C., Taylor, C.B., and Haskell, W.L. (1993). Effects of differing intensities and formats of 12 months of exercise training on psychological outcomes in older adults. *Health Psychology* 12: 292-300 and erratum, 405.

Kinnunen, U., Rasku, A., and Parkatti, T. (1993). Aging in the teaching profession: Work, well-being and health among aging teachers. In J. Ilmarinen (Ed.), *Aging and work* (pp. 157-161). Helsinki: Institute for Occupational Health.

Kinsella, K.G. (1992). Changes in life expectancy. *American Journal of Clinical Nutrition* 55: 1196S-1202S.

Kirkwood, T.B.L. (1992). Comparative life spans of species: Why do specimens have the life spans they do? *American Journal of Clinical Nutrition* 55: 1191S-1195S.

Kirsteins, A.E., Dietz, F., and Hwang, S-M. (1991). Evaluating the safety and potential use of a weight-bearing exercise, tai-chi chuan, for rheumatoid arthritis patients. *American Journal of Physical Medicine and Rehabilitation* 70: 136-141.

Kirwan, J.P., Kohrt, W.M., Wojta, D.M., Bourey, R.E., and Holloszy, J.O. (1993). Endurance exercise training reduces glucose-stimulated insulin levels in 60- to 70-year-old men and women. *Journals of Gerontology* 48: M84-M90.

Kissebah, A.H., Vydelingum, N., Murray, R., Evans, D.J., Hartz, A.J., Kalkhoff, R.K., and Adams, P.W. (1982). Relation of body fat distribution to metabolic complications of obesity. *Journal of Clinical Endocrinology and Metabolism* 54: 254-260.

Kitzman, D.W., Higginbotham, M.B., and Sullivan, M.J. (1993). Aging and the cardiovascular response to exercise. *Current Science* 1: 543-550.

Klag, M.J., Whelton, P.K., and Appel, L.J. (1990). Effect of age on the efficacy of blood pressure treatment strategies. *Hypertension* 26: 700-705.

Klein, C., Cunningham, D.A., Paterson, D.H., and Taylor, H.W. (1988). Fatigue and recovery contractile properties of young and elderly men. *European Journal of Applied Physiology* 57: 684-690.

Klitgaard, H., Ausoni, S., and Damiani, E. (1989). Sarcoplasmic reticulum of human skeletal muscle: Age-related changes and effects of training. *Acta Physiologica Scandinavica* 137: 23-31.

Klitgaard, H., Mantoni, M., Schiaffino, S., Ausoni, S., Gorza, L., Laurent-Winter, C., Schnohr, P., and Saltin, B. (1990). Function, morphology and protein expression of ageing skeletal muscle: A cross-sectional study of elderly men with different training backgrounds. *Acta Medica Scandinavica* 104: 41-54.

Knudson, R.J., Lebowitz, M.D., Holberg, C.J., and Burrows, B. (1983). Changes in the normal maximal expiratory flow volume curve with growth and ageing. *American Review of Respiratory Diseases* 127: 725-734.

Kohl, H.W., Laporte, R., and Blair, S.N. (1988). Physical activity and cancer: An epidemiological perspective. *Sports Medicine* 6: 222-237.

Kohl, H.W., and McKenzie, J.D. (1994). Physical activity, fitness and stroke. In C. Bouchard, R.J. Shephard, and T. Stephens (Eds.), *Physical activity, fitness and health* (pp. 609-621). Champaign, IL: Human Kinetics.

Kohl, H.W., Moorefield, D.L., and Blair, S.N. (1987). Is cardiorespiratory fitness associated with general chronic fatigue in apparently healthy men and women? [Abstract]. *Medicine and Science in Sports and Exercise* 19: S56.

Kohrs, M.B., and Czajka-Narins, D.M. (1986). Assessing the nutritional status of the elderly. In E.A. Young (Ed.), *Nutrition, aging and health* (pp. 25-59). New York: Liss.

Kohrt, W.M., Maliey, M.T., Coggan, A.R, Spina, R.J., Ogawa, T., Ehsani, A.A., Bourey, RE., Martin, W.H., and Holloszy J.O. (1991). Effects of gender, age and fitness level on response of $\dot{V}O_2$max to training in 60-71 yr olds. *Journal of Applied Physiology* 71: 2004-2011.

Kohrt, W.M., Malley, M.T., Dalsky, G.P., and Holloszy, J.O. (1992). Body composition of healthy sedentary and trained young and older men and women. *Medicine and Science in Sports and Exercise* 24: 832-837.

Kohrt, W.M., Obert, K.A., and Holloszy, J.O. (1992). Exercise training improves fat distribution patterns in 60- to 70-year-old men and women. *Journals of Gerontology* 47: M99-M105.

Kohrt, W.M., and Snead, D.B. (1993). Effect of exercise on bone mass in the elderly. In H.M. Perry, J.E. Morley, and R.M. Coe (Eds.), *Aging and muscle disorders* (pp. 214-227). New York: Springer.

Kohrt, W.M., Spina, R.J., Ehsani, A.A., Cryer, P.E., and Holloszy, J.O. (1993). Effects of age, adiposity, and fitness level on plasma catecholamine responses to standing and exercise. *Journal of Applied Physiology* 75: 1828-1835.

Koller, W.C., Glatt, S.L., and Fox, J.H. (1985). Senile gait (a distinct neurologic entity). *Clinics in Geriatric Medicine* 1: 661-669.

Korenchevsky, V. (1961). In G.H Bourne (Ed.), *Physiological and pathological ageing* (pp. 40-44, 311-315). New York: Hafner.

Kostis, J.B., Moreya, A.E., Amends, M.T., DiPietro, J., Cosgrove, N., and Kuo, P.T. (1986). The effect of age on heart rate in subjects free of heart disease. *Circulation* 65: 141-145.

Kovanen, V. (1989). Effects of ageing and physical training on rat skeletal muscle. *Acta Physiologica Scandinavica* 135 (Suppl. 557): 1-56.

Kovar, M.G., and LaCroix, A.Z. (1987). Aging in the eighties: Ability to perform work-related activities. Data from the supplement on aging to the National Health Interview Survey, United States, 1984. *Advance Data from Vital and Health Statistics*, No. 136 (DHHS Publication No. PHS 87-1250). Hyattsville, MD: Department of Health and Human Services.

Kovar, P.A., Allegrante, J.P., MacKenzie, C.R., Peterson, M.G.E., Gutin, B., and Charlson, M.E. (1992). Supervised fitness walking in patients with osteoarthritis of the knee: A randomized, controlled trial. *Annals of Internal Medicine* 116: 529-534.

Kral, L.P., and Besser, R.S. (1989). *Joslin diabetes manual* (12th ed.). Philadelphia: Lea & Febiger.

Krall, E.A., and Dawson-Hughes, B. (1994). Walking is related to bone density and rates of bone loss. *American Journal of Medicine* 96: 20-26.

Kriska, A.M., Blair, S.N., and Pereira, M.A. (1994). The potential role of physical activity in the prevention of non-insulin dependent diabetes mellitus: The epidemiological evidence. *Exercise and Sport Sciences Reviews* 22: 121-143.

Krølner, B., and Toft, B. (1983). Vertebral bone loss: An unheeded side effect of therapeutic bed rest. *Clinical Science* 64: 537-540.

Krølner, B., Toft, B., Nielsen, S.P., and Tondevold, E. (1983). Physical exercise as prophylaxis against involutional vertebral bone loss: A controlled trial. *Clinical Science* 64: 541-546.

Kronmal, R., Cain, K., Ye, Z., and Omenn, G.S. (1993). Total serum cholesterol levels and mortality risk as a function of age. *Archives of Internal Medicine* 153: 1065-1073.

Krumholz, H.M., Seeman, T.E., Merrill, S.S., de Leon, C.F.M., Vaccarino, V., Silverman, D.I., Isukahara, R., Ostfeld, A.M., and Berkman, L.F. (1994). Lack of association between cholesterol and coronary heart disease mortality and morbidity and all-cause mortality in persons older than 70 years. *Journal of the American Medical Association* 272: 1335-1340.

Kuczmarski, R.J., Flegel, K.M., Campbell, S.M., and Johnson, C.L. (1994). Increasing prevalence of overweight among U.S. adults. The National Health & Nutrition Examination Surveys, 1960 to 1991. *Journal of the American Medical Association* 272: 205-211.

Kujala, U.M., Kaprio, J., and Sarna, S. (1994). Osteoarthritis of weight-bearing joints of lower limbs in former elite male athletes. *British Medical Journal* 308: 231-234.

Kukkonen, K., Rauramaa, R., Voutilainen, E., and Lansimies, E. (1982). Physical training of middle-aged men with borderline hypertension. *Annals of Clinical Research* 14 (Suppl. 34): 139-145.

Kunkel, S.R., and Applebaum, R.A. (1992). Estimating the prevalence of long-term disability for an aging society. *Journals of Gerontology* 47: S253-S260.

L

LaCroix, A.Z., Guralnik, J.M., Berkman, L.F., Wallace, R.B., and Satterfield, S. (1993). Maintaining mobility in later life. II. Smoking, alcohol consumption, physical activity, and body mass index. *American Journal of Epidemiology* 137: 858-869.

LaForest, S., St-Pierre, D.M.M., Cyr, J., and Gayton, D. (1990). Effects of age and regular exercise on muscle strength and endurance. *European Journal of Applied Physiology* 60: 104-111.

Lakatta, E.G. (1987). Cardiac muscle changes in senescence. *Annual Reviews of Physiology* 49: 519-531.

Lakatta, E.G. (1993a). Cardiovascular regulatory mechanisms in advanced age. *Physiological Reviews* 73: 413-467.

Lakatta, E.G. (1993b). Deficient neuro-endocrine regulation of the cardiovascular system with advancing age in healthy humans. *Circulation* 87: 631-636.

Lambert, M., and Didier, J.P. (1979). Bioenergétique de la marche chez l'artéritique ampute de membre inferieur, appareillé depuis moins d'un ans [Bioenergetics of walking in atherosclerosis of the lower limb, fitted with a prosthesis for less than one month]. *Annales de Médecine Physique* 22: 235-249.

Lampman, R.M., and Schteingart, D.E. (1991). Effects of exercise training on glucose control, lipid metabolism, and insulin sensitivity in hypertriglyceridemia and non-insulin dependent diabetes mellitus. *Medicine and Science in Sports and Exercise* 23: 703-712.

Landers, D.M., and Petruzzello, S.J. (1994). Physical activity, fitness and anxiety. In C. Bouchard, R.J. Shephard, and T. Stephens (Eds.), *Physical activity, fitness and health* (pp. 868-882). Champaign, IL: Human Kinetics.

Landfield, P.W. (1987). Modulation of brain aging correlates by long-term alterations of adrenal steroids and neurally-active peptides. In E.R. de Klolt, V.N. Wiegart, and D. de Wied (Eds.), *Progress in brain research* 72. Amsterdam: Elsevier.

Landfield, P.W., Pitler, T.A., and Applegate, M.D. (1986). The effects of high Mg^{2+}/Ca^{2+} ratios on frequency potentiation in hippocampal slices of young and aged rats. *Journal of Neurophysiology* 56: 797-811.

Lane, N.E., Bloch, D.A., Jones, H., Marshall, W.H., Wood, P.D., and Fries, J.J. (1986). Long-distance running, bone density and osteoarthritis. *Journal of the American Medical Association* 255: 1147-1151.

Lane, N.E., Bloch, D.A., Wood, P.D., and Fries, J.J. (1987). Aging, long-distance running and the development of musculoskeletal disability. *American Journal of Medicine* 82: 772-780.

Lane, N., Micheli, B., Bjorkengren, A., Oehlert, J., Shi, H., Bloch, D., and Fries, J. (1993). The risk of osteoarthritis with running and aging: A 5-year longitudinal study. *Journal of Rheumatology* 20: 461-468.

Langer, R.D., Klauber, M.R., Criqui, M.H., and Barrett-Connor, E. (1994). Exercise and survival in the very old. *American Journal of Geriatric Cardiology* 3 (4): 24-34.

Lanyon, L.E. (1984). Functional strain as a determinant for bone remodelling. *Calcified Tissue International* 36: S56-S61.

LaPlante, M.P. (1988). *Data on disability from the National Health Interview Survey 1983-1985*. Washington, DC: National Institute on Disability and Rehabilitation Research.

Larsson, B., Svärdsudd, K., Welin, L., Wilhelmsen, L., Bjorntorp, P., and Tibblin, G. (1984). Abdominal adipose tissue distribution, obesity, and the risk of cardiovascular disease and death: 13-year follow-up of participants in the study of men born in 1913. *British Medical Journal* 288: 1401-1404.

Lau, E.M., Woo, J., Leung, P.C., Swaminathan, R., and Leung, D. (1992). The effects of calcium supplementation and exercise on bone density in elderly Chinese women. *Osteoporosis International* 2: 168-173.

Launer, L.J., Harris, T., Rumpel, C., and Madans, J. (1994). Body mass index, weight change and risk of mobility disability in middle-aged and older women. *Journal of the American Medical Association* 271: 1093-1098.

Lavie, C.J., and Milani, R.V. (1994). Patients with high baseline exercise capacity benefit from cardiac rehabilitation and exercise training programs. *American Heart Journal* 128: 1105-1109.

Lavie, C.J., Milani, R.V., and Littman, A.B. (1993). Benefits of cardiac rehabilitation and exercise training in secondary coronary prevention in the elderly. *Journal of the American College of Cardiology* 22: 678-683.

Lavis, V.R. (1981). Psychiatric manifestations of endocrine disease in the elderly. In A.J. Levenson and R.C. Hall (Eds.), *Neuropsychiatric manifestations of physical disease in the elderly*. New York: Raven Press.

Lawrence, R.C., Hochberg, MC., Kelsey, J.L., McDuffie, F.C., Medsger, T.A., Felts, W.R., and Shielman, L.E. (1989). Estimates of the prevalence of selected arthritic and musculoskeletal disease in the United States. *Journal of Rheumatology* 16: 427-441.

Leach, R.E., Baumgard, S., and Broom, J. (1985). Obesity: Its relationship to OA of the knee. *Clinics in Rheumatic Diseases* 11: 203-238.

Leaf, A. (1985). Long-lived populations (extreme old age). In R. Andres, E.L. Bierman, and W.R. Hazzard (Eds.), *Principles of geriatric medicine* (pp. 82-86). New York: McGraw-Hill.

Lean, M.E.J., Han, T.S., and Morrison, C.E. (1995). Waist circumference as a measure for indicating need for weight management. *British Medical Journal* 311: 158-161.

Lee, I-M. (1994). Physical activity, fitness and cancer. In C. Bouchard, R.J. Shephard, and T. Stephens (Eds.), *Physical activity, fitness and health* (pp. 814-831). Champaign, IL: Human Kinetics.

Lee, I-M., and Paffenbarger, R.S. (1992). Changes in body weight and longevity. *Journal of the American Medical Association* 268: 2045-2049.

Lee, I-M., Paffenbarger, R.S., and Hsieh, C.C. (1992a). Physical activity and risk of prostatic cancer among college alumni. *American Journal of Epidemiology* 135: 169-179.

Lee, I-M., Paffenbarger, R.S., and Hsieh, C.C. (1992b). Time trends in physical activity among college alumni. *American Journal of Epidemiology* 135: 915-925.

Lee, J.R. (1991). Is natural progesterone the missing link in osteoporosis prevention and treatment? *Medical Hypotheses* 35: 316-318.

Legros, J.J., and Brunier, J. (1982). Vieillissement des systèmes de contrôle: Les glandes endocrines [Aging of control systems: The endocrine glands]. In F. Bourlière (Ed.), *Gérontologie: Biologie et clinique* (pp. 63-80). Paris: Flammarion.

Lehman, H.C. (1951). Chronological age vs. proficiency in physical skills. *American Journal of Physiology* 44: 161-187.

Lehman, M., and Keul, J. (1986). Age-associated changes of exercise-induced plasma catecholamine responses. *European Journal of Applied Physiology* 55: 302-306.

Leino, P., and Hanninen, K. (1993). Factors associated with decreased perceived ability in healthy lumberjacks and building construction workers. In J. Ilmarinen (Ed.), *Aging and work* (pp. 108-112). Helsinki: Institute for Occupational Health.

LeMarchand, L., Kolonel, L.N., and Yoshizawa, C.N. (1991). Lifetime occupational physical activity and prostate cancer risk. *American Journal of Epidemiology* 133: 103-111.

Lennon, D., Nagle, F., Stratrame, F., Shargo, E., and Dennis, S. (1985). Diet and exercise training effect on resting metabolic rate. *international Journal of Obesity* 9: 34-47.

Lennox, S.S., Bedell, J.R., and Stone, A.A. (1990). The effects of exercise on normal mood. *Journal of Psychosomatic Medicine* 34: 629-636.

Leon, A.S. (1987). Age and other predictors of coronary heart disease. *Medicine and Science in Sports and Exercise* 19: 159-167.

Leon, A.S. (1989). The role of physical activity in the prevention and management of obesity. In A.J. Ryan and F.L. Aliman (Eds.), *Sports medicine* (2nd ed., pp. 593-618). New York: Academic Press.

Leon, A.S. (1992). The role of exercise in the prevention and management of diabetes mellitus and blood lipid disorders. In R.J. Shephard and H. Miller (Eds.), *Exercise and the heart in health and disease* (pp. 299-

368). New York: Marcel Dekker.

Leon, A.S., Connett, J., Jacobs, D.R., and Rauraama, R. (1987). Leisure-time physical activity and risk of coronary heart disease and death. The Multiple Risk Factor Intervention Trial. *Journal of the American Medical Association* 258: 2388-2395.

Lerner, D.J., and Kannel, W.B. (1986). Patterns of coronary heart disease morbidity and mortality in the sexes: A 26-year follow-up of the Framingham population. *American Heart Journal* 111: 383-390.

Levi, F., LaVecchia, C., Negri, E., and Franceschi, S. (1993). Selected physical activities and risk of endometrial cancer. *British Journal of Cancer* 67: 846-851.

Levy, W.C., Cerquiera, M.D., Abrass, I.B., Schwartz, R.S., and Stratton, J.R. (1993). Endurance exercise training augments diastolic filling at rest and during exercise in healthy young and older men. *Circulation* 88: 116-126.

Lewin, T., Jurgens, H., Louekari, L. (1970). Secular trend in the adult height of Skolt Lapps. *Arctic Anthropology* 7: 53-62.

Lewis, D.S., Rollwitz, W.L., Bertrand, H.A., and Masoro, E.J. (1986). Use of NMR for measurement of total body water and estimation of body fat. *Journal of Applied Physiology* 60: 836-840.

Lexell, J. (1993). Ageing and human muscle: Observations from Sweden. *Canadian Journal of Applied Physiology* 18: 2-18.

Lexell, J., Henriksson-Larsson, K., and Sjöstrom, M. (1983). Distribution of different fiber types in human skeletal muscles. 2. A cross-sectional study of whole m. vastus lateralis. *Acta Physiologica Scandinavica* 117: 115-122.

Lexell, J., Taylor, C.C., and Sjöstrom, M. (1988). What is the cause of the ageing atrophy? Total number, size and proportion of different fibre types studied in whole vastus lateralis muscle from 15 to 83 year old men. *Journal of Neurological Science* 84: 275-294.

Lie, J.T., and Hammond, P.I. (1988). Pathology of the senescent heart: Anatomic observations on 237 autopsy studies of patients 90 to 105 years old. *Proceedings of the Mayo Clinic* 63: 552-564.

Liemohn, W.P. (1975). Strength and aging: An exploratory study. *International Journal of Aging and Human Development* 6: 347-357.

Lindheim, S.R., Notelovitz, M., Feldman, E.B., Larsen, S., Khan, F.Y., and Lobo, R.A. (1994). The independent effects of exercise and estrogen on lipids and lipoproteins in postmenopausal women. *Obstetrics and Gynecology* 83: 167-172.

Lindpaintner, K. (1995). Clinical implications of basic research. Finding an obesity gene—a tale of mice and men. *New England Journal of Medicine* 332: 679-680.

Linn, B.S. (1975). Chronologic versus biologic age in geriatric patients. In R. Goldman and M. Rockstein (Eds.), *The physiology and pathology of human aging* (pp. 9-18). New York: Academic Press.

Linos, A., Worthington, J.W., Palumbo, P.J., O'Fallon, W.M., and Kurland, L.T. (1980). The epidemiology of rheumatoid arthritis in Rochester, Minnesota. A study of incidence, prevalence and mortality. *American Journal of Epidemiology* 111: 87-98.

Linsted, K.D., Tonstad, K., and Kuzma, J. (1991). Self-report of physical activity and patterns of mortality in Seventh-Day Adventist men. *Journal of Clinical Epidemiology* 44: 355-364

Lipschitz, D.A. (1994). Anemia. In W.R. Hazzard, E.L. Bierman, J.P. Blass, W.H. Ettinger, and J.B. Halter (Eds.), *Principles of geriatric medicine and gerontology* (3rd ed., pp. 741-747). New York: McGraw-Hill.

Lipsitz, L.A. (1989). Orthostatic hypotension in the elderly. *New England Journal of Medicine* 321: 952-957.

Livesley, B. (1992). Reducing home accidents in elderly people [Editorial]. *British Medical Journal* 305: 2-3.

Logan, M., Rubal, B., Raven, P., English, W., and Walters, N. (1981). Heart structure and function of females with multiple sclerosis: A deconditioned population [Abstract]. *Medicine and Science in Sports and Exercise* 13: 133.

Lokey, E.A., and Tran, Z.V. (1989). Effects of exercise training on serum lipid and lipoprotein concentrations in women: A meta-analysis. *International Journal of Sports Medicine* 10: 424-429.

Long, B.C. (1985). Stress-management interventions: A 15-month follow-up of aerobic conditioning and stress inoculation training. *Cognitive Therapeutic Research* 9: 471-478.

Longmuir, P., and Shephard, R.J. (1994). Reliability and validity of a modified Canadian aerobic fitness test for individuals with mobility impairments. *Adapted Physical Activity Quarterly* 12: 161-175.

Loomis, R.A., and Thomas, C.D. (1991). Elderly women in nursing home and independent residence: Health, body attitudes, self-esteem and life satisfaction. *Canadian Journal on Aging* 10: 224-231.

Lord, S.R., Caplan, G.A., and Ward, J.A. (1993). Balance, reaction time and muscle strength in exercising and nonexercising older women: A pilot study. *Archives of Physical Medicine and Rehabilitation* 74: 837-839.

Lord, S.R., and Castell, S. (1994). Physical activity program for older persons: Effect on balance, strength, neuromuscular control, and reaction time. *Archives of Physical Medicine and Rehabilitation* 75: 648-652.

Lorentz, E.J. (1985). Rehabilitation in the elderly. In R. Andres, E.L. Bierman, and W.R. Hazzard (Eds.), *Principles of geriatric medicine* (pp. 939-950). New York: McGraw-Hill.

Louhevaara, V., and Lusa, S. (1993). Guidelines on the follow-up of the firefighters' work ability. In J. Ilmarinen (Ed.), *Aging and work* (pp. 134-141). Helsinki: Institute for Occupational Medicine.

Lucy, S.D., and Hayes, K.C. (1985). Postural sway profiles: Normal subjects and subjects with cerebellar ataxia. *Physiotherapy Canada* 37: 140-148.

Ludwig, F.C. (1994). The morphometric assessment of biological age. In A.K. Balin (Ed.), *Practical handbook of human biologic age determination* (pp. 313-325).

Boca Raton, FL: CRC Press.

Lupinacci, N.S., Rikli, R.E., Jessie, J.C., and Ross, D. (1993). Age and physical activity effects on reaction time and digit symbol substitution performance in cognitively active adults. *Research Quarterly* 64: 144-150.

Lyon, R.T., Rivers, S.F., and Veith, F.J. (1994). Cardiovascular disease in the elderly: Peripheral vascular disease in the elderly. *American Journal of Geriatric Cardiology* 3: 15-30.

M

MacDonald, S., Joffres, M.R., Stachenko, S., Horlick, L., and Foder, G. (1992). Multiple cardiovascular disease risk factors in Canadian adults. *Canadian Medical Association Journal* 146: 2021-2029.

Macera, C.A., Pate, R.R., Powell, K.E., Jackson, K.L., Kendrick, J.S., and Craven, T.E. (1989). Predicting lower extremity injuries among habitual runners. *Archives of Internal Medicine* 149: 2565-2568.

Macey, S.M., and Schneider, D.F. (1993). Deaths from excessive heat and excessive cold among the elderly. *Gerontologist* 33: 497-500.

Macias, J.F., Bondia, A., and Rodriguez-Commes, J.L. (1987). Physiology and disorders of water balance and electrolytes in the elderly. In J.F. Macias and J.S. Cameron (Eds.), *Renal function and disease in the elderly* (pp. 67-93). London: Butterworths.

Macias, J.F., Garcia-Iglesias, C., Tabernero, J.M., Rodriguez-Commes, J.L., Corbacho, L., and de Castro, S. (1983). Behavior of the aging kidney under acute acid overload. *Nefrologia* 3: 11-16.

MacIntyre, E., Stevenson, J.C., Whitehead, M.I., Wimalawansa, S.J., Banks, L.M., and Healy, M.J.R. (1988). Calcitonin for prevention of postmenopausal bone loss. *Lancet* 2: 1481-1483.

MacRae, P.G. (1989). Physical activity and central nervous system integrity. In W.W. Spirduso and H.M. Eckert (Eds.), *Physical activity and aging* (pp. 69-77). Champaign, IL: Human Kinetics.

MacRae, P.G., Feltner, M.E., and Reinsch, S. (1994). A 1-year exercise program for older women: Effects on falls, injuries, and physical performance. *Journal of Aging and Physical Activity* 2: 127-142.

MacVicar, M.G., Winningham, M.L., and Nickel, J.L. (1989). Effects of aerobic training on cancer patients' functional capacity. *Nursing Research* 38: 348-351.

Maddocks, J. (1961). Possible absence of hypertension in two complete Pacific island populations. *Lancet* 2: 396-399.

Mader, S.L. (1989). Aging and postural hypotension. *Journal of the American Geriatric Society* 37: 129-137.

Mader, W. (1991). Aging and the metaphor of narcissism. In G.M. Kenyon, J.E. Birren, and J.J.F. Schroots (Eds.), *Metaphors of aging in science and the humanities* (pp. 131-154). New York: Springer.

Maggi, A., Schmidt, M.J., Ghetti, B., and Enna, S.J. (1979). Effect of aging on neurotransmitter receptor binding in rat and human brain. *Life Sciences* 24: 367-373.

Magnani, M., Fazi, A., Chiarantini, L., Serafini, G., and Stocchi, V. (1990). Mechanisms of enzyme decay during red blood cell aging. In H.L. Segal, M. Rothstein, and E. Bergamini (Eds.), *Metabolism in aging* (pp. 217-232). New York: Wiley-Liss.

Mahler, D.A., and O'Donnell, D.E. (1991). Alternative modes of exercise training for pulmonary patients. *Journal of Cardiopulmonary Rehabilitation* 11: 58-63.

Makinodan, T., Bloom, E.T., James, S.J., and Lubinski, J. (1991). Immunity and ageing. In M.S.J. Pathy (Ed.), *Principles and practice of geriatric medicine* (2nd ed., pp. 3-12). Chichester: Wiley.

Makinodan, T., Lubinski, J., and Fong, T.C. (1987). Cellular, biochemical and molecular basis of T-cell senescence. *Archives of Pathology and Laboratory Medicine* 111: 910-914.

Makrides, L., Heigenhauser, J.F., and Jones, N.L. (1990). High intensity endurance training in 20- to 30- and 60-70-year old healthy men. *Journal of Applied Physiology* 69: 1792-1798.

Makrides, L., Heigenhauser, J.F., McCartney, N., and Jones, N.L. (1985). Maximal short-term exercise capacity in healthy subjects aged 15-70 years. *Clinical Science* 69: 197-205.

Makris, V.I., Yee, R.D., Langefeld, C.D., Chapell, A.S., and Slemenda, C.W. (1993). Visual loss and performance in blind athletes. *Medicine and Science in Sports and Exercise* 25: 265-269.

Mancini, D.M., Lirato, C., and Pauciullo, P. (1993). High cholesterol in the elderly: The Italian experience. *American Journal of Geriatric Cardiology* 2 (4): 28-35.

Mancini, D.M., Walter, C., Reichek, N., Lenkinski, R., McCully, K.K., Mullen, J.L., and Wilson, J.R. (1992). Contribution of skeletal muscle atrophy to exercise intolerance and altered muscle metabolism in heart failure. *Circulation* 85: 1364-1373.

Manfredi, T.G., Fielding, R.A., O'Reilly, K.P., Meredith, C.N., Lee, H.Y, and Evans, W.J. (1991). Plasma creatine kinase activity and exercise-induced muscle damage in older men. *Medicine and Science in Sports and Exercise* 23: 1028-1034.

Manning, G.F. (1991). Spinning the "Globe of Memory": Metaphor, literature, and aging. In G.M. Kenyon, J.E. Birren, and J.J.F. Schroots (Eds.), *Metaphors of aging in science and the humanities* (pp. 37-56). New York: Springer.

Manolio, T., Ettinger, W., Tracy, R., Kuller, L.H., Borhani, N.O., Lynch, J.C., and Fried, L.P. (1993). Epidemiology of low cholesterol levels in older adults: The cardiovascular health study. *Circulation* 87: 728-737.

Manolio, T.A., Pearson, T., Wenger, N., Barrett-Connor, E., Payne, G.H., and Harlan, W.R. (1992). Cholesterol and heart disease in older persons and women—review of an NHLBI workshop. *Annals of*

Epidemiology 2: 161-176.

Manson, J.E., Nathan, D.M., Krolewski, A.S., Stampfer, M.U., Willett, W.C., and Hennekins, C.H. (1992). A prospective study of exercise and incidence of diabetes among U.S. male physicians. *Journal of the American Medical Association* 268: 63-67.

Manson, J.E., Rimm, E.B., Stampfer, M.U., Colditz, G.A., Willett, W.C., Krolewski, A.S., Rosner, B., Hennekins, C.H., and Speizer, FE. (1991). Physical activity and incidence of non-insulin dependent diabetes mellitus in women. *Lancet* 338: 774-778.

Manton, K.G. (1989). Epidemiological, demographic, and social correlates of disability. *Millbank Quarterly* 67 (Suppl. 2:1): 13-58.

Manton, K.G., Corder, L.S., and Stallard, E. (1993). Disability and mortality among the oldest-old: Implications for current and future health and long-term care service needs. *Journal of the Gerontological Society* 48: S153-S166.

Mariani, E., Roda, P., Mariani, A.R., Vitale, M., Degrassi, A., Papa, S., and Facchini, A. (1990). Age-associated changes in CD8+ and CD16+ cell reactivity: Clonal analysis. *Clinical and Experimental Immunology* 48: 148-154.

Marin, R. (1986). *Occupational Mortality 1971-80*. Helsinki: Central Statistical Office of Finland.

Marti, B., and Howald, H. (1990). Long-term effects of physical training on aerobic capacity: Controlled study of former elite athletes. *Journal of Applied Physiology* 69: 1451-1459.

Marti, B., Knobloch, M., Tschopp, A., Jucker, A., and Howald, H. (1989). Is excessive running predictive of degenerative hip disease? *British Medical Journal* 229: 91-93.

Marti, B., Pekkanen, J., Nissinen, A., Ketola, A., Kivela, S., Punsar, S., and Karvonen, M.J. (1989). Association of physical activity with coronary risk factors and physical ability: Twenty-year follow-up of a cohort of Finnish men. *Age and Ageing* 18: 103-109.

Marti, B., Vader, J.P., Minder, C.E., and Abelin, T. (1988). On the epidemiology of running injuries. The 1984 Bern Grand Prix study. *American Journal of Sports Medicine* 16: 285-294.

Martin, A.D., Silverthorn, K.G., Houston, C.S., Bernhardson, S., Wyda, A., and Roos, L.L. (1991). Trends in fracture of the proximal femur in two million Canadians; 1972 to 1984. *Clinical Orthopedics and Related Research* (Philadelphia) 266: 111-118.

Martin, D., and Notelovitz, M. (1993). Effects of aerobic training on bone mineral density of postmenopausal women. *Journal of Bone and Mineral Research* 8: 931-936.

Martin, W.H., Kohrt, W.M., Malley, M.T., Korte, E., and Stoltz, S. (1990). Exercise training enhances leg vasodilatory capacity of 65-yr-old men and women. *Journal of Applied Physiology* 69: 1804-1809.

Martin, W.H., Ogawa, T., Kohrt, W.M., Malley, M.T., Korte, E., Kieffer, P.S., and Schechtman, KB. (1991). Effects of aging, gender and physical training on peripheral vascular function. *Circulation* 84: 654-664.

Martinsen, E.W., Strand, J., Paulson, G., and Kaggestad, J. (1989). Physical fitness levels in patients with anxiety and depressive disorders. *International Journal of Sports Medicine* 10: 58-61.

Masoro, E.J. (1985). Metabolism. In C.E. Finch and E.L. Schneider (Eds.), *Handbook of the biology of aging* (pp. 540-563). New York: Van Nostrand Reinhold.

Masoro, E.J. (1992). Retardation of aging processes by food restriction: An experimental tool. *American Journal of Clinical Nutrition* 55: 1250S-1252S.

Massé-Biron, J., Mercier, J., Collomp, K., Hardy, J.M., and Préfaut, C. (1992). Age and training effects on the lactate kinetics of master athletes during maximal exercise. *European Journal of Applied Physiology* 65: 311-315.

Master, A.M., Van Liere, E.J., Lindsay, H.A., and Hartroft, W.S. (1964). Arterial blood pressure. In P.L. Altman and D.S. Dittmer (Eds.), *Biology data book*. Washington, DC: Federation of American Societies for Experimental Biology.

Matheson, G.O., MacIntyre, J.G., Taunton, J.E., Clement, D.B., and Lloyd-Smith, T.K. (1989). Musculo-skeletal injuries associated with physical activity in older adults. *Medicine and Science in Sports and Exercise* 21: 379-385.

Maurel, E., Boissou, H., Pieraggi, M.T., Julian, M., Moczar, M., and Robert, L. (1980). Age-dependent biochemical changes in dermal connective tissue. Relationship to histological and ultrastructural observations. *Connective Tissue Research* 8: 33-39.

Mayersohn, M. (1982). The "xylose test" to assess gastrointestinal absorption in the elderly: Pharmacokinetic evaluation of the literature. *Journal of Gerontology* 37: 300-305.

Mazess, R.B., and Mathiesen, R.W. (1982). Lack of unusual longevity in Vilcabamba, Ecuador. *Human Biology* 54: 517-524.

Mazzeo, R.S., Colburn, R.W., and Horvath, S.M. (1985). Catecholamine response to strenuous exercise in trained and untrained rats 6, 15 and 27 months of age. *Medicine and Science in Sports and Exercise* 17: 261-262.

Mazzeo, R.S., and Nasrullah, I. (1992). Exercise and age-related decline in immune functions. In R.R. Watson and M. Eisinger (Eds.), *Exercise and disease* (pp. 159-178). Boca Raton, FL: CRC Press.

McAuley, E., and Rudolph, D. (1995). Physical activity, aging and psychological well-being. *Journal of Aging and Physical Activity* 3: 67-96.

McCarter, R.J.M. (1990). Age-related changes in skeletal muscle function. *Aging* 2: 27-38.

McCartney, N., Moroz, D., Garner, S.H., and McComas, A.J. (1988). The effects of strength training in patients with selected neuromuscular disorders. *Medicine and Science in Sports and Exercise* 20: 362-367.

McCauley, E. (1994). Physical activity and psychosocial outcomes. In C. Bouchard, R.J. Shephard, and T. Stephens (Ed.), *Physical activity, fitness and health* (pp.

551-568). Champaign, IL: Human Kinetics.

McClaran, S.R., Babcock, M.A., Pegelow, D.F., Reddan, W.G., and Dempsey, J.A. (1995). Longitudinal effects of aging on lung function at rest and exercise in healthy active fit elderly adults. *Journal of Applied Physiology* 78: 1957-1968.

McConnell, A.K., and Davies, C.T.M. (1992). A comparison of the ventilatory responses to exercise of elderly and younger humans. *Journals of Gerontology* 47: B137-B141.

McDonald, C.C., Alexander, F.E., Whyte, B.W., Forrest, A.P., Stewart, H.J., and Scottish Cancer Trials Breast Group. (1995). Cardiac and vascular morbidity in women receiving adjuvant tamoxifen for breast cancer in a randomised trial. *British Medical Journal* 311: 977-980.

McElvaney, G.N., Blackie, S.P., Morrison, N.J., Fairbarn, MS., Wilcox, PG., and Pardy, R.L. (1989). Cardiac output at rest and during exercise in elderly subjects. *Medicine and Science in Sports and Exercise* 21: 293-298.

McGandy, R.B., Burrows, C.H., Spanias, A., Meredith, A., Stone, J.L., and Norris, A.H. (1966). Nutrient intakes and energy expenditures in men of different ages. *Journal of Gerontology* 21: 581-587.

McGeer, P.L., and McGeer, E.G. (1980). Chemistry of mood and emotion. *Annual Reviews of Psychology* 31: 273-307.

McLachlan, M.S.F. (1987). Anatomic, structural and vascular changes in the aging kidney. In J.F.M. Nunez and J.S. Cameron (Eds.), *Renal function and disease in the elderly* (pp. 3-26). London: Butterworths.

McMurdo, M.E., and Rennie, L. (1993). A controlled trial of exercise by residents of old people's homes. *Age and Ageing* 22: 11-15.

McMurray, R.G., Ben-Ezra, V., Forsythe, W.A., and Smith, A.T. (1985). Responses of endurance trained subjects to caloric deficits induced by diet or exercise. *Medicineand Science in Sports and Exercise* 17: 574-579.

McNamara, P.S., Otto, R.M., and Smith, T.K. (1985). The acute response of simulated bicycle and rowing exercise on the elderly population [Abstract]. *Medicine and Science in Sports and Exercise* 17: 266.

McNeil, J.K., LeBlanc, E.M., and Joyner, M. (1991). The effect of exercise on depressive symptoms in the moderately depressed elderly. *Psychology and Aging* 6: 487-488.

McPherson, B.D. (1990). *Aging as a social process.* Toronto, ON: Butterworths.

McPherson, B.D., and Yuhasz, M. (1968). An inventory for assessing men's attitudes towards exercise and physical activity. *Research Quarterly* 39: 218-220.

Meenan, R., Gertman, P., Mason, J., and Dunaif, R. (1982). The arthritis impact measurement scales: Further investigation of a health status instrument. *Arthritis and Rheumatism* 25: 1048-1053.

Meeuwsen, H.J., Sawicki, T.M., and Stelmach, G.E. (1993). Improved foot position senseas a result of repetitions in older adults. *Journals of Gerontology* 48: P137-P141.

Mehlhorn, R.J., and Cole, G. (1985). The free radicals theory of aging: A critical review. *Advances in Free Radical Biology and Medicine* 1: 165-223.

Mehrotra, C.M.N. (1985). Appraising the performance of older workers. In P.K. Robinson, J. Livingston, and J. E. Birren (Eds.), *Aging and technological advances* (pp. 353-356). New York: Plenum Press.

Meltzer, D.E. (1993). Age dependence of Olympic weight-lifting ability. *Medicine and Science in Sports and Exercise* 26: 1053-1067.

Mendez, J., Lukaski, H.C., and Buskirk, E.R. (1984). Fat-free mass as a function of max. O_2 consumption and 24-hour creatinine and 3-methyl histidine excretion. *American Journal of Clinical Nutrition* 39: 710-715.

Menkes, A., Mazel, S., Redmond, R.A., Koffler, K., Libanati, C.R., Gundberg, C.M., Zizic, T.M., Hagberg, J.M., Pratley, R.E., and Hurley, B.F. (1993). Strength training increases regional bone mineral density and bone remodeling in middle-aged and older men. *Journal of Applied Physiology* 74: 2478-2484.

Meredith, C.N., Frontera, W.R., Fisher, E., Hughes, V., Herland, J., Edwards, J., and Evans, W.R. (1989). Peripheral effects of endurance training in young and old subjects. *Journal of Applied Physiology* 66: 2844-2849.

Meredith, C.N., Frontera, W.R., O'Reilly, K.P., and Evans, W.J. (1992). Body composition in elderly men: Effect of dietary modification during strength training. *Journal of the American Geriatrics Society* 40: 155-162.

Meredith, I.T., Friberg, P., Jennings, G.L., Dewar, E.M., Fazio, V.A., Lambert, G.W., and Esler, M.D. (1991). Exercise training lowers resting renal but not cardiac sympathetic activity in humans. *Hypertension* 18: 575-582.

Mernagh, J.R., Harrison, J., Krondl, A., McNeill, K.G., and Shephard, R.J. (1986). Composition of lean tissue in health volunteers for nutritional studies in health and disease. *Nutrition Research* 6: 499-507.

Merry, B.J., and Holehan, A.M. (1981). Serum profiles of LH, FSH, testosterone and 5-alpha-DHT from 21 to 1000 days of age in ad libitum fed and dietary restricted rats. *Experimental Gerontology* 16: 431-444.

Mertens, D.M., Kavanagh, T., and Shephard, R.J. (1978). Exercise rehabilitation for chronic obstructive lung disease. *Respiration* 35: 96-107.

Mertens, D.M., Kavanagh, T., and Shephard, R.J. (1995). Exercise and fat loss in the obese cardiac patient. Manuscript in preparation.

Metropolitan Life. (1983). 1983 Metropolitan height and weight tables. *Statistical Bulletin of the Metropolitan Life Insurance Co.* 64 (2, January-June).

Meyer, H.E., Tverdal, A., and Falch, J.A. (1993). Risk factors for hip fracture in middle-aged Norwegian women and men. *American Journal of Epidemiology* 137: 1203-1211.

Miall, W.E., Ashcroft, M.T., Lovell, H.G., and Moore, F. (1967). A longitudinal study of the decline of adult height with age in two Welsh communities. *Human Biology* 39: 445-454.

Miall, W.E., and Brennan, P.J. (1981). Hypertension in the elderly: The South Wales study. In G. Ouesti and K.E. Kim (Eds.), *Hypertension in the young and the old* (p. 277). New York: Grune & Stratton.

Michaels, D.D. (1994). The eye. In W.R. Hazzard, E.L. Bierman, J.P. Blass, W.H. Ettinger, and J.B. Halter (Eds.), *Principles of geriatric medicine and gerontology* (3rd ed., pp. 441-456). New York: McGraw-Hill.

Michel, B.A., Bloch, D.A., and Fries, J.F. (1989). Weight-bearing exercise, over-exercise, and lumbar bone density over age 50 years. *Archives of Internal Medicine* 149: 2325-2329.

Michel, B.A., Lane, N.E., Björkengren, A., Bloch, D.A., and Fries, J.F. (1992). Impact of running on lumbar bone density: A 5-year longitudinal study. *Journal of Rheumatology* 19: 1759-1763.

Michelsen, S., and Otterstad, J.E. (1990). Blood pressure response during maximal exercise in apparently healthy men and women. *Journal of Internal Medicine* 227: 157-163.

Mikeski, A.E., Topp, R., Wigglesworth, J.K., Harsha, D.M., and Edwards, J.E. (1994). Efficacy of home-based training program for older adults using elastic tubing. *European Journal of Applied Physiology* 69: 316-320.

Miller, R.A. (1991). Aging and immune function. *International Review of Cytology* 124: 187-215.

Miller, T.R., Grossman, S.J., Schectman, K.B., Biello, D.R., Ludbrook, P.A., and Ehsani, A.A. (1986). Ventricular diastolic filling and its association with age. *American Journal of Cardiology* 58: 531-535.

Mills, R. (1991). The auditory system. In M.S.J. Pathy (Ed.), *Principles and practice of geriatric medicine* (pp. 995-1009). Chichester: Wiley.

Minaker, K.L., and Rowe, J.W. (1982). The gastrointestinal system. In J.W. Rowe and R.W. Besdine (Eds.), *Health and disease of old age* (pp. 297-315). Boston: Little, Brown.

Minaker, K.L., Rowe, J.W., Tonino, R., and Pallotta, J.A. (1982). Influence of age on clearance of insulin in man. *Diabetes* 31: 851-855.

Mink, P. et al. (in press). Physical activity, waist-hip ratio and other risk factors for ovarian cancer: A prospective study of older women. *Epidemiology*.

Minor, M.A., Hewett, J.E., Webel, R.R., Anderson, S.K., and Kay, D.R. (1989). Efficacy of physical conditioning exercise in patients with rheumatoid arthritis and osteoarthritis. *Arthritis and Rheumatism* 32: 1396-1405.

Minotti, J.R., Johnson, E.C., Hudson, T.H., Zuroske, G., Murata, G., Fukushima, E., Cagle, T.G., Chick, T.W., Massie, B.M., and Icenogle, M.V. (1990). Skeletal muscle response to exercise training in congestive heart failure. *Journal of Clinical Investigation* 86: 751-758.

Misner, J.E., Massey, B.H., Bemben, M., Going, S., and Patrick, J. (1992). Long-term effects of exercise on the range of motion of aging women. *Journal of Orthopaedic and Sports Physical Therapy* 16: 37-42.

Mitchell, C.O., and Lipschitz, D.A. (1982). Detection of protein-calorie malnutrition in the elderly. *American Journal of Clinical Nutrition* 35: 398-406.

Mittelman, M.A., Maclure, M., Tofler, G.H., Sherwood, J.B., Goldberg, R.J., and Muller, JE. (1993). Triggering of acute myocardial infarction by heavy physical exertion. Protection against triggering by regular exertion. *New England Journal of Medicine* 329: 1677-1683.

Miyatake, K., Okamoto, J., Kinoshita, N., Owa, M., Nakasone, I., Sakakibara, H., and Nimura, Y. (1984). Augmentation of atrial contribution to left ventricular flow with aging as assessed by intracardiac Doppler flowmetry. *American Journal of Cardiology* 53: 587-589.

Molander, B., and Backman, L. (1993). Performance of a complex motor skill in older and younger adults. In E. Heikkinen and S. Harris (Eds.), *Physical activity and sports for healthy aging*. Albany, NY: Center for Studies of Aging.

Moller, B.M. (1981). Hearing in 70 and 75 year old people. Results from a cross-sectional and longitudinal population study. *American Journal of Otology* 2: 22-29.

Mongeau, E. (1991). Nutrition et troisième age [Nutrition and the third age]. In C. Blais (Ed.), *Aging into the twenty-first century* (pp. 337-351). North York, ON: Captus University.

Monti, D., Troiano, L., Tropea, F., Grassili, E., Cossarizza, A., Barozzi, D., Pelloni, M.C., Tamassia, M.G., Bellomo, G., and Franceschi, C. (1992). Apoptosis—programmed cell death: A role in the aging process? *American Journal of Clinical Nutrition* 55: 1208S-1214S.

Montoye, H.J. (1975). *Physical activity and health: An epidemiological study of an entire community*. Englewood Cliffs, NJ: Prentice Hall.

Moore, G.E. (1995). Exercise and renal disease. In J. Torg and R.J. Shephard (Eds.), *Current therapy in sports medicine* (3rd ed., pp. 686-689). Philadelphia: Mosby-Yearbook.

Moore, G.E., Bertocci, L.A., and Painter, P.L. (1993). ^{31}P-Magnetic resonance spectroscopy assessment of subnormal oxidative metabolism of skeletal muscle in renal failure patients. *Journal of Clinical Investigation* 91: 420-424.

Moore, G.E., Brinker, K.R., Stray-Gundersen, J., and Mitchell, J.H. (1993). Determinants of $\dot{V}O_2$peak in patients with end-stage renal disease: On and off dialysis. *Medicine and Science in Sports and Exercise* 25: 18-23.

Moore, J.G., Tweedy, C., Christian, P.E., and Datz, F.L. (1983). Effect of age on gastric emptying of liquid-solid meals in man. *Digestive Diseases and Sciences* (New York) 28: 340-344.

Moore, K.E., Demarest, K.T., and Lookingland, K.J. (1987). Stress, prolactin and hypothalamic dopaminergic neurons. *Neuropharmacology* 26: 801-808.

Moraine, J.J., Lamotte, M., Berré, J., Niset, G., Leduc, A., and Naeije, R. (1993). Relationship of middle cerebral artery blood flow velocity to intensity during dynamic exercise in normal subjects. *European Journal of Applied Physiology* 67: 35-38.

Morey, M.C., Cowper, P.A., Feussner, J.R., DiPasquale, R.C., Crowley, G.M., Kitzman, D.W., and Sullivan, R.J. (1989). Evaluation of a supervised program in a geriatric population. *Journal of the American Geriatric Society* 37: 348-354.

Morey, M.C., Cowper, P.A., Feussner, J.R., DiPasquale, R.C., Crowley, G.M., Samsa, G.P., and Sullivan, R.J. (1991). Two-year trends in physical performance following supervised exercise among community-dwelling older veterans. *Journal of the American Geriatric Society* 39: 986-992.

Morgan, B., Alexander, J., Nicoli, S., and Brammel, H. (1990). The patient with coronary heart disease at altitude. *Journal of Wilderness Medicine* 1: 147-153.

Morgan, D.B., and Burkinshaw, L. (1983). Estimation of non-fat body tissues from measurements of skinfold thickness, total body potassium and total body nitrogen. *Clinical Science* 65: 407-414.

Morgan, D.G., Marcusson, J.O., Nyberg, P., Wester, P., Winblad, B., Gordon, M.N., and Finch, C.E. (1987). Divergent changes in D-1 and D-2 dopamine binding sites in human brain during aging. *Neurobiology of Aging* 8: 195-201.

Morgan, D.G., May, P.C., and Finch, C.E. (1988). Neurotransmitter receptors in normal human aging and Alzheimer's disease. In A.K. Sen and T.Y. Lee (Eds.), *Receptors and ligands in neurological disorders* (pp. 120-147). London: Cambridge University Press.

Morgan, K. (1987). *Sleep and ageing*. London: Croom Helm.

Morgan, W.P. (1986). Athletes and nonathletes in the middle years of life. In B.D. McPherson (Ed.), *Sport and aging* (pp. 167-186). Champaign, IL: Human Kinetics.

Morgan, W.P. (1994). Physical activity, fitness and depression. In C. Bouchard, R.J. Shephard, and T. Stephens (Eds.), *Physical activity, fitness and health* (pp. 851-867). Champaign, IL: Human Kinetics.

Morgan, W.P., and Goldstone, S.E. (1987). *Exercise and mental health*. New York: Hemisphere.

Moritani, T., and de Vries, H.A. (1980). Potential for gross muscle hypertrophy in older men. *Journal of Gerontology* 35: 672-682.

Morley, J.E., Kaiser, F.E., and Perry, H.M. (1993). The effects of testosterone and growth hormone therapy in frail elderly individuals. In H.M. Perry, J.E. Morley, and R.M. Coe (Eds.), *Aging and musculoskeletal disorders* (pp. 280-291). New York: Springer.

Morley, J.E., Perry, H.M., Kaiser, F.E., Kraenzle, D., Jensen, J., Houston, K., Mattammal, M., and Perry, H.M. (1993). Effects of testosterone replacement therapy in hypogonadal males: A preliminary study. *Journal of the American Geriatric Society* 41: 149-152.

Morris, A.F., Lussier, L., Vaccaro, P., and Clarke, D.H. (1982). Life quality characteristics of national class women masters long distance runners. *Annals of Sports Medicine* 1: 23-26.

Morris, J.N., Clayton, D.G., Everitt, M.G., Semmence, A.M., and Bargess, E.H. (1990). Exercise in leisure time: Coronary attack and death rates. *British Heart Journal* 63: 325-334.

Morris, J.N., Everitt, M.G., Pollard, R., Chave, S.P.W., and Semmence, A.M. (1980). Vigorous exercise in leisure time. Protection against coronary heart disease. *Lancet* 2: 1207-1210.

Morris, J.S., Dew, M.J., Gelb, A.M., and Clements, D.G. (1991). Age and gastrointestinal disease. In M.S.J. Pathy (Ed.), *Principles and practice of geriatric medicine* (2nd ed., pp. 417-486). Chichester: Wiley.

Moser, K.A., Goldblatt, P.O., Fox, A.J., and Jones, D.R. (1987). Unemployment and mortality: Comparison of the 1971 and 1981 longitudinal study census samples. *British Medical Journal* 294: 86-90.

Moss, A.J., and Parsons, V.L. (1986). Current estimates from the National Health Interview Survey, United States, 1985. *National Center for Health Statistics, Vital and Health Statistics Series 10*, No. 160 (DHHS Publication No. 86-1588). Washington, DC: U.S. Government Printing Office.

MRC Working Party. (1985). Hypertension. *British Medical Journal* 291: 97-104.

Mulder, M., and Härmä, M. (1992). The relation between mental and physical effort at work and sleep quality for older and younger white-collar workers. In J. Ilmarinen (Ed.), *Aging and work*. Helsinki: Institute for Occupational Health.

Mulrow, C.D., Gerety, M.B., Kanten, D., Cornell, J.E., DeNino, L.A., Chiodo, L., Aguilar, C., O'Neil, M.B., Rosenberg, J., and Soils, R.M. (1994). A randomized trial of physical rehabilitation for very frail nursing home residents. *Journal of the American Medical Association* 271: 519-524.

Murasko, D.M., Nelson, B.J., Matour, D., Goonewardene, I.M., and Kaye, D. (1991). Heterogeneity of changes in lymphoproliferative ability with increasing age. *Experimental Gerontology* 26: 269-279.

Murasko, D.M., Nelson, B.J., Silver, R., Matour, D., and Kaye, D. (1986). Immunologic response in an elderly population with a mean age of 85. *American Journal of Medicine* 81: 612-618.

Murphy, S., Khaw, K-T., May, H., and Compston, J.E. (1994). Milk consumption and bone mineral density in middle-aged and elderly women. *British Medical Journal* 308: 939-941.

Murray, D., Wood, P.J., Moriarty, J., and Clayton, B.E. (1981). Adrenocortical function in old age. *Journal of Clinical and Experimental Gerontology* 3: 255-268.

Murray, J.F. (1981). In L.H. Smith and S.O. Thiers (Eds.), *Pathophysiology: The biological principles of disease*. London: Saunders.

Murray, S., and Shephard, R.J. (1988). Possible anthropometric alternatives to skinfold measurements.

Human Biology 60: 273-282.

Muss, H.B. (1994). Breast cancer. In W.R. Hazzard, E.L. Bierman, J.P. Blass, W.H. Ettinger, and J.B. Halter (Eds), *Principles of geriatric medicine and gerontology* (3rd ed., pp. 481-491). New York: McGraw-Hill.

Myers, A.M., and Huddy, L. (1985). Evaluating physical capabilities in the elderly. The relationship between ADL self-assessments and basic abilities. *Canadian Journalon Aging* 4: 189-200.

N

Nakao, M., Inoue, Y, and Murakami, H. (1989). Aging process of leg muscle endurance in males and females. *European Journal of Applied Physiology* 59: 209-214.

Narayanan, N. (1981). Differential alterations in ATP-supported calcium transport activities of sarcoplasmic reticulum and sarcolemma of aging myocardium. *Biophysica Biochemica Acta* 678: 442-459.

Naresh, M.D., and Brodsky, B. (1992). X-ray diffraction studies on human tendon show changes in collagen packing. *Biochimica Biophysica Acta* 1122: 161-166.

Nasrullah, I., and Mazzeo, R.S. (1992). Age-related immuno-senescence in Fischer 344 rats: Influence of exercise training. *Journal of Applied Physiology* 73: 1932-1938.

National Health and Welfare. (1989). *The active health report on seniors*. Ottawa: National Health and Welfare.

Need, A.G., Horowitz, M., Bridges, A., Morris, H.A., and Nordin, B.E.C. (1989). Effect of nadrolone decanoate and antiresorptive therapy on vertebral density in osteoporotic post-menopausal women. *Archives of Internal Medicine* 149: 57-60.

Nelson, M.E., Fisher, E.C., Dilmanian, F.A., Dallal, G.E., and Evans, W.J. (1991). A 1-yr walking program and increased calcium in postmenopausal women: Effects on bone. *American Journal of Clinical Nutrition* 53: 1304-1311.

Nevitt, M.C., Cummings, S.R., and Hudes, E.S. (1991). Risk factors for injurious falls: A prospective study. *Journals of Gerontology* 46: M164-M170.

Nevitt, M.C., Cummings, S.R., Kidd, S., and Black, D. (1989). Risk factors for recurrent non-syncopal falls. *Journal of the American Medical Association* 261: 2663-2668.

Newman, K.P., and Phillips, J.H. (1988). Graded exercise testing for diagnosis of coronary artery disease in elderly patients. *Southern Medical Journal* 81: 430-432.

News item: Life expectancy in Russia falls. (1994). *British Medical Journal* 308: 553.

Newsholme, E.A. (1990). Some experiments on factors that can change insulin sensitivity. *Annals of Medicine* 22: 181-184.

Nguyen, T.V., Kelly, P.J., Sambrook, P.N., Gilbert, C., Pocock, N.A., and Eisman, J.A. (1994). Lifestyle factors and bone density in the elderly: Implications for osteoporosis prevention. *Journal of Bone and Mineral Research* 9: 1339-1346.

Nicholl, J.P., and Williams, B.T. (1983). Injuries sustained by runners during a popular marathon. *British Journal of Sports Medicine* 17: 10-15.

Nichols, J.F., Omizo, D.K., Peterson, K.K., and Nelson, K.P. (1993). Efficacy of heavy-resistance training for active women over sixty: Muscular strength, body composition, and program adherence. *Journal of the American Geriatrics Society* 41: 205-210.

Nielsen, J. (1993). Work environment and health among elderly municipal cleaners. The benefits of age and the problems. In J. Ilmarinen (Ed.), *Aging and work* (pp. 48-53). Helsinki: Institute for Occupational Health.

Nieman, D.C. (1995). *Fitness and sports medicine* (3rd ed.). Palo Alto, CA: Bull.

Nieman, D.C., Butler, J., Pollett, L., Dietrich, S., and Lutz, R. (1989). Nutrient intake of marathon runners. *Journal of the American Dietetic Association* 89: 1273-1278.

Nieman, D.C., Henson, D.A., Gusewitch, G., Warren, B.J., Dotson, R.C., Butterworth, D.E., and Nehlsen-Cannarella, S.L. (1993). Physical activity and immune function in elderly women. *Medicine and Science in Sports and Exercise* 25: 823-831.

Nieman, D.C., Warren, B.J., O'Donnell, K.A., Dotson, R.G., Butterworth, D.E., and Henson, D.A. (1993). Physical activity and serum lipids and lipoproteins in elderly women. *Journal of the American Geriatric Society* 41: 1339-1344.

Niinimaa, V., and Shephard, R.J. (1978a). Training and oxygen conductance in the elderly. I. The respiratory system. *Journal of Gerontology* 33: 354-361.

Niinimaa, V., and Shephard, R.J. (1978b). Training and oxygen conductance in the elderly. II. The cardiovascular system. *Journal of Gerontology* 33: 362-367.

Noppa, H., Andersson, M., Bengtsson, C., Bruce, A., and Isaksson, B. (1979). Body composition in middle-aged women with special reference to the correlation between total body mass and anthropometric data. *American Journal of Clinical Nutrition* 32: 1388-1395.

Nordin, B.E.C., and Heaney, R.P. (1990). Calcium supplementation of the diet: Justified by present evidence. *British Medical Journal* 300: 1056-1060.

Nordin, B.E.C., Need, A.G., Morris, H.A., and Horowitz, M. (1985). New approaches to the problems of osteoporosis. *Clinics in Orthopedics* 200: 181-197.

Nordstrom, J.W. (1982). Trace mineral nutrition in the elderly. *American Journal of Clinical Nutrition* 30: 788-795.

Norman, L.G. (1960). Medical aspects of road safety. 1 *Lancet* i: 989-994, 1039-1045.

Norvell, N., Martin, D., and Salamon, A. (1991). Psychological and physiological benefits of passive and aerobic exercise in sedentary middle-aged women. *Journal of Mental and Nervous Diseases* 179: 573-574.

Norwegian Confederation of Sports. (1984). *Physical activity in Norway, 1983*. Oslo: Norwegian Confederation of Sports.

Notelovitz, M., Martin, D., Tesa, R., McKenzie, L., and Fields, C. (1991). Estrogen therapy and variable resistance weight training increase bone mineral in surgically menopausal women. *Journal of Bone and Mineral Research* 6: 583-590.

Nottrodt, J.W., and Celentano, E.J. (1984). Use of validity measures in the selection of physical screening tests. In D.A. Attwood and C. McCann (Eds.), *Proceedings of the 1984 International Conference on Occupational Ergonomics*. Toronto, ON: Human Factors Association of Canada.

Nygard, C-H., Luopajärvi, T. Cedercreutz, G., and Ilmarinen, J. (1987). Musculo-skeletal capacity of employees aged 44 to 58 years in physical, mental and mixed types of work. *European Journal of Applied Physiology* 56: 555-561.

Nygard, C-H., Luopajärvi T., and Ilmarinen, J. (1991). Musculo-skeletal capacity and its changes among aging municipal employees in different work categories. *Scandinavian Journal of Work, Environment & Health* 17 (Suppl. 1): 110-117.

O

Oberling, Fr., and Sengler, J. (1982). Anémies chez le vieillard [Anemias in the old person]. In F. Bourlière (Ed.), *Gérontologie: Biologie et clinique*. Paris: Flammarion.

O'Brien-Cousins, S. (1993). The determinants of late life exercise among women over age 70. Unpublished doctoral dissertation, University of British Columbia, Vancouver, BC.

O'Connor, F., Fleg, J.L., Gerstenblith, G., Becker, L.C., Goldberg, A.P., Hagberg, J.M., Lakatta, L., Lakatta, E.G., and Schulman, S.P. (1994). Effect of body fat on exercise hemodynamics in sedentary older men. *Aging, Clinical and Experimental Research* 6: 257-265.

O'Connor, G.T., Buring, J.E., Yusuf, S., Goldhaber, S.Z., Olmstead, E.M., Paffenbarger, R.S., and Hennekens, C.H. (1989). An overview of randomized trials of rehabilitation with exercise after myocardial infarction. *Circulation* 80: 234-244.

O'Connor, P.J., Aenchbacher, L.E., and Dishman, R.K. (1993). Physical activity and depression in the elderly. *Journal of Aging and Physical Activity* 1: 34-58.

O'Donnell, D.E., and Webb, K.A. (1995). Exercise reconditioning in patients with chronic airflow limitation. In J. Torg and R.J. Shephard (Eds.), *Current therapy in sports medicine* (3rd ed., pp. 678-684). Philadelphia: Mosby-Yearbook.

Office of Population Censuses and Surveys. (1976). *Monitor*. London: Author.

Ogawa, T., Spina, R.J., Martin, W.H., Kohrt, W.M., Schectman, K.B., Holloszy, J.O., and Ehsani, A.A. (1992). Effects of aging, sex and physical training on cardiovascular responses to exercise. *Circulation* 86: 494-503.

O'Hagan, C.M., Smith, D.M., and Pileggi, K.L. (1994). Exercise classes in rest homes: Effect on physical function. *New Zealand Medical Journal* 107: 39-40.

O'Hara, W.J., Allen, C., and Shephard, R.J. (1977). Treatment of obesity by exercise in the cold. *Canadian Medical Association Journal* 117: 773-779.

Ohno, H., Yahata, T., Sato, Y., Yamamura, K., and Taniguchi, N. (1988). Physical training and fasting erythrocyte activities of free radical scavenging enzyme systems in sedentary men. *European Journal of Applied Physiology* 57: 173-176.

Oldridge, N.B., Guyatt, G., Fischer, M., and Rimm, A.A. (1988). Randomized trials of cardiac rehabilitation: Combined experience of randomized clinical trials. *Journal of the American Medical Association* 260: 945-950.

Olivetti, G., Melissari, M., Capasso, J.M., and Anversa, P. (1991). Cardiomyopathy of the aging human heart: Myocyte loss and reactive cellular hypertrophy. *Circulation Research* 68: 1560-1568.

Olseni, L., Midgren, B., and Wollmer, P. (1992). Mucus clearance at rest and during exercise in patients with bronchial hypersecretion. *Scandinavian Journal of Rehabilitation Medicine* 24: 61-64.

O'Reilly, K. (1989). Thermal regulation and hydration levels in aging. In R. Harris and S. Harris (Eds.), *Physical activity, aging, and sports* (pp. 345-359). Albany, NY: Center for Studies of Aging.

Orentreich, D.S., and Orentreich, N. (1985). Alterations in the skin. In R. Andres, E.L. Bierman, and W.R. Hazzard (Eds.), *Principles of geriatric medicine* (pp. 354-371). New York: McGraw-Hill.

Orwoll, E.S., Ferar, J., Oviatt, S.K., McClung, M.R., and Huntington, K. (1989). The relationship of swimming exercise to bone mass in men and women. *Archives of Internal Medicine* 149: 2197-2200.

Osiewacz, H.D. (1995). Aging and genetic instabilities. In K. Esser and G.M. Martin (Eds.), *Molecular aspects of aging* (pp. 29-44). New York: Wiley.

Ostfeld, A.M. (1980). A review of stroke epidemiology. *Epidemiological Reviews* 2: 136-152.

Ostrow, A.C. (1989). *Aging and motor behavior*. Indianapolis: Benchmark Press.

Ouslander, J.G. (1994). Nursing home care. In W.R. Hazzard, E.L. Bierman, J.P. Blass, W.H. Ettinger, and J.B. Halter (Eds.), *Principles of geriatric medicine and gerontology* (3rd ed., pp. 357-374). New York: McGraw-Hill.

Overend, T.J., Cunningham, D., Paterson, D.H., and Lefcoe, M.S. (1993). Anthropometric and computed tomographic assessment of the thigh in young and old men. *Canadian Journal of Applied Physiology* 18: 263-273.

Overstall, P.W. (1991). Falls. In M.S.J. Pathy (Ed.), *Principles and practice of geriatric medicine* (2nd ed., pp. 1231-1240). Chichester: Wiley.

Overstall, P.W., Exton-Smith, A.N., Imms, F.J., and Johnson, A.L. (1977). Falls in the elderly related to postural imbalance. *British Medical Journal* 1: 261-264.

Owens, J.F., Matthews, K.A., Wing, R.R., and Kuller, L.H. (1992). Can physical activity mitigate the effects of aging in middle-aged women? *Circulation* 85: 1265-1270.

P

Paffenbarger, R.S. (1988). Contributions of epidemiology to exercise science and cardiovascular health. *Medicine and Science in Sports and Exercise* 20: 426-438.

Paffenbarger, R.S., Hyde, R.T., Wing, A.L., Lee, I-M., Jung, D.L., and Kampert, J.B. (1993). The association of changes in physical activity level and other lifestyle characteristics with mortality among men. *New England Journal of Medicine* 328: 538-545.

Paffenbarger, R.S., Hyde, R.T., and Wing, A.L. (1987). Physical activity and incidence of cancer in diverse populations: A preliminary report. *American Journal of Clinical Nutrition.* 45: 312-317.

Paffenbarger, R.S., Hyde, R.T., Wing, A.L., Lee, I-M., and Kampert, J.B. (1994). Some interrelations of physical activity, physiological fitness, health and longevity In C. Bouchard, R.J. Shephard, and T. Stephens (Eds.), *Physical activity, fitness and health* (pp. 119-133). Champaign, IL: Human Kinetics.

Page, L.B., Damon, A., and Moelleriag, R.C. (1974). Antecedents of cardiovascular disease in six Solomon Island societies. *Circulation* 49: 1132-1146.

Pahlavani, M.A., Cheung, T.H., Chesky, J.A., and Richardson, A. (1988). Influence of exercise on the immune function of rats of various ages. *Journal of Applied Physiology* 64: 1997-2001.

Painter, P.L. (1988). Exercise in end-stage renal disease. *Exercise and Sport Sciences Reviews* 16: 305-339.

Palmore, E.B., Fillenbaum, G.G., and George, L.K. (1984). Consequences of retirement. *Journals of Gerontology* 39: 109P-116P.

Pansu, D., and Bellaton, C. (1976). L'homéostase calcique chez le sujet agé [Calcium homeostasis in the elderly subject]. In H.P. Klotz (Ed.), *Les endocrines et l' homéostase calcique* (pp. 317-330). Paris: Expansion Scientifique Francaise.

Pantano, P., Baron, J.C., Lebrun-Grandie, P., Duquesnay, N., Bousser, M.G., and Comar, D. (1983). Effects of aging on regional CBF and CMRO2 in humans. *European Neurology* 22 (Suppl. 2): 24-31.

Panton, L.B., Graves, J.E., Pollock, M.L., Hagberg, J.M., and Chen, W. (1990). Effect of aerobic and resistance training on fractionated reaction time and speed of movement. *Journals of Gerontology* 45: M26-M31.

Panush, R.S. (1994). Physical activity, fitness and osteoarthritis. In C. Bouchard, R.J. Shephard, and T. Stephens (Eds.), *Physical activity, fitness and health* (pp. 712-723). Champaign, IL: Human Kinetics.

Panush, R.S., and Brown, D.G. (1987). Exercise and arthritis. *Sports Medicine* 4: 54-64.

Panush, R.S., and Inzinna, J.D. (1994). Recreational activities and degenerative joint disease. *Sports Medicine* 17: 1-5.

Pate, R.R., and Macera, C.A. (1994). Risks of exercising: Musculo-skeletal injuries. In C. Bouchard, R.J. Shephard, and T. Stephens (Eds.), *Physical activity, fitness and health* (pp. 1008-1018). Champaign, IL: Human Kinetics.

Pate, R.R., Pratt, M., Blair, S.N., Hookel, W.L., Macera, C.A., Bouchard, C., Buchner, D., Ettinger, W., Heath, G.W., King, A.C., Kriska, A., Leon, A.S., Marcus, B.H., Morris, J., Paffenbarger, R.S., Patrick, K., Pollock, M.L., Rippe, J.M., Sallis, J., and Wilmore, J.H. (1995). Physical activity and public health. A recommendation from the Centers for Disease Control and Prevention and the American College of Sports Medicine. *Journal of the American Medical Association* 273: 402-407.

Pate, R.R., Sargent, R., Baldwin, C., and Burgess, M. (1990). Dietary intake of women runners. *International Journal of Sports Medicine* 11: 461-466.

Paterson, D.H. (1992). Effects of ageing on the cardiovascular system. *Canadian Journal of Sport Sciences* 17: 171-177.

Paterson, D.H., Cunningham, D.A., and Babcock, M.A. (1989). On-kinetics in the elderly. In G.D. Swanson, F.S. Grodins, and R.C. Hughson (Eds.), *Respiratory Control* (pp. 171-178). New York: Plenum Press.

Patrick, D., and Deyo, R. (1989). Generic and disease-specific measures in assessing health status and quality of life. *Medical Care* 27: S217-S232.

Patrick, D.L., and Erickson, P. (1993). *Health status and health policy: Quality of life in health care evaluation and resource allocation.* New York: Oxford University Press.

Pavlou, K.N., Steffe, W.P., Lerman, R.H., and Burrows, B.A. (1985). Effects of dieting and exercise on lean body mass, oxygen uptake and strength. *Medicine and Science in Sports and Exercise* 17: 466-471.

Pawlson, L.G. (1994). Health care implications of an aging population. In W.R. Hazzard, E.L. Bierman, J.P. Blass, W.H. Ettinger, and J.B. Halter (Eds.), *Principles of geriatric medicine and gerontology* (3rd ed., pp. 167-176). New York: McGraw-Hill.

Payette, N., and Gray-Donald, K. (1994). Risk of malnutrition in an elderly population receiving home care services. *Facts and Research in Gerontology* (Suppl.: Nutrition, pp. 71-85). Paris: Serdi.

Pearlstein, E., Gold, L.I., and Garcia-Pardo, A. (1980). Fibronectine: A review of its structure and biological activity. *Molecular and Cellular Biochemistry* 29: 103-128.

Pekkanen, J., Marti, B., Nissinen, A., Tuomilehto, J., Punsar, S., and Karvonen, M.J. (1987). Reduction of premature mortality by high physical activity: A 20-year follow-up of middle-aged Finnish men. *Lancet* i: 1473-1477.

Penschow, J., and Mackay, I.R. (1980). NK and K cell activity of human blood: Differences according to sex, age and disease. *Annals of the Rheumatic Diseases* 39:

82-86.

Perk, J., and Hedback, B. (1988). Cost effectiveness of cardiac rehabilitation. *Proceedings of IV World Congress of Cardiac Rehabilitation*, Brisbane (p. 110). Canberra, Australia: National Heart Foundation of Australia.

Perkins, L.C., and Kaiser, H.L. (1961). Results of short-term isotonic and isometric exercise programs in persons over sixty. *Physical Therapy Review* 41: 633-635.

Perloff, J.J., McDermott, M.T., Perloff, K.G., Blue, P.W., Enzenhauer, R., Sieck, E., Chantelois, A.E., Dolbow, A., and Kidd, G.S. (1991). Reduced bone mineral content is a risk factor for hip fractures. *Orthopedic Review* 20: 690-698.

Perri, I.S., and Templar, D.I. (1984/1985). The effects of an aerobic exercise program on psychological variables in older adults. *International Journal of Aging and Human Development* 20: 167-172.

Perrier. (1979). *The Perrier Study: Fitness in America.* New York: Author.

Perry B.C. (1982). Falls among the elderly: A review of the methods and conclusions of epidemiological studies. *Journal of the American Geriatric Society* 30: 367-371.

Perry, M.C. (1994). Lung cancer. In W.R. Hazzard, E.L. Bierman, J.P. Blass, W.H. Ettinger, and J.B. Halter (Eds.), *Principles and practice of geriatric medicine and gerontology* (3rd ed., pp. 607-613). Chichester: Wiley.

Peters, R.K., Garabrandt, D.H., Yu, M.C., and Mack, T.M. (1989). A case-control study of occupational and dietary factors in colorectal cancer in young men by subsite. *Cancer Research* 49: 5459-5468.

Philbin, E.F., Ries, M.D., and French, T.S. (1995). Feasibility of maximal cardiopulmonary exercise testing in patients with end-stage arthritis of the hip and knee prior to total joint arthroplasty. *Chest* 108: 174-181.

Phillips, P., Rolls, B., Ledingham, J.G., Forsling, M.L., Morton, J.H., Crowe, M.J., and Wollner, L. (1984). Reduced thirst after water deprivation in healthy elderly men. *New England Journal of Medicine* 311: 753-759.

Phillips, S., Fox, N., Jacobs, J., and Wright, W.E. (1988). The direct medical costs of osteoporosis for American women aged 45 and older, 1986. *Bone* 9: 271-279.

Pickering, T.G. (1993). Should age influence our choice of antihypertensive medications? *American Journal of Geriatric Cardiology* 2 (2): 10-17.

Piispa, M., and Huuhtanen, P. (1993). Attitudes of retired people on work. In J. Ilmarmen (Ed.), *Aging and work* (pp. 152-156). Helsinki: Institute for Occupational Health.

Pines, A., Fisman, E.Z., Levo, Y., Averbuch, M., Lidor, A., Drory, Y, Finkelstein, M., Hetman-Peri, M., Moshlowitz, M., Ben-Ari, E., and Ayalon, D. (1991). The effects of hormone replacement therapy in normal post-menopausal women: Measurements of Doppler-derived parameters of aortic flow. *American Journal of Obstetrics and Gynecology* 164: 806-812.

Pirke, K.M., Sinterman, R., and Vogt, H.J. (1980). Testosterone and testosterone precursors in the spermatic vein and in the testicular tissue of old men. *Gerontology* 26: 221-230.

Pocock, N.A., Eisman, J.A., Gwinn, T.H., Sambrook, P.N., Yeates, M.G., and Freund, J. (1988). Regional muscle strength, physical fitness and weight but not age predict femor bone mass [Abstract]. *Journal of Bone and Mineral Research* 3 (Suppl. 1): 584.

Pocock, N.A., Eisman, J.A., Sambrook, P.N., Yeates, M.G., Freund, J., and Guinn, T. (1987). Muscle strength and physical fitness in the determination of bone mass. *Journal of Bone and Mineral Research* 2 (Suppl. 1). Abstract.

Pocock, N.A., Eisman, J.A., Yeates, M.G., Sambrook, R.N., and Eberl, S. (1986). Physical fitness is a major determinant of femoral neck and lumbar spine bone mineral density. *Journal of Clinical Investigation* 78: 618-621.

Poehlman, E.T. (1989). A review. Exercise and its influence on resting energy metabolism in man. *Medicine and Science in Sports and Exercise* 21: 515-525.

Poehlman, E.T., and Danforth, E. (1991). Endurance training increases metabolic rate and norepinephrine appearance rate in older individuals. *American Journal of Physiology* 24: E233-E239.

Poehlman, E.T., Gardner, A.W., Arciero, P.J., Goran, M.I., and Calles-Escandon, J. (1994). Effects of endurance training on total fat oxidation in elderly persons. *Journal of Applied Physiology* 76: 2281-2287.

Poehlman, E.T., Gardner, A.W., and Goran, M.I. (1992). Influence of endurance training on energy intake, norepinephrine kinetics, and metabolic rate in older individuals. *Metabolism* 41: 941-948.

Poehlman, E.T., McAuliffe, T.I., Van Houten, D.R., and Danforth, E. (1990). Influence of age and endurance training on metabolic rate and hormones in healthy men. *American Journal of Physiology* 259: E66-E72.

Poehlman, E.T., Melby, C.L., and Badylak, S.F. (1991). Relation of age and physical exercise status on metabolic rate in younger and older healthy men. *Journals of Gerontology* 46: B54-B58.

Poehlman, E.T., Rosen, C.J., and Copeland, K.C. (1994). The influence of endurance training on insulin-like growth factor-1 in older individuals. *Metabolism* 43: 1401-1405.

Poirier, J., and Finch, C. (1994). Neurochemistry of the aging human brain. In W.R. Hazzard, E.L. Bierman, J.P. Blass, W.H. Ettinger, and J.B. Halter (Eds.), *Principles of geriatric medicine and gerontology* (3rd ed., pp. 1005-1012). New York: McGraw-Hill.

Poitrenaud, J., Bourlière, F., and Vallery-Masson, J. (1982) Conséquences de la retraite sur la santé [Health consequences of retirement] (pp. 343-354). In F. Bourlière (Ed.), *Gérontologie: Biologie et clinique*. Paris: Flammarion.

Poitrenaud, J., Vallery-Masson, J., Darcet, P., Barrere, H., Derriennic, F., and Guez, D. (1994). Sources of individual differences in cognitive aging: A longitudinal study of an elderly French managerial population. *Facts and research in gerontology* (pp.35-50). Paris: Serdi.

Pokorny, M.L.L., Blom, D.H.J., and Van Leeuwen, P. (1987). Shifts, duration of work and accident risk of bus drivers. *Ergonomics* 30: 61-88.

Polednak, A.P. (1976). College athletics, body size and cancer mortality. *Cancer* 38: 382-387.

Polinsky, R.J., Kopin, I.J., Ebert, M.H., and Weise, V. (1981). Pharmacologic distinction of different orthostatic hypotension syndromes. *Neurology* 31: 1-7.

Pollock, C.L. (1992). Breaking the risk of falls: An exercise benefit for older patients. *Physician and Sports medicine* 20 (11): 147-156.

Pollock, M.L. (1974). Physiological characteristics of older champion track athletes. *Research Quarterly* 45: 363-373.

Pollock, M.L. (1988). Exercise prescription for the elderly. In W.W. Spirduso and H.M. Eckert (Eds.), *Physical activity and aging* (pp. 163-174). Champaign, IL: Human Kinetics.

Pollock, M.L., Carroll, J.F., Graves, J.E., Leggett, S.H., Braith, R.W., Limacker, M., and Hagberg, J.M. (1991). Injuries and adherence to walk/jog and resistance training programs in the elderly. *Medicine and Science in Sports and Exercise* 23: 1194-1200.

Pollock, M.L., Foster, C., Knapp, D., Rod, J.I., and Schmidt, D.H. (1987). Effect of age and training on aerobic capacity and body composition of master athletes. *Journal of Applied Physiology* 62: 725-731.

Pollock, M.L., Gettman, L.R., Milesis, C.A., Bah, M.D., Durstine, L., and Johnson, R.B. (1977). Effects of frequency and duration of training on attrition and incidence of injury. *Medicine and Science in Sports and Exercise* 9: 31-36.

Pollock, M.L., Miller, H.S., Linnerud, A.C., Royster, C.L., Smith, W.E., and Sonner, W.E. (1974). Physiological characteristics of champion American track athletes 40-75 years of age. *Journal of Gerontology* 29: 645-649.

Pomrehn, P., Wallace, R., and Burmeister, L. (1982). Ischemic heart disease mortality in Iowa farmers. The influence of lifestyle. *Journal of the American Medical Association* 248: 1073-1076.

Ponichtera-Mulcare, J.A. (1993). Exercise and multiple sclerosis. *Medicine and Sciencein Sports and Exercise* 25: 451-465.

Poon, L.W. (1985). Differences in human memory with aging: Nature, causes, and clinical implications. In J.E. Birren and K.W. Schaie (Eds.), *Handbook of the psychology of aging* (pp. 427-462). New York: Van Nostrand Reinhold.

Poor, C., Jacobsen, S.J., and Melton, L.J. (1994). Mortality following hip fracture. *Factsand research in gerontology* (pp. 91-109). Paris: Serdi.

Pope, A.M., and Tarlov, A.R. (1991). *Disability in America: Towards a national agenda for prevention*. Washington, DC: Institute of Medicine, National Academy Press.

Port, S., Cobb, F.R., Coleman, R.E., and Jones, R.H. (1980). Effect of age on the response of the left ventricular ejection fraction to exercise. *New England Journal of Medicine* 303: 1133-1137.

Port, S., McEwan, P., Cobb, F.R., and Jones, R.H. (1981). Influence of resting left ventricular function on the left ventricular response to exercise in patients with coronary artery disease. *Circulation* 63: 856-863.

Posner, J.D., Gorman, K.M., Gitlin, L.N., Sands, L.P., Kleban, M., Windsor, L., and Shaw, C. (1990). Effects of exercise training in the elderly on the occurrence and time to onset of cardiovascular diagnoses. *Journal of the American Geriatric Society* 38: 205-210.

Posner, J.D., Gorman, K.M., Windsor-Landsberg, L., Larsen, J., Bleiman, M., Shaw, C., Rosenberg, B., and Knebl, J. (1992). Low to moderate intensity endurance training in healthy older adults: Physiological responses after four months. *Journal of the American Geriatric Society* 40: 1-7.

Poulin, M.J., Cunningham, D.A., Paterson, D.H., Rechnitzer, P.A., Ecclestone, N.A., and Koval, J.J. (1994). *American Journal of Respiratory and Critical Care Medicine* 149: 408-415.

Poulin, M.J., Vandervoort, A.A., Paterson, D.H., Kramer, J.F., and Cunningham, D. (1992). Eccentric and concentric torques of knee and elbow extension in young and older men. *Canadian Journal of Sport Sciences* 17: 3-7.

Powell, K.E., Stephens, T., Marti, B., Heinemann, L., and Kreuter, M. (1991). Progress and problems in the promotion of physical activity. In O. Pekka and R. Telama (Eds.), *Sport for all* (pp. 55-73). Amsterdam: Elsevier.

Powell, K.E., Thompson, P.D., Caspersen, C.J., and Kendrick, J.S. (1987). Physical activity and the incidence of coronary heart disease. *Annual Reviews of Public Health* 8: 253-287.

Pratley, R., Niclas, B., Rubin, M., Miller, J., Smith, A., Smith, M., Hurley, B., and Goldberg, A. (1994). Strength training increases resting metabolic rate and norepinephrine levels in healthy 50- to 65-yr-old men. *Journal of Applied Physiology* 76: 133-137.

Pratley, R.E., Hagberg, J.M., Rogus, E.M., and Goldberg, A.P. (1995). Enhanced insulin sensitivity and lower waist-to-hip ratio in master athletes. *American Journal of Physiology* 268: E484-E490.

Préfaut, C., Anselme, F., Caillaud, C., and Massé-Biron, J. (1994). Exercise-induced hypoxemia in older athletes. *Journal of Applied Physiology* 76: 120-126.

Prince, R.L., Smith, M., Dick, I.M., Price, R.I., Webb, P.G., Henderson, N.K., and Harris, M.M. (1991). Prevention of post-menopausal osteoporosis: A comparative study of exercise, calcium supplementation, and hormone replacement therapy. *New England Journal of Medicine* 325: 1189-1195.

Probart, C.K., Notelovitz, M., Martin, D., Khan, F.Y., and Fields, C. (1991). The effect of moderate aerobic exercise on physical fitness among women 70 years and older. *Maturitas* 14: 49-56.

Province, M.A., Hadley, E.G., Hornbrook, M.C., Lipsitz, L.A., Miller, P.J., Mulrow, C.D., Ory, M.G., Sattin, R.W., Tinetti, M.E., and Wolf, S.L. (1995). The effects of exercise on falls in elderly patients. A preplanned meta-analysis of the FICSIT Trials. *Journal of the American Medical Association* 273: 1341-1347.

Puggaard, L., Pedersen, H.P., Sandager, E., and Klitgaard, H. (1994). Physical conditioning in elderly people. *Scandinavian Journal of Medicine, Science and Sports* 4: 47-56.

Pullar, T., and Wright, V. (1991). Diseases of the joints. In M.S.J. Pathy (Ed.), *Principles and practice of geriatric medicine* (2nd ed., pp. 1237-1274). Chichester: Wiley.

Puranen, J., Ala-Ketola, L., Peltokalleo, P., and Saarela, J. (1975). Running and primary osteoarthritis of the hip. *British Medical Journal* 1: 424-425.

Purslow, P.P. (1989). Strain-induced reorientation of an intramuscular connective tissue network: Implications for passive muscle elasticity. *Journal of Biomechanics* 22: 21-31.

Pyka, G., Lindenberger, E., Charette, S., and Marcus, R. (1994). Muscle strength and fiber adaptations to a year-long resistance training program in elderly men and women. *Journals of Gerontology* 49: M22-M27.

Pyykkö, I., Aalto, H., Hytönen, M., Starck, J., Jäntti, P., and Ramsay, H. (1988). Effect of age on postural control. In B. Amblard, A. Berthoz, and F. Clarac (Eds.), *Posture and gait. Development, adaptation and modulation* (pp. 95-104). Amsterdam: Elsevier.

Q

Quaglietti, S., and Froelicher, V. (1994). Physical activity and cardiac rehabilitation for patients with coronary heart disease. In C. Bouchard, R.J. Shephard, and T. Stephens (Eds.), *Physical activity, fitness and health* (pp. 591-608). Champaign, IL: Human Kinetics.

Quetelet, A. (1835). *Sur l'homme et le développement de ses facultés* [On man, and the development of his faculties]. Paris: Bachelier Imprimeur-Libraire.

R

Radin, E.L., and Rose, R.M. (1986). Role of subchondral bone in the initiation and progression of cartilage damage. *Clinics in Orthopedics* 213: 34-40.

Ragheb, M.G., and Griffith, C.A. (1982). The contribution of leisure participation and leisure satisfaction to life satisfaction of older persons. *Journal of Leisure Research* 14: 295-306.

Räihä, I.J., Piha, S.J., Seppänen, A., Puukka, P., and Sourander, L.B. (1994). Predictive value of continuous ambulatory electrocardiographic monitoring in elderly people. *British Medical Journal* 309: 1263-1267.

Rakowski, W., and Mor, V. (1992). The association of physical activity with mortality among older adults in the longitudinal study of aging (1984-1988). *Journals of Gerontology* 47: M122-M129.

Ramaiya, K.L., Swai, A.B., McLarty, D.C., and Alberti, K.G. (1991). Impaired glucose tolerance and diabetes mellitus in Hindu Indian immigrants in Dar es Salaam. *Diabetic Medicine* 8: 738-774.

Ramlow, J.M., and Kuller, J.H. (1990). Effects of the summer heat wave of 1988 on daily mortality in Allegheny County, PA. *Public Health Reports* 105: 283-289.

Ramsdale, S.J., Bassey, E.J., and Pye, D.W. (1994). Dietary calcium intake relates to bone mineral density in premenopausal women. *British Journal of Nutrition* 71: 77-84.

Rautanen, T., Sipilä, S., and Suominen, H. (1993). Muscle strength and history of heavy manual work among elderly trained women and randomly chosen sample population. *European Journal of Applied Physiology* 66: 514-51 7.

Ravussin, E., Valencia, M.E., Schult, L.O., Esparza, J., and Bennett, P.H. (1992). Effect of a traditional lifestyle on the physical and metabolic characteristics of Pima Indians living in Northern Mexico. *Diabetes* 41: Abstract No. 2.

Ray, W.A., Federspiel, C.F., Baugh, D.K., and Dodds, S. (1987). Impact of growing numbers of the very old on Medicaid expenditures for nursing homes. A multistate, population-based analysis. *American Journal of Public Health* 77: 699-703.

Ray, W.A., Griffin, M.R., and Downey, W. (1989). Benzodiazepines of long and short elimination half-life and the risk of hip fracture. *Journal of the American Medical Association* 362: 3303-3307.

Reading, J.L., Goodman, J.M., Plyley, M.J., Floras, J.S., Liu, P.P., and Shephard, R.J. (1993). Vascular conductance and aerobic power in sedentary and active subjects and heart failure patients. *Journal of Applied Physiology* 74: 567-573.

Reardon, J., Patel, K., and ZuWallack, R.L. (1993). Improvement in quality of life is unrelated to improvement in exercise endurance after outpatient pulmonary rehabilitation. *Journal of Cardiopulmonary Rehabilitation* 13: 51-54.

Reaven, P.D. (1995). Insulin resistance and aging: Modulation by obesity and physical activity. In D.R. Lamb, C.V. Gisolfi, and E. Nadel (Eds.), *Perspectives in exercise science and sports medicine: Vol. 8. Exercise in older adults* (pp. 395-434). Carmel, IN: Cooper.

Reaven, P.D., Barrett-Connor, E., and Edelstein, S. (1991). Relation between leisure-time physical activity and blood pressure in older women. *Circulation* 83: 559-565.

Reaven, P.D., McPhillips, J.B., Barrett-Connor, E., and Criqui, M.H. (1990). Leisure time exercise and lipid and lipoprotein levels in an older population. *Journal of the American Geriatric Society* 38: 847-854.

Reddan, W.G. (1985). Body fluid and thermal regulation

with age. *Topics in Geriatric Rehabilitation* 1: 40-48.

Reed, R.L., Hartog, R., Yochum, K., Pearlmutter, L., Ruttinger, C., and Mooradian, A.D. (1993). A comparison of hand-held isometric strength measurement with isokinetic muscle strength measurement in the elderly. *Journal of the American Geriatric Society* 41: 53-56.

Reed, R.L., Pearlmutter, L., Yochum, K., Meredith, K.E., and Mooradian, A.D. (1991). The relationship between muscle mass and muscle strength in the elderly. *Journal of the American Geriatric Society* 39: 555-561.

Reeder, B.A. (1991). *Cardiovascular disease in Canada 1991* (pp. 1-34). Ottawa, ON: Heart and Stroke Foundation of Canada.

Regensteiner, J.G. (1991). Relationship between habitual physical activity and insulin levels among non-diabetic men and women. San Luis Valley diabetes study. *Diabetes Care* 14: 1066-1074.

Reinsch, S., MacRae, P., Lachenbruch, P.A., and Tobis, J.S. (1992). Attempts to prevent falls and injury: A prospective community study. *Gerontologist* 32: 450-456.

Reiser, K.M., Hennesy, S.M., and Last, J.A. (1987). Analysis of age-associated changes in collagen cross-linking in the skin and lung in monkeys and rats. *Biochemica et Biophysica Acta* 926: 339-348.

Rejeski, W.J., Brawley, L.R., and Shumaker, S.A. (1996). Relationships between physical activity and health-related quality of life. *Exercise and Sport Sciences Reviews* 24: 71-108.

Reker, G.T., and Wong, P.T.P. (1984). Psychological and physical well-being in the elderly: The perceived well-being scale (PWB). *Canadian Journal on Aging* 3: 23-32.

Renold, A.E. (1981). Epidemiological considerations of overweight and obesity. In G. Enzi, G. Crepaldi, G. Pozza, and A.E. Renold (Eds.), *Obesity: Pathogenesis and treatment* (pp. 1-6). London: Academic Press.

Reuben, D.B., Laliberte, L., Hiris, J., and Mor, V. (1990). A hierarchical exercise scale to measure function at the Advanced Activities of Daily Living (AADL) level. *Journal of the American Geriatric Society* 38: 855-861.

Rice, C.L., Cunningham, D.A., Paterson, D.H., and Lefcoe, M.S. (1989). Arm and leg composition determined by computed tomography in young and elderly men. *Clinical Physiology* 9: 207-220.

Rice, D.P., Hodgson, T.A., and Kopstein, A.N. (1985). The economic costs of illness: A replication and update. *Health Care Financing Review* 7: 61-80.

Richardson, M.L., Genant, H.K., Cann, C.E., Ettinger, B., Gordan, G.S., Kolb, F.O., and Reiser, U.J. (1985). Assessment of metabolic bone disease by quantitative computed tomography. *Clinics in Orthopedics* 195: 224-238.

Riddick, C.C., and Daniel, S.N. (1984). The relative contribution of leisure activities and other factors to the mental health of older women. *Journal of Leisure Research* 16: 136-148.

Rider, R.A., and Daly, J. (1991). Effects of flexibility training on enhancing spinal mobility in older women. *Journal of Sports Medicine and Physical Fitness* 31: 213-217.

Ries, W. (1994). The determination of biological age. In A.K. Balm (Ed.), *Practical handbook of biologic age determination* (pp. 173-180). Boca Raton, FL: CRC Press.

Riggs, B.L., and Melton, L.J. (1992). The prevention and treatment of osteoporosis. *New England Journal of Medicine* 327: 620-627.

Riggs, B.L., Wahner, H.W., Seeman, E., Offord, K.P., Dunn, W.L., Mazess, R.B., Johnson, K.A., and Melton, L.J. (1982). Changes in bone mineral density of the proximal femur with aging: Differences between the postmenopausal and senile osteoporosis syndromes. *Journal of Clinical Investigation* 70: 716-723.

Rikli, R.E., and Edwards, D.J. (1991). Effects of a three year exercise program on motor function and cognitive processing speed in older women. *Research Quarterly* 62: 61-67.

Rikli, R.E., and McManis, B.G. (1990). Effects of exercise on bone mineral content in post-menopausal women. *Research Quarterly* 61: 243-249.

Rinne, J. (1987). Muscarinic and dopaminergic receptors in aging human brain. *Brain Research* 404: 161-168.

Rissanen, A., Heliovaara, M., Kneckt, P., Reunanen, A., and Aromaa, A. (1991). Determinant of weight gain and overweight in adult Finns. *European Journal of Clinical Nutrition* 45: 419-430.

Rivera, A.M., Pels, E.A., Sady, S.P., Cullinane, E.M., and Thompson, P.D. (1989). Physiological factors associated with the lower maximal oxygen consumption of masters runners. *Journal of Applied Physiology* 66: 949-954.

Rivlin, R.S. (1981). Nutrition and aging: Some unanswered questions. *American Journal of Medicine* 71: 337-340.

Road, J.D., Newman, S., Derenne, J.P., and Grassino, A. (1986). The in vivo length-force relationship of the canine diaphragm. *Journal of Applied Physiology* 60: 63-70.

Robert, L. (1982). Vieillissement de la matrice intercellulaire [Aging of the intercellular matrix]. In F. Bourlière (Ed.), *Gérontologie: Biologie et clinique* (pp. 26-36). Paris: Flammarion.

Roberts, B.L. (1989). Effects of walking on balance among elders. *Nursing Research* 38: 180-182.

Roberts, B.L. (1990). Effects of walking on reaction and movement times among elders. *Perceptual and Motor Skills* 71: 131-140.

Robertson, H.T., Haley, N.R., Guthrie, M., Cardenas, D., Eschbach, J.W., and Adamson, J.W. (1990). Recombinant erythropoietin improves exercise capacity in anemic hemodialysis patients. *American Journal of Kidney Diseases (Duluth)* 16: 325-332.

Robertson-Tschabo, E., and Arenberg, D. (1985). Mental function and aging. In R. Andres, E.L. Bierman, and W.R. Hazzard (Eds.), *Principles of geriatric medicine* (pp.129-140). New York: McGraw-Hill.

Robine, J.M., and Ritchie, K. (1991). Healthy life expectancy: Evaluation of global indicator of change in population health. *British Medical Journal* 302: 457-460.

Robinson, K., and Mulcahy, R. (1986). Return to employment of professional drivers following myocardial infarction. *Irish Medical Journal* 79: 31-34.

Robinson, P.K., Livingston, J., and Birren, J. (1985). *Aging and Technological Advances*. New York: Plenum Press.

Roche, A.F. (1994). Sarcopenia: A critical review of its measurements and health-related significance in the middle-aged and elderly. *American Journal of Human Biology* 6: 33-42.

Rode, A., and Shephard, R.J. (1994a). The aging of lung function: Cross-sectional and longitudinal studies of an Inuit population. *European Respiratory Journal* 7: 1653-1659.

Rode, A., and Shephard, R.J. (1994b). Secular and age trends in the height of adults among a Canadian Inuit community. *Arctic Medical Research* 53: 18-24.

Rode, A., and Shephard, R.J. (1995a). Body fat distribution and other cardiac risk factors among circumpolar Inuit and nGanasan. *Arctic Medical Research* 54: 125-133.

Rode, A., and Shephard, R.J. (1995b). Basal metabolic rate of the Inuit. *American Journal of Human Biology* 7: 723-729.

Rode, A., and Shephard, R.J. (1996). Lung volumes of Igloolik Inuit and Volochanka nGanasan. *Arctic Medical Research* 55: 4-13.

Rode, A., Shephard, R.J., Vloshinsky, P.E., and Kuksis, A. (1995). Plasma fatty acid profiles of Canadian Inuit and Siberian nGanasan. *Arctic Medical Research* 54: 10-20.

Rodeheffer, R.J., Gerstenblith, G., Becker, L.C., Fleg, J. L., Weisfeldt, M.L., and Lakatta, E.G. (1984). Exercise cardiac output is maintained with advancing age in healthy human subjects. Cardiac dilatation and increased stroke volume compensate for a diminished heart rate. *Circulation* 69: 203-213.

Rogers, H.B., Schroeder, T., Secher, N.H., and Mitchell, J.H. (1990). Cerebral blood flow during static exercise in humans. *Journal of Applied Physiology* 68: 2358-2361.

Rogers, M.A. (1989). Acute effects of exercise on glucose tolerance in non-insulin dependent diabetics. *Medicine and Science in Sports and Exercise* 21: 362-368.

Rogers, M.A., and Evans, W.J. (1993). Changes in skeletal muscle with aging: Effects of exercise training. *Exercise and Sport Sciences Reviews* 21: 65-102.

Rogers, M.A., Hagberg, J.M., Martin, W.H., Ehsani, A. A., and Holloszy, J.O. (1990). Decline in $\dot{V}O_2$max with aging in masters athletes and sedentary men. *Journal of Applied Physiology* 68: 2195-2199.

Roghmann, K.J. (1987). Immune response of elderly patients to pneumococcus. *Journals of Gerontology* 42: 265B-270B.

Rogol, A.D., Weltman, J.Y., Evans, W.S., Veldhuis, J.D., and Weltman, A.L. (1992). Long-term endurance training alters the hypothalamic-pituitary axes for gonadotrophins and growth hormone. *Endocrinology and Metabolism Clinics of North America* (Philadelphia) 21: 817-832.

Rokaw, S.M., Detels, R., Coulson, A.H., Sayre, J.W., Tashkin, D.P., Allwright, S.S., and Massey, F.J. (1980). The UCLA population studies of chronic obstructive respiratory disease. *Chest* 78: 252-262.

Roland, M., and Morris, R. (1983). A study of the natural history of back pain. 1. Development of a reliable and sensitive measure of disability in low back pain. *Spine* 8: 141-144.

Rosano, G.M.C., Sarrel, P.M., Poole-Wilson, P.A., and Collins, P. (1993). Beneficial effects of estrogen on exercise-induced myocardial ischemia in women with coronary artery disease. *Lancet* 342: 133-136.

Rose, M.R., and Graves, J.L. (1989). What evolutionary biology can do for gerontology. *Journals of Gerontology* 44: B27-B29.

Rosenberg, E. (1986). Sport voluntary association involvement and happiness among middle-aged and elderly Americans. In B. McPherson (Ed.), *Sport and aging* (pp.45-52). Champaign, IL: Human Kinetics.

Ross, D.L., Grabeau, G.M., Smith, S., Seymour, M., Knierim, N., and Pitetti, K.H. (1989). Efficacy of exercise for end-stage renal disease patients immediately following high-efficiency hemodialysis: A pilot study. *American Journal of Nephrology* 9: 376-383.

Rossman, I. (1977). Anatomic and body composition changes with aging. In C.E. Finch and L. Hayflick (Eds.), *Handbook of the biology of aging* (pp. 189-221). New York: Van Nostrand Reinhold.

Rothstein, M. (1987). Evidence for and against the error catastrophe hypothesis. In H.R. Warner, R.N. Butler, R.L. Sprott, and E.L. Schneider (Eds.), *Modern biological theories of aging* (pp. 139-154). New York: Raven Press.

Rothstein, M. (1990). Altered proteins, errors and aging. In H.L. Segal, M. Rothstein, and E. Bergamini (Eds.), *Protein metabolism in aging* (pp. 3-14). New York: Wiley-Liss.

Rowe, J.W. (1985). Alterations in renal function. In R. Andres, E.L. Bierman, and W.R. Hazzard (Eds.), *Principles of geriatric medicine* (pp. 319-324). New York: McGraw-Hill.

Rowe, J.W., Andres, R., Tobin, J.D., Norris, A.H., and Shock, N.W. (1976). The effect of age on creatinine clearance in men: A cross-sectional and longitudinal study. *Journal of Gerontology* 31: 155-163.

Rowe, J.W., and Troen, B.R. (1980). Sympathetic nervous system and aging in man. *Endocrinology Reviews* 1: 167-179.

Rozanski, A., Diamond, G.A., Forrester, J.S., Berman, D. S., Morris, D., and Swan, H.J. (1984). Alternative referent standards for cardiac normality. *Annals of Internal Medicine* 101: 164-171.

Rubenstein, L.Z., and Josephson, K.R. (1993). Epidemiology and prevention of falls in the nursing home. In H.M. Perry, J.E. Morley, and R.M. Coe (Eds.), *Aging and musculoskeletal disorders* (pp. 123-146). New

York: Springer.

Rubenstein, L.Z., Robbins, A.S., Schulman, B.L., Rosado, J., Osterweil, D., and Josephson, K.R. (1988). Falls and instability in the elderly. *Journal of the American Geriatric Society* 36: 226-278.

Rubenstein, L.Z., Schairer, C., Wieland, G.D., and Kane, R. (1984). Systematic biases in functional status assessment of elderly adults. Effects of different data sources. *Journals of Gerontology* 39: 686M-691M.

Rubin, C.T., Bain, S.D., and McLeod, K.J. (1992). Suppression of the osteogenic response in the aging skeleton. *Calcified Tissue International* 50: 306-313.

Rubin, S.M., Sidney, S., Black, D.M., Browner, W.S., Hulley, S.B., and Cummings, S.R. (1990). High blood cholesterol in elderly men and the excess risk for coronary heart disease. *Annals of Internal Medicine* 113: 916-920.

Rudman, D. (1985). Growth hormone, body composition and aging. *Journal of the American Geriatric Society* 33: 800-807.

Rudman, D., Feller, A.G., Cohn, L., Shetty, K.R., Caindec, N., and Rudman, l.W. (1993). Growth hormone in elderly men. In H.M. Perry, J.E. Morley, and R.M. Coe (Eds.), *Aging and musculoskeletal disorders* (pp. 267-279). New York: Springer.

Rudman, D., Feller, A.G., Ngraj, H.S., Gergans, G.A., Lalitha, P.Y, Goldberg, A.F., Schlenker, R.A., Cohn, L., Rudman, I.W., and Mattson, D.E. (1990). Effects of human growth hormone in men over 60 years old. *New England Journal of Medicine* 323: 1-6.

Ruegsegger, P., Dambacher, M.A., Ruegsegger, E., Fischer, J.A., and Anliker, M. (1984). Bone loss in premenopausal and postmenopausal women. *Journal of Bone and Joint Surgery* 66A: 1015-1023.

Rundgren, A., Aniansson, A., Ljungberg, P., and Wetterqvist, H. (1984). Effects of a training programme for elderly people on mineral content of the heel bone. *Archives of Gerontology and Geriatrics* 3: 243-248.

Russell, E.S. (1978). Genes and aging. In J.A. Behnke, C. E. Finch, and G.B. Moment (Eds.), *The biology of aging* (pp. 235-245). New York: Plenum Press.

Rutenfranz, J., Ilmarinen, J., Klimmer, F., and Kylian, H. (1990). Work load and demanded physical work capacity under different industrial working conditions. In Kaneko, M. (Ed.), *Fitness for the aged, disabled, and industrial worker* (pp. 217-238). Champaign, IL: Human Kinetics.

Rutenfranz, J., Klimmer, F., and Ilmarinen, J. (1982). Arbeitsphysiologische Uberlegungen zur Beschaftigung von wiblicher Jugendlichen und Frauen im Bauhauptgewerbe [Work physiology considerations in the employment of youngsters and women in heavy industry]. *Arbeitsmedizin, Sozialmedizin und Präventivemedizin* 70: 1-48.

Ryan, M. (1988). Life expectancy and mortality data from the Soviet Union. *British Medical Journal* 296: 1513-1515.

S

Sacher, G.A. (1982). Evolutionary theory in gerontology. *Perspectives in Biology and Medicine* 25: 339-353.

Sachs, C., Hamberger, B., and Kaijser, L. (1985). Cardiovascular responses and plasma catecholamines in old age. *Clinical Physiology* 5: 553-565.

Safran, M.R., Seaber, A.V., and Garrett, W.E. (1989). Warm-up and muscular injury prevention: An update. *Sports Medicine* 8: 239-249.

Salk, D., Fujiwara, Y., and Martin, G.M. (1985). *Werner's syndrome and human aging*. New York: Plenum Press.

Sallis, J.F., Haskell, W.L., Wood, P.D., Fortmann, S.P., Rogers, T., Blair, S.N., and Paffenbarger, R.S. (1985). Physical activity assessment methodology in the five city project. *American Journal of Epidemiology* 121: 91-106.

Salminen, S. (1993). Aging and occupational safety. In J. Ilmarinen (Ed.), *Aging and work* (pp. 209-214). Helsinki: Institute for Occupational Health.

Salthouse, T.A. (1982). *Adult Cognition: An experimental psychology of human aging*. New York: Springer-Verlag.

Saltin, B. (1986). Physiological characteristics of the masters athlete. In J.R. Sutton and R.M. Brock (Eds.), *Sports medicine for the mature athlete* (pp. 59-80). Indianapolis: Benchmark Press.

Saltin, B., and Grimby, G. (1968). Physiological analysis of middle-aged and old former athletes. Comparison of still active athletes of the same ages. *Circulation* 38: 1104-1115.

Sandler, R.B. (1989). Muscle strength assessments and the prevention of osteoporosis: A hypothesis. *Journal of the American Geriatric Society* 37: 1192-1197.

Sandler, R.B., Burdett, R., Zaleskiewicz, M., Sprowls-Repcheck, C., and Harwell, M. (1991). Muscle strength as an indicator of the habitual level of physical activity. *Medicine and Science in Sports and Exercise* 23: 1375-1381.

Sans, S. (1993). Risk factor prevalence from the WHO-MONICA project. *Canadian Journal of Cardiology* 9 (Suppl. D): 85D-86D.

Sara, V.R., and Hall, K. (1990). Insulin-like growth factors and their binding proteins. *Physiological Reviews* 70: 591-613.

Sarafino, E.P. (1994). *Health psychology: Biopsychosocial interactions*. New York: Wiley.

Sarna, S., and Kaprio, J. (1994). Life expectancy of former athletes. *Sports Medicine* 17: 149-151.

Sato, T., Fuse, A., and Kuwata, T. (1979). Enhancement by interferon of natural cytotoxic activities of lymphocytes from human cord blood and peripheral blood of aged persons. *Cellular Immunology* 45: 458-463.

Scarpace, P.J. (1986). Decreased beta-adrenergic responsiveness during senescence. *Federation Proceedings* 45: 51-54.

Scarpace, P.J., Lowenthal, D.T., and Tümer, N. (1992). Influence of exercise and age on myocardial beta-adrenergic receptor properties. *Experimental Gerontology* 27: 169-177.

Scarpace, P.J., Mader, S.L., and Tümer, N. (1993). Adrenergic receptors: Implications for falls. In H.M. Perry, J.E. Morley, and R.M. Coe (Eds.), *Aging and musculoskeletal disorders* (pp. 147-166). New York: Springer.

Schaie, K.W. (1989). Perceptual speed in adulthood: Cross-sectional and longitudinal studies. *Psychology and Aging* 4: 443-453.

Schauffler, H.H., Agostino, R.B., and Kannel, W.B. (1993). Risk for cardiovascular dis-ease in the elderly and associated Medicare costs: The Framingham Study. *American Journal of Preventive Medicine* 9: 146-154.

Schiffman, S.S., and Gatlin, C.A. (1993). Clinical physiology of taste and smell. *Annual Reviews of Nutrition* 13: 405-436.

Schmidt, R.A. (1987). *Motor control and learning* (2nd ed.). Champaign, IL: Human Kinetics.

Schneider, S.H., Amorosa, L.F., Clemow, L., Khachadurian, A.V., and Ruderman, N.B. (1992). Ten-year experience with an exercise-based outpatient lifestyle modification program in the treatment of diabetes mellitus. *Diabetes Care* 15: 1800-1809.

Schols, A.M.W., Mostert, R., Soeters, P.B., and Wouters, E.F.M. (1991). Body composition and exercise performance in patients with chronic obstructive pulmonary disease. *Thorax* 46: 695-699.

Schroots, J.J.F. (1991). Metaphors of aging and complexity. In G.M. Kenyon, J.E. Birren, and J.J.F. Schroots (Eds.), *Metaphors of aging in science and the humanities* (pp. 219-244). New York: Springer.

Schroots, J.J.F., Birren, J.E., and Kenyon, G.M. (1991). Metaphors of aging: An overview. In G.M. Kenyon, J.E. Birren, and J.J.F. Schroots (Eds.), *Metaphors of aging in science and the humanities* (pp. 1-16). New York: Springer.

Schulman, S.P., Lakatta, E.G., Fleg, J.L., Lakatta, L. Becker, L.C., and Gerstenblith, G. (1992). Age-related decline in left ventricular filling at rest and exercise. *American Journal of Physiology* 263: H1932-H1938.

Schultz, E., and Lipton, B.H. (1982). Skeletal muscle satellite cells: Changes in proliferative potential as a function of age. *Mechanisms in Ageing and Development* 20: 377-383.

Schulz, R., and Curnow, C. (1988). Peak performance and age among superathletes: Track and field, swimming, baseball, tennis and golf. *Journals of Gerontology* 43: P113-P120.

Schuster, E.H., and Bulkley, B.H. (1980). Ischemic cardiomyopathy: A clinico-pathological study of fourteen patients. *American Heart Journal* 100: 506-512.

Schwartz, R.S., Cain, K.C., Shuman, W.P., Larson, V., Stratton, J.S., Beard, J.C., Kahn, S.E., Cerquiera, M.D., and Abrass, l.B. (1992). Effect of intensive endurance training on lipoprotein profiles in young and older men. *Metabolism* 41: 649-654.

Schwartz, R.S., Shuman, W.P., Larson, V., Cain, K.C., Fellingham, G.W., Beard, J.C., Kahn, S.E., Stratton, J.R., Cerquiera, M.D., and Abrass, l.B. (1991). The effect of intensive endurance training on body fat distribution in young and older men. *Metabolism* 40: 545-551.

Scottish Health Service (1981). *Scottish health statistics, 1979.* Edinburgh: Her Majesty's Stationery Office.

Seals, D.R., Hagberg, J.M., Allen, W.K., Hurley, B.F., Dalsky, G.P., Ehsani, A.A., and Holloszy, J.O. (1984). Glucose tolerance in young and older athletes and sedentary men. *Journal of Applied Physiology* 56: 1521-1525.

Seals, D.R., Hagberg, J.M., Hurley, B.F., Ehsani, A.A., and Holloszy, J.O. (1984a). Effects of endurance training on glucose tolerance and plasma lipid levels in older men and women. *Journal of the American Medical Association* 252: 645-649.

Seals, D.R., Hagberg, J.M., Hurley, B.F., Ehsani, A.A., and Holloszy, J.O. (1984b). Endurance training in older men and women. I. Cardiovascular responses to exercise. *Journal of Applied Physiology* 57: 1024-1029.

Seals, D.R., Hagberg, J.M., Spina, R.J., Rogers, K.B., Schectman, K.B., and Ehsani, A.A. (1994). Enhanced left ventricular performance in endurance trained older men. *Circulation* 89: 198-205.

Seals, D.R., Taylor, J.A., Ng, A.V., and Esler, M.D. (1994). Exercise and aging: Autonomic control of the circulation. *Medicine and Science in Sports and Exercise* 26: 568-576.

Sedgwick, A.W., Taplin, R.E., Davidson, A.H., and Thomas, D.W. (1988). Effects of physical activity on risk factors for coronary heart disease in previously sedentary women: A five-year longitudinal study. *Australia and New Zealand Journal of Medicine* 18: 600-605.

Seely, S. (1990). The gender gap: Why do women live longer than men? *International Journal of Cardiology* 29: 113-119.

Segal, K.R., Gutin, B., Albu, J., and Pi-Suner, X. (1987). Thermic effect of food and exercise in lean and obese men of similar lean body mass. *American Journal of Physiology* 252: E110-E117.

Seidell, J.C., Cigolini, M., Deslypere, J-P., Charzewska, J., Ellsinger, B-M., and Cruz, A. (1991). Body fat distribution in relation to physical activity and smoking habits in 38-year-old European men. *American Journal of Epidemiology* 133: 257-265.

Sem, S.W., Nes, M., Engedal, K., Pedersen, J.I., and Trygg, K. (1988). An attempt to identify and describe a group of non-institutionalized elderly with the lowest nutrient score. *Comprehensive Gerontology* 2: 60-66.

Semble, E.L., Loeser, R.F., and Wise, C.M. (1990). Therapeutic exercise for rheumatoid arthritis and osteoarthritis. *Seminars in Arthritis and Rheumatism* 20: 32-39.

Sempos, C.T., Cleeman, J.I., Carroll, M.D., Johnson, C.L., Bachorik, P.S., Gordon, D.J., Burt, V.L., Briefel, R.R., Brown, C.D., Lippel, K., and Rifkind, B.M. (1993).

Prevalence of high blood cholesterol among U.S. adults. *Journal of the American Medical Association* 269: 3009-3014.

Setaro, J.F., Soufer, R., Remetz, M.S., Perlmutter, R.A., and Zaret, B.L. (1992). Long-term outcome in patients with congestive failure and intact systolic left ventricular performance. *American Journal of Cardiology* 69: 1212-1216.

Seto, J.L., and Brewster, C.E. (1991). Musculoskeletal conditioning of the older athlete. *Clinical Sports Medicine* 10: 401-429.

Severson, R.K., Nomura, A.M.Y., Grove, J.S., and Stemmerman, G.N. (1989). A prospective analysis of physical activity and cancer. *American Journal of Epidemiology* 130: 522-529.

Shalom, R., Blumenthal, J.A., Williams, R.S., McMurray, R.G., and Dennis, V.W. (1984). Feasibility and benefits of exercise training in patients on maintenance dialysis. *Kidney International* 25: 958-963.

Shanas, E. (1980). Older people and their families: The new pioneers. *Journal of Marriage and Family* 42: 9-15.

Shanas, E., Townsend, P., Wedderburn, D., Friis, H., Stehouwer, J., and Milhøj, P. (1968). *Old people in three industrial societies*. London: Routledge, Kegan.

Shank, R.E. (1985). Nutrition principles. In R. Andres, E. L. Bierman, and W.R. Hazzard (Eds.), *Principles of geriatric medicine* (pp. 444-460). New York: McGraw-Hill.

Shannon, D.C., Carley, D.W., and Benson, H. (1987). Aging of modulation of heart rate. *American Journal of Physiology* 253: H874-H877.

Shaver, J.L.F., Giblin, E., and Paulsen, V. (1991). Sleep quality sub-types in midlife women. *Sleep* 14: 18-23.

Shaw, L.J., and Miller, D. (1994). Noninvasive coronary risk stratification of elderly patients. *American Journal of Geriatric Cardiology* 3: 12-21.

Shay, K.A., and Roth, D.L. (1992). Association between aerobic fitness and visuo-spatial performance in healthy older adults. *Psychology and Aging* 7: 15-24.

SHEP Cooperative Research Group (1991). Prevention of stroke by antihypertensive drug treatment in older persons with isolated systolic hypertension. Final results of the systolic hypertension in the elderly program. *Journal of the American Medical Association* 265: 3255-3264.

Shephard, R.J. (1977). *Endurance fitness* (2nd ed.). Toronto, ON: University of Toronto Press.

Shephard, R.J. (1978a). *Human physiological work capacity*. London: Cambridge University Press.

Shephard, R.J. (1978b). *Physical activity and aging* (1st ed.). London: Groom Helm.

Shephard, R.J. (1980). Work physiology and activity patterns. In F.A. Milan (Ed.), *The human biology of circumpolar populations* (pp. 305-338). London: Cambridge University Press.

Shephard, R.J. (1981). *Ischemic heart disease and exercise*. London: Croom Helm.

Shephard, R.J. (1982a). Are we asking the right questions? *Journal of Cardiac Rehabilitation* 2: 21-26.

Shephard, R.J. (1982b). The daily workload of the postal carrier. *Journal of Human Ergology* 11: 157-164.

Shephard, R.J. (1982c). *Physiology and biochemistry of exercise*. New York: Praeger.

Shephard, R.J. (1983a). *Biochemistry of Exercise*. Springfield, IL: Charles C Thomas.

Shephard, R.J. (1983b). Equal opportunity for a geriatric labor force: Some observations on marine surveying. *Journal of Occupational Medicine* 25: 211-214.

Shephard, R.J. (1983c). The value of exercise in ischemic heart disease: A cumulative analysis. *Journal of Cardiac Rehabilitation* 3: 294-298.

Shephard, R.J. (1984a). Can we identify those for whom exercise is hazardous? *Sports Medicine* 1: 75-86.

Shephard, R.J. (1984b). Management of exercise in the elderly. *Canadian Journal of Applied Sport Sciences* 9: 109-120.

Shephard, R.J. (1985a). Physical activity for the senior: A role for pool exercises? *Canadian Association for Health, Physical Education and Recreation Journal* 50 (6): 2-5, 20.

Shephard, R.J. (1985b). Technological change and the aging of working capacity. In P.K. Robinson, J. Livingston, and J.E. Birren (Eds.), *Aging and technological advances* (pp. 195-208). New York: Plenum Press.

Shephard, R.J. (1986a). Cardiovascular risk and truck driving. *Journal of Cardiopulmonary Rehabilitation* 6: 260-262.

Shephard, R.J. (1986b). *Economic benefits of enhanced fitness*. Champaign, IL: Human Kinetics.

Shephard, R.J. (1986c). *Fitness of a nation*. Basel: Karger.

Shephard, R.J. (1986d). Nutrition and physiology of aging. In E.A. Young (Ed.), *Nutrition, aging and health* (pp. 1-24). New York: Liss.

Shephard, R.J. (1987a). *Physical activity and aging* (2nd ed.). London: Croom Helm.

Shephard, R.J. (1987b). Respiratory factors limiting prolonged effort. *Canadian Journal of Sport Sciences* 12 (Suppl.): 45S-52S.

Shephard, R.J. (1988). Effects of exercise on biological features of aging. In R.S. Williams and A.G. Wallace (Eds.), *Biological effects of physical activity* (pp. 55-70). Champaign, IL: Human Kinetics.

Shephard, R.J. (1989a). Exercise and lifestyle change. *British Journal of Sports Medicine* 23: 11-22.

Shephard, R.J. (1989b). Habitual physical activity levels and perception of exertion in the elderly. *Journal of Cardiopulmonary Rehabilitation* 9: 17-23.

Shephard, R.J. (1990). Assessment of occupational fitness in the context of human rights legislation. *Canadian Journal of Sports Sciences* 15: 89-95.

Shephard, R.J. (1991a). *Body composition in biological anthropology*. London: Cambridge University Press.

Shephard, R.J. (1991b). An exercise physiologist's perspective on metaphors of health and aging. In G.M. Kenyon, J.E. Birren, and J.J.F. Schroots (Eds.), *Meta-*

phors of aging in science and the humanities (pp. 185-198). New York: Springer.

Shephard, R.J. (1991c). Fitness and aging. In C. Blais (Ed.), *Aging into the twenty-first century* (pp. 22-35). Downsview, ON: Captus University.

Shephard, R.J. (1991d). Occupational demand and human rights. Public safety officers and cardiorespiratory fitness. *Sports Medicine* 12: 94-109.

Shephard, R.J. (1992a). Does exercise reduce all-cancer death rates? *British Journal of Sports Medicine* 26: 125-128.

Shephard, R.J. (1992b). Exercise in old age (65-85). In R. J. Shephard and H.J. Miller (Eds.), *Exercise and the heart in health and disease* (pp. 187-231). New York: Marcel Dekker.

Shephard, R.J. (1992c). How cold weather affects the heart. *Perspectives in Cardiology* 8: 35-51.

Shephard, R.J. (1992d). Public safety officers and cardiac disease. *Journal of Cardiopulmonary Rehabilitation* 12: 51-55.

Shephard, R.J. (1993a). *Aerobic Fitness and Health*. Champaign, IL: Human Kinetics.

Shephard, R.J. (1993b). Aging, respiratory function and exercise. *Journal of Aging and Physical Activity* 1: 59-83.

Shephard, R.J. (1993c). Economic benefits of secondary and tertiary cardiac rehabilitation: A critical study. *Annals of the Academy of Medicine, Singapore*, 21: 57-62.

Shephard, R.J. (1993d). Exercise compliance: The challenge of an aging population. *Canadian Medical Association Journal* 9: 72D-74D.

Shephard, R.J. (1993e). Exercise in the prevention and treatment of cancer: An update. *Sports Medicine* 15: 258-280.

Shephard, R.J. (1994). Determinants of exercise in people aged 65 years and older. In R. Dishman (Ed.), *Advances in exercise adherence* (pp. 343-360). Champaign, IL: Human Kinetics.

Shephard, R.J. (1995a). Exercise and cancer: Linkages with obesity? *International Journal of Obesity* 19: S63-S68.

Shephard, R.J. (1995b). Review essay: A personal perspective on aging and productivity with particular reference to physically demanding work. *Ergonomics* 38: 617-636.

Shephard, R.J. (1995c). Worksite health promotion and productivity. In R.L. Kaman (Ed.), *Worksite health promotion economics* (pp. 147-173). Champaign, IL: Human Kinetics.

Shephard, R.J. (1996). Exercise and Cancer: Linkages with obesity. *Critical Reviews in Food Science and Nutrition* 36: 321-339.

Shephard, R.J. (in press-a). Exercise and the quality of life. *Quest*.

Shephard, R.J. (in press-b). Secondary rehabilitation. In D. Ashton and A. Rickards (Eds.), *Coronary artery disease (CAD) in women*. London: Churchill Livingstone.

Shephard, R.J., Berridge, M., and Montelpare, W. (1990). On the generality of the "sit and reach" test: An analysis of flexibility data for an aging population. *Research Quarterly* 61: 326-330.

Shephard, R.J., Bouhlel, E., Vandewalle, H., and Monod, H. (1988). Muscle mass as a factor limiting physical work. *Journal of Applied Physiology* 64: 1472-1479.

Shephard, R.J., Goodman, J., Rode, A., and Schaefer, O. (1984). Snowmobile use and decrease of stature among the Inuit. *Arctic Medical Research* 38: 32-36.

Shephard, R.J., Kavanagh, T., Campbell, R., and Lorenz, B. (1994). Net energy cost of stair climbing and ambulation in subjects with hemiplegia. *Sports Medicine, Training and Rehabilitation* 5: 199-210.

Shephard, R.J., Kavanagh, T., Campbell, R., and Lorenz, B. (1995). Net oxygen costs of ambulation in normal subjects and subjects with lower limb amputations. *Canadian Journal of Rehabilitation*: 8: 97-108.

Shephard, R.J., Kavanagh, T., and Mertens, D.J. (1995). Personal health benefits of Masters athletic competition. *British Journal of Sports Medicine*: 29: 35-40.

Shephard, R.J., Kavanagh, T., Tuck, J., and Kennedy, J. (1983). Marathon jogging in postmyocardial infarction patients. *Journal of Cardiopulmonary Rehabilitation* 3: 321-329.

Shephard, R.J., Kofsky, P.R., Harrison, J.E., McNeill, K.G., and Krondl, A. (1985). Body composition of older female subjects: New approaches and their limitations. *Human Biology* 57: 671-686.

Shephard, R.J., and LaBarre, R. (1978). Attitudes of the public towards cigarette smoke in public places. *Canadian Journal of Public Health* 69: 302-310.

Shephard, R.J., and Lavalleé, H. (in press). Effects of enhanced physical education, gender and environment on lung volumes of primary school children. *Journal of Sports Medicine and Physical Fitness*.

Shephard, R.J., and Leith, L. (1990). Physical activity and cognitive changes with aging. In M.L. Howe, M.J. Stones, and C.J. Brainerd (Eds.), *Cognitive and behavioral performance factors in atypical aging* (pp. 153-180). New York: Springer-Verlag.

Shephard, R.J., Montelpare, W., Berridge, M., and Flowers, J. (1986). Influence of exercise and of lifestyle education upon attitudes to exercise of older people. *Journal of Sports Medicine and Physical Fitness* 26: 175-179.

Shephard, R.J., and Montelpare, W.M. (1988). Geriatric benefits of exercise as an adult. *Journals of Gerontology* 43: M86-M90.

Shephard, R.J., Montelpare, W.M., Plyley, M.J., McCracken, D., and Goode, R.C. (1991). Handgrip dynamometry, Cybex measurements and lean mass as markers of the ageing of muscle function. *British Journal of Sports Medicine* 25: 204-208.

Shephard, R.J., Prien, E., and Hughes, G. (1988). Age restrictions on bus driver selection. *Journal of Human Ergology* 17: 119-138.

Shephard, R.J., and Rode, A. (1996). *The effects of modernization upon an Inuit community*. London:

Cambridge University Press.

Shephard, R.J., and Shek, P.N. (1995a). Cancer, immune function and physical activity. *Canadian Journal of Applied Physiology* 20: 1-25.

Shephard, R.J., and Shek, P.N. (1995b). Exercise and the aging of immune function. *International Journal of Sports Medicine* 16: 1-6.

Shephard, R.J., Vandewalle, H., Gil, V., Bouhlel, E., and Monod, H. (1992). Respiratory, muscular and overall perceptions of effort: The influence of hypoxia and muscle mass. *Medicine and Science in Sports and Exercise* 24: 556-567.

Sheppard, H.L. (1985). Health, work and retirement. In R. Andres, E.L. Bierman, and W.R. Hazzard (Eds.), *Principles of geriatric medicine* (pp. 150-153). New York: McGraw-Hill.

Shimura, S., Boatman, E.S., and Martin, C.J. (1986). Effects of aging on the alveolar pores of Kohn and on the cytoplasmic components of alveolar type II cells in monkey lungs. *Journal of Pathology* 148: 1-11.

Shinkai, S., Kohno, H., Komura, T., Asai, H., Inai, R., Oka, K., Kurokawa, Y., and Shephard, R.J. (1995). Physical activity and immunosenescence in elderly men. *Medicine and Science in Sports and Exercise* 27: 1516-1526.

Shinton, R., and Sagar, G. (1993). Lifelong exercise and stroke. *British Medical Journal* 307: 231-234.

Shipley, M.J. (1991). Does plasma cholesterol concentration predict mortality from coronary heart disease in elderly people? 18 year follow up in Whitehall study. *British Medical Journal* 303: 89-92.

Shock, N.W., Greulich, R.C., Andres, R., Arenberg, D., Costa, P.T., Lakatta, E.G., and Tobin, J.D. (1984). *Normal human aging. The Baltimore Longitudinal Study of Aging* (NIH Publication No. 84-2450). Washington, DC: U.S. Government Printing Office.

Shock, N.W., and Norris, A.H. (1970). Neuromuscular coordination as a factor in age changes in muscular exercise. In D. Brunner and E. Jokl (Eds.), *Physical Activity and Aging*. Baltimore: University Park Press.

Shumaker, S.A., Anderson, R.T., and Czajkowski, S.M. (1990). Psychological tests and scales. In B. Spilker (Ed.), *Quality of life assessments in clinical trials* (pp. 95-113). New York: Raven Press.

Sidell, M. (1995). *Health in old age: Myth, mystery and management*. Buckingham, U.K.: Open University.

Sidney, K.H., Niinimaa, V., and Shephard, R.J. (1983). Attitudes towards exercise and sports: Sex and age differences and changes with endurance training. *Journal of Sports Sciences* 1: 194-210.

Sidney, K.H., and Shephard, R.J. (1977a). Attitudes towards health and physical activity in the elderly: Effects of a physical training programme. *Medicine and Science in Sports and Exercise* 8: 246-252.

Sidney, K.H., and Shephard, R.J. (1977b) Training and e.c.g. abnormalities in the elderly. *British Heart Journal* 39: 1114-1120.

Sidney, K.H., and Shephard, R.J. (1978a). Frequency and intensity of exercise training for elderly subjects. *Medicine and Science in Sports and Exercise* 10: 125-131.

Sidney K.H., and Shephard, R.J. (1978b). Growth hormone and cortisol: Age differences, effects of exercise and training. *Canadian Journal of Applied Sport Sciences* 2: 189-193.

Sidney, K.H., Shephard, R.J., and Harrison, J. (1977). Endurance training and body composition of the elderly. *American Journal of Clinical Nutrition* 30: 326-333.

Siegel, J. (1981). Demographic background for international gerontological studies. *Journal of Gerontology* 36: 93-102.

Silderberg, R. (1979). Obesity and osteoarthrosis. In M. Mancini, B. Lewis, and F. Contaldo (Eds.), *Medical Complications of Obesity* (pp. 310-315). London: Academic Press.

Silver, A.J., Guillen, C.P., Kahl, M.J., and Morley, J.E. (1993). Effect of aging on body fat. *Journal of American Geriatric Society* 41: 211-213.

Simkin, A., Ayalon, J., and Leichter, I. (1987). Increased trabecular bone density due to bone-loading exercises in post-menopausal osteoporotic women. *Calcified Tissue International* 40: 59-63.

Singh, R.B., Singh, N.K., Rastogi, S.S., Mani, U.V., and Niaz, M.A. (1993). Effects of diet and lifestyle changes on atherosclerotic risk factors after 24 weeks on the Indian Diet Heart study. *American Journal of Cardiology* 71: 1283-1288.

Singh, S.J., Morgan, M.D.L., Scott, S., Walters, D., and Hardman, A.E. (1992). Development of a shuttle-walking test of disability in patients with chronic airways obstruction. *Thorax* 47: 1019-1024.

Sipilä, S., Viitsalo, J., Era, P., and Suominen, H. (1991). Muscle strength in male athletes aged 70-81 years and a population sample. *European Journal of Applied Physiology* 63: 399-403.

Siscovick, D.S., Ekelund, L.G., Johnson, J.L., Truong, Y., and Adler, A. (1991). Sensitivity of exercise electrocardiography for acute cardiac events during moderate and strenuous physical activity. The Lipid Research Clinics Coronary Primary Prevention Trial. *Archives of Internal Medicine* 151: 325-330.

Siscovick, D.S., Weiss, N.S., Fletcher, R.H., and Lasky, T. (1984). The incidence of primary cardiac arrest during vigorous exercise. *New England Journal of Medicine* 311: 874-877.

Skarfors, E.T., Lithell, H., Silenius, I., and Wegener, T.A. (1987). Physical training as treatment for type II (non-insulin dependent) diabetes in elderly men. *Diabetologia* 30: 930-933.

Skinner, H.B., Barrack, R.L., and Cook, S.D. (1984). Age-related decline in proprioception. *Clinics in Orthopedics and Related Research* 184: 208-211.

Skinner, J.S. (1988). Biological, functional and chronological age. In W.W. Spirduso and H.M. Eckert (Eds.), *Physical activity and aging: The academy papers* 22 (pp. 65-68). Champaign, IL: Human Kinetics.

Slattery, M.L., McDonald, A., Bild, D.E., Caan, B.J., Hilner, J.E., Jacobs, D.R., and Liu, K. (1992). Associations of body fat distribution with dietary intake, physical activity, alcohol and smoking in blacks and whites. *American Journal of Clinical Nutrition* 55: 943-950.

Slemenda, C.W., Hui, S.L., Longcope, C., and Johnston, C.C. (1987). Sex steroids and bone mass: A study of changes about the time of the menopause. *Journal of Clinical Investigation* 80: 1261-1269.

Slemenda, C.W., and Johnson, C.C. (1994). Epidemiology of osteoporosis. In R.A. Lobo (Ed.), *Treatment of the post-menopausal woman: Basic and clinical aspects* (pp. 161-168). New York: Raven Press.

Slemenda, C.W., Miller, J.Z., Hui, S.L., Reister, T.K., and Johnston, C.C. (1991). The role of physical activity in the development of skeletal mass in children. *Journal of Bone Mineral Research* 6: 1227-1233.

Slemenda, C.W., Miller, J.Z., Reister, T.K., Hui, S.L., and Johnston, C.C. (1991). Calcium supplementation enhances bone mineral accretion in growing children. *Journal of Bone Mineral Research* 6: S136.

Smidt, G.L., Lin, S.-Y., O'Dwyer, K., and Blanpied, P.R. (1992). The effect of high intensity trunk exercise on bone mineral density of postmenopausal women. *Spine* 17: 280-285.

Smith, C.H. (1995). Drug-food/food-drug interactions. In J.E. Morley, Z. Glick, and L.Z. Rubenstein (Eds.), *Geriatric nutrition* (2nd ed., pp. 311-328). New York: Raven Press.

Smith, E.L., and Gilligan, C. (1989). Osteoporosis, bone mineral and exercise. In W.W. Spirduso and H.M. Eckert (Eds.), *Physical activity and aging* (pp. 107-119). Champaign, IL: Human Kinetics.

Smith, E.L., Gilligan, C., McAdam, M., Ensign, C.P., and Smith, P.E. (1989). Deterring bone loss by exercise intervention in premenopausal and postmenopausal women. *Calcified Tissue International* 44: 312-321.

Smith, E.L., Raab, D.M., Zook, S.K., and Gilligan, C. (1989). Bone changes with aging and exercise. In R. Harris and S. Harris (Eds.), *Physical activity, aging and sports* (pp. 287-294). Albany, NY: Center for Studies of Aging.

Smith, E.L., Reddan, W., and Smith, P.E. (1981). Physical activity and calcium modalities for bone mineral increase in aged women. *Medicine and Science in Sports and Exercise* 13: 60-64.

Smith, E.L., Sempos, C.T., and Purvis, R.W. (1981). Bone mass and strength decline with age. In E.L. Smith and R.C. Serfass (Eds.), *Exercise and aging: The scientific basis* (pp. 59-88). Hillside, NJ: Enslow.

Smith, G.D., Bartley, M., and Blane, D. (1990). The Black report on socioeconomic inequalities in health 10 years on. *British Medical Journal* 301: 373-376.

Smith, J.R., Ning, Y., and Pereira-Smith, O.M. (1992). Why are the transformed cells immortal? Is the process reversible? *American Journal of Clinical Nutrition* 55: 1215S-1221S.

Smith, K., Cook, D., Guyatt, G.H., Madhavan, J., and Oxman, A.D. (1992). Respiratory muscle training in chronic airflow limitation. A meta-analysis. *American Review of Respiratory Diseases* 145: 533-539.

Smith, L.K. (1992). Exercise in patients with heart failure. In R.J. Shephard and H.J. Miller (Eds.), *Exercise and the heart in health and disease* (pp. 397-412). New York: Marcel Dekker.

Smith, S.C., Gilpin, E., Ahnve, S., Dittrich, H., Nicod, P., Henning, H., and Ross, J. (1990). Outlook after acute myocardial infarction in the very elderly compared with that in patients aged 65 to 75 years. *Journal of the American College of Cardiology* 16: 784-792.

Sohal, R., and Allen, R.G. (1985). Relationship between metabolic rate, free radicals, differentiation and aging: A unified theory. In A.D. Woodhead, A.D. Blackett, and A. Hollaender (Eds.), *Molecular Biology of Aging* (pp. 75-104). New York: Plenum Press.

Sohal, R., and Wolfe, L. (1986). Lipofuscin characteristics and significance. In D.F. Swaab, E. Fliers, M. Mirmiran, W.A. van Gool, and F. van Haaren (Eds.), *Progress in brain research* 70 (pp. 171-183). Amsterdam: Elsevier.

Sohn, R.S., and Micheli, L.J. (1985). The effect of running on the pathogenesis of osteoarthritis of the hips and knees. *Clinical Orthopedics* 198: 106-109.

Solomon, G.F. (1991). Psychosocial factors, exercise and immunity. Athletes, elderly persons and AIDS patients. *International Journal of Sports Medicine* 12: S50-S52.

Sonstroem, R.J. (1984). Exercise and self-esteem. In R.L. Terjung (Ed.), *Exercise and Sport Sciences Reviews* 12: 123-155.

Sorlie, D., and Myhre, K. (1978). Effects of physical training in intermittent claudication. *Scandinavian Journal of Clinical and Laboratory Investigation* 38: 217-222.

Speake, D.L., Cowart, M.E., and Stephens, R. (1991). Healthy lifestyle practices of rural and urban elderly. *Health Values* 15: 45-51.

Sperling, L. (1980). Evaluation of upper extremity function in 70 year old males and females. *Scandinavian Journal of Rehabilitation Medicine* 12: 139-144.

Spiegel, R., Azcona, A., and Morgan, K. (1991). Sleep and its disorders. In M.S.J. Pathy (Ed.), *Principles and practice of geriatric medicine* (2nd ed., pp. 253-264). Chichester: Wiley.

Spiegelhalter, D.J., Gore, S.M., Fitzpatrick, R., Fletcher, A.E., Jones, D.R., and Cox, D.R. (1992). Quality of life measures in health care. III. Resource allocation. *British Medical Journal* 305: 1205-1209.

Spina, M., Volpin, D., and Giro, M.G. (1980). Age-related changes in the content of cross-links and their precursors in elastin of human thoracic aortae. In A.M. Robert and L. Robert (Eds.), *Biochimie des tissus conjunctifs normaux et pathologiques* [Biochemistry of normal and pathological connective tissues] (pp. 125-129). Paris: CNRS.

Spina, R.J., Bourey, R.E., Ogawa, T., and Ehsani, A.A. (1994). Effects of exercise training on alpha-adrenergic mediated pressor responses and baroreflex function in older subjects. *Journals of Gerontology* 49: B277-B281.

Spina, R.J., Ogawa, T., Kohrt, W.M., Martin, W.H., Holloszy, J.O., and Ehsani, A.A. (1993). Differences in cardiovascular adaptations to endurance exercise training between older men and women. *Journal of Applied Physiology* 75: 849-855.

Spirduso, W. (1988). Physical activity and aging: Introduction. In W.W. Spirduso and H. Eckert (Eds.), *Physical activity and aging: The academy papers* 22 (pp. 1-5). Champaign, IL: Human Kinetics.

Spirduso, W. (1995). *Physical dimensions of aging*. Champaign, IL: Human Kinetics.

Spitzer, W.O., Dobson, A.J., Hall, J., Chesterman, E., Levi, J., Shepherd, R., Battista, R.N., and Catchlove, B.R. (1981). Measuring the quality of life of cancer patients; a concise QL index for use by physicians. *Journal of Chronic Diseases* 34: 585-597.

Sports Council and the Health Education Authority. (1992). *The Allied Dunbar National Fitness Survey: The main findings*. Summary report. London: Author.

Squires, R.W., Lavie, C.J., Brandt, T.R., Gau, G.T., and Bailey, K.R. (1987). Cardiac rehabilitation in patients with severe ischemic left ventricular function. *Mayo Clinic Proceedings* 62: 997-1002.

Stampfer, M.J., Coldlitz, G.A., Willett, W.C., Manson, J.E., Rosner, B., Speizer, F.E., and Hennekens, C.H. (1991). Postmenopausal oestrogen therapy and cardiovascular disease. *New England Journal of Medicine* 325: 756-762.

Stanley, S.N., and Taylor, N.A.S. (1993). Isokinematic muscle mechanics in four groups of women of increasing age. *European Journal of Applied Physiology* 66: 178-184.

Star, V.L., and Hockberg, M.C. (1993). Osteoporosis: Treat current injury, retard future loss. *Internal Medicine* 14: 32-41.

Statistics Canada. (1984). *Population labour force activity* (Catalogue 92-915). Ottawa, ON: Minister of Supply and Services.

Statistics Canada. (1985). *General social survey*. Ottawa, ON: Minister of Supply and Services.

Statistits Canada. (1986). *Health and activity limitations survey*. Ottawa, ON: Author.

Statistics Canada. (1990). *A portrait of seniors in Canada* (Catalogue 89-519). Ottawa, ON: Minister of Supply and Services.

Statistics Canada. (1991). *Workforce 2000*. Ottawa, ON: Minister of Supply and Services.

Stebbins, C.L., Schultz, E., Smith, R.T., and Smith, E.L. (1985). Effects of chronic exercise during aging on muscle end-plate morphology in rats. *Journal of Applied Physiology* 58: 45-51.

Stefanick, M.L., and Wood, P.D. (1994). Physical activity, lipid and lipoprotein metabolism, and lipid transport. In C. Bouchard, R.J. Shephard, and T. Stephens (Eds.), *Physical activity, fitness and health* (pp. 417-431). Champaign, IL: Human Kinetics.

Steinberg, F.U., Sunwoo, I., and Roettger, R.F. (1985). Prosthetic rehabilitation of geriatric amputee patients: A follow-up study. *Archives of Physical Medicine and Rehabilitation* 66: 742-745.

Steinhaus, L.A., Dustman, R.E., Ruhling, R.O., Emmerson, R.Y., Johnson, S.C., Shearer, D.E., Latin, R.W., Shigeoka, J.W., and Bonekat, W.H. (1990). Aerobic capacity of older adults: A training study. *Journal of Sports Medicine and Physical Fitness* 30: 163-172.

Stelmach, G.E. (1994). Physical activity and aging: Sensory and perceptual processing. In C. Bouchard, R.J. Shephard, and T. Stephens (Eds.), *Physical activity, fitness and health* (pp. 509-510). Champaign, IL: Human Kinetics.

Stelmach, G.E., and Worringham, C.J. (1985). Sensorimotor deficits related to postural stability. *Clinics in Geriatric Medicine* 1: 679-694.

Stephens, T. (1988). Physical activity and mental health in the United States and Canada: Evidence from four population surveys. *Preventive Medicine* 17: 35-47.

Stephens, T., and Craig, C. (1986). Fitness and activity measurement in the 1981 Canada Fitness Survey. In T. Drury (Ed.), *Proceedings of NHCS workshop on assessing physical fitness and activity patterns in general population surveys*. Washington, DC: U.S. National Center for Health Statistics.

Stephens, T., and Craig, C. (1990). *The well-being of Canadians: The 1988 Campbell's survey*. Ottawa, ON: Canadian Fitness and Lifestyle Research Institute.

Sternfeld, B. (1992). Cancer and the protective effect of physical activity: The epidemiological evidence. *Medicine and Science in Sports and Exercise* 24: 1195-1209.

Sternfeld, B., Quesenberry, C.P., Williams, C.S., Sataiano, W.A., and Sidney, S. (1995). A case-control study of life time physical activity and risk of breast cancer. Paper under review, cited by I-M. Lee (1995), personal communication.

Sterns, H.L., and Patchett, M.B. (1984). Technology and the aging adult: Career development and training. In P.K. Robinson, J. Livingston, and J.E. Birren (Eds.), *Aging and technological advances* (pp. 261-278). New York: Plenum Press.

Stevenson, E.T., Davy, K.P., Reiling, M.J., and Seals, D.R. (1995). Maximal aerobic capacity and total blood volume in highly trained middle-aged and older female endurance athletes. *Journal of Applied Physiology* 77: 1691-1696.

Stevenson, J.S., and Topp, R. (1990). Effects of moderate and low intensity long-term exercise by older adults. *Research in Nursing and Health* 13: 209-218.

Stewart, A.L., King, A.C., and Haskell, W.L. (1993). Endurance exercise and health-related quality of life in 50- to 60-year-old adults. *Gerontologist* 33: 782-789.

Stillman, R.J., Lohman, T.G., Slaughter, M.H., and Massey, B.H. (1986). Physical activity and bone mineral content in women aged 30 to 85 years. *Medicine and Science in Sports and Exercise* 18: 576-580.

Stini, W.A., Chen, Z., and Stein, P. (1994). Aging, bone loss, and the body mass in Arizona retirees. *American Journal of Human Biology* 6: 43-50.

Stones, M.J., and Dawe, D. (1993). Acute exercise facilitates semantically cued memory in nursing home residents. *Journal of the American Geriatric Society* 41: 531-534.

Stones, M.J., and Kozma, A. (1982). Sex differences in changes with age in record running performances. *Canadian Journal on Aging* 1: 12-16.

Stones, M.J., and Kozma, A. (1986). Age trends in maximal physical performance: Comparison and evaluation of models. *Experimental Aging Research* 12: 207-215.

Stones, M.J., and Kozma, A. (1988). Physical activity, age, and cognitive/motor performance. In M.J. Howe and C.J. Brainerd (Eds.), *Cognitive development in adulthood: Progress in cognitive development and research* (pp.273-321). New York: Springer-Verlag.

Stratton, J.R., Cerqueira, M.D., Schwartz, R.S., Levy, W.C., Veith, R.C., Kahn, S.E., and Abrass, I.B. (1992). Differences in cardiovascular responses to isoproterenol in relation to age and exercise training in healthy men. *Circulation* 86: 504-512.

Stratton, J.R., Dunn, J.F., Adamopoulos, S., Kemp, G.J., Coats, A.J.S., and Rajagopalan, B. (1994). Training partially reverses skeletal muscle abnormalities during exercise in heart failure. *Journal of Applied Physiology* 76: 1575-1582.

Stratton, J.R., Levy, W.C., Schwartz, R.S., Abrass, I.B., and Cerqueira, M.D. (1994). Beta-adrenergic effects on left ventricular filling: Influence of aging and exercise training. *Journal of Applied Physiology* 77: 2522-2529.

Strawbridge, W.J., Kaplan, G.A., Camacho, T., and Cohen, R.D. (1992). The dynamics of viability and functional change in an elderly cohort: Results from the Alameda County Study. *Journal of the American Gerontological Society* 40: 799-806.

Strong, M.J., and Garruto, R.M. (1994). Neuronal aging and age-related disorders of the human nervous system. In D.E. Crews and R.M. Garruto (Eds.), *Biological anthropology and aging: Perspectives on human variation over the lifespan* (pp. 214-231). New York: Oxford University Press.

Strong, R., Wood, W.G., and Samorajski, T. (1991). Neurochemistry of Ageing. In M.S.J. Pathy (Ed.), *Principles and practice of geriatric medicine* (2nd ed., pp. 69-97). Chichester: Wiley.

Stunkard, A.J. (1983). Physical activity and obesity. *Finnish Journal of Sports and Experimental Medicine* 2: 99-111.

Sudarsky, L., and Rosenthal, M. (1983). Gait disorders among elderly patients (a survey study of 50 patients). *Archives of Neurology* 40: 740-743.

Suderam, S.G., and Manikar, G.D. (1983). Hyponatremia in the elderly. *Age and Ageing* 12: 77-80.

Sullivan, D.H., Moroarty, M.S., Chernoff, R., and Lipschitz, D.A. (1988) Patterns of care: An analysis of the quality of nutritional care routinely provided to elderly hospitalized veterans. *Journal of Parenteral and Enteral Nutrition* 13: 249-254.

Sullivan, M.J., Higginbotham, M.B., and Cobb, F.R. (1989). Exercise training in patients with chronic heart failure delays ventilatory anaerobic threshold and improves submaximal exercise performance. *Circulation* 79: 324-329.

Sulman, J., and Wilkinson, S. (1989). An activity group for long-stay elderly patients in an acute care hospital: Program evaluation. *Canadian Journal on Aging* 8: 34-50.

Sun, A.Y., and Seaman, R.N. (1977). The effect of aging on synaptosomal Ca^2 transport in the brain. *Experimental Aging Research* 3: 107-116.

Sun, J.C.L., Eiken, O., and Mekjavic, I.B. (1993). Autonomic nervous control of heart rate during blood flow restricted exercise in man. *European Journal of Applied Physiology* 66: 202-206.

Sundstrom, E. (1986). *Work places: The psychology of the physical environment in offices and factories*. London: Cambridge University Press.

Suominen, H. (1994). Bone mineral density and long-term exercise: An overview of cross-sectional athlete studies. *Sports Medicine* 16: 316-330.

Suominen, H., and Rahkila, P. (1991). Bone mineral density of the calcaneus in 70- to 81-yr-old male athletes and a population sample. *Medicine and Science in Sports and Exercise* 23: 1227-1233.

Superko, H.R. (1991). Exercise training, serum lipids, and lipoprotein particles: Is there a change threshold? *Medicine and Science in Sports and Exercise* 23: 677-685.

Suurnakki, T., Nygard, C-H., and Ilmarinen, J. (1991). Stress and strain of elderly employees in municipal occupations. *Scandinavian Journal of Work, Environment & Health* 17 (Suppl. 1): 30-39.

Suvanto, S., Huuhtanen, P., Nygard, C-H., and Ilmarinen, J. (1991). Performance efficiency and its changes among aging municipal employees. *Scandinavian Journal of Work, Environment & Health* 17 (Suppl. 1): 118-121.

Suwalski, M. (1982). Importance of physical training of rheumatic patients. *Annals of Clinical Research* 14 (Suppl. 34): 107-109.

Suzuki, S., Sato, M., and Okubo, T. (1995). Expiratory muscle training and sensation of respiratory effort during exercise in normal subjects. *Thorax* 50: 366-370.

Suzuki, Y., Kuwajima, I., Hoshino, S., Kanemaru, A., Shimozawa, T., Matsushita, S., and Kuramoto, K. (1991). Cardiac performance in elderly hypertensive patients with left ventricular hypertrophy: Responses to isometric exercise and beta-agonists. *Journal of Cardiovascular Pharmacology* 17 (Suppl. 2): S129-S132.

Svänborg, A. (1985). Ecology, aging and health in a medical perspective. In P.K. Robinson, J. Livingston, and J.E. Birren (Eds.), *Aging and technological advances* (pp. 159-168). New York: Plenum Press.

Svänborg, A., Eden, S., and Mellstrom, D. (1991). Metabolic changes in aging as predictors of disease: The Swedish experience. In D.K. Ingram, G.T. Baker, and N.W. Shock (Eds.), *The potential for nutritional modulation of aging* (pp. 81-90). Trumbull, CT: Food & Nutrition Press.

Svanstrom, L. (1990). Simply osteoporosis — or a

multifactorial genesis for the increasing incidence of fall injuries in the elderly? *Scandinavian Journal of Social Medicine* 18: 165-169.

Swartz, H.M., and Mäder, K. (1995). Free radicals in aging: Theories, facts and artifacts. In K. Esser and G. M. Martin (Eds.), *Molecular aspects of aging* (pp. 77-97). New York: Wiley.

Swerts, P.M.J., Kretzers, L.M.J., Trepstra-Lindeman, E., Verstappen, F.T.J., and Wouters, E.F.M. (1990). Exercise reconditioning in the rehabilitation of patients with chronic obstructive pulmonary disease: A short and long-term analysis. *Archives of Physical Medicine and Rehabilitation* 71: 570-573.

Swinne, C.J., Shapiro, E.P., Lima, S.D., and Fleg, J.L. (1992). Age-associated changes in left ventricular diastolic performance during isometric exercise in normal subjects. *American Journal of Cardiology* 69: 823-826.

Szathmary, E.J.E., and Holt, N. (1983). Hyperglycemia in Dogrib Indians of the North West Territories, Canada: Association with age and a centripetal distribution of body fat. *Human Biology* 55: 493-515.

T

Taaffe, D.R., Pruitt, L., Reim, J., Hintz, R.L., Butterfield, G., Hoffman, A.R., and Marcus, R. (1994). Effect of recombinant human growth hormone on the muscle strength response to resistance exercise in elderly men. *Journal of Clinical Endocrinology and Metabolism* 79: 1361-1366.

Taeuber, C. (1985). Older workers: Force of the future? In P.K. Robinson, J. Livingston, and J.E. Birren (Eds.), *Aging and technological advances* (pp. 75-88). New York: Plenum Press.

Tager, l.B., Segal, M.R., Speizer, F.E., and Weiss, S.T. (1988). The natural history of forced expiratory volumes; effects of cigarette smoking and respiratory symptoms. *American Review of Respiratory Diseases* 138: 837-849.

Takeda, S., and Matsuzawa, J. (1985). Age related brain atrophy: A study with computed tomography. *Journals of Gerontology* 40: 159M-163M.

Takemoto, K.A., Bernstein, L., Lopez, J.F., Marshak, D., Rahimtoola, S.H., and Chandraratna, N. (1992). Abnormalities of diastolic filling of the left ventricle associated with aging are less pronounced in exercise-trained individuals. *American Heart Journal* 124: 143-148.

Tandan, R., and Bradley, W.G. (1985). Amyotrophic lateral sclerosis. 1. Clinical features, pathology, and ethical issues in management. *Annals of Neurology* 18: 271-280.

Tankersley, C.G., Smolander, J., Kenney, W.L., and Fortney, S.M. (1991). Sweating and skin blood flow during exercise: Effects of age and maximal oxygen uptake. *Journal of Applied Physiology* 71: 236-242.

Tate, C.A., Hyek, M.F., and Taffet, G.E. (1994). Mechanisms for the responses of cardiac muscle to physical activity in old age. *Medicine and Science in Sports and Exercise* 26: 561-567.

Taylor, D.J., Crowe, M., Bore, P.J., Styles, P., Arnold, D. L., and Radda, G.K. (1984). Examination of the energetics of aging skeletal muscle using nuclear magnetic resonance. *Gerontology* 30: 2-7.

Taylor, J.A., Hand, G.A., Johnson, D.G., and Seals, D.R. (1991). Sympathoadrenal-circulatory regulation during sustained isometric exercise in young and older men. *American Journal of Physiology* 26: R1061-R1069.

Taylor, J.A., Hand, G.A., Johnson, D.G., and Seals, D.R. (1992). Augmented forearm vasoconstriction during dynamic exercise in healthy older men. *Circulation* 86: 1789-1799.

Tenette, M., and Cuny, G. (1982). Rééducation fonctionelle [Functional reeducation]. In F. Bourlère (Ed.), *Gérontologie: Biologie et clinique* (pp. 328-342). Paris: Flammarion.

Teramoto, S., Fukuchi, Y., Nagase, T., Matsuse, T., and Orimo, H. (1995). A comparison of ventilatory components in young and elderly men during exercise. *Journal of Gerontology* 50A: B34-B39.

Terry, P., and Tockman, MS. (1985). Chronic airways obstruction. In R. Andres, E.L. Bierman, and W.R. Hazzard (Eds.), *Principles of geriatric medicine* (pp. 571-578). New York: McGraw-Hill.

Thiele, B.L., and Strandness, D.E. (1994). Peripheral vascular disease. In W.R. Hazzard, E.L. Bierman, J.P. Blass, W.E. Ettinger, and J.B. Halter (Eds.), *Principles of geriatric medicine and gerontology* (3rd ed., pp. 533-540). New York: McGraw-Hill.

Thomas, D.P., McCormick, R.J., Zimmerman, S.D., Vadlamudi, R.K., and Gosselin, L.E. (1992). Aging and training-induced alterations in collagen characteristics of rat left ventricle and papillary muscle. *American Journal of Physiology* 263: H778-H783.

Thomas, D.R. (1994). Outcome from protein-energy malnutrition in nursing home residents. *Facts and Research in Gerontology* (Suppl.: Nutrition, pp. 87-95). Paris: Serdi.

Thomas, J.R., Landers, D.M., Salazar, W., and Etnier, J. (1994). Exercise and cognitive function. In C. Bouchard, R.J. Shephard, and T. Stephens (Eds.), *Physical activity, fitness and health* (pp. 521-529). Champaign, IL: Human Kinetics.

Thompson, C.H., Davies, R.J.O., Kemp, G.J., Taylor, D.J., Radda, G.K., and Rajagoplan, B. (1993). Skeletal muscle metabolism during exercise and recovery in patients with respiratory failure. *Thorax* 48: 486-490.

Thompson, H.J., Ronan. A.M., Ritacco, K.A., Tagliaferro, A.R., and Meeker, L.D. (1988). Effects of exercise on the induction of mammary carcinogenesis. *Cancer Research* 48: 2720-2723.

Thompson, P.D., and Dorsey, D.L. (1986). The heart of the Masters athlete. In J.R. Sutton and R.M. Brock (Eds.), *Sports medicine for the mature athlete* (pp. 309-318). Indianapolis: Benchmark Press.

Thompson, P.D., and Fahrenbach, M.C. (1994). Risks of

exercising: Cardiovascular, including sudden death. In C. Bouchard, R.J. Shephard, and T. Stephens, (Eds.), *Physical activity, fitness and health* (pp. 1019-1028). Champaign, IL: Human Kinetics.

Thompson, P.D., Funk, E.J., Carleton, R.A., and Sturner, W.Q. (1982). Incidence of death during jogging in Rhode Island from 1975 through 1980. *Journal of the American Medical Association* 242: 1265-1267.

Thompson, P.D., Stern, M.P., Williams, P., Duncan, K., Haskell, W.L., and Wood, P.D. (1979). Death during jogging or running. *Journal of the American Medical Association* 242: 1265-1267.

Thomsen, K.K., Larsen, S., Schroll, M. (1995). Cardiovascular risk factors and age: A cross-sectional survey of Danish men and women from the Glostrup population studies, 1991. *American Journal of Geriatric Cardiology* 3 (1): 31-41.

Thune, I., and Lund, E. (1994). Physical activity and the risk of prostate and testicular cancer: A cohort study of 53,000 Norwegian men. *Cancer Causes and Control* 5: 549-556.

Thurlbeck, W.M. (1991). Morphology of the aging lung. In R.G. Crystal and J.B. West (Eds.), *The lung* (pp. 1743-1748). New York: Raven Press.

Tiidus, P., Shephard, R.J., and Montelpare, W. (1989). Overall intake of energy and key nutrients: Data for middle-aged and older middle-class adults. *Canadian Journal of Sport Sciences* 14: 173-177.

Timiras, P.S. (1988). *Physiological basis of geriatrics*. New York: Macmillan.

Timiras, P.S. (1991). Physiology of ageing: Aspects of neuroendocrine regulation. In M.S.J. Pathy (Ed.), *Principles and practice of geriatric medicine* (pp. 31-54). Chichester: Wiley.

Timmons, B.A., Araujo, J., and Thomas, T.R. (1985). Fat utilization enhanced by exercise in a cold environment. *Medicine and Science in Sports and Exercise* 17: 673-678.

Timpl, R., Rohde, H., Robey, P.G., Rennard, S.I., Foidart, J.M., and Martin, G.R. (1979). Laminin. A glycoprotein from basement membranes. *Journal of Biological Chemistry* 254: 9933-9937.

Tinetti, M.E., Speechley, M., and Ginter, S.F. (1988). Risk factors for falls among elderly persons living in the community. *New England Journal of Medicine* 319: 1701-1707.

Ting, A.J. (1991). Running and the older athlete. *Clinics in Geriatric Medicine* 10: 319-325.

Tipton, C.M. (1991). Exercise, training and hypertension: An update. *Exercise and Sport Sciences Reviews* 19: 447-505.

Tockman, M.S. (1994). Aging of the respiratory system. In W.R. Hazzard, E.L. Bierman, J.P. Blass, W.H. Ettinger, and J.B. Halter (Eds.), *Principles of geriatric medicine and gerontology* (3rd ed., pp. 555-564). New York: McGraw-Hill.

Todd, C.J., Freeman, C.J., Camilleri-Ferrante, C., Palmer, C.R., Hyder, A., Laxton, C.E., Parker, M.J., Payne, B.V., and Rushton, N. (1995). Differences in mortality after fracture of the hip: the East Anglian audit. *British Medical Journal* 310: 904-908.

Tomporowski, P.D., and Ellis, N.R. (1986). Effects of exercise on cognitive processes: A review. *Psychological Bulletin* 99: 338-346.

Tonkin, A.L., Wing, L.M.H., Morris, M.J., and Kapoor, V. (1991). Afferent baroreflex dysfunction and age-related orthostatic hypotension. *Clinical Science* 81: 531-538.

Toole, T., and Abourezk, T. (1989). Aerobic function, information processing and aging. In A.C. Ostrow (Ed.), *Aging and motor behavior* (pp. 37-65). Indianapolis: Benchmark Press.

Topp, R., Mikesky, A., Wigglesworth, J., Holt, W., and Edwards, J.E. (1993). The effect of a 12-week dynamic resistance strength training program on gait velocity and balance of older adults. *Gerontologist* 33: 501-506.

Torg, J. (1995). Sudden cardiac death in the athlete. In J. Torg and R.J. Shephard (Eds.), *Current therapy in sports medicine* (3rd ed., pp. 8-10). Philadelphia: Mosby-Yearbook.

Torgen, M., Nygard, C-H., and Wahlstedt, K. (1993). Health and work satisfaction among postal workers in relation to age. In J. Ilmarinen (Ed.), *Aging and work* (pp. 33-38). Helsinki: Institute for Occupational Health.

Torrance, G.W. (1987). Utility approach to measuring health-related quality of life. *Journal of Chronic Diseases* 40: 593-600.

Toshima, M.T., Kaplan, R.M., and Ries, A.L. (1990). Experimental evaluation of rehabilitation in chronic obstructive pulmonary disease: Short-term effects on exercise endurance and health status. *Health Psychology* 9: 237-252.

Toth, M.J., Gardner, A.W., Ades, P.A., and Poehlman, E.T. (1994). Contribution of body composition to age-related decline in peak $\dot{V}O_2$ in men and women. *Journal of Applied Physiology* 77: 647-652.

Tran, Z.V., and Weltman, A. (1985). Differential effects of exercise on serum lipids and lipoprotein levels seen with changes in body weight. A meta-analysis. *Journal of the American Medical Association* 254: 919-924.

Tremblay, A., Després, J-P., and Bouchard, C. (1985). The effects of exercise training on energy balance and adipose tissue morphology and metabolism. *Sports Medicine* 2: 223-233.

Tremblay, A., Després, J-P., LeBlanc, C., Craig, C.L., Ferris, B., Stephens, T., and Bouchard, C. (1990). Effect of intensity of physical activity on body fatness and fat distribution. *American Journal of Clinical Nutrition* 51: 153-157.

Tremblay, A., Nadeau, A., Fournier, G., and Bouchard, C. (1987). Effect of a three-day interruption of exercise training on resting metabolic rate and glucose-induced thermogenesis in trained individuals. *International Journal of Obesity* 12: 163-168.

Treton, J., and Courtois, Y. (1991). Evolution of the distribution, proliferation, UV repair capacity of rat lens epithelium cells as a function of maturation and aging. *Mechanisms in Ageing and Development* 15: 251-267.

Triosi, R.J., Heinold, J.W., Vokonas, P.S., and Weiss, T.S. (1993). Cigarette smoking, dietary intake, and physical activity: Effects on body fat distribution—the normative aging study. *American Journal of Clinical Nutrition* 53: 1104-1111.

Truswell, A.F. (1985). Obesity: Diagnosis and risks. *British Medical Journal* 291: 655-657.

Tsuchida, M., Miura, T., and Aibara, K. (1987). Lipofuscin and lipofuscin-like substances. *Chemistry and Physics of Lipids* 44: 297-325.

Tucker, R.M. (1980). Is hypertension different in the elderly? *Geriatrics* 35: 28-32.

Tuomi, K., Eskelinen, L., Toikannen, J., Järvinen, E., Ilmarinen, J., and Klockars, M. (1991). Work load and individual factors affecting work ability among municipal employees. *Scandinavian Journal of Work, Environment & Health* 17 (Suppl. 1): 128-134.

Tuomi, K., Ilmarinen, J., Eskelinen, L., Järvinen, E., Toikkanen, J., and Klockars, M. (1991). Prevalence and incidence rates of diseases and work ability in different work categories of municipal occupations. *Scandinavian Journal of Work, Environment & Health* 17 (Suppl. 1): 67-74.

Tuomi, K., Järvinen, E., Eskelinen, L., Ilmarinen, J., and Klockars, M. (1991). Effect of retirement on health and work ability among municipal employees. *Scandinavian Journal of Work, Environment & Health* 17: (Suppl. 1): 75-81.

Tuomi, K., Toikkanen, J., Eskelinen, L., Backman, A-L., Ilmarinen, J., Järvinen, E., and Klockars, M. (1991). Mortality, disability and changes in occupation among aging municipal employees. *Scandinavian Journal of Work, Environment & Health* 17 (Suppl. 1): 58-66.

Turchetta, A., Calzolari, A., Donfrancesco, A., Drago, F., Miano, C. et al. (1990). Physical activity and sport in youngs with leukemia "off therapy." *Proceedings of the World Congress on Sport for All*, Tampere, Finland (O-FR-220). Poster presentation. Tampere: Institute for Health Promotion Research.

Turner, T.R., and Weiss, M.L. (1994). The genetics of longevity in humans. In D.E. Crews and R.M. Garruto (Eds.), *Biological anthropology and aging: Perspectives on human variation over the lifespan* (pp. 76-100). New York: Oxford University Press.

U

Uebelhart, D., Schlemmer, A., Johansen, J.S., Gineyts, E., Christiansen, C., and Delmas, P.D. (1991). Effect of menopause and hormone replacement therapy on the urinary excretion of pyridinium cross-links. *Journal of Clinical Endocrinology and Metabolism* 72: 367-373.

Uhlenbruck, G. (1993). Sport, Alter und Immunsystem [Sport, age and the immune system]. *Sport Medwelt* 44: 303-308.

United Kingdom Testicular Cancer Study Group. (1994). Aetiology of testicular cancer: Association with congenital abnormalities, age at puberty, infertility and exercise. *British Medical Journal* 308: 1393-1399.

United Nations. (1981). *Bulletin on Aging* 6 (January): 7-16.

United Nations, Department of International Economic and Social Affairs. (1988). Sex differentials in survivorship in the developing world: Levels, regional patterns and demographic determinants. *Population Bulletin of the United Nations* 25: 51-64.

U.S. Bureau of Labor Statistics. (1982). *Employment and training report of the President* (p. 155). Washington, DC: U.S. Government Printing Office.

U.S. Centers for Disease Control. (1986). 1990 Physical Fitness and Exercise Objectives. Summary of current status and recommendations for 2000. In T. Drury, G.V. Swengross, and K.E. Powell (Eds.), *Assessing physical fitness and activity patterns in general population surveys*. Hyattsville, MD: National Center for Health Statistics.

U.S. Department of Commerce. (1994). *Statistical abstract of the United States, 1994*. Washington, DC: Author.

U.S. Department of Health and Human Services. (1981). *Disability Survey 72*. Washington, DC: Author.

U.S. Department of Health and Human Services. (1991a). *Healthy people 2000: National health promotion and disease prevention objectives—full report with commentary* (DHHS Publication No. PHS 91-50212). Washington, DC: Author.

U.S. Department of Health and Human Services. (1991b). *Osteoporosis research, education and health promotion* (NIH Publication No. 91-3216). Bethesda, MD: National Institute of Arthritis and Musculoskeletal and Skin Diseases.

U.S. Department of Health and Human Services. (1992). *Vital and Health Statistics Series 10* (No. 184, December 1992). Washington, DC: Author.

U.S. Food and Nutrition Board. (1989). *Recommended dietary allowances* (10th ed.). Washington, DC: Author.

U.S. National Center for Health Statistics. (1975). Exercise and participation in sports among persons 20 years of age and over: United States, 1975. *Advanced Data*, 19. Washington, DC: Author.

U.S. National Center for Health Statistics. (1981). Basic data from wave I of the National Survey of Personal Health Practices and Consequences: United States, 1979. *Vital and Health Statistics Series 15*, Nos. 1 and 2. Hyattsville, MD: U.S. Department of Health and Human Services.

U.S. National Center for Health Statistics. (1987). Aging in the eighties: Ability to perform work-related activities. Data from the supplement on aging of the National Health Interview Survey: United States, 1984. *Advance Data from Vital and Health Statistics*, No. 136 (DHHS Publication No. PHS 87-1250). Hyattsville, MD: U.S. Public Health Service.

U.S. National Center for Health Statistics. (1991).

Health, United States, 1990 (DHHS Publication No. PHS 91-1232). Hyattsville, MD: Author.

U.S. National Center for Health Statistics. (1992). *Vital Statistics of the United States, 1989* (Vol. II, Section 6. Life Tables). Hyattsville, MD: Author.

U.S. National Center for Health Statistics. (1993). Prevalence of selected chronic conditions, United States, 1986-88. *Vital Statistics* 10, No. 182. Hyattsville, MD: Author.

U.S. National Center for Health Statistics. (1994). *United States*, 1992. Hyattsville, MD: Author.

U.S. National Cholesterol Education Program (NCEP). (1993). Expert panel on detection, evaluation and treatment of high blood cholesterol in adults. *Journal of the American Medical Association* 269: 3015-3023.

U.S. National Council on Aging. (1978). *Fact book on aging: A profile of America's older population*. Washington, DC: Author.

U.S. National Council on Aging. (1981). *Aging in the eighties*. Washington, DC: Author.

U.S. National Diabetes Data Group. (1979). Classification and diagnosis of diabetes and other categories of glucose intolerance. *Diabetes* 28: 1039-1057.

U.S. National Institute for Occupational Safety and Health. (1981). *Work practice guides for manual lifting* (DHHS [NIOSH] Publication No. 81-122). Washington, DC.

U.S. National Institutes of Health. (1984). Consensus Conference. Osteoporosis. *Journal of the American Medical Association* 252: 797-802.

U.S. National Research Council, National Academy of Sciences, Food and Nutrition Board. (1980). *Committee on dietary allowances* (9th ed.). Washington, DC: National Academy of Sciences.

U.S. President's Council on Physical Fitness and Sports. (1973). *National Adult Physical Fitness Survey* (*Newsletter*, Special Edition, May, pp. 1-27). Washington, DC: The Council.

U.S. Senate Special Committee on Aging. (1972). *Developments in aging. Every tenth American.* (Report 92-784, p. 21). Washington, DC: Author.

U.S. Senate Special Committee on Aging. (1987). *Developments in aging: Vol. 1* (Report 100-291). Washington, DC: Author.

U.S. Surgeon General. (1996). *Report on physical activity and health*. Washington, DC: U.S. Public Health Service.

Uson, P.P., and Larrosa, V.R. (1982). Physical activities in retirement age. In J. Partmgton, T. Orlick, and J. Samela (Eds.), *Sport in perspective* (pp. 149-151). Ottawa, ON: Coaching Association of Canada.

V

Vailas, A.C., Pedrini, V.A., Pedrini-Mille, A., and Holloszy, J.O. (1985). Patellar-tendon matrix changes associated with aging and voluntary exercise. *Journal of Applied Physiology* 58: 1572-1576.

Vaillant, G.E. (1991). The association of ancestral longevity with successful aging. *Journals of Gerontology* 46: P292-P298.

Vaitkevicius, P.V., Fleg, J.L., Engel, J.H., O'Connor, F.C., Wright, J.G., Lakatta, L.E., Yin, F.C.P., and Lakatta, E.G. (1993). Effects of age and aerobic capacity on arterial stiffness in healthy adults. *Circulation* 88: 1456-1462.

Välimäki, M.J., Kärkkäinen, M., Lamberg-Allardt, C., Laitinen, K., Alhavra, E., Heikkinen, J., Impivaara, O., Mäkelä, P., Palmgren, J., Seppänen, R., Vuori, I., and the Cardiovascular Risk in Young Finns Study Group. (1994). Exercise, smoking, and calcium intake during adolescence and early adulthood as determinants of peak bone mass. *British Medical Journal* 309: 230-235.

Vallery-Masson, J., Poitrenaud, J., Burnat, G., and Lion, M.R. (1981). Retirement and morbidity: A three-year longitudinal study of a French managerial population. *Age and Ageing* 10: 271-276.

Valliant, P.M., and Asu, M.E. (1985). Exercise and its effects on cognition and physiology in older adults. *Perceptual and Motor Skills* 61: 1031-1038.

Van Camp, S.P., and Peterson, R.A. (1986). Cardiovascular complications of outpatient cardiac rehabilitation programs. *Journal of the American Medical Association* 256: 1160-1163.

Vandervoort, A.A. (1992). Effects of ageing on human neuromuscular function: Implications for exercise. *Canadian Journal of Sport Sciences* 17: 178-184.

Vandervoort, A.A., and McComas, A.J. (1986). Contractile changes in opposing muscles of the ankle joint with aging. *Journal of Applied Physiology* 61: 361-367.

van Gool, W.A., and Mirmiran, M. (1986). Aging and circadian rhythms. In D.F. Swaab, E. Fliers, M. Mirmiran, W.A. van Gool, and F. van Haaren (Eds.), *Progress in brain research* 70 (pp. 255-277). Amsterdam: Elsevier.

van Herwaarden, C.L.A. (1984). Exercise and training in chronic non-specific lung disease (CNSLD). *International Journal of Sports Medicine* 5 (Suppl.): 54-58.

van Saase, J.C.L.M., Noteboom, W.M.P., and Vandenbroucke, J.P. (1990). Longevity of men capable of prolonged vigorous physical exercise: A 32 year follow-up of 2259 participants in the Dutch eleven cities ice skating tour. *British Medical Journal* 301: 1409-1411.

Vartiainen, E., Puska, P., Pekkanen, J., Tuomilehto, J., and Jousilahti, P. (1994). Changes in risk factors explain changes in mortality from ischaemic heart disease in Finland. *British Medical Journal* 309: 23-27.

Verde, T., Shephard, R.J., Corey, P., and Moore, R. (1983). Exercise and heat-induced sweat. In H.G. Knuttgen, J.A. Vogel, and J.R. Poortmans (Eds.), *Biochemistry of exercise* (pp. 618-622). Champaign, IL: Human Kinetics.

Vico, L., Pouget, J.F., Calmels, P., Chatard, J.C., Rehailia, M., Minairie, P., Geyssant, A., and Alexandre, C. (1995). The relationship between physical ability and bone mass in women aged over 65 years. *Journal of Bone and Mineral Research* 10: 374-383.

Videman, T., Sarna, S., Battié, M.C., Koskinen, S., Gill, K., Paananen, H., and Gibbons, L. (1995). The long-term effects of physical loading and exercise lifestyles on back-related symptoms, disability and spinal pathology among men. *Spine* 20: 699-709.

Viidik, A. (1986). Adaptability of connective tissue. In B. Saltin (Ed.), *Biochemistry of exercise VI* (pp. 545-562). Champaign, IL: Human Kinetics.

Viitsala, J.J., Era, P., Leskinen, A.L., and Heikkinen, E. (1985). Muscle strength profiles and anthropometry in random samples of men aged 31-35, 51-55 and 71-75 years. *Ergonomics* 28: 1563-1574.

Vingård, E., Alfredsson, L., Goldie, I., and Hogstedt, C. (1993). Sports and osteoarthrosis of the hip: An epidemiologic study. *American Journal of Sports Medicine* 21: 195-200.

Vinni, K., and Hakama M. (1980). Healthy worker effect in the total Finnish population. *British Journal of Industrial Medicine* 37: 180-184.

Vitarelli, A., Fedele, F., Montesano, T., Dagianti, A., and Dagianti, A. (1995). Echocardiographic and therapeutic approach to heart failure in the elderly. *American Journal of Geriatric Cardiology* 3: 5-16.

Vitti, K.A., Bayles, C.M., Carender, W.J., Prendergast, J.M., and D'Amico, F.J. (1993). A low-level strength training program for frail elderly adults living in an extended attention facility. *Aging Clinical and Experimental Research* 5: 363-369.

Vlassara, H. (1990). Advanced non-enzymatic tissue glycolysation: Mechanism implicated in the complications associated with aging. In C.E. Finch and T.E. Johnson (Eds.), *Molecular biology of aging* (pp. 171-185). New York: Wiley-Liss.

Vokonas, P.S., Kannel, W.B., and Cupples, L.A. (1988). Epidemiology and risk of hypertension in the elderly: The Framingham Study. *Journal of Hypertension* 6 (Suppl. 1): S3-S9.

Volden, C., Langemo, D., Adamson, M., and Oeschle, L. (1990). The relationship of age, gender, and exercise practices to measures of health, lifestyle, and self-esteem. *Applied Nursing Research* 3: 20-26.

Vollmer, W.M., Johnson, R.L., McCamant, L.E., and Buist, A.S. (1988). Longitudinal versus cross-sectional estimation of lung function decline—further insights. *Statistics in Medicine* 7: 685-696.

Voorips, L.E., Lemmink, K.A., van Heuvelen, M.J.G., Bult, P., and van Staveren, W.A. (1993). The physical condition of elderly women differing in habitual activity. *Medicine and Science in Sports and Exercise* 25: 1152-1157.

Voorips, L.E., van Staeveren, W.A., and Hautvast, J.G.A.J. (1991). Are physically active elderly women in a better nutritional condition than their sedentary peers? *European Journal of Clinical Nutrition* 45: 545-552.

Vuori, I. (1995). Exercise and sudden cardiac death: Effects of age and type of activity. *Sports Science Review* 4: 46-84.

W

Wagner, J.A., and Horvath, S.M. (1985). Influence of age and gender on human thermoregulatory responses to cold exposures. *Journal of Applied Physiology* 58: 180-186.

Wahrenberg, H., Bolinder, J., and Arner. P. (1991). Adrenergic regulation of lipolysis in human fat cells during exercise. *European Journal of Clinical Investigation* 21: 534-541.

Walford, R.L. (1980). Immunology and aging. *American Journal of Clinical Pathology* 74: 247-253.

Walford, R.L. (1982). Henderson Award Lecture: Studies in immunogerontology. *Journal of the American Geriatric Society* 30: 617-625.

Wallberg-Henriksson, H. (1989). Acute exercise, fuel homeostasis and glucose transport in insulin-dependent diabetes mellitus. *Medicine and Science in Sports and Exercise* 21: 356-361.

Wallberg-Henriksson, H. (1992). Exercise and diabetes mellitus. *Exercise and Sport Sciences Reviews* 20: 339-368.

Walsh, B.W., Schiff, I., Rosner, B., Greenberg, L., Ravnikar, V., and Sacks, F.M. (1991). Effects of postmenopausal estrogen replacement on the concentrations and metabolism of plasma lipoproteins. *New England Journal of Medicine* 325: 1196-1204.

Walter, S.D., Hart, L.E., McIntosh, J.M., and Sutton, J.R. (1989). The Ontario cohort study of running-related injuries. *Archives of Internal Medicine* 149: 2561-2564.

Wang, K., McCarter, R., Wright, J., Beverly, J., and Ramirez-Mitchell, R. (1991). Regulation of skeletal muscle stiffness and elasticity by titin isoforms—a test of the segmental extension model of resting tension. *Proceedings of the National Academy of Science, USA* 88: 7101-7105.

Wankel, L., and Kreisel, P.S. (1985). Factors underlying enjoyment of youth sports: Sport and age group comparisons. *Journal of Sport Psychology* 7: 51-64.

Wannamethee, G., and Shaper, A.G. (1992). Physical activity and stroke in British middle aged men. *British Medical Journal* 304: 597-601.

Wannamethee, G., Shaper, A.G., and MacFarlane, P.W. (1993). Heart rate, physical activity, and mortality from cancer and other noncardiovascular diseases. *American Journal of Epidemiology* 137: 735-748.

Ware, J.H., Dockery, D.W., Louis, T.A., Xu, X., Ferris, B.G., and Speizer, F.E. (1990). Longitudinal and cross-sectional estimates of pulmonary function decline in never smoking adults. *American Journal of Epidemiology* 132: 685-700.

Warner, K.E. (1987). Selling health promotion to corporate America: Uses and abuses of the economic argument. *Health Education Quarterly* 14: 39-55.

Warner, K.E., Wickizer, T.M., Wolfe, R.A., Schidroth, J.

E., and Samuelson, M.H. (1988). Economic implications of worksite health promotion programmes: Review of the literature. *Journal of Occupational Medicine* 30: 106-112.

Warren, B.J., Nieman, D.C., Dotson, R.G., Adkins, C.H., O'Donnell, K.A., Haddock, B.L., and Butterworth, D.E. (1993). Cardiorespiratory responses to exercise training in septuagenarian women. *International Journal of Sports Medicine* 14: 60-65.

Waterbor, J., Cole, P., Delzell, E., and Andjelkovich, D. (1988). The mortality experience of major-league baseball players. *New England Journal of Medicine* 318: 1278-1280.

Weaver, T.E., and Narsavage, G.L. (1992). Physiological and psychological variables related to functional status in chronic obstructive pulmonary disease. *Nursing Research* 41: 286-291.

Webb, G.D., Poehlman, E.T., and Tonino, R.P. (1993). Dissociation of changes in metabolic rate and blood pressure with erythrocyte Na-K pump activity in older men after endurance training. *Journals of Gerontology* 48: M47-M52.

Webb, W.B. (1981). Sleep stage response of older and younger subjects after sleep deprivation. *Electroencephalography and Clinical Neurophysiology* 52: 368-371.

Weber, F., Barnard, R.J., and Roy, D. (1983). Effects of a high-complex-carbohydrate, low-fat diet and daily exercise on individuals 70 years of age and older. *Journal of Gerontology* 38: 155-161.

Wei, J.Y. (1994). Disorders of the heart. In W.R. Hazzard, E.L. Bierman, J.P. Blass, W.H. Ettinger, and J.B. Halter (Eds.), *Principles of geriatric medicine and gerontology* (3rd ed., pp. 517-532). New York: McGraw-Hill.

Weigle, D.S. (1988). Contribution of decreased body mass to diminished thermic effect of exercise in reduced-obese men. *International Journal of Obesity* 12: 567-578.

Weindruch, R., and Walford, R.L. (1988). *The retardation of aging and disease by dietary restriction*. Springfield, IL: Charles C Thomas.

Weiner, P., Azgad, Y., and Ganam, R. (1992). Inspiratory muscle training combined with general exercise reconditioning in patients with COPD. *Chest* 102: 1351-1356.

Weintraub, N., Dolan, G., and Stratmann, H. (1993). Hemodynamic and respiratory responses to maximal treadmill and arm ergometry exercise in men with chronic obstructive pulmonary disease. *Journal of Cardiopulmonary Rehabilitation* 13: 25-30.

Weisfeldt, M.L., Gerstenblith, G., and Lakatta, E.G. (1985). Alterations in circulatory function. In R. Andres, E.L. Bierman, and W.R. Hazzard (Eds.), *Principles of geriatric medicine* (pp. 248-279). New York: McGraw-Hill.

Welford, A.T. (1983). Perception, memory, and motor performance in relation to age. In J.E. Birren, J.M.A. Munnichs, H. Thomae, and M. Minors (Eds.), *Aging: A challenge to science and society* (pp. 297-311). Oxford: Oxford University Press.

Welford, A.T. (1984). Between bodily changes and performance. Some possible reasons for slowing with age. *Experimental Aging Research* 10: 73-88.

Welle, S., Thornton, C., Jozefowicz, R., and Statt, M. (1993). Myofibrillar protein synthesis in young and old men. *American Journal of Physiology* 264: E693-E698.

Wells, C.L., Boorman, M.A., and Riggs, D.M. (1992). Effect of age and menopausal status on cardiorespiratory fitness in masters women runners. *Medicine and Science in Sports and Exercise* 24: 1147-1154.

Weltman, A., Weltman, J.Y., Schurrer, R., Evans, W.S., Veldhuis, J.D., and Rogol, A.D. (1992). Endurance training amplifies the pulsatile release of growth hormone: Effects of training intensity. *Journal of Applied Physiology* 72: 2188-2196.

Wenger, N. (1992). The elderly patients with cardiovascular disease: Determining optimal components of care and access to care. *American Journal of Geriatric Cardiology* 1: 8-14.

Wesmiller, S.W., and Hoffmann, L.A. (1994). Evaluation of an assistive device for ambulation in oxygen dependent patients with COPD. *Journal of Cardiopulmonary Rehabilitation* 14: 122-126.

Whelton, P.K. (1985). Hypertension in the elderly. In R. Andres, E.L. Bierman, and W.R. Hazzard (Eds.), *Principles of geriatric medicine* (pp. 536-551). New York: McGraw-Hill.

White, C.C., Powell, K.E., Hogelin, G.C., Gentry, E.M., and Forman, M.R. (1987). The behavioral risk factor surveys: IV. The descriptive epidemiology of exercise. *American Journal of Preventive Medicine* 3: 304-310.

White, L.R., Losonczy, K.G., and Wolf, P.A. (1990). Cerebrovascular Disease. In J.C. Coroni-Huntley, R.R. Huntley, and J.J. Feldman (Eds.), *Health status and well-being of the elderly* (pp. 115-135). New York: Oxford University Press.

White, M. (1995). *Water exercise*. Champaign, IL: Human Kinetics.

White, M.J., and Carrington, C.A. (1993). The pressor response to involuntary isometric exercise of young and elderly human muscle with reference to muscle contractile characteristics. *European Journal of Applied Physiology* 66: 338-342.

Whitehurst, M. (1991). Reaction time unchanged in older women following aerobic training. *Perceptual and Motor Skills* 72: 251-256.

Whittaker, J.L., Baracos, V.E., Haennel, R.G., Brown, B.E., Humen, D.P., and Urtasun, R.C. (1991). Exercise training in the post-treatment remission period of patients with limited small cell lung cancer (SCLC). *Proceedings of the Annual Meeting, Canadian Association of Sport Sciences*, Kingston, ON.

Whittington, R.M., and Banerjee, A. (1994). Sport-related sudden natural death in the city of Birmingham. *Journal of the Royal Society of Medicine* 87: 18-21.

Wickham, C.A.C., Walsh, K., Cooper, C., Parker, D.J.P., Margetts, B.M., Morris, J., and Bruce, S.A. (1989). Dietary calcium, physical activity and risk of hip fracture. A prospective study. *British Medical Journal* 299: 889-892.

Wijkstra, P.J., Van Altena, R., Kraan, J., Otten, V., Postma, D.S., and Koeter, G.H. (1994). Quality of life in patients with chronic obstructive lung disease improves after rehabilitation at home. *European Respiration Journal* 7: 269-273.

Wilking, S.V., Belanger, A.L., Kannel, W.B., D'Agostino, R.B., and Steel, K. (1988). Determinants of isolated systolic hypertension. *Journal of the American Medical Association* 260: 3451-3455.

Wilkins, M.F. (1991). Cancer in the elderly patient. In M.S.J. Pathy (Ed.), *Principles and practice of geriatric medicine* (pp. 1385-1396). Chichester: Wiley.

Wilkins, R., and Adams, O. (1983). *Healthfulness of life*. Montreal, PQ: Institute of Research in Public Policy.

Will, B.E., Schmitt, P., and Dalrymple-Alford, J.D. (1985). *Brain plasticity, learning and memory*. New York: Plenum Press.

Williams, M.A., Maresh, C.M., Esterbrooks, D.J., Harkbrecht, J.T., and Sketch, M.H. (1985). Early exercise training in patients older than age 65 compared with that in younger patients after myocardial infarction or coronary artery bypass grafting. *American Journal of Cardiology* 55: 263-266.

Williams, P.T., Wood, P.D., Haskell, W.L., and Vranizan, K. (1982). The effects of running mileage and duration on plasma lipoprotein levels. *Journal of the American Medical Association* 247: 2672-2679.

Williamson, D.F., Madams, J., Anda, R.F., Kleinman, J.C., Kahn, H.S., and Byers, T. (1993). Recreational physical activity and 10-year weight-change in a U.S. national cohort. *International Journal of Obesity* 17: 279-286.

Willis, P., and Parkhouse, W. (1994). The effect of acute and chronic exercise on rates of protein synthesis and skeletal muscle sensitivity to insulin-like growth factor-1 in aged mice. Paper presented at the 9th International Symposium on the Biochemistry of Exercise, July, Aberdeen.

Wilson, D., and Bracci, R. (1982). The police agility test. *Law and Order* 30: 36-42.

Wilson, P.W., Anderson, K.M., and Kannel, W. (1986). Epidemiology of diabetes mellitus in the elderly. The Framingham Study. *American Journal of Medicine* 80 (5A): 3-9.

Wing, R.R., Epstein, L.H., Bayles, M.P., Kriska, A.M., Nowalk, M.P., and Gooding, W. (1988). Exercise in a behavioural weight control programme for obese patients with type 2 (non-insulin-dependent) diabetes. *Diabetologia* 31: 902-909.

Wing, R.R., Matthews, K.A., Kuller, L.H., Meilahn, E.N., and Plantinga, P. (1991). Waist to hip ratio in middle-aged women. Associations with behavioral and psychosocial factors and with changes in cardiovascular risk factors. *Arteriosclerosis and Thrombosis* 11: 1250-1257.

Wingo, P.A., Layde, P.M., Lee, N.C., Queener, S.F., Edmondson, J., and Johnston, C.C. (1979). Increases in immunoreactive parathyroid hormone with age. *New England Journal of Medicine* 300: 1419-1421.

Winningham, M.L., MacVicar, M.G., and Burke, C.A. (1986). Exercise for cancer patients: Guidelines and precautions. *Physician and Sportsmedicine* 14 (10): 125-134.

Wissler, R.W. (1985). The evolution of the atherosclerotic plaque and its complications. In W.E. Connor and J.D. Bristow (Eds.), *Coronary heart disease: Prevention, complications and treatment* (pp. 193-210). Philadelphia: Lippincott.

Wolf, P.A., D'Agostino, R.B., Belanger, A.J., and Kannel, W.B. (1991). Probability of a stroke: A risk profile from the Framingham Study. *Stroke* 22: 312-318.

Wolf, S.L., Coogler, C.E., Green, R.C., and Xu, T. (1993). Novel interventions to prevent falls in the elderly. In H.M. Perry, J.E. Morley, and R.M. Coe (Eds.), *Aging and musculoskeletal disorders* (pp. 178-195). New York: Springer.

Wolfson, L., Whipple, R., Amerman, P., and Tobin, J.N. (1990). Gait assessment in the elderly: A gait abnormality rating scale and its relation to falls. *Journals of Gerontology* 45: M12-M19.

Woo, R., Garrow, J.S., and Pi-Sunyer, F.X. (1982). Effect of exercise on spontaneous calorie intake in obesity. *American Journal of Clinical Nutrition* 36: 470-477.

Wood, P.D., Stefanick, M.L., Dreon, D.M., Frey-Hewitt, B., Garay, S.C., Williams, P.T., Superko, H.R., Fortmann, S.P., Albers, J.J., Vranizan, K.M., Ellsworth, N.M., Terry, R.B., and Haskell, W.L. (1988). Changes in plasma lipids and lipoproteins in overweight men during weight loss through dieting as compared with exercise. *New England Journal of Medicine* 319: 1173-1179.

Woodcock, A.A., Johnson, M., and Geddes, D. (1983). Cycling in patients with chronic airflow limitation. *British Medical Journal* 286: 1184.

Wood-Dauphinee, S., and Kuchler, T. (1992). Quality of life as a rehabilitation outcome: Are we missing the boat? *Canadian Journal of Rehabilitation* 6: 3-12.

Woollacott, M.H. (1993). Age-related changes in posture and movement. *Journal of Gerontology* 48: 56-60.

World Health Organization. (1948). *Official Records, No. 2*. Geneva: Author.

World Health Organization. (1980). Second report on diabetes mellitus. *Technical Report Series* 646. Geneva: Author.

World Health Organization. (1984). The uses of epidemiology in the study of the elderly. *Technical Report Series* 6. Geneva: Author.

Wright, K. (1988). Nature, nurture and death. *Scientific American* 258: 34-38.

Wright, G.R., and Shephard, R.J. (1978). Brake reaction time—effects of age, sex and carbon monoxide. *Archives of Environmental Health* 33: 141-150.

Wyshak, G., Frisch, R.E., Albright, T.E., Albright, N.L., and Schiff, I. (1987). Bone fractures among former college athletes compared with non-athletes in the menopausal and postmenopausal years. *Obstetrics and Gynecology* 69: 121-126.

X

Xusheng, S., Yugi, X., and Ronggang, Z. (1990). Detection of AC rosette-forming lymphocytes in the healthy aged with Taichiquan (88 style) exercise. *Journal of Sports Medicine and Physical Fitness* 30: 401-405.

Y

Yarasheski, K.E. (1993). Effect of exercise on muscle mass in the elderly. In H.M. Perry, J.E. Morley, and R.M. Coe (Eds.), *Aging and musculoskeletal disorders* (pp. 199-213). New York: Springer.

Yarasheski, K.E., Zachwieja, J.J., and Bier, D.M. (1993). Acute effect of resistance exercise on muscle protein synthesis rate in young and elderly men and women. *American Journal of Physiology* 265: E210-E214.

Yaron, M., Hultgren, H.N., and Alexander, J.K. (1995). Low risk of myocardial ischemia in the elderly visiting moderate altitude. *Wilderness and Environmental Medicine* 6: 20-28.

Yates, F.E. (1991). Aging as prolonged morphogenesis: A topological sorcerer's apprentice. In G.M. Kenyon, J.E. Birren, and J.J.F. Schroots (Eds.), *Metaphors of aging in science and the humanities* (pp. 199-218). New York: Springer.

Yerg, J.E., Seals, D.R., Hagberg, J.M., and Holloszy, J.O. (1985). Effect of endurance exercise training on ventilatory function in older individuals. *Journal of Applied Physiology* 58: 791-794.

Yoshikawa, M., Okano, K., Nakai, R., Tomori, T., and Takenaka, M. (1978). Aging and nutrition. *Asian Medical Journal* 21: 359-378.

Young, A. (1988). Exercise, fitness and recovery from surgery, disease or infection. In C. Bouchard, R.J. Shephard, T. Stephens, J. Sutton, and B. McPherson (Eds.), *Exercise, fitness and health* (pp. 589-600). Champaign, IL: Human Kinetics.

Young, A., Hughes, I., Russell, P., Parker, M.J., and Nicholls, P.J.R. (1980). Measurements of quadriceps muscle wasting by ultrasonography. *Rheumatology and Rehabilitation* 19: 141-148.

Young, A., and Skelton, D.A. (1994). Applied physiology of strength and power in old age. *International Journal of Sports Medicine* 15: 149-151.

Young, A., Stokes, M., and Crowe, M. (1985). The size and strength of quadriceps muscles of old and young men. *Clinical Physiology* 5: 145-154.

Young, D.R., and Steinhardt, M.A. (1993). The importance of physical fitness versus physical activity for coronary artery disease risk factors: A cross-sectional analysis. *Research Quarterly* 64: 377-384.

Young, E.A., and Urban, E. (1986). Aging, the aged and the gastrointestinal tract. In E.A. Young (Ed.), *Nutrition, aging and health* (pp. 91-131). New York: Liss.

Young, J.B., Rowe, J.W., Pallotta, J.A., Sparrow, D., and Landsberg, L. (1980). Enhanced plasma norepinephrine response to upright posture and oral glucose administration in elderly subjects. *Metabolism* 29: 532-539.

Young, J.C., Chen, M., and Holloszy, J.O. (1983). Maintenance of the adaptation of skeletal muscle mitochondria to exercise in rat. *Medicine and Science in Sports and Exercise* 15: 243-246.

Young, T.K., Nikitin, Y.P., Shubnikov, E.V., Astakhova, T.I., Moffatt, M.E.K., and O'Neil, J.D. (1995). Plasma lipids in two indigenous arctic populations with low risk for cardiovascular diseases. *American Journal of Human Biology* 7: 223-236.

Yousef, M., Dill, D.B., Vitez, S.D., Hillyard, S.D., and Goldman, A.S. (1984). Thermoregulatory responses to desert heat: Age, race and sex. *Journal of Gerontology* 39: 406-414.

Yu, B.P., Masoro, E.J., and McMahan, C.A. (1985). Nutritional influences on aging of Fischer 344 rats: I. Physical, metabolic and longevity characteristics. *Journal of Gerontology* 40: 657-670.

Z

Zackin, M.J., and Meredith, C.N. (1989). Protein metabolism in aging: Effects of exercise and training. In R. Harris and S. Harris (Eds.), *Physical activity, aging and sports* (pp. 271-283). Albany, NY: Center for Studies of Aging.

Zadai, C.C. (1985). Pulmonary physiology of aging. The role of rehabilitation. *Topics in Geriatric Rehabilitation* 1: 49-57.

Zepelin, H., McDonald, C.S., and Zammit, G.K. (1984). Effects of age on auditory awakening thresholds. *Journal of Gerontology* 39: 294-300.

Zerzawy, R. (1987). Hämodynamische Reaktionen unter verschiedenen Belastungsformen [Hemodynamic reactions to different types of work]. In R. Rost and F. Webering (Eds.), *Kardiology im Sport* [Cardiology in Sport]. Cologne: German Sports Medicine Federation.

Zharhary, D., and Gershon, H. (1981). Allogenic T cytotoxic reactivity of senescent mice: Affinity for target cells and determination of cell number. *Cellular Immunology* 60: 470-479.

Zheng, W., Shu, X.O., McLaughlin, J.K., Chow, W.H., Gao, Y.T., and Blot, W.J. (1993). Occupational physical activity and the incidence of cancer of the breast, corpus uteri and ovary in Shanghai. *Cancer* 71: 3620-3624.

Zylstra, S., Hopkins, A., Erk, M., Hreshchyshyn, M.M., and Anbar, M. (1989). Effect of physical activity on lumbar spine and femoral neck bone densities. *International Journal of Sports Medicine* 10: 181-186.

索 引
Index

あ行

アシドーシス　118
アセチル化　43
アセチルコリン　47, 101
アテローム性動脈硬化　168
アメリカ（米国）健康インタビュー調査　28
アメリカ（米国）国立研究評議会　27
アメリカ（米国）雇用機会均等委員会（U.S. Equal Employment Opportunity Commission）　264, 266
アメリカ（米国）疾病管理センター　26
アメリカ（米国）保健統計センター　28
アメリカ（米国）リウマチ協会　187
アメリカ（米国）労働安全衛生研究所（U.S. National Institute for Occupational Safety and Health〈NIOSH〉）　253, 254
アルコール依存症　240
アルツハイマー病　43, 254
アルブミン尿　175
アンギオテンシン阻害剤　172
安静時　72, 74, 77, 78, 81
安静時駆出率（EF）　173
安静心拍数　40
安静時代謝　40, 60
Ⅰ型骨粗鬆症　191

一次予防　158, 163, 166, 173, 175, 178, 185, 187, 189, 192, 202, 206, 210, 214, 217, 228
1日エネルギー消費量　27
一卵性双生児　22
1回拍出量　72, 74, 119, 121
移動能力　280
移動力　231
移動力の障害　280
イヌイット　23, 24, 166
医療費　263, 276, 277, 281
医療や施設ケア　243
インスリン　102, 132
インフォーマル・ケア　226
ウェルナー症候群　18, 40
うっ血性心不全　153, 172
運転手　255, 264, 270
運動負荷心電図　154, 272
疫学研究　110
エストロゲン　21, 29, 159, 166, 193, 196
エネルギー所要量　27
エラスチン　49
延命医療　30
横断研究　25, 109, 114, 128, 193, 195, 206, 214
横断的研究　84, 193, 228
オールアウト検査　171
オステオペニア　67

343

か行

解雇　249
海上検査官　266
介入研究　193
外部環境　40
海綿骨　191
架橋　43
家事援助　280
下肢の切断　169
可塑性　39
活性酸素　45
活動的余命　25, 230
活動能力（functional ability）　228, 233
カテコールアミン　47, 134, 157
カテコラミン　73, 74, 76, 172
活動能力　233, 239, 249
カナダ健康調査　27, 226
カルシウム　193, 194, 196
カルシウムイオン　44
カルシトニン　196
癌　216
感覚機能　260
間欠性跛行　168, 169
肝細胞　39
幹細胞　39
冠状動脈　154, 162
関節炎影響尺度（Arthritis Impact Scale）　232
関節可動域　189
感度　155
冠動脈造影法　155
緩和療法　188
偽陰性　155
義足　169, 170, 171
喫煙　85, 163, 259
機能障害（impairment）　225

気分プロフィール検査（POMS：Profile of Mood States）　232
狭心症　154, 160, 171
狭心痛　156
偽陽性　155, 273
共通罹患（comorbidity）　157, 179
虚血性心疾患　153, 154, 158, 257
虚弱高齢者　97, 168, 170, 277, 279
虚弱性高齢者　277, 279
許容負荷度　267
起立性低血圧　99, 167
禁煙　259
筋ジストロフィー　183, 186
筋力　55, 98, 127, 253, 260, 268, 269, 272
駆出率　121, 174
グリコーゲン　48, 102
警察官　266, 270, 273
ゲシュタルトアプローチ　232
血圧　72, 79
欠勤　265
欠勤率　245, 250, 257
結合組織　49
限界寿命　13, 19
嫌気性酵素　47
健康教育　281
健康教育プログラムの効果　281
健康障害期間の圧縮　16
健康政策　29
健康余命　151, 230
効果機構　40
交感神経　73, 101
後期高齢者　151
好気性酵素　47
高血圧　81, 165, 175
高血圧症　153
高コレステロール血症　212
抗酸化剤　45

高脂血症　199
酵素　46
交代制勤務　265
公務員　270
高齢化社会　20,29,30,31
高齢期の分類　14
高齢就労者　246,247,248,249,250,251,252,254,255,256,257,258
高齢被雇用者　254,255,256,260
股関節置換術　191
呼吸筋訓練　179
国際疾病分類（ICD）　155
国際労働機関（ILO）　246
個人差　250
骨塩量　68,192,194
骨芽細胞　69
骨吸収　68
骨形成　68
骨折　29,69
骨粗鬆症　29,42,67,183,191,196
骨軟化症　67
骨密度　192,193,194
孤独感　32
コホート効果　17,25,84
雇用　243,248
雇用機会均等　264
雇用年齢差別法　264
コラーゲン　49,71
婚姻状態　25
コンプライアンス　84,112,176
ゴンペルツ公式　41

さ行

再教育　261
最大1回拍出量　121
最大運動時　72,77,78,82
最大下　72,73,82
最大下運動時　74,77,78
最大換気努力　40
最大酸素摂取量　40,90,99
最大酸素脈　174
最大寿命　37
最大心拍数　40,73,99
最大心拍出量　121
最大動静脈酸素較差　121,122
在宅ケア　280
細胞死　39
採用　264
作業の標準的な速度　269
作業療法　189
サルコペニア（筋消耗症）　183,184
三次予防　160,164,167,170,173,175,178,185,187,190,196,203,208,211,215,223,229
酸素コスト　170
酸素脈　120
視覚　98
ジギタリス　155
持久性トレーニング　133
自己概念（self-concept）　235
自己効力感（self-efficacy）　151,162,235,236
自己受容（self-acceptance）　235
事故統計　265
仕事の負荷　271
仕事満足度　254
自己免疫疾患　187
脂質異常　212
脂質代謝異常　199
脂質プロフィール　159
施設ケア　276,278,282
自尊感情（self-esteem）　228,235
失業　248
失業保険給付　248

実験研究　110
（生活の）質を調整した生存年（Quality-Adjusted Life Years：QALY）　30,230
（生活の）質を調整した余命　225,230
脂肪　48
死亡確率　42
死亡曲線の直角化　16,250
死亡率　58,158
脂肪量　61
社会活動　231
社会経済的格差　15,23
社会経済的要因　23
社会構造　32
社会的交流　31,33
社会的孤立　31,32,247
社会的不利（handicap）　225
若年社会　20
若年就労者　254
従属人口指数　243,263,274
縦断研究　114,128,195,207,215
縦断的研究　84,228
就労機会　247
就労の延長　268
就労率　247
主観的健康感　33,234
寿命　13,59,145
主要組織適合遺伝子複合体　187
昇圧ホルモン　172
症状評定テスト（Symptom-Rating Test）　232
昇進　243,264
状態不安（state anxiety）　238
消防士　266,270,273
消耗理論　36,249
食事制限　37,47,108,111
職務遂行度　243,250,252,253,254,255,257,259,271,272,273

職務満足度　255
除脂肪組織　48
除脂肪量　61
暑熱耐性　100,269
心エコー　154
心筋　76
心筋梗塞　154,157,158,161,171
心筋細胞　39
神経細胞　39
心血管系疾患　257
人権委員会　264
人口構成の将来予測　246
人口推計　20
人口の高齢化の社会的意義　243
真高齢期　14
心・呼吸器系機能　252
心室細動　154
心室性不整脈　157
人種差　23
人生の質　164
震顫（震え）　97,98
心臓死　158
心臓リハビリテーション　162
身体活動　54,108,111,231
身体活動状況　25,26
身体活動様式　25
身体機能　151
身体的に良好な状態　233,234
心停止　154
心拍出量　72,77
心拍数　72,118,121
心拍予備能　125
心不全　154,157,162,171
心理的一般良好状態尺度（Psychological General Well-Being Index）　232
心理的な機能障害　225
心理的に良好な状態　234,252

椎体骨骨折　191
ストレス　237
生活機能　233,238
生活習慣の変容　259
生活自立度　179
生活の質　30,151,230
生活満足度　236,247
制御機構　40
性差　21
生産性　245,250,251,258
生産年齢人口の割合　246
成熟社会　20
生殖機能　42
生存曲線　41
生物学的年齢　16,17,33,250,272
生命の質　151
セルロース　49,50
0歳時平均余命　19
線維芽細胞　48
前期高齢期　14
前期高齢者　151
全従属人口指数　273
全米高齢者問題協議会（U.S. National Council on Aging）　248,251
全米退職者協会　31
相関研究　108
早期死亡　250
早期退職　248,258
双生児　22
早老症　18
ソーシャルサポート　240
側副血行路　169
速筋線維　63

た行

体格指数　203

体細胞　39
体脂肪　259
代償性心不全　172
退職　243,247,250,258,263,264
退職年齢　247
大腿骨頚部骨折　191
大腿骨骨折　195,196
タイプⅡ線維　128
タイプⅠ線維　128
体力　73
多発性脳梗塞　254
たんぱく質欠乏　200
断面的データ　249
チアノーゼ　177
地域差　23
遅筋線維　63
中期高齢期　14
中年期　14
超高齢期　14
超高齢者　151
長寿　18
低栄養　199,200
定年退職　247,266
テイラーの顕在性不安検査（Taylor Scale of Manifest Anxiety）　238
転職　258
転倒　97,98
動静脈酸素較差　72,78,122,180
糖尿病　102,163,171,175,199,209
動脈血酸素分圧　177
動脈硬化　154
動脈バイパス手術　170
特性不安（trait anxiety）　238
閉じこもりや寝たきり　280
突然死　154
ドップラー波形分析　169
トレッドミル負荷テスト　161

な行

ナーシングホーム　30, 128, 277, 279
内的統制感　228
内部環境　40, 41
ナトリウムポンプ　48
II型骨粗鬆症　191
二次予防　158, 163, 166, 173, 175, 178, 185, 187, 189, 192, 202, 206, 210, 214, 217, 228, 229
入院費　277
入所施設　277
ニューヨーク心臓協会　173
尿毒症性ミオパチー　175
二卵性双生児　22
人間工学　260
人間工学的な処置　254, 258, 260
認知機能　33, 240, 254, 261, 265
年金　248
年金基金　274
年金計画　275
年金基金の支払能力　263, 275
年金受給者　248
年齢差別　263, 264, 265, 273
脳血管障害　171
脳卒中　153, 163, 256
能力障害（disability）　225, 226

は行

パートタイム就労　277
肺活量　85, 117
肺気腫　176, 177, 178
バイパス手術　157
肺容量　85, 86
破骨細胞　69
発生率　154, 163, 169, 173, 184, 187, 189, 192, 200, 205, 210, 214, 216
発展途上国　23
バランス　97, 98, 130, 170
皮質骨　191
ヒストンたんぱく　43
ビタミンD　196
非ヒストンたんぱく　43
肥満　40, 57, 110, 199, 203, 207
費用　279
病気影響プロフィール（Sickness Impact Profile）　232
費用対効果　277
病的骨折　192
ビルカバンバ　18, 19
疲労とほころび　36
不安　237
副交感神経　74
プラーク　157
フリーラジカル　44, 45
プログラム老化説　39
フンザ　18
平均寿命　11, 19, 20, 23, 37
ベック抑うつ尺度（Beck Depression Inventory）　239
変異　43
便益　279, 282
変形性関節症　29, 70, 183, 189, 190
歩行の酸素コスト　165
保険数理　274, 275, 276
歩行　97
ボランティア　277
ボディイメージ　235
ホメオスタシス　40, 42
歩様　97
ホルター心電計　161
ホルモン補充療法　193, 196
本態性高血圧　165

ま行

末期腎疾患　153,175
末梢血管疾患　153,168,169
慢性アルコール中毒　171
慢性関節リウマチ　183,187
慢性気管支炎　176,177
慢性閉塞性肺疾患　153,176,178,236,238
慢性疾患　33
未婚者　25
未亡人　25,31
無症候性心虚血　154
メチル化　43
メッセンジャーRNA　43
メディケア（医療保険）　276
メディケイド（低所得者医療扶助制度）　30,276

や行

有酸素運動　114
有酸素性作業能力　55
有酸素能力　260,269,272
有病率　154,155,158,163,166,169,173,175,177,184,187,189,192,200,205,210,214,216
郵便配達人　266,267
要介護高齢者　30
腰痛　265
腰痛障害調査票（Back-Pain Disability Questionnaire）　232
抑うつ　238
四次予防　160,164,167,170,173,175,178,185,187,190,196,203,208,211,215,223,229

ら行

ライフイベント　237
罹患率　155
離婚者　25
利尿剤　155
リポフスチン　44
リン酸化　43
暦年齢　17
レジスタンストレーニング　112,185
レニン-アンギオテンシン-アルドステロン系　172
労働力人口　246
労働力の高齢化　243,245
労働力率　246
老年期痴呆　280
ローカス・オブ・コントロール（統制感）　239
65歳以上人口割合　21
65歳平均余命　25

欧文

ATP合成酵素　47
BMI（Body mass index）　57,203
Buergerの運動療法　170
DNA　43
Framingham study　166,217
ILO　252,253,254
Nottingham Scale　232
QOL　179,225,231,233
QOL指標（Quality of Life Index）　232
SHEP共同研究　166
Wechslerの知能検査　17
α アンチトリプシン　177
β-アドレナリン受容体　73
β-エンドルフィン　237
β 遮断薬　167,169

●著　者
　ロイ J. シェパード（Roy J. Shephard）
　　トロント大学（老年学）

●監訳者
　柴田　　博（桜美林大学大学院老年学教授，東京都老人総合研究所・名誉所員）
　新開　省二（東京都老人総合研究所）
　青栁　幸利（東京都老人総合研究所）

●訳　者　　　　　　　　　　　　　　　　　　　　　　　　　　　　　　　　　　●担　当
　渡辺修一郎（桜美林大学大学院老年学助教授，元東京都老人総合研究所・主任研究員）　　第1章
　白澤　卓二（東京都老人総合研究所老化ゲノムバイオマーカー研究チーム・研究部長）　　第2章
　青栁　幸利（東京都老人総合研究所健康長寿ゲノム探索研究チーム・研究副部長）　　　　第3章
　東郷　史治（ニュージャージー医科歯科大学医学部研究員，元東京都老人総合研究所・特別研究員）　第3章
　新開　省二（東京都老人総合研究所社会参加とヘルスプロモーション研究チーム・研究部長）　第4章
　吉田　祐子（東京都老人総合研究所自立促進と介護予防研究チーム・研究員）　　　　　　第4章
　吉田　英世（東京都老人総合研究所自立促進と介護予防研究チーム・研究副部長）　　　　第5章
　藤原　佳典（東京都老人総合研究所社会参加とヘルスプロモーション研究チーム・主任研究員）　第5章
　石崎　達郎（京都大学大学院医学研究科助教授，元東京都老人総合研究所・主任研究員）　第6・8章
　柴田　　博（桜美林大学大学院老年学教授，東京都老人総合研究所・名誉所員）　　　　　第7章
　熊谷　　修（人間総合科学大学人間科学部教授，元東京都老人総合研究所・研究助手）　　第7章
　杉田秀二郎（文化女子大学大学院国際文化研究科講師，元東京都老人総合研究所・特別研究員）　第8章
　杉澤　秀博（桜美林大学大学院老年学教授，元東京都老人総合研究所・主任研究員）　　　第9・10章

シェパード老年学―加齢,身体活動,健康―
© Hiroshi Shibata, Shoji Shinkai & Yukitoshi Aoyagi 2005　　NDC780 354p 27cm

初版第1刷発行────2005年8月10日

著　者	ロイ J. シェパード
監訳者	柴田 博／新開 省二／青柳幸利
発行者	鈴木一行
発行所	株式会社　大修館書店

〒101-8466　東京都千代田区神田錦町3-24
電話 03-3295-6231（販売部）　03-3294-2358（編集部）
振替 00190-7-40504
［出版情報］http://www.taishukan.co.jp
　　　　　　http://www.taishukan-sport.jp（体育・スポーツ）

装幀＆
本文基本フォーマット―田中　晋
印刷所────壯光舎印刷
製本所────三水舎

ISBN4-469-26553-5　Printed in Japan
Ⓡ 本書の全部または一部を無断で複写複製（コピー）することは，著作権法上での例外を除き禁じられています。

健康長寿に向けた画期的な運動の手引書

高齢者の運動ハンドブック

［著作］米国国立老化研究所／東京都老人総合研究所運動機能部門
［監修］青栁幸利

（歩行テストで体力水準や健康状態までわかる。
「転倒」「寝たきり」にならないためには、
どうすればいいのか？）

・・・

―― その答えはここにある。――

運動を続ければ、老化を防ぎ、健康で長生きできる。高齢者が安全で手軽に運動できるよう、体力レベルや病状に応じた運動のやり方、注意点など、日米の老化研究所がまとめた最新の運動プログラムをイラストとともに紹介。健康づくりを目指す高齢者やその家族、運動指導に携わる人の必携書。

〈目次〉
第1章　運動をするとどんな効果があるのでしょうか
第2章　運動をしても大丈夫でしょうか
第3章　運動をしつづけるには
第4章　自宅でできる運動の例
　　　　持久力を高める方法／筋力を高める方法／
　　　　バランス能力を高める方法／柔軟性を高める方法
第5章　運動の効果をチェックする
第6章　歩く速さで体力水準や健康状態がわかる
第7章　漫然たる散歩やウオーキングだけでは老化は防げない
付録A　目標心拍数
付録B　運動実践の記録

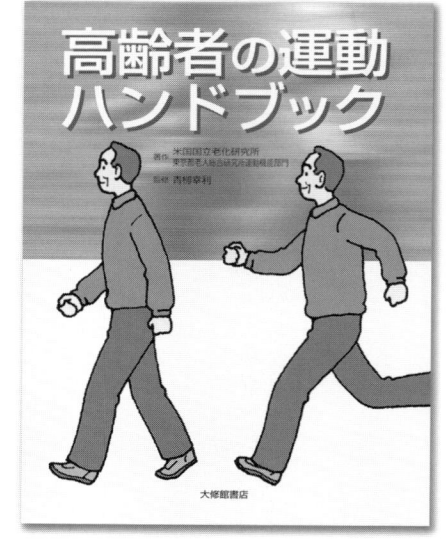

●B5変型判・114頁　本体1600円

大修館書店

定価＝本体＋税5％（2005年9月現在）